临床常用护理技术与实践

主编◎ 耿学莉 等

JC 吉林科学技术出版社

图书在版编目（CIP）数据

临床常用护理技术与实践 / 耿学莉等主编. -- 长春：吉林科学技术出版社, 2021.7

ISBN 978-7-5578-8471-0

Ⅰ. ①临… Ⅱ. ①耿… Ⅲ. ①护理学-研究 Ⅳ. ①R47

中国版本图书馆CIP数据核字(2021)第157152号

临床常用护理技术与实践

主　　编　耿学莉　等
出 版 人　宛　霞
责任编辑　李　征　李红梅
排　　版　山东道克图文快印有限公司
封面设计　山东道克图文快印有限公司
开　　本　185mm×260mm　1/16
字　　数　743千字
印　　张　31.25
印　　数　1-1500册
版　　次　2021年7月第1版
印　　次　2022年5月第2次印刷

出　　版　吉林科学技术出版社
发　　行　吉林科学技术出版社
地　　址　长春市净月区福祉大路5788号
邮　　编　130118
发行部电话/传真　0431-81629529　81629530　81629531
81629532　81629533　81629534
储运部电话　0431-86059116
编辑部电话　0431-81629518
印　　刷　保定市铭泰达印刷有限公司

书　　号　ISBN 978-7-5578-8471-0
定　　价　98.00元

《临床常用护理技术与实践》
编委会

主　编

耿学莉　　肥城市中医医院
王　敏　　青岛市胸科医院
金　敏　　济宁市兖州区中医医院
骆晓燕　　山东省德州市齐河县晏城街道卫生院
刘欢欢　　潍坊市人民医院
张秋真　　济宁市第二人民医院

副主编

毛　彬　　平度市中医医院
刘　静　　阳谷县中医院
林乐红　　威海市环翠区卫生健康服务中心
朱绍芬　　铜仁市妇幼保健院
解　晶　　大连医科大学附属第二医院
徐　贤　　孝感市中心医院
赵晓华　　晋城市人民医院
王晴晴　　潍坊市人民医院
张　涵　　潍坊市人民医院
高　雯　　潍坊市人民医院
王晓庆　　潍坊市人民医院
高成成　　潍坊市人民医院

编　委

杨冬梅　　河南科技大学第一附属医院
李　璇　　胜利油田中心医院

前　言

随着医学科学技术的迅猛发展，专科诊疗新业务、新技术不断应用于临床。同时，随着护理模式的转变和整体护理观的确立，对护士的专科知识、技术水平、业务素质和人文素养等提出了更高的要求。本书在编写中本着科学、严谨、创新的态度，融入了长期临床实践的经验积累及研究成果，阐述了先进的以人为本的护理理念。在引用各系统疾病诊断、治疗等现代治疗理论的基础上，着重介绍了疾病的护理问题，并针对地提出心理、生理、治疗、康复等系统的护理措施。本书在力求内容覆盖面广、信息量大的同时，注重内容的先进性，旨在为读者提供新理论、新方法和新的临床护理实践。全文重点介绍了临床常见病、多发病的护理要点，资料新颖，覆盖面广，科学实用，可供临床各专科护理人员、护理教师与学生参考使用。

本书多人执笔，写作风格迥异，在格式与内容方面难免有不统一之处，敬请谅解。由于编写经验和组织能力所限，加之时间仓促，书中难免有不妥之处，敬请广大读者批评指正。同时也建议读者在临床实践过程中，参考本书的同时应根据临床实际情况判断，以避免产生疏漏。

编　者

前言

[illegible]

目　　录

第一章　消化内科疾病的护理

第一节　急性胃炎

急性胃炎(acute gastritis)是指由多种病因引起的急性胃黏膜炎症。其主要病理改变为胃黏膜充血、水肿、糜烂和出血,病变可局限于胃窦、胃体或弥散分布于全胃。

急性胃炎主要包括如下几种:①幽门螺杆菌(Helicobacter pylori,Hp)感染引起的急性胃炎:健康志愿者吞服幽门螺杆菌后的临床表现、内镜所见及胃黏膜活检病理组织学均显示急性胃炎的特征,但由于一过性的上腹部症状多不为患者注意,临床上很难诊断幽门螺杆菌感染引起的急性胃炎,如不给予抗菌治疗,幽门螺杆菌可长期存在并发展为慢性胃炎。②除幽门螺杆菌之外的病原体感染引起的急性胃炎:由于胃酸的强力抑菌作用,除幽门螺杆菌外的细菌很难在胃内存活而感染胃黏膜,但在机体抵抗力下降时,可发生各种细菌、真菌、病毒所引起的急性感染性胃炎。③急性糜烂出血性胃炎:是由各种病因引起的,以胃黏膜多发性糜烂为特征的急性胃黏膜病变,常伴有胃黏膜出血,可伴有一过性浅表溃疡形成,临床最常见。

一、病因与发病机制

许多因素均可引起急性糜烂出血性胃炎,常见的包括以下几种。

(一)药物

最常引起胃炎的药物是非甾体类抗炎药(NSAID),如:阿司匹林、吲哚美辛等,发病机制可能是这类药物能抑制前列腺素的合成;氯化钾口服液、铁剂可刺激胃黏膜引起浅表损伤;酒精有亲脂和脂溶性,可破坏胃黏膜屏障;其他的还有激素类药物等可引起胃黏膜糜烂出血。

(二)急性应激

各种严重的脏器病变、严重创伤、大面积烧伤、大手术、颅脑病变和休克,甚至精神心理因素等均可引起胃黏膜糜烂、出血,严重者发生急性溃疡,并可导致大量出血,如烧伤所致者称Curling溃疡,中枢神经系统病变所致者称Cushing溃疡。虽然急性应激引起急性糜烂出血性胃炎的发病机制尚未完全明确,但多数认为在上述情况下,应激的生理性代偿功能不足以维持胃黏膜微循环正常运行,使胃黏膜缺血、缺氧、黏液分泌减少和局部前列腺素合成不足等,导致胃黏膜屏障破坏和 H^+ 反弥散进入黏膜,引起胃黏膜糜烂和出血。

(三)胆汁反流

幽门括约肌功能失调或胃手术后,胆汁反流入胃,胆汁中的卵磷脂和胰液中的磷脂酶A作用形成溶血卵磷脂,有很强的黏膜损伤作用,可破坏胃黏膜屏障,引起黏膜糜烂。

(四)酒精

酒精具有亲脂性和溶脂性,可破坏黏膜屏障,引起上皮细胞损害、黏膜出血和糜烂。

二、病理

本病典型损害是多发性糜烂和浅表性溃疡，常有簇状出血病灶，可遍布全胃或累及其一部分，最常见于胃底，显微镜检查见胃黏膜上皮失去正常柱状形态而呈立方形或四方形，并有脱落，黏膜层有多发局灶性出血坏死。有中性粒细胞群聚于腺体周围而形成小脓肿，亦可见毛细血管充血及血栓形成。

三、临床表现

不同病因所致者临床表现有所不同，急性单纯性胃炎一般起病较急，在进食污染食物后数小时至 24h 发病。其表现为上腹部不适、隐痛、食欲减退、恶心、呕吐等，伴有肠炎者有腹泻，常有发热。急性糜烂性胃炎起病前多无不适，或仅有消化不良的症状，但常为原发病掩盖。通常以上消化道出血为主要表现，一般出血量较少，呈间歇性，可自止，但也可发生大出血引起呕血和(或)黑便。急性腐蚀性胃炎可出现口腔、咽喉、胸骨下端及上腹部剧烈疼痛，常伴吞咽困难、恶心与频繁呕吐。急性化脓性胃炎以全身脓毒血症和急性腹膜炎为主要表现，常有上腹剧痛、寒战、高热、上腹肌紧张和明显压痛。

四、实验室及其他检查

(一)粪便检查

粪便隐血试验阳性。

(二)胃镜检查

因病变(特别是非甾体抗炎药或酒精引起者)可在短期内消失，胃镜检查一般应在大出血后 24～48h 内进行，镜下可见胃黏膜多发性糜烂、出血灶和浅表溃疡，表面附有黏液和炎性渗出物。

五、治疗要点

针对病因和原发疾病采取防治措施，处于急性应激状态者在积极治疗原发病的同时，应使用抑制胃酸分泌或具有黏膜保护作用的药物，以预防急性胃黏膜损害的发生，药物引起者须立即停用。常用 H_2 受体拮抗剂、质子泵抑制剂抑制胃酸分泌，或硫糖铝和米索前列醇等保护胃黏膜。

六、护理评估

(一)健康史

主要询问以下几点。

(1)有无服用非甾体类抗炎药如阿司匹林、吲哚美辛等损害胃黏膜的药物。

(2)有无不良的饮食习惯，包括喜食过冷、过热、过于粗糙的食物、偏好高盐饮食、酗酒、饮浓茶和咖啡等。

(3)有无严重脏器疾病、接受过大手术、大面积烧伤、休克等病史。

(二)身体状况

(1)起病急缓及病情轻重。

(2)消化系统表现：有无上腹饱胀、隐痛、恶心、呕吐、食欲减退、嗳气，有无呕血、黑便等情况。

(三)实验室及其他检查

主要评估以下几点。

(1)血白细胞计数和分类。

(2)大便隐血试验的结果。

(3)胃镜检查有无胃黏膜糜烂、充血和水肿等。

(四)心理-社会资料

主要评估以下几点。

(1)疾病带来的情绪改变,轻症患者是否有满不在乎的心理;重症患者,特别是呕血和(或)黑便患者有无紧张、焦虑等。

(2)患者对治疗和护理的需求。

(3)患者的性格特征,对疾病的心理应激反应,以及常采用的应对措施。

七、常用护理诊断

(一)知识缺乏

缺乏有关本病的病因及防治知识。

(二)潜在并发症

上消化道大量出血。

八、护理目标

(1)患者理解本病的病因及饮食注意事项,自觉配合治疗。

(2)患者无活动性出血或再出血,血容量得到有效补充,生命体征稳定。

九、护理措施

(一)知识缺乏(缺乏有关本病的病因及防治知识)

1.评估患者对疾病的认识程度

鼓励患者对本病及其治疗、护理计划提问,了解患者对疾病病因、治疗及护理的认识程度,帮助患者寻找并及时去除发病因素,控制病情的进展。

2.休息与活动

患者应注意休息,减少活动,对急性应激造成者应卧床休息,同时应做好患者的心理疏导,解除其精神紧张,保证身、心两方面得以充分的休息。

3.饮食护理

进食应定时,有规律,不可暴饮暴食,避免辛辣刺激食物,一般进少渣、温凉、半流质饮食。如有少量出血可给牛奶、米汤等流质以中和胃酸,有利于黏膜的修复,急性大出血或呕吐频繁时应禁食。

4.用药护理

指导正确使用阿司匹林、吲哚美辛等对胃黏膜有刺激的药物,必要时使用制酸剂、胃黏膜保护剂预防疾病的发生。

(二)潜在并发症(上消化道大量出血)

具体护理措施见“上消化道大量出血”相关内容。

十、护理评价

(1)患者学会合理饮食,对损害胃黏膜药物有一定认识。

(2)患者无活动性出血或再出血,血容量得到有效补充,生命体征稳定。

十一、其他护理诊断

(一)疼痛(腹痛)

腹痛与胃黏膜的急性炎症病变有关。

(二)有体液不足的危险

体液不足与胃黏膜炎症所致的出血、呕吐有关。

(三)营养失调(低于机体需要量)

低于机体需要量与消化不良、少量持续出血有关。

(四)焦虑

焦虑与消化道出血及病情反复有关。

十二、健康教育

疾病知识指导:向患者及家属介绍急性胃炎的有关知识、预防方法和自我护理措施,根据患者的病因、具体情况进行指导,如避免使用对胃黏膜有刺激的药物,必须使用时应同时服用制酸剂,进食要有规律,避免过冷、过热、辛辣等刺激性食物及浓茶、咖啡等饮料,嗜酒者应戒酒,防止酒精损伤胃黏膜;注意饮食卫生,生活要有规律,保持轻松愉快的心情。

十三、预后

病因如能去除,一般预后良好。个别由于大量出血或反复出血而危及生命。

第二节　慢性胃炎

慢性胃炎(chronic gastritis)是由各种病因引起的胃黏膜慢性炎症,慢性胃炎的分类方法很多,我国目前采用国际上新悉尼系统的分类方法,根据病理组织学改变和病变在胃的分布部位,结合可能的病因,将慢性胃炎分为慢性浅表性胃炎慢性萎缩性胃炎和特殊类型胃炎三大类。慢性浅表性胃炎是指不伴有胃黏膜萎缩性改变、胃黏膜层见以淋巴细胞和浆细胞为主的慢性炎性细胞浸润的慢性胃炎,幽门螺杆菌感染是此类慢性胃炎的主要病因。慢性萎缩性胃炎是指胃黏膜已发生了萎缩性改变的慢性胃炎,常伴有肠上皮化生。慢性萎缩性胃炎又可再分为多灶萎缩性胃炎和自身免疫性胃炎两大类。特殊类型胃炎种类很多,由不同病因所致,临床上较少见,如感染性胃炎、化学性胃炎等。

慢性胃炎是一种常见病,其发病率在各种胃病中居首位。男性稍多于女性。任何年龄均可发病,但随着年龄增长发病率逐渐增高。自身免疫性胃炎在北欧多见,我国仅有少数个案报道。由幽门螺杆菌引起的慢性胃炎呈世界范围分布,其感染率在发展中国家高于发达国家,我国属于幽门螺杆菌高感染率国家,估计人群中幽门螺杆菌的感染率达40%~70%。幽门螺杆菌感染可几乎无例外地引起胃黏膜炎症,且感染后机体一般难以将其清除而变成慢性感染。

一、病因与发病机制

(一)幽门螺杆菌感染

目前认为幽门螺杆菌感染是慢性浅表性胃炎最主要的病因。

(1)幽门螺杆菌具有鞭毛结构,可在胃内黏液层中自由活动,并依靠其黏附素与胃黏膜上皮细胞紧密接触,直接侵袭胃黏膜。

(2)幽门螺杆菌所分泌的尿素酶,能分解尿素产生 NH_3,中和胃酸,既形成了有利于幽门螺杆菌定居和繁殖的中性环境,又损伤了上皮细胞膜。

(3)幽门螺杆菌能产生细胞毒素使上皮细胞空泡变性,造成黏膜损害和炎症。

(4)幽门螺杆菌的菌体胞壁还可作为抗原诱导自身免疫反应。

(二)饮食和环境因素

流行病学资料显示,饮食中高盐和缺乏新鲜蔬菜、水果与慢性胃炎的发生密切相关。长期的幽门螺杆菌感染,在部分患者可发展为慢性多灶萎缩性胃炎,但幽门螺杆菌感染者慢性多灶萎缩性胃炎的发生率存在很大的地区差异,如非洲、亚洲印度和东南亚等地人群幽门螺杆菌感染率与日本、韩国、哥伦比亚等国相当甚至更高,但前者慢性多灶萎缩性胃炎的发生率却远低于后者。我国广东与甘肃比较也存在类似情况,这说明幽门螺杆菌感染本身可能不足以导致慢性浅表性胃炎发展为萎缩和肠化生,但却增加了胃黏膜对环境因素损害的易感性。

(三)自身免疫

自身免疫性胃炎以富含壁细胞的胃体黏膜萎缩为主,壁细胞损伤后能作为自身抗原刺激机体的免疫系统而产生相应的壁细胞抗体和内因子抗体,破坏壁细胞,使胃酸分泌减少乃至缺失,还可影响维生素 B_{12} 的吸收,导致恶性贫血。

(四)物理及化学因素

长期饮浓茶、烈酒、咖啡,食用过热、过冷、过于粗糙的食物,可损伤胃黏膜;服用大量非甾体类抗炎药可破坏黏膜屏障;各种原因引起的十二指肠液反流,因其中的胆汁和胰液等会削弱胃黏膜的屏障功能,使其易受胃酸-胃蛋白酶的损害。

二、病理

慢性胃炎的主要组织病理学特征如下。

(一)炎症

表现为黏膜层以淋巴细胞和浆细胞为主的慢性炎症细胞浸润,幽门螺杆菌感染引起的慢性胃炎常见淋巴滤泡形成,当见有中性粒细胞浸润时表示有活动性炎症,称为慢性活动性胃炎,多提示存在幽门螺杆菌感染。

(二)萎缩

慢性炎症过程中出现胃黏膜萎缩,主要表现为胃黏膜固有腺体(幽门腺或泌酸腺)数量减少甚至消失,并伴纤维组织增生、黏膜肌增厚,严重者胃黏膜变薄。

(三)肠化生

萎缩常伴有肠化生,表现为胃固有腺体为肠腺样腺体所代替;当发生萎缩特别是伴有肠化生改变时,则称为慢性萎缩性胃炎。慢性胃炎进一步发展,胃上皮或化生的肠上皮在再生过程中发生发育异常,可形成异型增生(又称不典型增生),表现为细胞异型性和腺体结构的紊乱,异型增生是胃癌的癌前病变。

不同类型胃炎上述病理改变在胃内的分布不同,幽门螺杆菌引起的慢性胃炎,炎症弥散性分布,但以胃窦为重;多灶萎缩性胃炎的萎缩和肠化生呈多灶性分布,多起始于胃角小弯,逐渐波及胃窦,继而胃体;自身免疫性胃炎,萎缩和肠化生主要局限在胃体。

三、临床表现

(一)症状、体征

慢性胃炎病程迁延,进展缓慢,缺乏特异性症状,症状的有无及轻重与胃黏膜的病变程度并非一致。多数患者常无症状或有轻重不等的消化不良症状,如上腹不适,餐后较为明显,无规律性上腹隐痛、食欲缺乏、嗳气、反酸、恶心和呕吐等。严重萎缩性胃炎,尤其是自身免疫性胃炎患者可有厌食、贫血、消瘦、舌炎、腹泻等症状。少数患者可有少量上消化道出血,一般持续3～4日后自动止血,数月或数年后可再复发。体征多不明显,有时上腹部有轻微压痛。

(二)心理状态

由于本病的病程慢性迁延,病情反复,症状时有时无,治疗效果欠佳,患者常出现紧张,不安、失眠、忧虑、焦急和情绪不稳定等心理反应,甚至产生"疑癌"心理,表现为情绪抑郁或低落、四处求医等。

四、实验室及其他检查

(一)胃镜及胃黏膜活组织检查

最可靠的诊断方法,通过胃镜在直视下观察黏膜病损。慢性浅表性胃炎可见红斑(点状、片状或条状)、黏膜粗糙不平、出血点(斑);慢性萎缩性胃炎可见黏膜呈颗粒状、黏膜血管显露、色泽灰暗、皱襞细小。两种胃炎皆可见伴有糜烂、胆汁反流;在进行充分的活组织检查基础上根据病理组织学诊断明确病变类型,并可检测幽门螺杆菌。

(二)幽门螺杆菌检测

可通过侵入性(如快速尿素酶测定、组织学检查等)和非侵入性(如^{13}C或^{14}C尿素呼气试验等)方法检测幽门螺杆菌。

(三)血清学检查

自身免疫性胃炎时,抗壁细胞抗体和抗内因子抗体可呈阳性,血清促胃泌素水平明显升高,多灶萎缩性胃炎时,血清促胃液素水平正常或偏低。

(四)胃液分析

自身免疫性胃炎时,胃酸缺乏;多灶萎缩性胃炎时,胃酸分泌正常或偏低。

五、治疗要点

(一)清除幽门螺杆菌感染

目前多采用的治疗方案为一种胶体铋剂或一种质子泵抑制剂加上两种抗菌药物,如常用枸橼酸铋钾(每次240mg,每天2次),与阿莫西林(每次500～1000mg,每天2次)及甲硝唑(每次200mg,每天4次)三药联用,2周为1个疗程。抗菌药物还有克拉霉素(甲红霉素)、呋喃唑酮等。

(二)对症处理

浅表性胃炎以反酸、腹痛为主要表现者,可给予黏膜保护剂如硫糖铝、抑酸剂如H_2受体拮抗剂雷尼替丁，或小剂量质子泵抑制剂；黏膜萎缩、伴明显肠上皮化生和轻、中度异型增生病例，治疗宜以黏膜保护剂为主，同时给予β胡萝卜素、维生素C、维生素E、叶酸等抗氧化维生素及锌、硒等微量元素以助其逆转，并定期随访。腹胀、饭后更甚者，可给予胃动力药如甲氧氯普胺、多潘立酮、西沙必利等；胆汁反流明显者，可用胃动力药及中和胆汁的黏膜保护剂如铝碳酸镁、瑞巴派特等治疗，萎缩性胃炎伴恶性贫血者，可给予维生素B_{12}和叶酸治疗。

（三）自身免疫性胃炎的治疗

目前尚无特异治疗，有恶性贫血可肌内注射维生素B_{12}。

（四）胃黏膜异型增生的治疗

除给予上述积极治疗外，关键在于定期随访，对已明确的重度异型增生患者可选择预防性内镜下胃黏膜切除术。

六、护理评估

（一）健康史

(1)有无不良的饮食习惯，包括喜食过冷、过热、过于粗糙的食物，偏好高盐饮食、酗酒、饮浓茶和咖啡等。

(2)有无服用阿司匹林、吲哚美辛等损害胃黏膜的药物。

(3)有无慢性心力衰竭、肝硬化门静脉高压、尿毒症、营养不良、口腔及鼻咽部慢性炎症、胃手术或胆囊除术以及急性胃炎病史。

（二）身体状况

(1)起病急缓及进展情况，有无贫血及体重减轻等全身表现。

(2)消化系统表现：①有无上腹饱胀不适，进餐后是否疼痛明显，是否呈规律性上腹隐痛，伴食欲缺乏、嗳气、反酸、恶心和呕吐等。②有无呕血和(或)黑便等情况。

（三）实验室及其他检查

主要评估以下几点。

(1)胃液分析及血清学检查的结果。

(2)胃镜检查胃黏膜损害情况。

(3)胃黏膜活检标本是否检出幽门螺杆菌。

（四）心理-社会资料

主要评估以下几点。

(1)患者是否因为病情呈慢性经过、反复发作、时轻时重、症状又不典型而胡猜乱想，认为患有“不治之症”，并由此而出现紧张、不安、失眠、忧虑和情绪不稳定等。

(2)疾病是否给工作、交际和家庭生活带来影响，自我评价是否改变。

(3)患者的性格特征、对压力的一贯反应以及常采用的应对措施。

(4)对治疗和护理的需求以及对预后的信心。

(5)是否适应患者角色，有无角色适应不良的情况，病情好转后是否能迅速恢复正常角色。

(6)在饮食、沟通和传统医药方面，有无影响疾病诊断、治疗和护理的习俗。

(7)家庭人员对患者所患疾病的认识及重视程度，能否为患者提供正确的照顾和经济支持。

(8)社区卫生服务机构能否为患者提供出院后的医疗服务。

七、常用护理诊断

(一)疼痛(腹痛)

腹痛与胃黏膜炎性病变有关。

(二)营养失调(低于机体需要量)

低于机体需要量与惧食、消化吸收不良等有关。

八、护理目标

(1)腹痛缓解或消失。

(2)营养改善,体重增加。

九、护理措施

(一)疼痛(腹痛)

1.休息与活动

指导患者急性发作时应卧床休息,并可用转移注意力,做深呼吸等方法来减轻焦虑,缓解疼痛,病情缓解时,进行适当的锻炼,以增强机体抗病力。

2.针灸和热敷

可用针灸内关、合谷、足三里等穴位来缓解疼痛,也可用热水袋热敷胃部,以解除胃痉挛,减轻腹痛。

3.用药护理

遵医嘱给患者进行清除幽门螺杆菌感染治疗时,注意观察药物的疗效及不良反应。

(1)胶体铋剂枸橼酸铋钾(CBS)为常用制剂,因其在酸性环境中方起作用,故宜餐前半小时服用。服CBS过程中可使齿、舌变黑,可用吸管直接吸入。部分患者服药后出现便秘和粪便变黑,停药后可自行消失。少数患者有恶心、一过性血清转氨酶升高等,极少数出现急性肾衰竭。

(2)抗菌药物:阿莫西林服用前应询问患者有无青霉素过敏史,应用过程中注意有无迟发性过敏反应的出现,如皮疹。甲硝唑可引起恶心、呕吐等胃肠道反应,应在餐后半小时服用,并可遵医嘱用甲氧氯普胺、维生素 B_{12} 等进行拮抗。

(二)营养失调(低于机体需要量)

1.饮食治疗的原则

向患者说明摄取足够营养素的重要性,鼓励患者少量多餐进食,以高热量、高蛋白质、高维生素、易消化的饮食为原则,避免摄入过成、过甜、过辣的刺激性食物。

2.制订饮食计划

与患者共同制订饮食计划,指导患者及家属改进烹饪技巧,增加食物的色、香、味,刺激患者食欲。胃酸低者食物应完全煮熟后食用,以利于消化吸收,并可给予刺激胃酸分泌的食物,如肉汤、鸡汤等;高胃酸者应避免进酸性多脂肪食物。

3.营养状况评估

观察并记录患者每天进餐次数、量、品种,以了解其摄入的营养素能否满足机体需要。定期测量体重,监测有关营养指标的变化,如血红蛋白浓度、血清蛋白等。

十、护理评价

(1)腹痛减轻或消失。

(2)营养状况改善,体重增加,体力恢复良好。

十一、其他护理问题

(一)焦虑

焦虑与病情反复、病程迁延及担心癌变有关。

(二)活动无耐力

与自身免疫性胃炎致恶性贫血有关。

(三)知识缺乏

缺乏对慢性胃炎病因和预防知识的了解。

十二、健康教育

(一)疾病知识指导

向患者及家属介绍本病的有关病因,指导患者避免诱发因素,教育患者保持良好的心理状态,平时生活要有规律,合理安排工作和休息时间,注意劳逸结合,积极配合治疗。

(二)饮食指导

指导患者加强饮食卫生和饮食营养,养成有规律的饮食习惯;避免过冷、过热、辛辣等刺激性食物及浓茶、咖啡等饮料;嗜酒者应戒酒,防止酒精损伤胃黏膜;注意饮食卫生。

(三)用药指导

根据患者的病因、具体情况进行指导,如避免使用对胃黏膜有刺激的药物,必须使用时应同时服用制酸剂或胃黏膜保护剂;介绍药物的不良反应,如有异常及时复诊,定期门诊复查。

十三、预后

慢性胃炎长期持续存在,但多数患者无症状,少数慢性浅表性胃炎可演变为慢性多灶萎缩性胃炎,极少数慢性多灶萎缩性胃炎经长期演变可发展为胃癌。15%～20%幽门螺杆菌感染引起的慢性胃炎会发生消化性溃疡。

第三节　消化性溃疡

消化性溃疡(peptic ulcer)是指主要发生在胃和十二指肠的慢性溃疡,即胃溃疡(gastric ulcer,GU)、十二指肠溃疡(duodenal ulcer,DU),因溃疡形成与胃酸-胃蛋白酶的消化作用有关,故称消化性溃疡。

全世界约有10%的人群一生中患过此病,消化性溃疡是一种常见病,可发生在任何年龄,男性多于女性,十二指肠溃疡(DU)较胃溃疡(GU)多3倍,十二指肠溃疡好发于青壮年,胃溃疡发病年龄比十二指肠溃疡平均晚10年,秋冬和冬春之交是好发季节。

一、病因与发病机制

消化性溃疡的病因甚多,机制未完全明了,但通过近年来的实验和临床研究表明,幽门螺杆菌感染、胃酸胃蛋白酶对胃、十二指肠的自身消化、非甾体类抗炎药致胃十二指肠黏膜屏障损害是引起本病的三大主要环节。前两者可看作溃疡的攻击性因素，在十二指肠溃疡的发病中起重要作用，后者作为溃疡的防御修复因素在胃溃疡的发病中起了主要作用。

(一)幽门螺杆菌感染

消化性溃疡的主要原因。

(1)消化性溃疡的患者幽门螺杆菌感染率高：十二指肠溃疡患者幽门螺杆菌的感染率是90%～100%，胃溃疡为80%～90%；幽门螺杆菌感染中15%～20%的人可发生消化性溃疡。

(2)根除幽门螺杆菌感染可促进溃疡愈合和显著降低溃疡复发率，此外可减低出血的并发症。

(3)幽门螺杆菌感染改变了黏膜侵袭因素与防御因素之间的平衡，幽门螺杆菌的毒素、有毒性作用的酶和HP诱导的黏膜反应均能造成胃、十二指肠黏膜屏障损害。

(二)胃酸和胃蛋白酶

消化性溃疡的最终形成是由于胃酸－胃蛋白酶自身消化所致。无酸即无溃疡。胃蛋白酶的活性取决于胃液pH值，当胃液pH值大于4时，胃蛋白酶失活。因此，胃酸的存在是溃疡发生的决定因素。

(三)非甾体抗炎药

非甾体类抗炎药(NSAID)主要是通过抑制前列腺素的合成，削弱后者对胃黏膜的保护作用而致病的。溃疡的发生除与NSAID的种类、剂量和疗程有关外，还与年龄、幽门螺杆菌感染、吸烟，同时服用糖皮质激素等因素有关。

(四)胃、十二指肠运动异常

部分十二指肠溃疡患者的胃排空比正常人快，特别是液体排空快，使十二指肠球部酸性负荷大，黏膜易遭损伤；胃溃疡存在胃运动障碍，表现为胃排空慢和十二指肠-胃反流，使胃黏膜易遭受损害。

(五)精神和遗传因素

精神紧张、情绪压力、竞争型的性格倾向(A型性格)都可成为溃疡的促发或加重因素。遭受重大的创伤、手术等应激性因素可诱发溃疡。遗传因素：首先，消化性溃疡有家庭群集现象；其次，血型为“O”型血的发病率高。

(六)不良的饮食生活习惯

嗜烟酒、饮食不规律、暴饮暴食或喜食酸辣等刺激性食物均可引起胃肠黏膜损害，使溃疡容易发生。

二、病理

溃疡发生部位多在胃小弯或幽门前区，后壁较前壁常见。十二指肠开始的3～4cm是溃疡的最好发部位，前壁比后壁常见。溃疡数目绝大多数是1个，少数患者可有2～3个。十二指肠前后壁的一对溃疡称对吻溃疡，十二指肠和胃同时有溃疡称复合溃疡。溃疡的大小多数直径小于2～3cm，少数(约占10%)溃疡较大，其直径在4.0cm以上。溃疡形态多呈圆形或椭圆形，可有各种深度，浅的限于黏膜层，深的可贯穿胃或十二指肠壁的全层。

三、临床表现

消化性溃疡的临床表现不一，部分患者可无症状或症状轻微，或以出血、穿孔等并发症为首发症状。典型病例呈慢性过程，病史达数年或数十年；周期性发作，活动期与缓解期交替，活动期数周不等，缓解期短者数周，长者数年，秋冬或冬春之交常为发病季节，不良精神刺激、情绪波动、饮食失调、过度劳累等常导致发病。典型的消化性溃疡具有呈慢性反复发作过程、周期性发作、发作呈节律性疼痛的特点。

（一）主要症状

1.上腹部疼痛

突出的症状，多为隐痛、胀痛或烧灼痛。

(1)节律性：疼痛具有节律性，胃溃疡多发生在进食后，常为进食→疼痛→缓解；十二指肠溃疡多发生在空腹和夜间，常为疼痛→进食→缓解。

(2)周期性发作，多发生于秋冬或冬春之交，发作期和缓解期交替。

(3)部分患者可伴有嗳气、反酸、流涎、恶心、呕吐等消化不良的表现，疼痛的节律性消失提示可能发生并发症。

2.全身症状

可有失眠、多汗、脉缓等自主神经功能紊乱的表现。胃溃疡因进食疼痛而影响食欲，久之可导致营养不良、消瘦及贫血。十二指肠溃疡往往由于进食可缓解疼痛而频繁进食，体重可增加，但有慢性出血可引起贫血。

（二）体征

发作期若无并发症，可仅有剑突下固定而局限压痛点，压痛较轻，缓解期无明显体征。

（三）特殊类型的消化性溃疡

1.无症状性溃疡

老年人多见(占15%～35%)，无任何症状，只是在体检中发现或出血并发症时发现。

2.老年人消化性溃疡

老年人消化性溃疡位于胃体上部的高位溃疡较多见。症状不典型，疼痛多无规律。症状：食欲缺乏、恶心与呕吐、消瘦、贫血较突出，需与胃癌鉴别。

3.复合性溃疡

复合性溃疡指胃和十二指肠溃疡同时存在，十二指肠溃疡先于胃溃疡，症状无特异性，幽门梗阻率高于单独的十二指肠溃疡和胃溃疡。

4.幽门管溃疡

幽门管溃疡较少见，常伴胃酸分泌过高，主要表现为餐后立即出现较为剧烈而无节律的中上腹痛，对抗酸药反应差，易出现幽门梗阻、穿孔、出血等并发症。

5.球后溃疡

球后溃疡发生于十二指肠球部以下的溃疡，多位于十二指肠乳头。多表现为夜间痛和背部放射痛，并发大量出血多见，药物治疗效果差。注意球后溃疡不等于球后壁溃疡。

（四）并发症

1.出血

出血发生于15%～25%的患者，十二指肠溃疡比胃溃疡容易发生，是上消化道出血最常见的原因，常因服用非甾体抗炎药而诱发，10%～25%患者是溃疡的首发症状。

2.穿孔

穿孔见于2%～10%的病例。急性穿孔是胃、十二指肠溃疡常见的严重并发症，穿孔部多在胃小弯及十二指肠球部。临床上可分为急性、亚急性、慢性。

3.幽门梗阻

发生率为2%～4%，主要是十二指肠溃疡或幽门管溃疡引起，可分为暂时性和持久性两种。①暂时性：炎症水肿和幽门平滑肌痉挛。②持久性：瘢痕收缩。

4.癌变

1%的胃溃疡可癌变，而十二指肠溃疡不会癌变。癌变征象：长期慢性胃溃疡病史，年龄在45岁以上，症状顽固不愈，粪便隐血试验持续阳性。

（五）心理状态

因消化性溃疡好发于青壮年人，心理反应可随患者的个性特点和行为方式不同而异，可表现为情绪不稳、坐立不安、心神不宁、易激动或过度兴奋，也可表现为自负、焦虑、易抑制，当病程中出现并发症时则可出现高度紧张、恐惧等。上述心理反应又常使本病复发或症状加重。

四、实验室及其他检查

（一）纤维胃镜检查

消化性溃疡的首选检查，对消化性溃疡有确诊价值，可直接观察溃疡部位、病变大小、性质，并可取活体组织做病理检查。

（二）X线胃肠钡餐检查

X线胃肠钡餐检查适用于对胃镜检查有禁忌或不愿接受胃镜检查者，征象可见龛影，对大多数患者具有确诊价值。

（三）粪便隐血试验

粪便隐血试验阳性提示溃疡有活动性，持续阳性，提示有癌变的可能。

（四）幽门螺杆菌检查

快速尿素酶试验：侵入性试验中诊断幽门螺杆菌感染的首选方法，操作简便，费用低。^{13}C-和^{14}C-尿素呼气试验：非侵入性检测幽门螺杆菌感染的敏感性和特异性高，可作为根除治疗后复查的首选方法。

（五）胃液分析

对溃疡的诊断和鉴别诊断意义不大，主要用于胃泌素瘤的辅助诊断，胃液分泌功能测定显示胃溃疡患者胃酸分泌正常或降低，十二指肠溃疡则多增高。

五、治疗要点

原则：消除病因，控制症状，促进溃疡愈合，预防复发和避免并发症。

(1)抑制胃酸分泌药物：目前临床上常用的抑制胃酸分泌的药物有组胺H_2受体拮抗剂(H_2RA)和焦磷酸。

(2)保护胃黏膜药物：主要有三种，即硫糖铝、枸橼酸铋钾和前列腺素类保护药物米索前列醇。

(3)手术治疗。

六、护理评估

(一)健康史

应着重了解患者的性格特征和有无溃疡病家族史,有无不良的饮食和生活习惯,如饮食无规律及长期食用过冷、过热、过硬、刺激性食物及烟酒嗜好等;有无长期服用对胃有刺激的各种药物;有无慢性心力衰竭、肝硬化等慢性疾病;有无精神刺激、过度疲劳、气候变化等诱发或加重因素。

(二)身体状况

消化性溃疡的临床表现不一,部分患者可无症状或症状轻微,或以出血、穿孔等并发症为首发症状。典型病例呈慢性过程,病史达数年或数十年;周期性发作,活动期与缓解期交替,活动期数周不等,缓解期短者数周,长者数年,秋冬或冬春之交常为发病季节,不良精神刺激,情绪波动、饮食失调、过度劳累等常诱发本病。

1.腹痛特点

(1)部位:胃溃疡的疼痛部位多在上腹部偏左,十二指肠溃疡多在上腹部偏右。

(2)性质与程度:多呈钝痛、灼痛或饥饿样疼痛,疼痛程度一般较轻,患者多能忍受,少数穿透性溃疡疼痛较剧烈。

(3)疼痛的节律性:与饮食有明显的相关性,胃溃疡常表现为进食→疼痛→缓解的规律,十二指肠溃疡常表现为疼痛→进食→缓解的规律,因疼痛时多为空腹,故又称为空腹痛,半数患者午夜痛,称夜间痛。

(4)放射痛:前壁溃疡可放射到同侧胸骨旁,后壁溃疡可放射到脊柱旁相应部位。

(5)疼痛的加重与缓解因素:精神刺激、过度劳累、饮食不当、某些药物及气候变化常致发作或加重,休息、牛奶、抑酸剂或按压疼痛部位等方法常可使疼痛减轻或缓解。

2.其他表现

可伴有恶心、呕吐、食欲减退、泛酸、嗳气等,但缺乏特异性;部分患者也可有失眠、多汗、脉搏缓慢等迷走神经兴奋表现。

3.护理体检

溃疡活动期上腹或相应脊柱旁可有局限性轻度压痛,缓解期常无明显体征。病程长者可消瘦、体重下降等。

(三)实验室及其他检查

1.胃液分析

十二指肠溃疡患者胃酸分泌增多,尤以基础胃酸(BAO)和夜间酸分泌增加明显,胃溃疡患者胃酸分泌正常或低于正常:如 BAO>15mmol/L,MAO(最大胃酸)>60mmol/L,BAO/MA0>60%,则提示胃泌素瘤的可能。

2.粪便隐血试验

溃疡活动期可呈阳性反应,如胃溃疡患者持续性阳性则提示癌变的可能。

3.X 线钡餐检查

气钡双重对比造影可提高本病的诊断率,龛影为溃疡的 X 线直接征象,是诊断溃疡病的可靠依据之一,局部压痛、十二指肠球部激惹和变形、胃大弯痉挛性切迹等为间接征象,提示溃疡的可能。

4.纤维或电子胃镜及黏膜活检

因可直视溃疡部位、溃疡大小、性质，并可取活组织做病理检查和幽门螺杆菌检测，所以它是确诊消化性溃疡首选的检查方法。同时对良、恶性溃疡具有鉴别诊断价值，其对本病的诊断和良、恶性溃疡鉴别诊断的准确性均高于X线钡餐检查。

5.幽门螺杆菌检测

十二指肠溃疡患者的检测率较胃溃疡高，阳性的出现常提示溃疡处在活动期。因本病治疗方案的制订有利于幽门螺杆菌检测结果。因此，幽门螺杆菌检测常列为消化性溃疡诊断的常规检测项目。

（四）心理-社会资料

因消化性溃疡好发于青壮年人，心理反应可随患者的个性特点和行为方式不同而异，可表现为情绪不稳、坐立不安、心神不宁、易激动或过度兴奋，也可表现为自负、焦虑、易抑制，当病程中出现并发症时则可出现高度紧张、恐惧等。上述心理反应又常使本病复发或症状加重。

七、常用护理诊断

（一）疼痛（腹痛）

腹痛与胃肠黏膜炎症、溃疡及其并发症，或与手术创伤有关。

（二）营养失调（低于机体需要量）

低于机体需要量与溃疡疼痛导致摄食量减少，消化吸收障碍有关。

（三）潜在并发症

1.上消化道出血

上消化道出血与溃疡病灶活动导致血管损伤有关。

2.幽门梗阻

幽门梗阻与溃疡病灶反复发作导致瘢痕形成引起幽门狭窄有关。

3.急性穿孔

急性穿孔与溃疡病灶穿透胃肠壁浆膜层有关。

（四）焦虑

疾病反复发作、病程迁延或出现并发症有关。

八、护理目标

（1）患者腹痛等不适症状明显减轻。

（2）食欲好转，进食营养、有益健康的食物；体重不再减轻、营养状况改善。

（3）住院期间无并发症发生。

（4）能应用有效应对措施控制焦虑，情绪稳定。

九、护理措施及依据

（一）疼痛（腹痛）

1.向患者和家属解释疼痛的原因，告诉患者紧张焦虑会使胃酸分泌增多，疼痛加重，消除患者的紧张心理，保持乐观情绪，学会松弛技巧，生活规律，劳逸结合等，这有助于疼痛缓解。

2.帮助患者查找并去除诱发或加重疼痛的因素，如：服用非甾体类药物引起者，应停药；有烟酒嗜好者，劝其戒除。酒精可引起胃黏膜损伤，空腹饮大量烈酒可致胃黏膜溃疡。烟叶中的尼古丁不仅损伤胃肠道黏膜，还可刺激壁细胞增生和胃酸分泌增加，并降低幽门括约肌的张力，易使胆汁反流入胃，抑制胰腺分泌碳酸氢根离子，削弱十二指肠液对胃酸的中和能力。但突然戒断烟酒可引起焦虑、烦躁等，反过来也会刺激胃酸分泌，故要帮助患者制订切实可行的戒烟限酒计划，并督促其执行。

3.观察上腹疼痛的规律性和特点，并进行相应处理。如十二指肠溃疡患者表现为空腹痛和午夜痛。指导患者准备制酸性食物如苏打饼干等在疼痛前进食，也可局部热敷或针灸止痛。

4.遵医嘱使用制酸剂等药物，以缓解疼痛，促进溃疡愈合。应注意观察药物疗效及不良反应。

(1)制酸剂如氢氧化铝镁乳合剂，应在餐后1h和睡前服用。制酸剂以液体剂效果最好，粉剂次之，片剂最差。乳剂服前应摇匀，片剂嚼碎服。制酸剂不宜与牛奶、酸性食物及饮料同服，镁剂易引起腹泻，铋剂、铝剂可导致便秘。氢氧化铝凝胶能阻碍磷的吸收，老年人长期使用可引起骨质疏松。

(2)H_2受体拮抗剂：该类药空腹吸收快，餐中或餐后即刻服用。该类药不能与制酸剂同服，静脉用药时控制滴速，速度过快可引起血压下降、心律失常。西咪替丁可增加抗凝剂、普萘洛尔、咖啡因、苯妥英钠的作用；降低硫糖铝、四环素的药效，应分开给药；此类药还有较弱的抗雄性激素作用，可导致性功能紊乱。长期大量服用可引起乏力、腹泻、粒细胞减少、皮疹等不良反应，用药期间要注意监测肝、肾功能和血检查。突然停药，可发生“反跳”现象，使胃酸分泌增多。

(3)质子泵阻滞剂：如奥美拉唑，可引起头晕，尤其在用药初期，应嘱患者避免开车或做其他注意力高度集中的工作。

(4)胃黏膜保护剂：硫糖铝，餐后2～3h服用，只在酸性环境有效，故治疗十二指肠溃疡效果好。本药含糖量高，糖尿病患者慎用；不宜与多酶片同服，以免降低两者的药效。可有恶心、口干，便秘等不良反应。枸橼酸铋钾在酸性环境中有效，故应餐前服用。告知患者服药期间舌苔发黑，并排黑便。长期使用可能会造成铋在体内过量蓄积而引起神经毒性，故不宜长期服用。

(二)营养失调(低于机体需要量)

(1)评估患者的营养状况，记录患者每日进食次数、种类及数量，定期测量体重。

(2)告诉患者饮食不调与溃疡病的关系，选择营养丰富易消化食物，在不刺激溃疡面的情况下多吸收营养。蛋白类食物能中和胃酸，牛奶可以稀释胃酸，但牛奶含钙量高，钙吸收后刺激胃酸分泌，故可在两餐之间适量饮用，不可多饮。脂肪到达十二指肠时能刺激小肠黏膜分泌肠抑胃泌素，抑制胃酸分泌，但脂肪亦可使胃排空减慢，胃窦扩张，胃泌素分泌增多，胃酸分泌增多，故脂肪也应限制。可摄取适量不饱和脂肪酸。应以面食为主，因面食柔软、含碱、易消化并能中和胃酸，不习惯面食者，也可用软食、米粥代替。

(3)进餐规律，少量多餐。定时进餐，每日4～5餐，使胃酸规律性分泌。每餐不宜过饱，以免胃窦部扩张胃酸分泌增多。症状缓解后，应及时恢复正常餐次饮食。

(4)忌食辛辣刺激性食物。酸辣、生冷、过热、油炸及多纤维食物，浓茶、咖啡等均应忌用，戒烟酒。

(三)并发症护理

1.出血

发现患者上消化道大量出血,应立即通知医生,积极配合抢救,当出血不止时应考虑手术治疗,做好术前准备。

2.幽门梗阻

观察患者呕吐量、性质、气味,准确记录液体出入量,并注意监测电解质、酸碱变化。持续胃肠减压排空胃内潴留物,使胃恢复张力及正常大小。每晚用温盐水洗胃,解除痉挛,消除胃壁水肿及炎症。改善营养,纠正低蛋白血症,静脉补液,每日2000~3000mL,加强支持疗法,保证机体能量供给。瘢痕性幽门梗阻的患者,应立即采取手术治疗。

十、护理评价

(1)患者主诉腹痛减轻或消失,并能说出腹痛的诱因、表现及防治措施。

(2)食欲好转,规律进餐,营养改善。

(3)住院期间无并发症发生。

(4)掌握调整心态的方法,有效控制焦虑,情绪稳定。

十一、健康教育

(一)生活指导

生活有规律,避免精神过度紧张,保持良好的心态,长时间脑力劳动后要适当活动。

(二)用药指导

叮嘱患者慎用或勿用致溃疡的药物,如阿司匹林、咖啡因、糖皮质激素、利血平等,按医嘱正确服药,学会观察药效和不良反应,不擅自停药和减量,防止溃疡复发。

(三)疾病知识指导

定期复查,并指导患者了解消化性溃疡及其并发症的相关知识和识别方法,若上腹疼痛节律发生改变并加剧,或者出现呕血、黑便时,应立即就医。

十二、预后

消化性溃疡的复发率高,但病死率低,预后大多良好,死亡原因主要为并发症。

第四节 肝硬化

肝硬化(cirrhosis of liver)是一种由不同病因引起的慢性进行性弥散性肝病。病理特点为广泛的肝细胞变性坏死、再生结节形成、结缔组织增生,致使正常肝小叶结构破坏和假小叶形成。临床可有多系统受累,主要表现为肝功能损害和门静脉高压,晚期出现消化道出血、肝性脑病、感染等严重并发症。患者以青壮年男性多见,35~48岁为发病高峰年龄,男女比例为(3.6~8):1。

一、病因与发病机制

引起肝硬化的病因很多,我国最为常见的是病毒性肝炎,国外则以酒精中毒居多。

(一)病毒性肝炎

病毒性肝炎主要为乙型病毒性肝炎,其次为丙型病毒性肝炎,或乙型加丁型重叠感染,甲型和戊型一般不发展为肝硬化。

(二)日本血吸虫病

我国长江流域血吸虫病流行区多见。反复或长期感染血吸虫病者,虫卵,及其毒性产物在肝脏汇管区刺激结缔组织增生,导致肝纤维化和门脉高压,称为血吸虫病性肝纤维化。

(三)酒精中毒

长期大量饮酒者,酒精及其中间代谢产物(乙醛)直接引起酒精性肝炎,并发展为肝硬化,酗酒所致的长期营养失调也对肝脏起一定损害作用。

(四)药物或化学毒物

长期服用双醋酚丁、甲基多巴等药物,或长期反复接触磷、砷、四氯化碳等化学毒物,可引起中毒性肝炎,最终演变为肝硬化。

(五)胆汁淤积

持续存在肝外胆管阻塞或肝内胆汁淤积时,高浓度的胆汁酸和胆红素损害肝细胞,导致肝硬化。

(六)循环障碍

慢性充血性心力衰竭、缩窄性心包炎、肝静脉或下腔静脉阻塞等使肝脏长期淤血,肝细胞缺氧、坏死和结缔组织增生,最后发展为肝硬化。

(七)遗传和代谢疾病

由于遗传性或代谢性疾病,某些物质或其代谢产物沉积于肝,造成肝损害,并可致肝硬化,如肝豆状核变性、血色病、半乳糖血症。

(八)营养失调

食物中长期缺乏蛋白质、维生素、胆碱等,以及慢性炎症性肠病,可引起营养不良和吸收不良,降低肝细胞对致病因素的抵抗力,成为肝硬化的直接或间接病因。

(九)其他

部分病例发病原因难以确定,称为隐源性肝硬化,其中部分病例与无黄疸型病毒性肝炎,尤其是丙型病毒性肝炎有关。自身免疫性肝炎也可发展为肝硬化。

二、病理

各种病因引起的肝硬化,其病理变化和发展演变过程基本一致。特征为广泛肝细胞变性坏死,结节性再生,弥散性结缔组织增生,假小叶形成。上述病理变化造成肝内血管扭曲、受压、闭塞而致血管床缩小,肝内门静脉、肝静脉和肝动脉小分支之间发生异常吻合而形成短路,导致肝血循环紊乱。这些严重的肝内血循环障碍是形成门静脉高压的病理基础,且使肝细胞营养障碍加重,促使肝硬化病变进一步发展。

三、临床表现

肝硬化的病程发展通常比较缓慢,可隐伏 3～5 年或更长时间,临床上分为肝功能代偿期和失代偿期,但两期的界限并不清晰,有时不易划分。

(一)代偿期

早期的症状轻,缺乏特异性。以乏力、食欲缺乏为主要表现,可伴有恶心、厌油腻、腹胀、上腹隐痛及腹泻等,症状常因劳累或伴发病而出现,经休息或治疗可缓解。患者营养状况一般或消瘦,肝轻度大,质地偏硬,可有轻度压痛,脾轻至中度大。肝功能多在正常范围内或轻度异常。

(二)失代偿期

主要为肝功能减退和门静脉高压所致的全身多系统症状和体征。

1.肝功能减退的临床表现

(1)全身症状和体征:一般状况与营养状况均较差,乏力、消瘦、不规则低热、面色灰暗黝黑(肝病面容)、皮肤干枯粗糙、水肿、舌炎、口角炎等。因营养不良及继发性肾上腺皮质功能减退,患者皮肤干枯、面色灰暗黝黑呈肝病面容。

(2)消化道症状:食欲减退甚至畏食、进食后上腹饱胀不适、恶心、呕吐、稍进油腻肉食易引起腹泻,因腹腔积液和胃肠积气而腹胀不适。上述症状的出现与胃肠道淤血水肿、消化吸收功能紊乱和肠道菌群失调等因素有关。肝细胞有进行性或广泛性坏死时可出现黄疸。

(3)出血倾向和贫血:常有鼻出血、牙龈出血、皮肤紫癜和胃肠出血等倾向,系肝合成凝血因子减少、脾功能亢进和毛细血管脆性增加所致。贫血可因缺铁、缺乏叶酸和维生素 B_{12},脾功能亢进等因素引起。

(4)内分泌失调

1)雌激素增多、雄激素和糖皮质激素减少:肝对雌激素的灭活功能减退,故体内雌激素增多。雌激素增多时,通过负反馈抑制腺垂体分泌促性腺激素及促肾上腺皮质激素的功能,致雄激素和肾上腺糖皮质激素减少。雌激素与雄激素比例失调,男性患者常有性欲减退、睾丸萎缩、毛发脱落及乳房发育;女性患者可有月经失调、闭经、不孕等。部分患者出现蜘蛛痣,主要分布在面颈部、上胸、肩背和上肢等上腔静脉引流区域;手掌大小鱼际和指端腹侧部位皮肤发红称为肝掌。肾上腺皮质功能减退,表现为面部和其他暴露部位皮肤色素沉着。

2)醛固酮和抗利尿激素增多:肝功能减退时对醛固酮和抗利尿激素的灭活作用减弱,致体内醛固酮及抗利尿激素增多。醛固酮作用于远端肾小管,使钠重吸收增加;抗利尿激素作用于集合管,使水的重吸收增加。水钠潴留导致尿少、水肿,并促进腹腔积液形成。

2.门静脉高压症的临床表现

门静脉高压症的三大临床表现是脾大、侧支循环的建立和开放、腹腔积液。

(1)脾大:门静脉高压致脾静脉压力增高,脾淤血而肿大,一般为轻、中度大,有时可为巨脾。上消化道大量出血时,脾脏可暂时缩小,待出血停止并补足血容量后,脾脏再度增大。晚期脾大常伴有对血细胞破坏增加,使周围血中白细胞、红细胞和血小板减少,称为脾功能亢进。

(2)侧支循环的建立和开放:正常情况下,门静脉系与腔静脉系之间的交通支很细小,血流量很少。门静脉高压形成后,来自消化器官和脾脏的回心血液流经肝脏受阻,使门腔静脉交通支充盈扩张,血流量增加,建立起侧支循环。临床上重要的侧支循环如下。

1)食管下段和胃底静脉曲张,主要是门静脉系的胃冠状静脉和腔静脉系的食管静脉、奇静脉等沟通开放,常在恶心、呕吐、咳嗽、负重等使腹内压突然升高,或因粗糙食物机械损伤、胃酸反流腐蚀损伤时,导致曲张静脉破裂出血,出现呕血、黑便及休克等表现。

2)腹壁静脉曲张,由于脐静脉重新开放,与附脐静脉、腹壁静脉等连接,在脐周和腹壁可见迂曲静脉以脐为中心向上及下腹壁延伸。

3)痔核形成,为门静脉系的直肠上静脉与下腔静脉系的直肠中、下静脉吻合扩张形成,破裂时引起便血。

(3)腹腔积液:肝硬化肝功能失代偿期最为显著的临床表现。腹腔积液出现前,常有腹胀,以饭后明显。大量腹腔积液时腹部隆起,腹壁绷紧发亮,患者行动困难,可发生脐疝,膈抬高,出现呼吸困难、心悸。部分患者伴有胸腔积液。腹腔积液形成的因素如下。

1)门静脉压力增高:使腹腔脏器毛细血管床静水压增高,组织间液回吸收减少而漏入腹腔。

2)低清蛋白血症:血浆清蛋白低于30g/L,肝功能减退使清蛋白合成减少及蛋白质摄入和吸收障碍,低清蛋白血症时血浆胶体渗透压降低,血管内液外渗。

3)肝淋巴液生成过多:肝静脉回流受阻时,肝内淋巴液生成增多,超过胸导管引流能力,淋巴管内压力增高,使大量淋巴液自肝包膜和肝门淋巴管渗出至腹腔。

4)抗利尿激素及继发性醛固酮增多,引起水、钠重吸收增加。

5)肾脏因素;有效循环血容量不足致肾血流量减少,肾小球滤过率降低,排钠和排尿量减少。

3.肝脏情况

早期肝脏增大,表面尚平滑,质中等硬;晚期肝脏缩小,表面可呈结节状,质地坚硬;一般无压痛,但在肝细胞进行性坏死或并发肝炎和肝周围炎时可有压痛与叩击痛。

(三)并发症

1.上消化道出血

本病最常见的并发症,由于食管下段或胃底静脉曲张破裂,引起突然大量的呕血和黑便,常引起出血性休克或诱发肝性脑病,病死率高,应注意鉴别的是,部分肝硬化患者上消化道出血的原因系并发急性胃黏膜糜烂或消化性溃疡。

2.感染

由于患者抵抗力低下门腔静脉侧支循环开放等因素,增加细菌入侵繁殖机会,易并发感染如肺炎、胆道感染、大肠埃希菌败血症、自发性腹膜炎等。自发性腹膜炎系指无腹腔内局灶感染或脏器穿孔发生的急性细菌性感染。其主要原因是肝硬化时单核吞噬细胞的噬菌作用减弱,肠道内细菌异常繁殖并经由肠壁进入腹膜腔,以及带菌的淋巴液漏入腹腔引起感染,致病菌多为革兰氏阴性杆菌。患者可出现发热、腹痛.腹胀.腹膜刺激征、腹腔积液迅速增长或持续不减,少数病例发生中毒性休克。

3.肝性脑病

晚期肝硬化的最严重并发症,亦是最常见的死亡原因。

4.原发性肝癌

肝硬化患者短期内出现肝脏迅速增大、持续性肝区疼痛、腹腔积液增多且为血性,不明原因的发热等,应考虑并发原发性肝癌。

5.功能性肾衰竭

功能性肾衰竭又称肝肾综合征。表现为少尿或无尿、氮质血症、稀释性低钠血症和低尿钠,但肾无明显器质性损害。主要由于肾血管收缩和肾内血液重新分布,导致肾皮质血流量和肾小球滤过率下降等因素引起。

6.电解质和酸碱平衡紊乱

出现腹腔积液和其他并发症后患者电解质紊乱趋于明显,常见如下情况。

(1)低钠血症:长期低钠饮食致原发性低钠,长期利尿和大量放腹腔积液等致钠丢失,抗利尿激素增多使水潴留超过钠潴留而致稀释性低钠。

(2)低钾低氯血症与代谢性碱中毒:进食少、呕吐、腹泻、长期应用利尿剂或高渗葡萄糖液、继发性醛固酮增多等可引起低钾低氯,而低钾低氯血症可致代谢性碱中毒,诱发肝性脑病。

(四)心理状态

由于肝硬化病程长,病理变化常为不可逆,病情时好时坏,需要长期护理、心理表现为思想负担沉重,意志消沉,情绪低落和焦虑,甚至出现消极悲观或愤怒怨恨,对治疗和生存失去信心,或对医护人员产生过分依赖,当出现严重并发症时,则产生绝望心理。

四、实验室及其他检查

(一)血常规

失代偿期有轻重不等的贫血,当脾功能亢进时,红细胞、白细胞、血小板均见减少。

(二)尿常规

代偿期正常;失代偿期可有蛋白尿,血尿和管型尿,有黄疸时胆红素增加,尿胆原增加。

(三)肝功能

代偿期正常或轻度异常,失代偿期可有如下情况。

1.胆红素

结合胆红素和总胆红素增高。若持续增高则预后不良。

2.蛋白质

清蛋白量反映肝脏的储备功能,血浆清蛋白降低、球蛋白升高,清蛋白与球蛋白比例降低或倒置。

3.凝血酶原时间

反映肝脏储备功能的重要预后指标,凝血酶原时间延长。

4.血清酶学检查

肝细胞受损时谷丙转氨酶[ALT(GPT)]升高,肝细胞坏死时谷草转氨酶[AST(GOT)]升高,一般在肝硬化活动时升高。碱性磷酸酶[ALP(AKP)]70%患者升高,合并肝癌时明显升高。

5.反应肝纤维化的指标

血清Ⅲ型胶原肽(PⅢP)、透明质酸等增加。

(四)免疫功能

血清 IgG、IgA 均增高,T 细胞数减少。

(五)腹腔积液检查

腹腔积液一般为漏出液,并发自发性腹膜炎时,则为渗出液,白细胞增多,分类以中性粒细胞为主,并发结核性腹膜炎时,则以淋巴细胞为主。

(六)影像学检查

B超检查可显示脾静脉和门静脉增宽、肝脾大小和质地的改变,以及腹腔积液情况,X线吞钡检查对诊断食管及胃底静脉曲张有价值,可疑癌变时做CT检查。

(七)纤维内镜检查

可直视曲张的静脉。

(八)腹腔内镜检查

可直接观察肝脏的情况。

五、治疗要点

目前尚无特效治疗,应重视早期诊断,加强病因及一般治疗,以缓解病情,延长代偿期和保持劳动力,肝硬化代偿期患者可服用抗纤维化的药物(如秋水仙碱等)及中药,不宜滥用护肝药物,避免应用对肝脏有损害的药物。

失代偿期主要是对症治疗、改善肝功能和处理并发症,有手术适应证者应慎重选择手术时机。

(一)腹腔积液治疗

(1)限制水、钠的摄入,部分患者通过限制水、钠的摄入,可产生自发性利尿。

(2)利尿剂:目前临床上应用最广泛的治疗腹腔积液的方法。常用潴钾利尿剂有螺内酯和氨苯蝶啶,排钾利尿剂有呋塞米和氢氯噻嗪。单独应用排钾利尿剂需注意补钾。螺内酯和呋塞米联合应用有协同作用,并可减少电解质紊乱。常用螺内酯100mg/d,数日后加用呋塞米40mg/d,效果不明显时可按比例逐渐加大药量,但不超过螺内酯400mg/d和呋塞米160mg/d,腹腔积液消退时逐渐减量。

(3)腹腔穿刺放液:当大量腹腔积液引起高度腹胀、影响心肺功能时,可穿刺放腹腔积液以减轻症状。同时静脉输注清蛋白可达到较好效果。

(4)提高血浆胶体渗透压:定期输注血浆、新鲜血或清蛋白,不仅有助于促进腹腔积液消退,也利于改善机体一般状况和肝功能。

(5)腹腔积液浓缩回输:用于难治性腹腔积液的治疗。放出腹腔积液5000mL,经超滤或透析浓缩成500mL后,回输至患者静脉内,从而减轻水、钠潴留,并可提高血浆清蛋白浓度,增加有效血容量,改善肾血液循环,以减轻腹腔积液。不良反应及并发症有发热、感染、电解质紊乱等。有感染的腹腔积液不可回输。

(6)减少腹腔积液生成和增加其去路,例如:腹腔颈静脉引流是通过装有单向阀门的硅管,利用腹腔与胸腔的压力差,将腹腔积液引入上腔静脉;胸导管颈内静脉吻合术可使肝淋巴液顺利进入颈内静脉,减少肝淋巴液漏入腹腔,从而减少腹腔积液来源。

(二)手术治疗

各种分流、断流术和脾切除术等,包括近年来开展的以介入放射学方法进行的经颈静脉肝内门体分流术,其目的是降低门脉系统压力和消除脾功能亢进。肝移植手术是治疗晚期肝硬化的新方法。

六、护理评估

(一)健康史

(1)询问本病的有关病因,例如:有无肝炎或输血史、心力衰竭、胆道疾病史;有无长期接触化学毒物、使用损肝药物或嗜酒,其用量和持续时间;有无慢性肠道感染、消化不良、消瘦、黄疸、出血史。

(2)饮食及消化情况,例如食欲、进食量及食物种类、饮食习惯及爱好,有无食欲减退甚至畏食,有无恶心呕吐、腹胀,粪便的性质及颜色。日常休息及活动量、活动耐力。既往及目前检查、用药和治疗情况。

(二)身体评估

1.意识状态

注意观察患者的精神状态,对人物、时间、地点的定向力,表情淡漠、性格改变或行为异常多为肝性脑病的前驱表现。

2.营养状况

是否消瘦及其程度,有无水肿,应注意当有腹腔积液或皮下水肿时,不能以体重判断患者的营养状况。

3.皮肤和黏膜

有无黄染、出血点、蜘蛛痣、肝掌、腹壁静脉显露。

4.肝脾

肝、脾触诊应注意其大小、质地、表面情况、有无压痛。

5.腹腔积液体征

检查有无移动性浊音。有无腹部膨隆、腹壁紧张度增加、脐疝、腹式呼吸减弱。有无因呼吸困难、心悸而不能平卧。

(三)实验室及其他检查

(1)血常规检查有无红细胞或全血细胞减少。

(2)肝功能检查有无异常及其程度,有无电解质和酸碱平衡紊乱,血氨是否增高,有无氮质血症。

(3)腹腔积液性质。

(4)X线钡餐检查有无食管胃底静脉曲张,超声波检查有无门静脉高压征象等。

(四)心理-社会资料

肝硬化为慢性经过,随着病情发展加重,患者逐渐丧失工作能力,以及长期治病影响家庭生活、经济负担沉重等,使患者及其照顾者常出现各种心理问题和应对行为不足甚至无效。评估时应注意患者的心理状态,有无个性、行为的改变,有无焦虑、抑郁、易怒、悲观等情绪。应注意鉴别患者是心理问题,还是并发肝性脑病时的精神障碍表现。

七、常用护理诊断

(一)营养失调(低于机体需要量)

低于机体需要量与肝功能减退、门静脉高压引起的食欲减退、消化和吸收障碍有关。

(二)体液过多

体液过多与肝功能减退、门静脉高压引起的水、钠潴留有关。

(三)活动无耐力

活动无耐力与肝功能减退、大量腹腔积液有关。

(四)有皮肤完整性受损的危险

皮肤完整性受损与营养不良、水肿、皮肤干燥、瘙痒、长期卧床有关。

八、护理目标

(1)患者能描述营养不良的原因,遵循饮食计划,保证各种营养物质的摄入。

(2)能叙述腹腔积液和水肿的主要原因,腹腔积液和水肿有所减轻,身体舒适感增加。

(3)能遵循休息和活动计划,活动耐力有所增加。

(4)无皮肤破损或感染,瘙痒等不适感减轻或消失。

九、护理措施及依据

(一)营养失调(低于机体需要量)

1.饮食治疗的护理

既保证饮食营养又遵守必要的饮食限制是改善肝功能、延缓病情进展的基本措施,应向患者及家属说明导致营养状况下降的有关因素、饮食治疗的意义及原则,与患者共同制订符合治疗需要而又为其接受的饮食计划。饮食治疗原则:高热量、高蛋白质、高维生素、易消化饮食,并根据病情变化及时调整。

(1)蛋白质:肝细胞修复和维持血浆清蛋白正常水平的重要物质基础,应保证其摄入量。蛋白质来源以豆制品、鸡蛋、牛奶、鱼、鸡肉、瘦猪肉为主。血氨升高时应限制或禁食蛋白质,待病情好转后再逐渐增加摄入量,并应选择植物蛋白质。例如豆制品,因其含蛋氨酸、芳香氨基酸和产氨氨基酸较少。

(2)维生素:新鲜蔬菜和水果含有丰富的维生素,例如西红柿、柑橘等富含维生素C,日常食用可保证维生素的摄取。

(3)限制水、钠:有腹腔积液者应低盐或无盐饮食,钠限制在每日500～800mg(氯化钠1.2～2.0g),进水量限制在每日1000mL左右;应向患者介绍各种食物的成分,例如:高钠食物有咸肉酱菜、酱油、罐头食品、含钠味精等,应尽量少食用;含钠较少的食物有粮谷类、瓜茄类、水果等;含钾多的食物有水果、硬壳果、马铃薯、干豆、肉类等。评估患者有无不恰当的饮食习惯而加重水钠潴留,应控制钠和水的摄入量。限钠饮食常使患者感到食物淡而无味,可适量添加柠檬汁、食醋等,改善食物的味道,以增进食欲。

(4)避免损伤曲张静脉:食管胃底静脉曲张者应食菜泥、肉末、软食,进餐时细嚼慢咽,咽下的食团宜小且外表光滑,切勿混入糠皮、硬屑、鱼刺、甲壳等,药物应磨成粉末,以防损伤曲张的静脉导致出血。

2.营养支持

必要时遵医嘱给予静脉补充足够的营养,如高渗葡萄糖、复方氨基酸、清蛋白或新鲜血液。

3.营养状况监测

经常评估患者的饮食和营养状况,包括每日的食物和进食量,体重和实验室检查有关指标的变化。

(二)体液过多

1.休息和体位

多卧床休息,卧床时尽量取平卧位,以增加肝、肾血流量,改善肝细胞的营养,提高肾小球滤过率。可抬高下肢,以减轻水肿。阴囊水肿者可用托带托起阴囊,以利水肿消退。大量腹腔积液者卧床时可取半卧位,以使膈下降,有利于呼吸运动,减轻呼吸困难和心悸。

2.避免腹内压骤增

大量腹腔积液时,应避免使腹内压突然剧增的因素,例如剧烈咳嗽、打喷嚏、用力排便等。

3.限制水钠摄入

措施见饮食护理。

4.用药护理

使用利尿剂时应特别注意维持水电解质和酸碱平衡。利尿速度不宜过快,以每日体重减轻不超过0.5kg为宜。

5.病情监测

观察腹腔积液和下肢水肿的消长,准确记录出入量,测量腹围、体重,并教会患者正确的测量和记录方法。进食量不足、呕吐、腹泻者,或遵医嘱应用利尿剂、放腹腔积液后更应密切观察,监测血清电解质和酸碱度的变化,以及时发现并纠正水、电解质和酸碱平衡紊乱,防止肝性脑病、功能性肾衰竭的发生。

6.腹腔穿刺放腹腔积液的护理

术前说明注意事项,测量体重、腹围、生命体征,排空膀胱以免误伤;术中及术后监测生命体征,观察有无不适反应;术毕用无菌敷料覆盖穿刺部位,如有溢液可用吸收性明胶海绵处置;术毕缚紧腹带,以免腹内压骤然下降;记录抽出腹腔积液的量、性质和颜色,标本及时送检。

(三)活动无耐力

肝硬化患者的精神、体力状况随病情进展而减退,疲倦乏力、精神不振逐渐加重,严重时衰弱而卧床不起,应根据病情适当安排休息和活动。代偿期患者无明显的精神、体力减退,可参加轻工作,避免过度疲劳;失代偿期患者以卧床休息为主,但过多的躺卧易引起消化不良、情绪不佳,故应视病情安排适量的活动,活动量以不感到疲劳、不加重症状为度。

(四)有皮肤完整性受损的危险

肝硬化患者因常有皮肤干燥、水肿,以及有黄疸时皮肤瘙痒、长期卧床等因素,易发生皮肤破损和继发感染。除常规的皮肤护理、预防压疮措施外,应注意沐浴时避免水温过高,或使用有刺激性的皂类和沐浴液,沐浴后可使用性质柔和的润肤品,以减轻皮肤干燥和瘙痒。皮肤瘙痒者给予止痒处理,嘱患者勿用手抓搔,以免皮肤破损。

十、护理评价

(1)患者能自己选择符合饮食治疗计划的食物,保证每日所需热量、蛋白质、维生素等营养成分的摄入。

(2)能陈述减轻水、钠潴留的有关措施,正确测量和记录液体出入量、腹围和体重,腹腔积液和皮下水肿及其引起的身体不适有所减轻。

(3)能按计划进行活动和休息，活动未致疲乏感加重，活动耐力增加。

(4)皮肤无破损和感染，瘙痒感减轻或消失。

十一、其他护理诊断

(一)潜在并发症

上消化道出血、肝性脑病。

(二)焦虑

焦虑与担心疾病预后、经济负担过重等有关。

(三)有感染的危险

感染与机体抵抗力低下有关。

十二、健康教育

(1)护士应帮助患者和家属掌握本病的有关知识和自我护理方法，分析和消除不利于个人和家庭应对的各种因素，树立治病信心，保持愉快心情，把治疗计划落实到日常生活中。

(2)保证身心两方面的休息，应有足够的休息和睡眠，生活起居有规律。活动量以不加重疲劳感和其他症状为度。应十分注意情绪的调节和稳定。在安排好治疗、身体调理的同时，勿过多考虑病情，遇事豁达开朗。

(3)注意保暖和个人卫生，预防感染。

(4)切实遵循饮食治疗原则和计划，安排好营养食谱。

(5)按医生处方用药，加用药物需征得医生同意，以免服药不当而加重肝脏负担和肝功能损害，应向患者详细介绍所用药物的名称、剂量、给药时间和方法，教会其观察药物疗效和不良反应。服用利尿剂者，如出现软弱无力、心悸等症状时，提示低钠、低钾血症，应及时就医。

(6)家属应理解和关心患者，给予精神支持和生活照顾，细心观察及早识别病情变化，例如，当患者出现性格、行为改变等可能为肝性脑病的前驱症状时，或出现消化道出血等其他并发症时，应及时就诊。定期门诊随诊。

十三、预后

本病预后因病因、病理类型、肝功能代偿程度以及有无并发症而有所不同，患者配合治疗和护理亦很重要。总的来说，病毒性肝硬化预后较差；持续黄疸、难治性腹腔积液、低清蛋白血症、凝血酶原时间持续或显著延长，以及出现并发症者，预后均较差。死因常为肝性脑病、上消化道出血与继发感染等。

第五节　溃疡性结肠炎

溃疡性结肠炎(ulcerative colitis)是慢性非特异性溃疡性结肠炎的简称，为一种原因未明的直肠和结肠慢性炎性疾病。病变主要位于大肠的黏膜与黏膜下层，主要症状有腹泻、黏液脓血便和腹痛，病程漫长，病情轻重不一，常反复发作。本病多见于20～40岁，男女发病率无明显差别。本病在欧美较常见，在我国的发病率较低，且病情一般较轻。

一、病因与发病机制

本病病因不明,可能与下列因素有关。

(一)免疫异常

本病的免疫异常日益受到重视,多数学者认为本病属自身免疫性疾病,但其在发病机制中的作用和意义尚未做出最后结论。有学者认为本病是因肠黏膜的正常防御作用削弱,导致免疫调节失常所致。

(二)遗传

本病发病率在种族之间差异悬殊,系统的家系研究显示,有5%～15%的患者的亲属患有本病,单卵双胎可同患本病。

(三)感染

本病的病理变化和临床表现与肠道感染性疾病(如细菌性痢疾等)有相似之处,因此曾考虑感染可能是本病的病因,但迄今尚未能找出与发病有关的病原体。一般认为,如有感染存在,可能是本病的继发病变。

(四)精神神经因素

临床上可见部分溃疡性结肠炎患者伴有焦虑、紧张,多疑及自主神经功能紊乱的表现,采用精神疗法可起到一定效果,因此认为,精神因素在本病的发病中也起一定的作用,但目前大多数观点认为,精神神经因素可能是本病反复发作所致的继发表现。

二、病理

病变主要位于直肠和乙状结肠,可延伸到降结肠,甚至整个结肠,病变一般仅限于黏膜和黏膜下层,少数重症者可累及肌层。活动期黏膜呈弥散性炎症反应,可见水肿、充血与灶性出血,黏膜脆弱,触之易出血。由于黏膜与黏膜下层有炎性细胞浸润,大量中性粒细胞在肠腺隐窝底部聚集,形成小的隐窝脓肿。当隐窝脓肿融合破溃,黏膜即出现广泛的浅小溃疡,并可逐渐融合成不规则的大片溃疡。结肠炎症在反复发作的慢性过程中,大量新生肉芽组织增生,常出现炎性息肉。黏膜因不断破坏和修复,丧失其正常结构,并且由于溃疡愈合形成瘢痕,黏膜肌层与肌层增厚,使结肠变形缩短,结肠袋消失,甚至出现肠腔狭窄。

少数患者有结肠癌变,以恶性程度较高的未分化型多见。

三、临床表现

起病多数缓慢,少数急性起病,偶见急性暴发起病。病程长,呈慢性经过,常有发作期与缓解期交替,少数症状持续并逐渐加重。

(一)症状

1.消化系统表现

主要表现为腹泻与腹痛。

(1)腹泻:最主要的症状,黏液脓血便是本病活动期的重要表现。腹泻主要与炎症导致大肠黏膜对水、钠吸收障碍以及结肠运动功能失常有关。粪便中的黏液或黏液脓血,为炎症渗出和黏膜糜烂及溃疡所致。排便次数和便血程度可反映患者病情程度,轻者每天排便2～4次,粪便呈糊状,可混有黏液、脓血,便血轻或无,重者腹泻每天可达10次以上,大量脓血,甚至呈血水样粪便。病变限于直肠和乙状结肠的患者,偶有腹泻与便秘交替的现象,此与病变直肠排空功能障碍有关。

(2)腹痛:轻者或缓解期患者多无腹痛或仅有腹部不适,活动期有轻或中度腹痛,为左下腹的阵痛,亦可涉及全腹,有疼痛便意一便后缓解的规律,大多伴有里急后重,为直肠炎症刺激所致。若并发中毒性巨结肠或腹膜炎,则腹痛持续且剧烈。

(3)其他症状:可有腹胀、食欲缺乏、恶心,呕吐等。

2.全身表现

中、重型患者活动期有低热或中等度发热,高热多提示有并发症或急性暴发型,重症患者可出现衰弱、消瘦、贫血、低清蛋白血症、水和电解质平衡紊乱等表现。

3.肠外表现

本病可伴有一系列肠外表现,包括口腔黏膜溃疡、结节性红斑、外周关节炎、坏疽性脓皮病、虹膜睫状体炎等。

(二)体征

患者呈慢性病容,精神状态差,重者呈消瘦贫血貌,轻者仅有左下腹轻压痛,有时可触及痉挛的降结肠和乙状结肠。重症者常有明显腹部压痛和鼓肠。若有反跳痛、腹肌紧张、肠鸣音减弱等应注意中毒性巨结肠和肠穿孔等并发症。

(三)并发症

可并发中毒性巨结肠、直肠结肠癌变、大出血、急性肠穿孔、肠梗阻等。

(四)临床分型

临床上根据本病的病程、程度、范围和病期进行综合分型。

1.根据病程经过分型

(1)初发型:无既往史的首次发作。

(2)慢性复发型:最多见,发作期与缓解期交替。

(3)慢性持续型:病变范围广,症状持续半年以上。

(4)急性暴发型:少见,病情严重,全身毒血症状明显,易发生大出血和其他并发症。上述后三型可相互转化。

2.根据病情程度分型

(1)轻型:多见,腹泻每天4次以下,便血轻或无,无发热、脉速,贫血轻或无,血沉正常。

(2)重型:腹泻频繁并有明显黏液脓血便,有发热、脉速等全身症状,血沉加快、血红蛋白下降。

(3)中型:介于轻型和重型之间。

3.根据病变范围分型

可分为直肠炎、直肠乙状结肠炎、左半结肠炎、全结肠炎以及区域性结肠炎。

4.根据病期分型

可分为活动期和缓解期。

四、实验室及其他检查

(一)血液检查

可有红细胞和血红蛋白减少。活动期白细胞计数增高。红细胞沉降率增快和C反应蛋白增高是活动期的标志。重症患者可有血清蛋白下降、凝血酶原时间延长和电解质紊乱。

(二)粪便检查

粪便肉眼检查常可见血、脓和黏液，显微镜检可见多量红细胞和脓细胞，急性发作期可见巨噬细胞。粪便病原学检查的目的是排除感染性结肠炎，是本病诊断的一个重要步骤。

(三)自身抗体检测

血中外周型抗中性粒细胞胞浆抗体和抗酿酒酵母抗体分别为溃疡性结肠炎(UC)和科隆氏病(CD)的相对特异性抗体，这两种抗体的检测有助于溃疡性结肠和科隆氏病的诊断和鉴别诊断。

(四)结肠镜检查

本病诊断最重要的手段之一，可直接观察病变肠黏膜并进行活检，内镜下可见病变黏膜充血和水肿，粗糙呈颗粒状，质脆易出血。黏膜上有多发性浅溃疡，散在分布，亦可融合，表面附有脓性分泌物。也可见假息肉形成，结肠袋变钝或消失。

(五)X线钡剂灌肠检查

可见黏膜粗乱或有细颗粒改变，也可呈多发性小龛影或小的充盈缺损，有时病变肠管缩短，结肠袋消失，肠壁变硬，可呈铅管状，重型或暴发型一般不宜做此项检查，以免加重病情或诱发中毒性巨结肠。

五、治疗要点

治疗目的在于控制急性发作，缓解病情，减少复发，防治并发症。

(一)氨基水杨酸制剂

柳氮磺胺吡啶(简称SASP)是治疗本病的常用药物，适用于轻型、中型或重型经糖皮质激素治疗已有缓解者。用药方法：活动期4g/d，分4次口服，用药3～4周病情缓解后可减量使用3～4周，然后改为维持量2g/d，分次口服，维持1～2年，也可用其他氨基水杨酸制剂，如美沙拉嗪、奥沙拉嗪、巴柳氮等。

(二)糖皮质激素

适用于对氨基水杨酸制剂疗效不佳的轻、中型患者，特别是重型活动期患者及急性暴发型患者。其作用机制为非特异性抗炎和抑制免疫反应。一般给予泼尼松口服40mg/d；重症患者常先予氢化可的松200～300mg/d或地塞米松10mg/d，静脉滴注7～14天后，改为泼尼松60mg/d，口服，病情好转后逐渐减量至停药。

(三)免疫抑制剂

硫唑嘌呤或巯嘌呤可试用于对糖皮质激素治疗效果不佳或对糖皮质激素依赖的慢性活动性病例。

(四)手术治疗

并发大出血、肠穿孔、中毒性巨结肠、结肠癌或经积极内科治疗无效者，可选择手术治疗。

六、护理评估

(一)健康史

主要询问以下两点：①家族中有无类似患者及长期慢性腹泻等病史，有无与本病有关的感染因素。②有无感染、过度劳累、饮食失调、精神刺激等诱发因素。

(二)身体状况

1.发病情况

发病情况包括何时起病、起病年龄,是否呈慢性经过,发作期与缓解期的时间长短以及症状有无进行性加重的趋势等。

2.全身状况

(1)活动期有无发热以及发热程度。

(2)重症患者有无消瘦、贫血、低蛋白血症、水与电解质紊乱及全身衰竭等表现。

(3)有无肠外表现。

3.消化系统表现

(1)腹泻次数,大使的性状,是否有便秘、黏液脓血便以及便血程度。

(2)腹痛部位及程度,有无规律性和里急后重。

(3)有无腹胀、食欲缺乏、恶心、呕吐等症状。

(4)左下腹有无压痛及其程度。

4.并发症

有无中毒性巨结肠、直肠结肠癌变、肠梗阻、肠出血和肠穿孔等表现。

(三)实验室及其他检查

主要评估如下几点。①血液检查有无贫血及其程度,白细胞计数及分类情况,血沉和C反应蛋白是否增快。②粪便检查有无黏液脓血便及显微镜检查结果。③自身抗体检查结果。④结肠镜检查及肠黏膜活检结果。⑤X线钡剂灌肠检查有无充盈缺损和铅管样改变。

(四)心理-社会资料

主要评估如下内容。①患者由于病程呈慢性经过,反复发作,需长期用药,是否产生了抑郁、焦虑等心理,是否对治疗丧失了信心。②疾病对工作、交际和家庭生活带来的影响,是否出现自我评价改变。③患者的性格特征,对压力的一贯反应以及常采用的应对措施。④对治疗和护理的需求,以及对预后的信心。

七、常用护理诊断

(一)腹泻

腹泻与炎症导致肠黏膜对水、钠吸收障碍以及结肠运动功能失常有关。

(二)疼痛(腹痛)

腹痛与肠道炎症、溃疡有关。

(三)营养失调(低于机体需要量)

低于机体需要量与长期腹泻及吸收障碍有关。

八、护理目标

(1)腹泻减轻或消失,保证水、电解质及营养物质的吸收,生命体征稳定。

(2)腹痛症状减轻或消失。

(3)患者能说出营养不良的原因,遵循饮食计划,保证各种营养物质的摄入。

九、护理措施

(一)腹泻

1.病情观察

观察患者腹泻的次数、性质,腹泻伴随症状,如发热、腹痛等,监测粪便检查结果。

2.用药护理

遵医嘱给予柳氮磺吡啶(SASP)、糖皮质激素、免疫抑制剂等治疗,以控制病情,使腹痛缓解,注意药物的疗效及不良反应,如应用SASP时,患者可出现恶心呕吐、皮疹、粒细胞减少及再生障碍性贫血等。应嘱患者餐后服药,服药期间定期进行血常规检查,应用糖皮质激素者,要注意激素不良反应,不可随意停药,防止反跳现象,应用硫唑嘌呤时患者可出现骨髓抑制的表现,应注意监测白细胞计数。

(二)疼痛(腹痛)

病情监测严:密观察腹痛的性质、部位以及生命体征的变化,以了解病情的进展情况,如腹痛性质突然改变,应注意是否发生大出血、肠梗阻、中毒性巨结肠、肠穿孔等并发症。

(三)营养失调:低于机体需要量

1.饮食护理

指导患者食用质软、易消化、少纤维素又富含营养、有足够热量的食物,以利于吸收、减轻对肠黏膜的刺激并供给足够的热量,以维持机体代谢的需要,避免食用冷饮、水果、多纤维的蔬菜及其他刺激性食物,忌食牛乳和乳制品。急性发作期患者,应进流质或半流质饮食,病情严重者应禁食,按医嘱给予静脉高营养,以改善全身状况。应注意给患者提供良好的进餐环境,避免不良刺激,以增进患者食欲。

2.营养监测

观察患者进食情况,定期测量患者的体重,监测血红蛋白、血清电解质和清蛋白的变化,了解营养状况的变化。

十、护理评价

(1)腹泻减轻或消失,无水、电解质及酸碱平衡紊乱,生命体征稳定。

(2)腹痛症状减轻或消失。

(3)患者能说出营养不良的原因,保证各种营养物质的摄入,体重增加。

十一、其他护理诊断

(一)有体液不足的危险

体液不足与肠道炎症致长期频繁腹泻有关。

(二)潜在并发症

中毒性巨结肠、直肠结肠癌变、大出血、肠梗阻。

(三)焦虑

焦虑与病情反复、迁延不愈有关。

十二、健康教育

(一)疾病知识指导

由于病因不明,病情反复发作,迁延不愈,常给患者带来痛苦,尤其是排便次数的增加,给患者的精神和日常生活带来很多困扰，易产生自卑、忧虑，甚至恐惧心理。指导患者合理休息与活动。在急性发作期或病情严重时均应卧床休息，缓解期适当休息，注意劳逸结合。

（二）指导患者合理选择饮食

保证营养要素的摄入，避免刺激性及产气多的食物、致敏食物。

（三）用药指导

嘱患者坚持治疗，不要随意更换药物或停药。教会患者识别药物的不良反应，出现异常情况如疲乏、头痛、发热、手脚发麻、排尿不畅等症状时要及时就诊，以免延误病情。

第六节　上消化道大量出血

上消化道出血（upper gastrointestinal hemorrhage）是指屈氏韧带以上的消化道，包括食管、胃、十二指肠或胰、胆管病变引起的出血，也包括胃空肠吻合术后的空肠病变所致的出血。上消化道出血可由消化系统疾病引起，也可由全身性疾病引起。

上消化道大量出血一般是指数小时内失血量超过1000mL或超过循环血容量的20%，表现为呕血和（或）黑便，常伴血容量减少，引起急性周围循环衰竭，甚至导致失血性休克而危及患者生命。上消化道出血是常见的临床急症。密切观察病情，及早识别出血征象，迅速有效的抢救治疗，细致准确的临床护理，是抢救患者生命的关键环节。

一、病因

上消化道出血病因很多，最常见的是消化性溃疡出血，其次是食管胃底静脉曲张破裂出血，再次为急性胃黏膜病变、胃癌等引起的出血。食管贲门黏膜撕裂综合征引起的出血也不少见。现将有关病因归纳如下。

（一）上消化道疾病

1.食管疾病

食管炎、食管癌、食管溃疡及各种理化因素所致的食管损伤。

2.胃、十二指肠疾病

消化性溃疡、胃泌素瘤、急性糜烂出血性胃炎、慢性胃炎、胃黏膜脱垂、胃癌、胃手术后的病变、急性糜烂性十二指肠炎等。

3.空肠疾病

胃肠吻合术后空肠溃疡、空肠克罗恩病等。

（二）门静脉高压引起的食管、胃底静脉曲张破裂出血

1.肝硬化

各种病因引起的肝硬化。

2.门静脉阻塞

门静脉炎、门静脉血栓形成、门静脉受邻近肿块压迫。

(三)上消化道邻近器官或组织的疾病

1.胆道出血

胆囊或胆管结石,胆道蛔虫症,胆囊或胆管癌症,术后胆总管引流管压迫导致胆道坏死,肝癌、肝脓肿或肝动脉瘤破入胆道。

2.胰腺疾病累及十二指肠

胰腺癌、急性胰腺炎并发脓肿破入十二指肠。

3.其他

主动脉夹层、肝或脾动脉瘤破入食管、胃、或十二指肠。

(四)全身性疾病

1.血液病

白血病、血小板减少性紫癜、再生障碍性贫血、播散性血管内凝血、血友病等。

2.血管性疾病

过敏性紫癜、遗传性毛细血管扩张症、动脉硬化等。

3.应激性溃疡

败血症、休克、创伤、手术、精神刺激或使用糖皮质激素治疗后、脑血管意外、心力衰竭、肺源性心脏病、急性呼吸窘迫综合征等引起的应激性溃疡。

4.结缔组织疾病

结节性多动脉炎、系统性红斑狼疮、类风湿关节炎等。

5.急性传染病

流行性出血热、钩端螺旋体病。

二、临床表现

上消化道大量出血的临床表现一般取决于出血的原因,包括病变的性质、部位、出血量与速度和出血前的全身情况。

(一)呕血与黑便

呕血和黑便是上消化道出血的特征性表现,幽门以上部位出血常表现为呕血,而幽门以下部位出血常为黑便。但幽门以上部位病变,若出血量较少而速度慢时也可无呕血;相反,出血部位在幽门以下者,若出血量大、速度快,血液也常反流入胃而伴有呕血。通常呕血多呈咖啡色或棕褐色,这是血液经胃酸作用形成正铁血红素所致;但当出血量大且速度快时,血液未经胃酸充分混合即呕出,从而表现为鲜红色或有血块。黑便多呈柏油样,黏稠而发亮,系血红蛋白的铁经肠内硫化物作用形成硫化铁所致。当出血量大,血液在肠道推进快时,粪便可呈暗红色甚至鲜红色,极似下消化道出血。一般来说,上消化道出血患者,有呕血者必有黑便,但有黑便者不一定伴呕血。

(二)失血性周围循环衰竭

上消化道大出血时,由于循环血容量迅速减少而常有急性周围循环衰竭,其严重程度与出血量及出血速度有关。当失血量在短期内超过全身血量的20%时,可引起血容量急速减少,回心血量减少,心排出量减少,患者可出现头晕、心悸、乏力、口渴、四肢厥冷、心率加快等表现,突然起立可发生昏厥。严重者呈休克状态,表现为烦躁不安乃至意识障碍、面色苍白、四肢湿冷、口唇发绀、呼吸急促等。若处理不当,可导致死亡。休克未改善时尿量减少,若补充血容量后尿量仍不增加甚至无尿,则要警惕并发急性肾衰竭。

(三)氮质血症

上消化道出血后,大量血液流入肠道,蛋白质代谢产物在肠道吸收增加,使血中尿素氮浓度升高,称为肠性氮质血症。一般于出血后数小时血尿素氮开始上升,24～48h 达高峰,一般不超过 14.3mmol/L(40mg/dL)、3～4 天降到正常。如患者血尿素氮持续升高超过 3～4 天,又无明显脱水和肾功能不全的表现,则提示有上消化道继续出血或再出血;如出血确已停止,血容量也基本补足而尿量仍少,尿素氮明显升高超过 17.9mmol/L 时,则应考虑发生肾衰竭的可能。

(四)发热

上消化道大量出血后,多数患者在 24h 内出现低热,但一般不超过 38.5℃,持续 3～5 天降至正常。具体机制尚不清楚,可能与循环血容量减少,周围循环衰竭导致体温调节中枢的功能障碍,再加上贫血的影响等因素有关,但需排除感染的可能性。

(五)血常规变化

上消化道大量出血后均有急性失血性贫血。在出血的早期,血红蛋白浓度、红细胞计数及血细胞比容可无变化。出血后 3～4h 以上,因组织液渗入血管内,使血液稀释,才出现贫血。贫血程度取决于失血量以及出血前有无贫血、出血后液体平衡状况等。出血 24h 内网织红细胞即见增高,至出血后 4～7 天可高达 5%～15%,以后逐渐降至正常。如出血未止,网织红细胞可持续升高。白细胞计数在出血 2～5h 后升高,可达(10～20)×10g/L,血止后 2～3 天才恢复正常。

三、实验室及其他检查

(一)实验室检查

测定红细胞、白细胞、血小板计数,以及血红蛋白含量、网织红细胞计数、血尿素氮、肝肾功能、大便隐血等检查,有助于估计失血量及动态观察有无活动性出血,从而进一步评价治疗效果。

(二)内镜检查

一般在出血 24～48h 内进行急诊内镜检查,不但可直接观察出血部位,还可明确病因诊断,同时可采取内镜下止血措施,对出血灶进行止血治疗。

(三)X 线钡餐检查

宜在出血停止和病情稳定后进行。

(四)其他

B 超检查有助于胆道出血的诊断。股动脉插管做选择性腹腔动脉或肠系膜上下动脉造影适用于原因不明的上消化道出血,包括内镜检查失败者。本法也是血管畸形出血的主要诊断方法。

四、治疗要点

(一)补充血容量

可用右旋糖酐(24h 不应超过 1000mL)、生理盐水、林格液或其他血浆代用品。当血红蛋白低于90g/L,或收缩压低于12kPa(90mmHg)时,应立即输入足量全血,以保持血红蛋白不低于90～100g/L。

(二)止血措施

1.药物止血

(1)去甲基肾上腺素8mg加1000mL冰水中分次口服,或经胃管滴注入胃,适用于消化性溃疡。

(2)H_2受体拮抗剂或质子泵抑制剂(抑制胃酸分泌药)血小板聚集及血浆凝血功能所诱导的止血作用需在pH>6.0时才能发挥作用,相反,新形成的凝血块在pH<5.0的胃液中会被迅速消化。因此抑制胃酸分泌提高胃内pH值在理论上有止血作用。临床上对消化性溃疡和急性胃黏膜损害所引起的出血,常规给予H,拮抗剂或质子泵抑制剂,后者能持续地保持胃内pH值较高,急性出血期静脉给药,如:西咪替丁(泰胃美)200～400mg,6h一次;雷尼替丁150mg,6h一次;法莫替丁20mg,12h一次;奥美拉唑40mg,12h一次,静脉注射或静脉滴注。

(3)血管升压素:通过对内脏血管的收缩作用,减少门静脉流量,降低门静脉及其侧支循环的压力,从而控制食道胃底静脉曲张出血。国内垂体后叶素含等量加压素与缩宫素,可0.2～0.4U/min。只有达此量才有止血效果,但不良反应大,如腹痛、血压升高、心律失常、心绞痛,甚至心肌梗死。目前主张同时使用硝酸甘油,以减少其不良反应,且有协同降低门静脉压的作用,微泵注射,根据血压调整剂量;也可舌下含服,30min一次,冠心病、高血压等禁用。

(4)生长抑素的人工合成制剂:奥曲肽0.1mg加入葡萄糖缓慢静脉注射,继而25～50μg/h的速度持续静脉滴注,可减少内脏血流量,可用于食道一胃底静脉曲张出血。

2.内镜下止血

(1)局部喷洒药物8%去甲肾上腺素与生理盐水稀释液;5%～10% Monsell(碱式硫酸铁)溶液;凝血酶(500U/40mL)等。

(2)局部注射药物:在出血部位注入去甲肾上腺素、组织胶、硬化剂等药物达到止血目的。

(3)内镜下用高频电凝、热探头、微波、激光止血。

五、护理评估

(一)健康史

(1)仔细询问呕血和(或)黑便的诱因、发生时间、次数、量及性状、以便估计出血量和速度。

(2)评估可能的出血病因:引起上消化道出血的病因很多,常见病因及特点如下。

1)消化性溃疡:上消化道出血最常见的病因。此类患者有慢性、周期性、节律性上腹疼的病史,出血以冬、春季节多见,常有劳累、饮食失调、精神紧张、服用某些药物等诱因。出血前上腹痛加剧,出血后疼痛减轻或缓解。

2)食管胃底静脉曲张破裂出血:有病毒性肝炎、长期肝淤血、血吸虫病、慢性酒精中毒等引起肝硬化的病因;有腹腔积液、脾大、腹壁静脉曲张、蜘蛛痣等肝硬化表现。突然呕出大量鲜红色血液为特征,不易止血。大出血后循环血容量减少,加重肝细胞损坏,可诱发肝性脑病。

3)胃癌:多发生在40岁以上的男性患者,有逐渐加重的消瘦、进行性贫血病史;患者有上腹饱胀不适、持续性疼痛及上腹肿块;出血后上腹痛无明显缓解。

4)急性胃黏膜损害:有服用阿司匹林、吲哚美辛、保泰松、肾上腺皮质激素等损伤胃黏膜的药物或酗酒史,有手术、创伤、休克、严重感染等应激史。

(3)出血量的判断:可根据患者呕血和黑便的量及次数,血压、脉搏的变化、皮肤黏膜的颜色,四肢的温度,尿量的多少,血液及其他相应的检查进行综合判断。但要注意呕血和黑便分别混有胃内容物和粪便,且出血停止后仍有部分血液储存在胃肠道内,故不能据此判断准确出血量,应结合其他表现综合判断。

(二)身体状况

(1)生命体征:有无心率加快、心律不齐、脉搏细弱、血压下降、脉压减小、呼吸困难、发热或体温不升。对血压、脉搏作动态观察,必要时作心电监护。

(2)周围循环情况:观察皮肤和甲床颜色、四肢的温度、周围静脉充盈情况、每小时尿量多少。

(3)精神和意识状态有无行为异常、疲倦、烦躁不安的情况,有无表情淡漠及嗜睡等意识障碍表现。

(三)实验室和其他检查

监测血常规,注意红细胞和血红蛋白量的改变,要特别注意网织红细胞的变化。检查有无尿素氮的升高及钠、钾、氯等离子的变化。定期检查大便隐血,以了解病情的动态变化。

(四)心理-社会资料

急性大出血患者感到生命受到威胁,因此易产生紧张、焦虑、恐惧心理;慢性反复出血患者常感悲观、沮丧情绪,对治疗失去信心,不合作。因此应评估患者及其家属的心理状态,了解其对疾病的认识程度及对治疗的态度。

六、常用护理诊断

(一)体液不足

体液不足与上消化道大出血导致有效血容量减少有关。

(二)有窒息的危险

有窒息的危险与血液反流入气管或三腔二囊管阻塞气道有关。

(三)活动无耐力

活动无耐力与失血引起的头晕、乏力及组织缺氧有关。

七、护理目标

(1)保证正常组织灌注,使生命体征维持正常无继续出血征象。

(2)住院期间未发生窒息或能对窒息患者及时正确处理,保持气道通畅。

(3)缺血缺氧得到纠正,患者体力恢复良好。

八、护理措施

(一)体液不足

1.休息与体位

大出血患者绝对卧床休息,平卧位下肢略抬高,以保证脑部血供。呕吐时头偏向一侧,避免误吸,保持呼吸道通畅,吸氧。

2.心理护理

大出血甚至已休克的患者,意识常清晰,故要做好安慰解释工作:作为护士要镇静自若,抢救患者要迅速准确、忙而不乱，以减轻患者紧张情绪。尽量多陪伴患者，加强巡视，使其有安全感。呕血或黑便后应及时清理血迹、污物，以减少对患者的不良刺激。解释各种检查和治疗措施，解答患者及家属的提问，以取得他们更好的配合。

3.做好抢救配合工作

立即配血，建立静脉通路。准备好急救药品、用物，配合医生做好各项检查、治疗工作，并观察抢救效果和药物不良反应。遵循补液原则，避免输液过多过快，以免引起急性肺水肿.必要时可通过监测中心静脉压以调整输液速度，尤其是老年人更应注意。肝病患者忌用吗啡、巴比妥类药物。血管升压素可引起高血压、心律失常、心肌缺血等，滴注速度宜慢。

4.密切观察病情变化

定时测量患者生命体征，大出血患者一般0.5～1h测量血压一次，必要时进行心电监护。观察呕吐物和粪便的性质、颜色和量，准确记录液体出入量，疑有休克时留置导尿管，监测尿量，每小时尿量保持在30mL以上。定期复查红细胞计数、血红蛋白量、红细胞比容、网织红细胞计数等，以了解贫血及出血情况。

5.做好双气囊三腔管的护理

熟练的操作和插管后密切观察及细致护理，是达到预期止血效果的关键。插管前应仔细检查，确保食管引流管、胃管、食管囊管、胃囊管通畅并分别做好标记，检查两气囊无漏气后抽尽气囊内气体，备用；协助医生进行插管操作，一般先向胃气囊注气150～200mL，食管气囊注气约100mL，注意观察引流液的性状、颜色、准确记录液体出入量，判断出血是否停止。定时经胃管冲洗胃腔，以清除积血，减少肝性脑病的诱发因素。放置双气囊三腔管24h后，食管气囊应放气15～30min，并放松牵引，将双气囊三腔管向胃内送入少许，解除对胃底、贲门的压力，以免食管胃底黏膜受压过久而坏死。密切观察呼吸情况，有憋气现象立即通知医生。出血停止后，放出气囊气体，先放食管气囊，后放胃气囊，然后观察24h，未再出血者可考虑拔管，拔管前口服液体石蜡20～30mL以润滑黏膜。气囊压迫一般以3～5天为宜，继续出血者可适当延长。

6.饮食护理

食管胃底静脉曲张破裂出血、急性大出血伴恶心呕吐者禁食。消化性溃疡患者少量出血无呕吐者，可进温凉流质饮食，食物可中和胃酸并减少胃收缩蠕动，有利于溃疡愈合。出血停止后，逐渐改为营养丰富、易消化、无刺激的半流质食或软食，少量多餐，以后改为正常饮食。食管胃底静脉破裂出血的患者，止血停止1～2天后，可渐进高能量、高维生素流质食，限制钠和蛋白质的摄入，避免粗糙、坚硬、刺激性食物，细嚼慢咽，防止损伤静脉而再次出血。

(二)有窒息的危险

(1)呕吐时，协助患者将头偏向一侧，必要时用负压吸引器消除气道的分泌物、积血或呕吐物，防止窒息或误吸。

(2)留置双气囊三腔管期间，定时测量气囊内的压力，以防压力不足而不能止血。当胃气囊充气不足或破裂时，食管气囊可向上移动，阻塞于喉部而引起窒息，一旦发生应立即将气囊口放开，或剪除双气囊三腔管放出气体。双气囊三腔管无食管引流管腔。必要时可另插一管抽吸食管内积聚的液体，嘱患者勿咽下唾液等分泌物，以防误吸引起吸入性肺炎。尤其是昏迷患者应格外注意患者的呼吸情况，严防窒息的发生。

（3）床旁放置备用双气囊三腔管、血管钳、剪刀及换管所需用品，以便紧急换管时用，定时做好鼻腔、口腔的清洁，用液体石蜡润滑鼻腔、口唇。烦躁不安或神志不清的患者，必要时可约束双手，以免患者试图强行拔管引起窒息。

（三）活动无耐力

1.休息

身心休息有利于出血的停止。少量出血者卧床休息，大量出血者绝对卧床休息，协助患者采取舒适的体位并定时更换体位，治疗和护理工作要集中进行，以免打扰患者，保证其安静休息。病情稳定之后，应逐渐增加活动量。

2.安全

轻症患者可起床稍活动，但应注意有活动性出血时，患者常因有便意而如厕，在排便时或便后起立时昏厥。故应告诉患者坐起、直立时动作要慢，出现头晕、心慌时要立即卧床休息并告诉护士，必要时由护士或家人陪同如厕或改为床上排便。重症患者应多巡视，烦躁不安、意识障碍者可加床栏保护。

3.生活

限制活动期间，协助患者的日常生活，如进食、洗漱、排泄等。卧床患者尤其是老年人和意识障碍者，要定时翻身以防压疮。注意口腔及皮肤的清洁护理，频繁腹泻者注意肛周皮肤护理。

九、护理评价

（1）生命体征稳定，无继续出血征象。

（2）住院期间未发生窒息，保持气道通畅。

（3）失血得到纠正，患者活动能力增强。

十、其他护理诊断

（一）组织灌注量改变

组织灌注量改变与出血导致血容量减少有关。

（二）知识缺乏

与不了解上消化道出血的原因及防治知识有关。

（三）恐惧

恐惧与大出血患者感到生命受到威胁有关。

十一、健康教育

（1）帮助患者和家属掌握呕血、黑便的常见病因、诱因，防治和护理的基本知识。

（2）指导患者和家属正确识别呕血、黑便的早期征象，学会应急措施。

（3）指导患者养成良好的饮食卫生和生活习惯，合理饮食，保证营养，戒烟、戒酒，心态稳定，保证身心得到充足的休息。

十二、预后

上消化道出血的预后与病因有关，溃疡病引起出血一般预后较好，肝硬化所致出血预后较差。

第二章　呼吸内科疾病的护理

第一节　慢性支气管炎

慢性支气管炎简称慢支，是指气管、支气管黏膜及其周围组织的慢性非特异性炎症。临床上以慢性反复发作的咳嗽、咳痰或伴有喘息及反复发作的慢性过程为主要特征。病情进展缓慢，常并发阻塞性肺气肿甚至肺心病。它是一种严重危害人类健康的常见病，尤以老年人多见，患病率约为3.2%。

一、病因与发病机制

慢支的病因尚未完全清楚，可能与下列因素有关。

(1)空气中的刺激性烟雾、有害气体等大气污染对支气管黏膜损伤，使纤毛清除功能下降，分泌增加，为细菌入侵创造了条件。

(2)吸烟与慢支的发生有密切关系，吸烟能使呼吸道黏膜上皮细胞纤毛变短、不规则，支气管杯状细胞分泌黏液增多而使气管净化能力减弱，支气管黏膜充血、水肿、黏液积聚，肺泡中吞噬细胞功能减弱，而易引起感染。

(3)感染是本病发生、发展的重要因素，多为病毒和细菌感染，常见病毒为鼻病毒、腺病毒和呼吸道合胞病毒等，常见细菌为肺炎链球菌、流感嗜血杆菌、甲型链球菌和奈瑟球菌。

(4)喘息型慢支往往有过敏史，接触抗原物质如细菌、真菌、尘螨、花粉、尘埃、某些食物和化学气体等都可引起发病。

(5)除上述因素外，机体内在因素与慢支的发生也有关，如呼吸道的副交感神经反应性增高、呼吸道局部防御功能及免疫功能降低等。

二、临床表现

(一)主要症状

多缓慢起病，病程较长，因反复急性发作而加重。初期症状轻微，在寒冷季节、吸烟、劳累、感冒后可引起急性发作或症状加重，夏天气候转暖时可自然缓解。主要症状有慢性咳嗽、咳痰、喘息。

1.咳嗽

支气管黏膜充血、水肿或分泌物积聚于支气管腔内均可引起咳嗽。一般晨间起床时咳嗽较重，白天较轻，睡眠时有时出现阵咳。急性发作时咳嗽加重。

2.咳痰

由于夜间睡眠后，管腔内积聚痰液，加之副交感神经兴奋，支气管分泌物增加，故起床后或体位改变时可刺激排痰，常以清晨排痰较多。痰为白色黏液或浆液泡沫性，偶可带血。急性发作伴有细菌感染时，则变为黏液脓性，痰量亦增加。

3.喘息或气急

部分患者因支气管痉挛而出现喘息，常伴有哮鸣音。并发阻塞性肺气肿时可表现为劳动或活动后气促。重者休息时亦气喘，生活无法自理。

（二）体征

早期可无任何异常体征。急性发作期可在背部或双肺底听到干、湿啰音，咳嗽后可减少或消失。喘息型慢支可听到哮鸣音和呼气延长，且不易完全消失。

（三）分型

可分为单纯型慢支和喘息型慢支两型。单纯型慢支的主要表现为咳嗽、咳痰；喘息型慢支除有咳嗽、咳痰外尚有喘息，常伴有哮鸣音，喘鸣在阵咳时加剧，睡眠时明显。

（四）分期

按病情进展可分为三期。

1.急性发作期

一周内出现脓性或黏液脓性痰，痰量明显增加，或伴有发热等炎症表现，或咳嗽、咳痰、喘息症状中任何一项明显加剧。

2.慢性迁延期

不同程度的咳嗽、咳痰、喘息症状迁延 1 个月以上者。

3.临床缓解期

经治疗或临床缓解，症状基本消失，或偶有轻微咳嗽、痰液量少，持续 2 个月以上者。

（五）并发症

1.阻塞性肺气肿

慢性支气管炎最常见的并发症。

2.支气管肺炎

慢性支气管炎蔓延至支气管周围肺组织中，患者有寒战、发热，咳嗽增剧，痰量增加且呈脓性。白细胞及中性粒细胞增多。X 线检查，两下肺野有小斑点或小片阴影。

3.支气管扩张

慢性支气管炎反复发作，支气管黏膜充血、水肿、形成溃疡，管壁纤维增生，管腔或多或少变形，扩张或狭窄。扩张部分多呈柱状变化。

三、实验室及其他检查

（一）胸部 X 线检查

早期无异常，病程长者支气管管壁增厚，两肺肺纹理粗乱，呈网状、条索状或斑点状阴影，下肺野较明显。

（二）呼吸功能检查

早期常无异常，随病情逐渐进展出现阻塞性通气功能障碍，常表现为如下两点：①FEV_1/FVC＜60％；②MBC（最大通气量）＜80％（预计值）。

（三）血液检查

慢支急性发作或并发肺部感染时白细胞、中性粒细胞增多。喘息型者嗜酸性粒细胞可增多。

(四)痰液检查

涂片或培养可见肺炎球菌、流感嗜血杆菌、甲型链球菌及奈瑟球菌等。涂片中可见大量中性粒细胞、已破坏的杯状细胞等,喘息型慢支者常见较多的嗜酸性粒细胞。

四、治疗要点

采取防治结合的综合措施。急性发作期和慢性迁延期应以控制感染及对症治疗为主,缓解期宜加强锻炼,增强体质,提高机体抵抗力,预防复发,减少并发症。

急性发作期的治疗要点如下。

(一)控制感染

根据感染的主要致病菌和严重程度选用抗生素。常用的抗生素有青霉素类、大环内酯类、氨基糖苷类、喹诺酮类、头孢菌素类等。

(二)祛痰

对急性发作和慢性迁延患者,在抗感染的同时还要结合其他治疗方法,但应避免应用强镇咳剂,如可卡因等,以免抑制呼吸中枢及加重呼吸道阻塞及炎症。常用药物有氯化铵合剂、溴己新、喷托维林等。

(三)解痉、平喘

用于喘息患者,常选氨茶碱,沙丁胺醇(舒喘灵)等吸入,若气道舒张剂用后气道仍有持续阻塞,可用激素,如泼尼松20～40mg/d。

五、护理评估

(一)健康史

主要评估如下几点。

1.成人随年龄增加,免疫功能逐渐减退,呼吸道防御功能退化,患病率随年龄的增加而增高,50岁以上发病率可高达15%。

2.询问患者是否吸烟,了解吸烟的时间和量。

3.询问患者每次发作是否与季节和气候的突变有关。寒冷常为本病发作的重要原因和诱因,尤其是气候突变时,冷空气刺激使呼吸道局部小血管痉挛,纤毛运动障碍,呼吸道防御功能降低,净化作用减弱,有利于病毒、细菌入侵和繁殖。

4.有害的粉尘和大气污染(如二氧化硫、二氧化氮)等的慢性刺激,也是本病的重要诱因。

(二)身体状况

1.主要症状

多缓慢起病,病程较长,因反复急性发作而加重。初期症状轻微,在寒冷季节、吸烟、劳累、感冒后可引起急性发作或症状加重,夏天气候转暖时可自然缓解。主要症状有慢性咳嗽、咳痰、喘息。

2.评估要点

(1)咳嗽:评估咳嗽性质、音色、持续的时间。慢性支气管炎的咳嗽多在晨间出现,注意咳嗽的伴随症状,如疲乏、失眠、注意力不集中等。

(2)咳痰:痰液的色、质、量、气味等。由于夜间睡眠后,管腔内积聚痰液,加之副交感神经兴奋,支气管分泌物增加,故起床后或体位改变时可刺激排痰,常以清晨排痰较多。

(3)喘息或气急:喘息型慢支有支气管痉挛,可有喘息,可闻及哮鸣音。

(三)实验室和其他检查

主要评估如下几点。

1.胸部X线检查是否有支气管管壁增厚、两肺纹理粗乱,是否呈网状、条索状或斑点状阴影。

2.呼吸功能检查有无出现阻塞性通气功能障碍。

3.血液检查和痰液检查可判断是否发生了继发细菌感染。

(四)心理-社会资料

慢性支气管炎患者早期由于症状和体征不明显,一般不会影响生活和工作,故患者往往不予重视,感染时治疗也不及时。后期由于病程长,反复发作,身体每况愈下,给患者及其家庭带来较重的精神和经济负担,患者易出现烦躁不安、忧郁、焦虑的情绪。由于缺氧,年老者咳嗽无力,痰不易咳出,容易产生精神不振、失眠、语言交流费力等。

六、常用护理诊断

清理呼吸道无效与痰液多而黏稠、年老体弱无力咳嗽等有关。

七、护理目标

患者痰能咳出,喘息时缓解。

八、护理措施

(一)一般护理

1.环境和休息

保持室内空气流通、新鲜,冬季注意保暖,避免受凉感冒,以免加重病情。环境要安静、舒适。注意休息,采取舒适体位,急性发作期应卧床休息,取半卧位。

2.饮食护理

慢性支气管炎是一种消耗性疾病,宜给予高热量、高维生素低脂清淡、易消化的流质及半流质饮食,鼓励患者多饮水,除补充机体每日需要量外,须根据体温、痰液黏稠度、丧失的水分,估计每日水分补充量,使痰液稀释,易于排出。保证每日摄入量在1.5～2L。

(二)病情观察

监测患者基本生命体征。密切观察咳、痰、喘症状及诱发因素,尤其是痰液的性质和量。评估临床分型、分期,如是单纯型慢支还是喘息型慢支,是急性发作期还是慢性迁延期。观察有无阻塞性肺气肿、肺动脉高压、肺源性心脏病的发生。

(三)保持气道通畅

1.鼓励患者多饮水

根据机体每日需要量、体温、痰液黏稠度,估计每日水分补充量,使痰液稀释,易于排出。

2.促进排痰

指导患者深吸气后有意识地咳嗽,协助患者翻身并辅以拍背,酌情采用胸部物理治疗,如胸部叩击和震颤、体位引流、吸痰等,以利于排痰,保持气道通畅。

3.超声雾化吸入

超声雾化吸入使药液直接吸入呼吸道局部,消除炎症、减轻咳嗽、痰液稀释、帮助祛痰。合并呼吸道感染可用生理盐水加庆大霉素雾化吸入;痰液黏稠可用生理盐水加 α-糜蛋白酶或复方安息香酊雾化吸入;解痉平喘可用生理盐水加沙丁胺醇等雾化吸入。

4.用药护理

遵医嘱使用祛痰、镇咳药,应以抗炎、祛痰为主,不宜选用强烈镇咳药如可卡因,以免抑制咳嗽中枢,加重呼吸道阻塞,导致病情恶化。

九、护理评价

观察患者呼吸困难是否减轻;咳嗽是否减轻,能否有效咳嗽;活动耐力是否增加;水肿是否减轻或消失,尿量是否正常;患者食欲是否增加,营养状况是否改善;焦虑是否减轻或消失。

十、健康教育

(1)指导患者适当休息,加强营养。

(2)教育患者认识积极预防感染的重要性,鼓励患者,特别是缓解期患者坚持锻炼,以加强耐寒能力和提高机体抵抗力。注意保暖,避免受凉,预防感冒。

(3)避免刺激呼吸道,如戒烟。同时注意改善环境卫生,做好个人劳动保护,消除及避免烟雾、粉尘和刺激性气体等诱发因素对呼吸道的影响。

第二节　阻塞性肺气肿

阻塞性肺气肿简称肺气肿,是由于吸烟、感染、大气污染等有害因素的刺激,引起终末细支气管远端(呼吸细支气管、肺泡管、肺泡囊和肺泡)的气道弹性减退、过度膨胀、充气和肺容积增大,并伴有气管壁破坏,是一种不可逆的慢性进展性疾病,临床上多为慢支的并发症。由于大多数肺气肿患者同时伴有慢性咳嗽、咳痰病史,很难把肺气肿和慢支的界线截然分开。因此,临床上把具有气流阻塞特征的慢性支气管炎或肺气肿统称为慢性阻塞性肺疾病(COPD)。

一、病因与发病机制

肺气肿的发病因素至今尚未完全阐明,一般认为是由多种因素协同作用形成的。

(1)吸烟、大气污染、感染等引起慢支的因素均可引起肺气肿。

(2)蛋白酶-抗蛋白酶平衡失调:体内的一些蛋白水解酶对肺组织有消化作用,而抗蛋白酶对于弹力蛋白酶等多种蛋白酶有抑制作用。蛋白酶和抗蛋白酶的平衡是维持肺组织正常结构免于破坏的重要因素。消化肺组织的蛋白酶有两种来源,外源性来自细菌和霉菌等病原体,内源性来自中性粒细胞和肺泡巨噬细胞。吸烟使弹性蛋白酶活性增加,并使抗蛋白酶失活。

肺气肿的发病机制如下。

1)由于支气管的慢性炎症,出现不完全性阻塞,吸气时气体容易进入肺泡,呼气时由于胸膜腔内压增加使气管闭塞,残气量增加,使肺泡充气过度。

2)慢性炎症破坏小气管的软骨,使其失去支架作用,气体尚能进入肺泡,但呼气时气管软骨的塌陷使气体的排出受阻,导致肺泡明显膨胀和压力增高。

3)肺部慢性炎症使白细胞和巨噬细胞蛋白水解酶的释放增加,使肺组织和肺泡壁损害导致多个肺泡融合成肺大疱,形成肺气肿。

4)肺泡壁的毛细血管受压,血液供应减少,使肺组织营养障碍,也引起肺泡壁弹力减弱,易促成肺气肿的发生。

二、临床表现

缓慢起病,病程较长,因反复急性发作而加重。

(一)主要症状

慢支并发肺气肿时,在原有咳嗽、咳痰、喘息等症状的基础上出现逐渐加重的呼吸困难。早期仅在体力劳动或上楼、爬坡等活动时出现气促,随着病情发展逐渐加重。轻度活动、甚至在静息时也感呼吸困难。当慢支急性发作时,支气管分泌物增多,通气功能障碍进一步加重,胸闷、气急加剧,严重时可出现呼吸功能衰竭的表现,如发绀、头痛、嗜睡、神志恍惚等。

(二)体征

早期体征不明显。随着病情发展出现桶状胸,呼吸运动减弱;触诊语颤减弱或消失,叩诊呈过清音,肺下界和肝浊音界下降,心浊音界缩小或不易叩出;听诊肺部呼吸音减弱,呼气延长,并发感染时肺部可有湿啰音,心音遥远。

(三)并发症

可并发自发性气胸、慢性肺源性心脏病等。

(四)心理-社会表现

慢性阻塞性肺气肿由于病程长,反复发作,每况愈下,给患者带来较重的精神和经济负担,患者易出现焦虑、悲观、沮丧等心理反应。

三、实验室及其他检查

(一)胸部X线检查

典型X线改变为胸廓前后径增大,肋间隙增宽,肋骨平行,膈低平;两肺透亮度增加;肺纹理减少或有肺大疱征象;心脏常呈垂位,心影狭长。

(二)呼吸功能检查

通气功能障碍最典型改变是用力呼气流速的持续减低,第一秒用力呼气量占用力肺活量比值(FEV_1/FVC)小于60%,尚有残气量(RV)增加,残气量占肺总量的百分比(RV/TLC)大于40%(为诊断肺气肿的重要指标)。

(三)动脉血气分析

早期无异常。出现明显缺氧及CO_2潴留时,则PaO_2降低,$PaCO_2$升高,并可出现失代偿性呼吸性酸中毒(呼酸),pH值降低。

(四)血液和痰液检查

一般无异常,继发感染时似慢支急性发作表现。

四、治疗要点

治疗目的是延缓疾病的进展,控制各种症状及并发症,改善呼吸功能,解除心理情绪障碍,提高患者生活质量。

(一)去除病因

劝导患者戒烟,避免诱发因素,加强锻炼,增强体质。对于接触有害气体或粉尘者,应改善工作或生活环境。

(二)对症治疗

止咳、祛痰、平喘、控制感染。急性发作期应尽早选择恰当的抗生素治疗。

(三)长期家庭氧疗

持续低流量吸氧能改变疾病的自然病程,每天12～15h的给氧能延长寿命,若能达到每天24h的持续氧疗,效果更好。

(四)运动及呼吸机功能锻炼

可改善呼吸功能,增强体质。

(五)手术治疗

局限性肺气肿或肺大疱可进行合适的手术治疗。

五、护理评估

(一)健康史

询问患者是否存在引起慢支的各种因素如感染、吸烟、大气污染、职业性粉尘和有害气体的长期吸入、过敏等,有无哮喘或支气管扩张的病史及患病的时间。

(二)身体状况

1.主要症状

慢支并发肺气肿时,在原有咳嗽、咳痰、喘息等症状的基础上出现逐渐加重的呼吸困难。当慢支急性发作时,支气管分泌物增多,通气功能障碍进一步加重,胸闷、气急加剧,严重时可出现呼吸功能衰竭的表现,如发绀、头痛、嗜睡、神志恍惚等。

2.评估要点

依据呼吸困难与活动之间的关系,判断呼吸困难的严重程度。

Ⅰ级:登二楼即感气急,尚可胜任工作,但容易疲劳。

Ⅱ级:平常走路时即有气急、能勉强工作。

Ⅲ级:穿衣、说话等日常生活即有气急,不能工作。

Ⅳ级;静息时亦有呼吸困难,劳动力完全丧失。

(三)实验室和其他检查

主要评估:①胸部X线检查是否有胸廓前后径增大,肋间隙增宽,肋骨平行,膈低平。②是否有通气功能障碍典型改变:第一秒用力呼气量占用力肺活量比值(FEV_1/FVC)小于60%,残气量(RV)增加,残气量占肺总量的百分比(RV/TLC)大于40%。

(四)心理-社会资料

慢性阻塞性肺气肿由于病程长,反复发作,每况愈下,给患者带来较重的精神和经济负担,患者易出现焦虑、悲观、沮丧等心理反应,甚至对治疗失去信心。病情一旦发展到影响工作和生活时,会导致患者心理压力增加,生活方式发生改变,也会影响到工作,甚至因无法工作而感到孤独。

六、常用护理诊断

(一)低效型呼吸型态

低效型呼吸型态与肺气肿有关。

(二)活动无耐力

活动无耐力与慢性阻塞性肺气肿引起的缺氧有关。

(三)清理呼吸道无效

清理呼吸道无效与痰液黏稠、咳嗽无力、支气管痉挛有关。

(四)营养失调(低于机体需要量)

低于机体需要量与食欲减退、能量消耗增加有关。

七、护理目标

(1)患者能有效地进行呼吸肌功能锻炼,呼吸功能逐渐改善。

(2)患者能够得到充足的休息,体力恢复。

(3)患者能进行有效咳嗽、排痰,呼吸道通畅。

(4)患者能了解基本的饮食营养知识,遵循饮食计划,营养状况改善。

八、护理措施

除按慢性支气管炎的护理方法护理外,还应采取以下措施。

(一)缓解呼吸困难,改善缺氧

(1)氧疗是纠正 COPD 缺氧的最直接和最有效的方法,但不适当的氧疗不仅会影响疗效,甚至还会造成一些比较严重的后果。通常给予 1～2L/min 的氧流量,吸氧后 PaO_2 达到 55mmHg 以上,$PaCO_2$ 呈逐渐下降趋势,即达到了基本要求。

(2)患者取半卧位,使膈肌下降,增加肺通气,减轻呼吸困难。

(3)遵医嘱使用支气管舒张剂,注意药物的不良反应。

(二)加强营养

患者因反复呼吸道感染,呼吸困难,使能量消耗增加、进食量不足等引起营养不良。应向患者及家属解释摄取足够营养对满足机体需要、保持和恢复体力的重要性,强调营养不良、维生素 A 缺乏、维生素 C 缺乏会使呼吸道防御能力下降、黏膜上皮细胞修复功能减退,从而促使疾病的发生和发展。应给予高热量、高蛋白质、高维生素饮食,避免产气食物摄入,以防因腹胀而使膈肌上升而影响肺部换气功能。呼吸困难伴有便秘者,应鼓励多饮水,多食含纤维素高的蔬菜和水果,保持大便通畅。

九、健康教育

除同慢性支气管炎的健康指导外,还应对患者进行以下指导。

(一)戒烟

吸烟是 COPD 的主要病因,有资料表明,戒烟不仅能有效地延缓病情的进展,对于某些早期患者,戒烟还可使病情获得逆转。应教育患者及家属认识到戒烟的重要性。

(二)吸氧

对于长期接受家庭氧疗的患者,首先向患者说明长期家庭氧疗的必要性及给患者带来的好处,取得患者的积极配合,同时指导患者,长期家庭氧疗每天吸氧的时间必须超过 15h,否则疗效将会受到影响。此外,长时间高浓度吸氧(大于 50%)还会引起氧中毒,应避免长时间吸入高浓度氧。

(三)呼吸功能训练

呼吸功能障碍的患者常会形成不良的呼吸习惯,应指导患者进行正常呼吸训练,改善呼吸功能。

1.膈肌呼吸锻炼

指导患者进行膈肌呼吸锻炼。

(1)患者采取舒适而松弛的半坐卧位姿势。

(2)指导患者用鼻进行深吸气,并将腹部鼓起,在吸气末自然且短暂地屏气,造成一个平顺的呼吸型态使进入肺的空气均匀分布。

(3)呼气时,指导患者收腹以协助膈肌将气体排出肺,并指导患者噘嘴慢慢地呼气,理想的呼气时间应是吸气时间的2～3倍。

(4)每分钟训练10次左右,每日训练2次,每次10～15min,熟练后增加训练次数和时间。

(5)患者采用半坐卧位的姿势能熟练掌握这种呼吸运动后,也可以平卧、站立及运动中进行练习。在平卧位练习时,患者可一只手置于腹部,另一只手置于胸部以感受自己的呼吸是否正确。

2.缩唇呼吸

此为控制呼吸的最佳技术之一。鼓励患者全身放松,由鼻吸气,然后由噘起的嘴唇缓慢且完全地呼气,此时患者会产生一种“吹”的效果。缩唇呼气可使呼出的气体流速减慢,延缓呼气气流下降,防止小气道因塌陷而过早闭合,改善通气和换气。

第三节　慢性肺源性心脏病

慢性肺源性心脏病是由肺组织、肺动脉血管或胸廓的慢性病变引起的肺组织结构和功能异常,产生肺血管阻力增加、肺动脉高压可使右心室扩张、肥大,伴或不伴右心衰竭的心脏病。本病患病年龄多在40岁以上,随年龄增长患病率增高,平均患病率我国为0.4%。急性呼吸道感染是肺心病急性发作的主要诱因,常导致肺、心功能衰竭。重症肺心病的病死率仍较高。

一、病因

(一)支气管、肺疾病

80%～90%由COPD引起。其次为支气管哮喘、支气管扩张、重症肺结核、肺尘埃沉着症、慢性弥散性肺间质纤维化、结节病等。

(二)胸廓运动障碍性疾病

胸廓运动障碍性疾病较少见,如脊柱后、侧凸以及各种原因造成的胸廓畸形和运动受限。

(三)肺血管疾病

甚少见,如肺小动脉栓塞、累及肺动脉的过敏性肉芽肿病等。

二、发病机制

(一)肺动脉高压的形成

1.肺血管阻力增高的功能性因素

机体缺氧、高碳酸血症及呼吸性酸中毒,可使肺小动脉收缩、痉挛,引起肺动脉高压。其中缺氧是肺动脉高压形成最重要的因素。

2.肺血管阻力增高的解剖学因素

长期反复发作的慢支及其周围炎可累及邻近肺细小动脉,引起管壁炎症,管壁增厚,管腔狭窄或纤维化,甚至完全闭塞,肺泡内压增高,压迫肺泡壁毛细血管,使肺泡壁毛细血管床减少,当其减少超过70%时,则肺循环阻力增大,促使肺动脉高压发生。

3.血容量增多和血液黏稠度增加

慢性缺氧产生继发性红细胞增多,血液黏稠度增加,血流阻力随着增高,使肺动脉压增高。另外缺氧可使肾小动脉收缩,肾血流量减少,促使水、钠潴留,水、钠的潴留可致血容量增多。

(二)心脏病变和心力衰竭

长期肺循环阻力增高,右心负荷加重,发生右心室代偿性肥厚。随着病情发展,肺动脉压进一步增高,超过右心室的负荷时,右心失代偿,排出量下降、舒张末压增高,导致右心室扩大和右心衰竭。

(三)其他重要器官的损害

缺氧和高碳酸血症除影响心脏外,还可使其他重要器官如脑、肝、肾、胃肠及内分泌、血液系统等发生病理改变,引起多器官功能损伤。

三、临床表现

本病发展缓慢,临床上除原发病的各种症状和体征外,可逐步出现肺、心功能衰竭以及其他器官损害的征象。如下按其功能的代偿期与失代偿期进行介绍。

(一)肺、心功能代偿期(包括缓解期)

此期主要是原发病和慢性阻塞性肺气肿的表现。慢性咳嗽、咳痰、气急或伴喘息,活动后可感心悸、呼吸困难、乏力和活动耐力下降。体检可有明显肺气肿体征,听诊多有呼吸音减弱,感染时肺部可闻及干、湿啰音;肺动脉瓣区第二心音亢进,提示有肺动脉高压;三尖瓣区出现收缩期杂音,或剑突下可见心脏搏动,多提示右心室肥厚、扩大;部分患者因肺气肿使胸膜腔内压升高,阻碍腔静脉回流,可见颈静脉充盈;因膈肌下降,使肝上界及下缘明显下移。

(二)肺、心功能失代偿期(包括急性加重期)

呼吸衰竭的表现最突出,有或无心力衰竭。由肺血管疾病引起的肺心病则以心力衰竭为主,呼吸衰竭较轻。

1.呼吸衰竭

常因急性呼吸道感染而诱发,患者呼吸困难严重、发绀明显,甚至出现烦躁、谵妄、嗜睡、昏迷、抽搐等肺性脑病的表现。

2.心力衰竭

以右心衰竭为主,表现为明显倦怠、乏力、尿少,下肢乃至全身水肿。体检可有颈静脉怒张;剑突下心脏搏动明显,心界向左扩大(仅少数患者可叩出),三尖瓣区可闻及收缩期吹风样杂音,可有奔马律;肝大、肝颈静脉回流征阳性。

(三)并发症

1.肺性脑病

由于呼吸功能衰竭所致的缺氧、二氧化碳潴留而引起的精神障碍、神经系统症状的一种综合征,但必须排除脑动脉硬化、严重电解质紊乱、单纯性碱中毒、感染中毒性脑病等。肺性脑病是肺心病死亡的首要原因,应积极防治。

2.酸碱失衡及电解质紊乱

肺心病出现呼吸衰竭时,由于缺氧和二氧化碳潴留,当机体发挥最大限度代偿能力仍不能保持体内平衡时,可发生各种不同类型的酸碱失衡及电解质紊乱,使呼吸衰竭、心力衰竭、心律失常的病情更加恶化。对治疗及预后皆有重要意义,应进行监测及时采取治疗措施。

3.心律失常

多表现为房性期前收缩及阵发性室上性心动过速,其中以紊乱性房性心动过速最具特征性。也可有心房扑动及心房颤动。少数病例由于急性严重心肌缺氧,可出现心室颤动以至心搏骤停。应注意与洋地黄中毒等引起的心律失常相鉴别。

4.休克

肺心病休克并不多见,一旦发生,预后不良。发生原因:①感染中毒性休克;②失血性休克,多由上消化道出血引起;③心源性休克,由严重心力衰竭或心律失常所致。

5.其他

消化道出血、弥散性血管内凝血(DIC)等。

四、实验室及其他检查

(一)胸部X线检查

除肺、胸原发疾病的X线征象外,尚有肺动脉高压和右心室肥大的征象,如右下肺动脉干扩张,横径大于或等于15mm;肺动脉段突出或其高度大于或等于3mm;右心室肥大征等皆为诊断肺心痛的主要依据。

(二)心电图检查

主要为右心室肥大的改变,如电轴右偏、重度顺钟向转位、RV1+SV5≥1.05mV及肺型P波,也可见右束支传导阻滞及低电压图形,可作为诊断肺心病的参考条件。

(三)血气分析

可出现低氧血症、高碳酸血症,呼吸衰竭时出现 PaO_2<60mmHg(8.0kPa),$PaCO_2$>50mmHg(6.6kPa)。pH值可正常或降低。

(四)血液检查

红细胞和血L红蛋白可升高,全血黏度和血浆黏度可增加,红细胞电泳时间常延长,并发感染时白细胞总数增加或有核左移。部分患者血清学检查可有肾功能、肝功能的异常及电解质紊乱。

(五)其他检查

肺功能检查对早期或缓解期肺心病有意义。痰细菌学检查对急性加重期肺心病使用抗生素有指导意义。

五、治疗要点

(一)急性期治疗

1.控制感染

感染是发生呼吸衰竭和心力衰竭的常见诱因,故需积极应用药物予以控制。目前主张联合用药,宜根据痰培养和致病菌对药物敏感的测定结果,选用青霉素类、氨基糖苷类、喹诺酮类及头孢菌素类抗生素。

2.改善呼吸功能

维持呼吸道通畅,纠正缺氧和二氧化碳潴留。通常采用低浓度、低流量持续给氧,流量为1~2L/min,24h持续不间断吸氧。使用止喘、祛痰药,翻身、背部叩击、雾化吸入等,是保持气道通畅的重要措施。

3.控制心力衰竭

轻度心力衰竭给予吸氧,改善呼吸功能、控制呼吸道感染后症状即可减轻或消失。较重者可适当选用利尿、强心或血管扩张药。为避免大量利尿引起的血液浓缩、痰液黏稠,加重气道阻塞及低血钾症,肺心病使用利尿剂时以缓慢、小量、间歇为原则。如氢氯噻嗪25mg,1~3次/日,一般不超过4天,尿多时需加10%枸橼酸钾10mL,3次/日。重度或急需者可用呋塞米20mg。当感染控制和呼吸功能改善后,心力衰竭控制仍不满意时可加用强心药。因肺心病患者长期处于缺氧状态,对洋地黄类药物的耐受性低,容易中毒,故使用洋地黄类药物时应以快速、剂量为原则,用药前要积极纠正缺氧和低血钾症,用药过程中密切观察药物毒副作用。

4.控制心律失常

病因消除后心律失常往往会自行消失。如果持续存在可根据心律失常的类型选用药物。

(二)缓解期治疗

主要是积极治疗原发病,减少急性发作,改善心肺功能。

六、护理评估

(一)健康史

主要评估以下内容:本病多由慢性呼吸道疾病发展而来,患者有10余年甚至20年以上的漫长病史,因此应了解有无慢性阻塞性肺疾病、支气管哮喘、支气管扩张等病史。慢性肺心病急性发作以冬、春季多见,常因急性呼吸道感染、吸烟、寒冷季节而加重,尤其是反复发生的急性呼吸道感染。注意收集诱发病情加重的因素及季节变化的影响。

(二)身体状况

根据肺、心功能情况将肺心病分为代偿期和失代偿期。

1.肺、心功能代偿期

支气管肺部及胸廓原发疾病的症状和体征。活动后心悸、呼吸困难,有呼吸道感染时咳嗽加剧,痰量增多。

2.肺、心功能失代偿期

(1)呼吸衰竭,肺功能不全的晚期表现。呼吸困难加重,明显发绀,心率加快和脑功能紊乱。常有头痛、失眠、食欲下降,白天嗜睡,甚至出现表情淡漠、神志恍惚、谵妄等肺性脑病的表现。

(2)心力衰竭,以右心衰竭为主。

(3)并发症,体液平衡失调、心律失常、休克、消化道出血、弥散性血管内凝血(DIC)等。

(三)实验室和其他检查

主要评估以下内容。

1.X线检查,除肺、胸基础疾病的X线征象外,尚有肺动脉高压和右心室肥大的征象,皆为诊断肺心病的主要依据。

2.血常规检查,红细胞和血红蛋白可升高。急性感染时白细胞总数增加或有核左移。

3.血气分析,低氧血症和(或)高碳酸血症,如 PaO_2<60mmHg 和(或)$PaCO_2$>50mmHg 时,表示有呼吸衰竭症状。

4.心电图检查,主要表现为右心室肥大和右心房肥大。

5.肝功能检查情况。

(四)心理-社会资料

肺心病患者多数经济收入较低,生活条件较差,加上疾病迁延不愈,临床疗效不显著,患者心情沉重、情绪低落,对治疗缺乏信心,如遇周围环境和亲人的冷漠,可使患者更加痛苦,易产生绝望厌世心理。家属由于长年照顾患者会产生疲惫而不耐烦心态,亦给家庭的生活和经济带来沉重的负担。患者逐渐丧失生活和工作能力,带来一些社会问题。

七、常用护理诊断

(一)气体交换受损

气体交换受损与肺泡及毛细血管丧失,弥散面积减少,导致通气与血流比例失调有关。

(二)清理呼吸道无效

清理呼吸道无效与痰多黏稠、无力咳嗽或无效咳嗽等有关。

(三)体液过多

体液过多与右心功能不全使静脉回流障碍、静脉压升高有关。

(四)活动无耐力

活动无耐力与肺部原发病及肺、心功能下降引起慢性缺氧有关。

(五)潜在并发症

1.酸碱平衡失调

酸碱平衡失调与呼吸衰竭导致的体液失衡、右心衰竭引起的恶心和呕吐等有关。

2.上消化道出血

上消化道出血与右心衰竭引起的消化道黏膜淤血、糜烂或形成应激性溃疡有关。

八、护理目标

(1)患者呼吸趋于平稳,发绀减轻。

(2)痰能咳出,肺部啰音消失。

(3)尿量增加,水肿减轻或消失。

(4)活动耐力增强。

(5)无并发症发生。

九、护理措施

(一)气体交换受损

1.观察病情

定时监测血气分析,注意观察 PaO_2、$PaCO_2$ 等的变化。观察呼吸的频率、节律、深度及其变化特点,如由深而慢的呼吸变为浅快呼吸,且出现点头、提肩呼吸、节律不规则等提示有呼吸衰竭的可能。观察患者有无头痛、意识障碍等肺性脑病表现。

2.休息

卧床休息,减少机体耗氧量,从而减慢心率和减轻呼吸困难,有利于肺、心功能的改善。

3.合理氧疗

根据缺氧和二氧化碳潴留程度,一般给予持续低流量(1～2L/min)、低浓度(25%～29%)吸氧。

4.慎用药物

慎用镇静催眠药,以免诱发或加重肺性脑病,及进一步加重呼吸衰竭。

(二)清理呼吸道无效

促进排痰、改善通气功能,详见本节相关内容。

(三)心力衰竭的护理

(1)合理饮食:低盐、低热量、清淡、易消化和富含纤维的饮食。应用排钾利尿剂的患者应注意钾的摄入,鼓励患者多吃含钾高的食物和水果(如香蕉、枣子等)。

(2)入量的限制:限制钠盐的摄入,每日进水量限制在 1～1.5L。根据病情限制输液量、控制输液速度。输液量每天不超过 1L,速度不超过每分钟 30 滴。

(3)监测血压、脉搏、呼吸、心率、心律、尿量及意识,记录 24h 液体出入量。观察有无尿少、下肢水肿、食欲缺乏、腹胀、腹痛等右心衰竭的表现。如有异常,及时通知医生处理。

(四)心理护理

了解患者患病后的心理反应和情绪变化,因肺心病患者精神休息与体力休息同等重要,情绪波动、焦虑、紧张等不良的心理反应可导致交感神经兴奋,儿茶酚胺分泌增加,心率加快,心肌耗氧量增加,导致呼吸困难、心力衰竭加重。因此,应理解患者的反应,做好患者的心理护理,帮助患者认识这些问题并指导应对措施。

(五)用药护理

肺心病多因呼吸道感染而加重心力衰竭,因此,如能有效地控制呼吸道感染,改善缺氧和高碳酸血症,配合应用利尿剂,即可控制心力衰竭,无须使用强心剂。但对以右心衰竭为主的患者,或呼吸道感染已控制、利尿剂不能取得良好的疗效时,即应考虑应用强心剂。

1.利尿剂

利尿剂的使用应以缓慢、小量和间歇用药为原则,利尿过猛容易导致发生以下结果。

(1)脱水使痰液黏稠不易咳出,加重呼吸衰竭。

(2)低钾、低氯性碱中毒,抑制呼吸中枢,使通气量降低,耗氧量增加,加重神经精神症状。

(3)血液浓缩可增加循环阻力,且易发生弥散性血管内凝血。利尿剂尽可能在白天给药,以免因频繁排尿而影响患者的夜间睡眠。用药后应观察患者的精神症状、痰液黏稠度、有无腹胀、四肢是否无力等,准确记录给药时间和24h尿量,如出现尿量过多、脉搏细快、血压下降、全身乏力、口渴等血容量不足现象,应立即报告医生并停药。

2.强心剂

医嘱给药,注意药效并观察毒性反应。由于肺心病患者长期处于缺氧状态,对洋地黄类药物耐受性很低,故疗效差、易中毒,用药前应注意纠正缺氧,宜选用速效、排泄快的制剂,剂量宜小。

3.呼吸兴奋剂

必须在保持呼吸道通畅的基础上应用呼吸兴奋剂,同时配合氧疗,在用药过程中注意药物不良反应。

十、健康教育

(1)帮助患者及家属认识肺心病的病因,向患者宣传及时控制呼吸道感染、增强体质、改善心肺功能、防止肺心病进一步发展的重要性。

(2)教会患者呼吸训练、呼吸体操等方法,嘱家属督促其长期坚持。

(3)积极防治呼吸道慢性疾病,避免各种诱发因素。

(4)告知患者增加营养,保证足够的热量和蛋白质的供应。

(5)定期门诊随访。患者如感到呼吸困难加重、咳嗽剧烈、咳痰、尿量减少、水肿明显或家属发现患者神志淡漠、嗜睡或兴奋躁动、口唇发绀提示病情变化或加重,需及时就医诊治。

十一、预后

慢性阻塞性肺疾病预后与病情轻重和合理治疗有关。积极治疗可延缓病情发展。总之,要早发现、早治疗,防止发生多脏器功能衰竭,使病情得到控制,降低肺心病的病死率。

第四节　支气管哮喘

支气管哮喘,简称哮喘,是指以嗜酸性粒细胞、肥大细胞和T淋巴细胞等多种炎症细胞参与的气道慢性炎症。这种炎症使易感者对各种激发因子具有气道高反应性,并引起气道狭窄。临床上以反复发作性呼气性呼吸困难伴哮鸣音为特点,可自行缓解或经治疗后缓解。本病约40%有家族史。儿童发病率高于成人,发达国家高于发展中国家,城市高于农村。

一、病因与发病机制

哮喘的病因与发病机制尚不十分清楚,目前认为与多基因遗传有关,同时受环境因素影响,也与变态反应、气道炎症、气道反应性增高及神经学因素相互作用有关。

(一)病因与诱因

1.遗传因素

认为哮喘是一种有明显家族聚集倾向的多基因遗传病,遗传发生率为70%~80%。

2.环境因素

变应原是诱发哮喘的一组重要病因,以吸入为主,如花粉、尘螨、动物的毛屑、二氧化硫、氨气等各种特异性和非特异性的吸入物。

3.感染

哮喘急性发作常见的诱因，如病毒、细菌、原虫、寄生虫等感染。

4.其他

气候变化、某些药物、剧烈运动以及精神因素等均可诱发哮喘。

（二）发病机制

1.变态反应

被公认的主要是特异性变态反应。当变应原进入具有过敏体质的机体后，通过巨噬细胞和T淋巴细胞的传递，可刺激机体的B淋巴细胞合成特异性IgE，并结合于肥大细胞和嗜碱性粒细胞表面的高亲和性的IgE受体。若变应原再次进入体内，可与肥大细胞和嗜碱性粒细胞表面的IgE交联，从而促发细胞内一系列反应，使该细胞合成并释放多种活性介质导致平滑肌收缩、黏液分泌增加、血管通透性增高和炎症细胞浸润等。炎症细胞在介质的作用下又可分泌多种介质，使气道病变加重，炎症浸润增加，产生哮喘的临床症状。

2.气道炎症

表现为以肥大细胞、嗜酸性粒细胞和T淋巴细胞为主的多种炎症细胞在气道的浸润和聚集。这些细胞相互作用可以分泌出数十种炎症介质和细胞因子。这些介质、细胞因子与炎症细胞相互作用和影响，可使气道炎症持续存在，引起气道平滑肌收缩，黏液分泌增加，血浆渗出和黏膜水肿。总之，哮喘的气道慢性炎症是由多种炎症细胞、炎症介质和细胞因子参与的，它们相互作用形成恶性循环，使气道炎症持续存在。其相互关系十分复杂。

3.气道高反应性(AHR)

表现为气道对各种刺激因子出现过强或过早的收缩反应，是哮喘的重要特征。目前普遍认为气道炎症是导致气道高反应性的重要机制之一。

4.神经机制

气管受复杂的自主神经支配。除胆碱能神经、肾上腺素能神经外，还有非肾上腺素能非胆碱能(NANC)神经系统。NANC释放舒张支气管平滑肌的神经介质，如血管肠激肽(VIP)、一氧化氮(NO)，以及收缩支气管平滑肌的介质，如P物质、神经激肽等。两者平衡失调，则可引起支气管平滑肌收缩。

二、临床表现

（一）症状

起病急，哮喘发作前可有干咳、打喷嚏、流泪等先兆，随之很快出现哮喘发作。典型表现为发作性伴有哮鸣音的呼气性呼吸困难或发作性胸闷和咳嗽，严重者被迫采取坐位或端坐位呼吸，甚至出现发绀等，有时咳嗽为唯一症状。哮喘症状可在数分钟内发作，经数小时至数天，可自行或用支气管舒张剂缓解。

（二）体征

哮喘发作时胸部呈过度充气状态，严重发作时可有颈静脉怒张、发绀、大汗淋漓、脉搏加快和奇脉，胸廓饱满，胸部叩诊呈过清音，听诊双肺可闻及以呼气期为主的哮鸣音，有时不用听诊器亦可听到哮鸣音，若伴有感染，则可闻及湿啰音。

(三)并发症

并发阻塞性肺气肿、慢性肺源性心脏病、慢性呼吸衰竭及自发性气胸等。

(四)心理-社会表现

因哮喘发作时出现呼吸困难、濒死感而导致患者焦虑,恐惧。哮喘发作严重的患者,甚至丧失生活信心,易对家属、医务人员或支气管舒张药产生依赖心理。

三、实验室及其他检查

(一)血常规检查

发作时可有嗜酸性粒细胞增高,但多不明显,合并感染时白细胞总数和中性粒细胞增高。

(二)痰液检查

涂片可见较多嗜酸性粒细胞、嗜酸粒细胞退化形成的尖棱形结晶(嗜酸性蛋白结晶)及黏液栓和透明的哮喘珠。合并感染时,应做痰涂片(查找细菌)、细菌培养及药物敏感实验。

(三)肺功能检查

哮喘发作时有关呼气流速的全部指标均显著下降,如第一秒用力呼气量(FEV_1)、第一秒用力呼气量占用力肺活量的比值(FEV_1/FVC)、呼气峰流速值(PEFR)等均显著减小,可有残气量增加及残气量占肺总量百分比增高。

(四)血气分析

哮喘发作时可有不同程度的缺氧,PaO_2 降低,由于过度通气可使 $PaCO_2$ 下降,pH 值上升,表现呼吸性碱中毒。如重症哮喘,气道阻塞进一步发展,可出现呼吸性酸中毒。若缺氧明显,则可合并代谢性酸中毒。

(五)胸部 X 线检查

哮喘发作时双肺透亮度增加,呈过度充气状态,缓解期多无异常。合并肺部感染时,可见肺纹理增粗及炎症的浸润阴影。

(六)过敏原检

测常用放射性过敏原吸附法(RAST)可直接测定特异性 IgE 血清,哮喘患者的血清 IgE 常升高 2～6 倍。在缓解期检查可判断变应原,但应防止发生过敏反应。

四、治疗要点

急性发作期使用支气管舒张剂和抗生素,消除诱因,控制发作;缓解期预防复发。

(一)脱离变应原

这是治疗哮喘最有效的方法。

(二)应用支气管解痉剂

1.β_2 受体激动剂

沙丁胺醇为轻度哮喘的首选药,平喘效果迅速,可口服制剂或气雾剂吸入。

2.茶碱类

茶碱类有松弛支气管平滑肌的作用,是中效支气管扩张剂。常口服,必要时用葡萄糖注射液稀释后静脉注入或滴入。本药有较强的碱性,局部刺激性强,不宜肌内注射。静脉用药速度过快或浓度过高,可强烈兴奋心脏,引起头晕、心悸、心律失常、血压剧降,严重者可致心搏骤停。急性心肌梗死及血压降低者禁用。

3.抗胆碱能药物

如异丙托溴胺，具有舒缓支气管、减少分泌物分泌的作用。与口 β_2 受体激动剂联合应用有协同作用，对于夜间哮喘、痰多的患者尤其适用。

(三)控制哮喘发作的抗炎药物

1.糖皮质激素

当前控制哮喘最有效的抗炎药物。用于中、重度哮喘，其作用是抑制气道变应性炎症，降低气道高反应性。常用泼尼松，口服 30～40mg/d，症状缓解后逐渐减量至 10mg/d 以下，然后停用。重症者应及早静脉给予琥珀氢化可的松或氢化可的松，病情控制后改为口服激素，一般不宜长期应用。

2.色甘酸钠及尼多酸钠

色甘酸钠及尼多酸钠是一种非糖皮质激素抗炎药，对预防运动和过敏原诱发的哮喘最为有效。

3.其他药物

如酮替芬、阿司咪唑、硝苯地平等药物，对治疗哮喘有一定效果。

五、护理评估

(一)健康史

主要评估哮喘发作是否与下列因素有关。

1.吸入过敏原，如花粉、尘螨、真菌孢子、动物毛屑、工业粉尘、刺激性气体。

2.食物，引起哮喘发作的常见食物有鱼类、虾蟹、蛋类和牛奶等。过咸或过甜等刺激性强的食物也可诱发哮喘的发作。

3.感染，哮喘的发作与上呼吸道的反复感染有关，如病毒、细菌、真菌、原虫、寄生虫等的感染。

4.接触某些药物，常见的药物有阿司匹林、普萘洛尔、青霉素、磺胺类等。

5.其他，如吸烟、气候的变化、剧烈运动、精神紧张等也可诱发哮喘的发作，还应注意询问家族史。

(二)身体状况

1.典型发作

发病前多有干咳、打喷嚏、流泪等先兆，随即胸部紧闷，继而出现发作性呼气性呼吸困难，伴有哮鸣音，痰黏稠，不易咳出，患者常被迫坐起。发作严重时，表现为张口抬肩、大汗、喘气费力、烦躁不安，甚至发绀。在夜间或清晨发作和加重是哮喘的特征之一。

2.评估要点

临床上根据哮喘发作期病情轻重可分为四度。

(1)轻度：行走、上楼时感气促，尚能平卧，说话连续成句，无三凹征，血气分析各项指标在正常范围，两次发作间无症状。

(2)中度：稍事活动时感到明显气短，喜坐位，说话常有中断，可有三凹征，PaO_2 下降，日常生活受限。

(3)重度：休息时亦明显气促，呈端坐呼吸，说话单字，常有三凹征，焦虑或烦躁不安，日常生活明显受限，大汗淋漓，心率和呼吸明显增快，有奇脉、发绀，PaO_2 下降的同时有 CO_2 潴留。

(4)危重：患者出现意识改变如嗜睡或意识障碍，不能讲话，胸腹部矛盾运动，呼吸音、哮鸣音减弱或消失，心动过缓，血压下降，严重脱水，哮喘严重发作时可持续 1～2 天，称为"重症哮喘"。

(三)并发症

可并发阻塞性肺气肿、慢性肺源性心脏病、慢性呼吸衰竭及自发性气胸等。

(四)实验室和其他检查

主要评估：①血常规检查，发作时可有嗜酸性粒细胞增高；并发感染者白细胞计数和中性粒细胞比例增高。②动脉血气分析。③X 线检查，哮喘发作时两肺透亮度增加。④痰液检查，涂片可见较多的嗜酸性粒细胞及黏液栓；并发细菌感染时，痰培养、药物敏感试验有助于病原菌诊断和治疗。

(五)心理-社会资料

因哮喘发作时出现呼吸困难、濒死感而导致患者焦虑，恐惧。哮喘发作严重的患者，甚至丧失生活信心，易对家属、医务人员或支气管舒张药产生依赖心理。

六、常用护理诊断

(一)低效型呼吸型态

低效型呼吸型态与支气管狭窄、气道阻塞有关。

(二)有体液不足的危险

体液不足与哮喘反复发作或重症哮喘发作时间长，患者张口呼吸，体液消耗过多，不能进食有关。

(三)焦虑/恐惧

焦虑/恐惧与呼吸困难、哮喘发作伴濒死感、健康状态不佳有关。

(四)潜在并发症

呼吸衰竭。

七、护理目标

(1)患者呼吸困难缓解，发绀减轻或消失。

(2)摄入足够的液体，痰液稀释，排痰顺畅。

(3)情绪稳定。

(4)预防哮喘发作，不发生呼吸衰竭。

八、护理措施

(一)改善通气，缓解呼吸困难

1.环境

患者对气温和气味很敏感，应保持室内空气流通、新鲜，维持室温在 18～22℃、湿度在 50%～70%。应避免环境中的过敏原，不宜在室内放置花草及用羽毛枕头，应注意避免房间内尘埃飞扬，或避免吸入刺激性物质而导致哮喘发作。

2.体位

发作时，协助患者采取半卧位或坐位并较舒适地伏在床旁小桌上休息，以减轻体力消耗。

3.病情观察

密切观察患者哮喘发作时的神志、面容、出汗等情况，注意观察咳嗽的性状、呼吸状况及痰的量和颜色。观察患者是否有脱水症状，监测生命体征。重症哮喘患者应有专人护理，严密观察病情变化，监测动脉血气分析结果、肺功能指标等，及时发现危重症状或并发症。

4.给氧

哮喘发作时，PaO_2 可有不同程度的下降，按医嘱给予吸氧 2～4L/min，伴有高碳酸血症时应低流量(1～2L/min)、低浓度吸氧。吸氧时应注意呼吸道的湿化和通畅，避免气道干燥和寒冷气流的刺激而导致的气道痉挛。

5.促进排痰

清除呼吸道分泌物是改善通气的重要环节。

(二)补充液体

哮喘发作的患者，应注意补充液体，使痰液稀释，以利于咳出，改善通气功能。若无心、肾功能不全，鼓励患者每日饮水 2～3L。重症哮喘应静脉补液，以纠正失水，一般补液量为每天 2～3L，滴速以 30～50 滴/分为宜，避免单位时间内因输液过多而诱发心力衰竭。

(三)消除恐惧心理，促进身心休息

喘发作时患者精神紧张、烦躁、恐惧，而不良情绪常会诱发或加重哮喘发作。应提供良好的心理支持，尽量守护在患者床旁，多安慰患者，使其产生信任和安全感。哮喘发作时多伴有背部发胀、发凉的感觉，可采用背部按摩的方法使患者感觉通气轻松，并通过暗示、诱导或现身说法等方式或适当允许患者家属陪伴，使患者身心放松，情绪渐趋稳定，以缓解症状。

(四)预防并发症

痰液黏稠造成痰栓，使呼吸困难加重。神志不清时，应做好气管插管或气管切开准备，及时清除痰栓，减少无效腔，以预防呼吸衰竭的发生。出现呼吸衰竭时应积极采取相应措施，必要时给予人工呼吸机辅助治疗，以缓解患者呼吸困难，使呼吸肌得到休息，维持呼吸功能。若出现气胸等并发症，应积极采取相应措施，立即排气减压。

(五)用药护理

1.拟肾上腺素类药物

目前多选用 β_2 受体兴奋剂，如沙丁胺醇(又称舒喘灵、喘乐宁)，每次 2～4mg，每日 3 次；特布他林(博利康尼，每次 2.5mg，每日口服 2～3 次；喘乐宁气雾剂吸入，每次 0.1～0.2mg，每日 2～3 次。缓释舒喘灵(全特宁)口服剂型每次 8mg，每日 2 次，对夜间发作较适用，此药片内含有控释材料，必须整片吞服。其他常用的长效 β_2 受体兴奋剂有丙特卡罗(美喘清)、沙美特罗和班布特罗缓释片等。注意观察药物的不良反应，如头痛、头晕、心悸、手指震颤等，药物用量过大时可引起严重心律失常，甚至发生猝死。

2.茶碱类药物

常用药物有氨茶碱，口服每次 0.1～0.2g，3 次/日，必要时用葡萄糖稀释后静脉推注或滴注，一般日剂量为 8～10mg/kg，每天总量不得超过 1.5g，静脉注射的时间应超过 10min。茶碱缓释片(舒弗美)必须整片吞服。茶碱类药的主要不良反应是胃肠道、心脏和中枢神经系统的毒性反应。氨茶碱用量过大或静脉注射(滴注)速度过快可引起恶心、呕吐、头痛、失眠、心律失常，严重者可引起室性心动过速、癫痫样症状、昏迷甚至心搏骤停等。

3.糖皮质激素类药物

糖皮质激素类药物是当前防治哮喘最有效的药物。吸入剂有倍氯米松和布地奈德，吸入剂量为200～600μg/d。口服剂有泼尼松(强的松)、泼尼松龙(强的松龙)，可大剂量，短疗程，30～40mg/d。严重哮喘发作时应静脉给药，可用地塞米松10～30mg/d。注意观察药物的不良反应，吸入剂虽然全身不良反应少，但少数患者可引起口咽部念珠菌感染、声音嘶哑或呼吸道不适，喷药后应用清水漱口可减轻局部反应和胃肠道吸收。长期口服激素可引起或加重消化性溃疡、骨质疏松等。

九、健康教育

(1)向患者解释哮喘的诱因以及避免诱因的方法，使患者了解长期、适当、充分的治疗，可以完全控制哮喘的发作。

(2)熟悉哮喘发作的先兆及相应的处理方法。

(3)了解支气管舒张剂的作用、用法和不良反应，掌握正确的吸入技术。

(4)指导患者摄入营养丰富清淡饮食，避免易诱发哮喘发作的食物，如牛奶、鱼虾等，避免刺激性食物和饮酒，鼓励多饮水。

(5)适当锻炼，保证充足睡眠，增强体质。保持有规律的生活和乐观情绪，避免身心过劳。皮试查过敏原，进行特异脱敏治疗。还可用哮喘疫苗预防注射以增强非特异性体液因子，提高白细胞的吞噬功能。

十、预后

合理治疗，可减轻发作或减少发作次数，部分患者可以治愈。据统计有25%～78%的儿童，经过治疗或到成年期可完全缓解。如诱发因素未能消除，哮喘反复发作而加重，可并发肺气肿，肺源性心脏病及心、肺功能不全者预后较差。

第五节　呼吸衰竭

呼吸衰竭是指由各种原因引起的肺通气和(或)换气功能严重障碍，以至于在静息条件下亦不能维持有效的气体交换，导致缺氧伴(或不伴)二氧化碳潴留，引起一系列生理功能和代谢紊乱的临床综合征。在海平面大气压、静息状态下，呼吸室内空气，排除心脏内解剖分流和原发性心排出量降低等情况后，动脉血氧分压(PaO_2)低于60mmHg(8.0kPa)，或伴有二氧化碳分压($PaCO_2$)高于50mmHg(6.7kPa)，即为呼吸衰竭，简称呼衰。

一、病因与发病机制

(一)病因

在我国，呼吸衰竭以慢性呼吸道疾病引起者最为常见。

1.呼吸系统疾病

①呼吸道疾病，如上呼吸道梗阻、慢性支气管炎、支气管哮喘等；②肺组织病变，如肺部感染、肺水肿、重症肺结核、弥散性肺纤维化、硅肺、成人型呼吸窘迫综合征等；③胸廓病变，如胸

廓畸形、外伤、大量胸腔积液、手术创伤和气胸等;④肺血管疾病,如肺毛细血管瘤、肺血管栓塞等。

2.神经系统及呼吸肌疾病

脑血管病变、脑炎、脑外伤、脊髓灰质炎、药物中毒、多发性神经炎、肌萎缩侧束硬化、重症肌无力、电击等。

(二)发病机制

1.肺泡通气不足

可引起缺氧和二氧化碳潴留及 $PaCO_2$ 升高。而 $PaCO_2$ 升高,直接影响肺泡二氧化碳分压。呼吸驱动力减弱,呼吸道阻力增加,生理无效腔增加均可导致通气不足。

2.通气与血流比例(V/Q)失调

低氧血症最常见的原因。肺泡通气与灌注周围毛细血管血流比例必须协调,一般肺泡通气量为 4L/min,肺毛细血管血流量为 5L/min,正常情况两者比例应为 0.8 才能保证有效的气体交换。若 $V/Q<0.8$,则产生右至左肺动静脉样分流;若 $V/Q>0.8$,则生理无效腔增多。V/Q 失调最终引起缺氧,而无 CO_2 潴留。

3.弥散障碍

肺泡弥散面积减少或呼吸膜增厚均可引起气体的弥散障碍。O_2 的弥散能力仅为 CO_2 的 1/20,故弥散障碍时主要影响氧的交换,产生单纯性缺氧。

4.氧耗量增加

发热、寒战、呼吸困难和抽搐均增加氧耗量,氧耗量增加是加重缺氧的原因之一。

(三)低氧血症和高碳酸血症对机体的影响

1.对中枢神经系统的影响

脑组织耗氧量大,占全身耗氧量的 20%～25%,全身各组织器官的细胞中,脑细胞对缺氧最为敏感。突然中断供氧 20s 即可出现深昏迷和全身抽搐,停止供氧 4～5min 即可导致不可逆的脑损害。若逐渐降低吸氧浓度,则缺氧因机体代偿而发生得较轻且缓慢。轻度缺氧可引起注意力不集中、智力减退、定向障碍,随着缺氧加重,可导致烦躁不安、神志恍惚、谵妄、甚至昏迷。二氧化碳潴留可影响脑细胞代谢,降低脑细胞兴奋性,直接抑制大脑皮质活动。轻度二氧化碳潴留,对皮质下层的刺激将增加,从而可间接兴奋大脑皮质,若 $PaCO_2$ 继续升高,则皮质下层将受到抑制,从而可使中枢神经处于麻醉状态。缺氧和二氧化碳潴留均会使脑血管扩张,血流量增加。严重缺氧会引起脑间质和脑细胞内水肿,导致颅内压增高,继而加重组织缺氧而造成恶性循环。

2.对循环系统的影响

缺氧和二氧化碳潴留均可刺激心脏,使心率加快、心排出量增加、血压上升,引起肺动脉收缩、肺循环阻力增加,导致肺动脉高压、右心负荷加重。急性严重缺氧或酸中毒可引起严重心律失常或心搏骤停;长期慢性缺氧可导致心肌纤维化、心肌硬化。$PaCO_2$ 轻、中度升高,可使浅表毛细血管和静脉扩张,可使部分肌肉、肾和脾血管收缩,因此患者四肢红润、温暖、多汗。

3.对呼吸的影响

缺氧对呼吸的影响远较二氧化碳为小。缺氧主要通过颈动脉窦和主动脉体化学感受器的反射作用刺激通气，若缺氧加重缓慢，则这种反射的反应迟钝。二氧化碳是强有力的呼吸中枢兴奋剂，吸入二氧化碳浓度增加时，通气量明显增加，二氧化碳过分升高时，呼吸中枢受抑制，通气量反而下降。慢性高碳酸血症患者通气量增加不明显，则与呼吸中枢反应迟钝、肾功能的代偿而使 pH 值未能明显下降有关。

4.对体液平衡的影响

严重缺氧抑制细胞的能量代谢，产生大量乳酸和无机磷，导致代谢性酸中毒。由于能量不足，引起钠泵功能障碍，使钾离子由细胞内转移到血液和组织间隙，钠和氢离子进入细胞内，造成细胞内酸中毒和高钾血症。急性二氧化碳潴留加重酸中毒，血 pH 值下降；慢性呼吸衰竭因二氧化碳潴留发生缓慢，由于机体的代偿作用，血 pH 值降低不明显。

5.对肝、肾功能的影响

缺氧可损害肝细胞，使血清谷丙氨酶升高，随着缺氧的纠正，肝功能可逐渐恢复正常。轻度缺氧和二氧化碳潴留会扩张肾血管，增加肾血流量和肾小球滤过率，使尿量增多，但当 PaO_2 为 40mmHg(5.3kPa)时，肾血流量减少，肾功能受到抑制。当 $PaCO_2$＞65mmHg(8.6kPa)时，pH 值明显下降，肾血管痉挛，肾血流量减少、尿量减少。

二、临床表现

(一)症状

除原发病症状外，呼吸衰竭的主要症状是缺氧和二氧化碳潴留引起的呼吸困难和多脏器功能紊乱的表现。

1.呼吸困难

最早、最突出的症状，患者可出现呼吸频率、节律和深度的改变，表现为呼吸浅促、点头、提肩呼吸，或出现“三凹征”。严重者，有呼吸节律的改变，如中枢性呼吸衰竭呈潮式、间歇或抽泣样呼吸；严重肺心病并发呼吸衰竭发生二氧化碳麻醉时，可出现浅慢呼吸。

2.发绀

缺氧的典型症状，当动脉血氧饱和度(SaO_2)低于 90％时，可在口唇、甲床等处出现发绀。因发绀的程度与还原血红蛋白含量相关，故伴有严重贫血或出血者，发绀可不显露，而 COPD 的患者，由于红细胞数量增多，发绀则更明显。

3.精神神经症状

慢性呼吸衰竭的精神症状不如急性呼吸衰竭明显，多表现为智力或定向功能障碍；缺氧早期由于脑血管扩张、血流量增加，出现搏动性头痛，继而注意力分散，智力或定向力减退；随着缺氧程度的加重，患者可逐渐出现烦躁不安、神志恍惚，进而嗜睡、昏迷。二氧化碳潴留常表现出先兴奋后抑制的症状，兴奋症状包括多汗、烦躁不安、白天嗜睡、夜间失眠等；二氧化碳潴留加重时，中枢神经系统则表现出抑制作用，患者出现神志淡漠、肌肉震颤、间歇抽搐、昏睡、昏迷等症状，称为“肺性脑病”。

4.循环系统表现

二氧化碳潴留使外周浅表静脉充盈、皮肤充血、温暖多汗。早期由于心排出量增多，患者可有心率增快、血压升高；后期出现周围循环衰竭、血压下降、心率减慢和心律失常，同时，由于长期的慢性缺氧和二氧化碳潴留引起肺动脉高压，患者可出现右心衰竭的症状。

(二)体征

主要体征为缺氧和二氧化碳潴留的表现。除与症状共有的表现外,可见外周浅表静脉充盈,皮肤温暖、面色潮红、多汗,球结膜充血水肿。部分患者可见视神经盘水肿,瞳孔缩小,腱反射减弱或消失,锥体束征阳性等。

(三)并发症

可有肺性脑病、消化道出血等。

三、治疗要点

呼吸衰竭治疗的基本原则:保持呼吸道通畅;正确应用氧疗,纠正缺氧;增加通气量,改善二氧化碳潴留;及时纠正酸碱失衡和电解质紊乱;积极处理原发病或诱因。维持心、脑、肾等重要脏器的功能,预防和治疗并发症。

(一)保持呼吸道通畅

如用多孔导管通过口腔、咽喉部,将分泌物或胃内反流物吸出。痰黏稠不易咳出,用溴己新喷雾吸入,亦可保留环甲膜穿刺塑料管,注入生理盐水稀释分泌物,或用支气管解痉剂 β_2 受体兴奋剂扩张支气管,必要时可给予肾上腺皮质激素吸入缓解支气管痉挛;还可用纤支镜吸出分泌物。如经上述处理效果差,则采用经鼻气管插管或气管切开,建立人工气道。

(二)氧疗

通过提高肺泡内氧分压(PaO_2),增加氧弥散能力,提高动脉血氧分压和血氧饱和度,增加可利用的氧。对于低氧血症伴高碳酸血症者,应低流量(1～2L/min)、低浓度(25%～29%)持续给氧。对低氧血症不伴高碳酸血症者,应给予高浓度(大于 35%)吸氧,使 PaO_2 提高到 60mmHg 或 SaO_2 在 90%以上。

(三)增加通气量、减少二氧化碳潴留

1.呼吸兴奋剂

为改善肺泡通气,促进二氧化碳的排出,可遵医嘱使用呼吸兴奋剂,以刺激呼吸中枢,增加呼吸频率和潮气量,从而改善通气。尼可刹米(可拉明)是目前常用的呼吸中枢兴奋剂,可兴奋呼吸中枢、增加通气量并有一定的苏醒作用。

2.机械通气

用于呼吸衰竭严重者。

(四)纠正平衡

纠正酸碱平衡失调和电解质紊乱。

(五)抗感染治疗

感染是呼吸衰竭的重要病因之一,人工气道机械通气和免疫功能低下的患者可反复发生感染,且不易控制感染。所以呼吸衰竭患者一定要在保持呼吸道引流通畅的条件下,根据痰菌培养及其药敏试验,选择有效的药物控制呼吸道感染。

四、护理评估

(一)健康史

主要评估如下内容:了解患者病前是否有慢性呼吸道疾病及呼吸道感染史。感染、高浓度吸氧、手术、创伤、使用麻醉药等可诱发呼吸衰竭。在评估患者一般状况时,还应注意,发热、寒

战、呼吸困难、肌肉抽搐等可增加耗氧量,可使缺氧加重。

(二)身体状况

(1)除引起呼吸衰竭的原发病的表现外,呼吸衰竭的临床表现以缺氧与二氧化碳潴留所致的多脏器功能紊乱的表现为主。

1)呼吸困难:胸闷、憋发、呼吸费力、喘息等是患者最常见的主诉。呼吸频率、节律和幅度均可发生变化。上呼吸道梗阻呈现吸气性呼吸困难,伴"三凹征",同时伴有干咳及高调吸气相哮鸣音。

2)发绀:以低氧血症为主,是呼吸衰竭的典型表现。原因:血中还原血红蛋白增加。判断:当 SaO_2 低于85%时可在血流丰富的口唇、指甲等处出现发绀。因通气不足或通气与血流比例失调所引起的发绀,吸氧数分钟后口唇可转红。影响发绀的因素:红细胞增多时发绀明显、贫血者不明显或不出现;严重休克者即使 PaO_2 正常,也可出现发绀;皮肤色素和心功能等也是发绀的影响因素。

3)精神、神经症状:急性缺氧可出现精神错乱、躁狂、昏迷、抽搐等症状。慢性缺氧出现智力或定向障碍。轻度二氧化碳潴留表现为多汗、烦躁、白天嗜睡、夜间失眠等兴奋症状。随着二氧化碳潴留的加重导致二氧化碳麻醉发生肺性脑病,则表现神志淡漠,甚至谵妄、间歇抽搐、扑翼样震颤、视神经盘水肿、昏睡、昏迷等,重者可因肺水肿、脑疝、累及脑干时抑制呼吸而死亡。

(2)体征:主要为缺氧和二氧化碳潴留的表现。除与症状共有的表现外,可见外周浅表静脉充盈-皮肤温暖、面色潮红、多汗,球结膜充血水肿。部分患者可见视神经盘水肿,瞳孔缩小,腱反射减弱或消失,锥体束征阳性等。

(三)并发症

严重呼吸衰竭损害肝、肾功能,可出现转氨酶、血尿素氮升高,甚至黄疸、蛋白尿、氮质向症等;损害胃肠黏膜,发生充血水肿、糜烂、渗血,可引起。上消化道出血,少数可出现休克及弥散性血管内凝血(DIC)等。

(四)实验室和其他检查

主要评估如下内容。血气分析:$PaO_2<60mmHg$,$PaCO_2>50mmHg$,$SaO_2<75\%$。血液酸碱度(pH):正常值7.35～7.45,代偿性酸中毒或碱中毒,pH值在正常范围,低于7.35为失代偿性酸中毒,高于7.45为失代偿性碱中毒。

(五)心理-社会资料

当脑细胞缺氧时,患者的意识状态发生改变,对外界环境及自我的认识能力逐渐减弱或消失,出现记忆、思维、定向力、性格、行为等一系列精神紊乱,生活自理能力减弱或完全丧失,必须依赖于医护人员提供帮助和照顾。

五、常用护理诊断

(一)气体交换受损

气体交换受损与肺气肿引起的肺顺应性降低、呼吸肌无力、气道分泌物过多,不能维持自主呼吸有关。

(二)清理呼吸道无效

清理呼吸道无效与呼吸道感染或阻塞、呼吸肌无力及无效咳嗽有关。

(三)慢性意识障碍

慢性意识障碍与缺氧和二氧化碳潴留引起的中枢神经系统抑制有关。

(四)营养失调(低于机体需要量)

低于机体需要量与呼吸肌衰竭和呼吸道感染加重而致食欲下降或胃肠道淤血有关。

(五)语言沟通障碍

语言沟通障碍与气管插管、气管切开或脑组织缺氧和二氧化碳潴留抑制大脑皮质有关。

(六)潜在并发症

体液平衡失调,上消化道出血。

六、护理目标

(1)患者呼吸困难缓解,发绀减轻或消失。

(2)气道通畅,痰能排出,痰鸣音明显减少或消失。

(3)患者精神状态好转,神志逐渐清醒

(4)体重增加,营养状态好转。

(5)能够与医护人员有效沟通,并积极配合治疗护理。

(6)各种紊乱得以纠正,并发症能被及时发现并采取相应措施。

七、护理措施

(一)改善呼吸,保持气道通畅

1.休息与体位

协助患者取半卧位,以利于增加通气量。注意室内空气清新、温暖,定时消毒,防止交叉感染。

2.清除呼吸道分泌物

注意清除口咽部分泌物或胃内反流物,预防呕吐物反流入气管。要鼓励患者多饮水和用力咳嗽排痰;对咳嗽无力者应定时帮助翻身拍背,边拍边鼓励排痰。可遵医嘱给予口服祛痰剂,无效时采用雾化吸入的方法以湿化气道。对昏迷患者则定时使用无菌多孔导管吸痰,以保持呼吸道通畅。

3.缓解支气管痉挛

遵医嘱应用支气管扩张剂,以松弛支气管平滑肌,减少气道阻力,改善通气功能。

4.控制感染

呼吸衰竭时,呼吸道分泌物积滞常易导致继发感染而加重呼吸困难。因此,在保持呼吸道引流通畅的前提下,根据痰菌培养和药敏试验结果,选择有效的抗生素控制呼吸道感染十分重要。在实施氧疗、气管插管、气管切开、建立人工气道进行机械通气的过程中,必须注意无菌操作,并注意保暖和口腔清洁,以防呼吸道感染。

5.建立人工气道

对于病情严重又不能配合,昏迷或呼吸道大量痰液潴留伴有窒息危险,全身状态较差,明显无力,或动脉血二氧化碳分压进行性增高的患者,应及时建立人工气道和机械通气支持。

6.经鼻插管护理

为避免气管插管及气管切开,近年来多采用经鼻插管。经鼻插管的患者耐受性好,可停留较长时间,并减少了并发症的发生。

(1)插管前将塑料导管经30℃加温使之变软,使之易于经鼻腔后鼻孔插入气道,减少插管对气道的机械损伤。

(2)因管腔长,吸痰管必须超过导管顶端,吸痰时边抽边旋转吸痰,将深部分泌物吸出。

(3)充分湿化气道使痰液稀释,以利于清除,防止管腔阻塞。

(4)塑料导管气囊压力较好,每日仅需放气1~2次,气囊可减少口咽分泌物进入下呼吸道。

(二)合理给氧

通过增加吸氧浓度,提高肺泡内氧分压(PaO_2),进而提高PaO_2和SaO_2,从而可纠正缺氧和改善呼吸功能。目前多采用鼻导管、鼻塞或面罩给氧,配合机械通气可气管内给氧。

(1)对于低氧血症伴高碳酸血症者,应低流量(1~2L/min)、低浓度(25%~29%)持续给氧,主要原因在于:在缺氧伴高碳酸血症的慢性呼吸衰竭患者,其呼吸中枢化学感受器对二氧化碳的反应性差,此时呼吸的维持主要依靠缺氧对颈动脉窦和主动脉体化学感受器的兴奋作用;若吸入高浓度氧,PaO_2迅速上升,可使外周化学感受器失去了缺氧的刺激,其结果是患者的呼吸变慢变浅,肺泡通气量下降,$PaCO_2$随即迅速上升,严重时可陷入二氧化碳麻醉状态,病情加重。在使用呼吸兴奋剂刺激通气或使用辅助呼吸机改善通气时,吸入氧浓度可稍高。

(2)对低氧血症不伴高碳酸血症者,应予以高浓度(大于35%)吸氧,使PaO_2提高到60mmHg或SaO_2在90%以上。此类患者的主要病变是氧合障碍,由于通气量足够,高浓度吸氧后,不会引起二氧化碳潴留。

(3)给氧过程中,若呼吸频率正常、心率减慢、发绀减轻、尿量增多、神志清醒、皮肤转暖,提示组织缺氧改善,氧疗有效。当患者发绀消失、神志清楚、精神好转、$PaO_2>60mmHg$(8.0kPa)、$PaCO_2<50mmHg$(6.7kPa)时,可考虑终止氧疗。停止吸氧前必须间断吸氧,以后逐渐停止氧疗。

(三)病情观察

(1)注意生命体征和意识改变,随时发现病情变化,及时向医生报告。

(2)加强安全防范措施。因患者常有烦躁、抽搐、神志恍惚等现象,故应加强安全防范措施,如加床栏等,以防受伤。

(四)心理护理

护士在解除患者疾苦的同时,要多了解和关心患者,特别是建立人工气道和使用呼吸机治疗的患者,应经常床旁巡视、照料,通过语言或非语言交流抚慰患者,在采用各项医疗护理措施前,应向患者作简要说明,并以同情、关切的态度和有条不紊的工作作风给患者以安全感,取得患者信任与合作。

(五)观察及预防并发症

1.体液失衡

定期采血进行血气分析和血生化检查,根据血气分析结果判断酸碱失衡情况。呼吸衰竭中常见的酸碱失衡包括:呼吸性酸中毒、呼吸性酸中毒合并代谢性酸中毒、呼吸性酸中毒合并代谢性碱中毒。针对这些酸碱失衡，临床上除做到充分供氧和改善通气以纠正呼吸性酸中毒外，护士可遵医嘱静脉滴注少量5%碳酸氢钠以治疗代谢性酸中毒，或通过采取避免二氧化碳排出过快、适当补氯、补钾等措施缓解代谢性碱中毒。

2.上消化道出血

严重缺氧和二氧化碳潴留患者，应根据医嘱服用硫糖铝以保护胃黏膜，预防上消化道出血，同时予以充足热量及高蛋白质、易消化、少刺激、富含维生素饮食。注意观察呕吐物和粪便情况，出现黑便时，予以温凉流质饮食；出现呕血时，应暂禁食，并静脉输入西米替丁、奥美拉唑(洛赛克)等。

(六)用药护理

1.抗生素

呼吸道感染是呼吸衰竭最常见的诱因，建立人工气道进行机械通气和免疫功能低下的患者可因反复感染而加重病情。在保持气道通畅的条件下，根据痰细菌培养和药敏试验结果，选择有效的抗生素积极控制感染。

2.呼吸兴奋剂

为改善肺泡通气，促进二氧化碳的排出，可遵医嘱使用呼吸兴奋剂，以刺激呼吸中枢，增加呼吸频率和潮气量，从而改善通气。尼可刹米(可拉明)是目前常用的呼吸中枢兴奋剂，可兴奋呼吸中枢、增加通气量并有一定的苏醒作用。使用时应密切观察药物的毒副作用。都可喜是口服的呼吸兴奋剂，主要通过刺激颈动脉窦和主动脉体化学感受器来兴奋呼吸中枢，适用于较轻的呼吸衰竭患者。

八、健康教育

(1)向患者及家属讲解疾病的发病机制、发展和转归。语言力求通俗易懂，尤其对一些文化程度不高的老年患者应反复讲解。

(2)教会患者缩唇、腹式呼吸等呼吸功能锻炼的方法，以促进康复、延缓肺功能的恶化。指导患者如何进行体位引流以及进行有效的咳嗽、咳痰，以保持气道通畅。

(3)嘱患者坚持正确用药，掌握药物剂量、用法和注意事项。对出院后仍需吸氧的患者，应指导患者和家属学会合理的家庭氧疗方法，并了解氧疗时应注意的问题，保证用氧安全。

(4)增强体质，积极避免各种引起呼吸衰竭的诱因。具体包括：教会患者预防上呼吸道感染的方法，如用冷水洗脸等耐寒锻炼；鼓励患者改进膳食结构，加强营养；避免吸入刺激性气体，劝告吸烟者戒烟；避免日常生活中不良因素的刺激，如情绪激动等，以免加重气急而诱发呼吸衰竭；尽量少去人流量较大的公共场所，减少与感冒者的接触，减少呼吸道感染的机会。

(5)若咳嗽、咳痰加重，痰量增多，出现脓性痰，气急加重或伴发热，应及时就医，以控制呼吸道感染。

九、预后

呼吸衰竭的预后，不仅取决于患者病情的严重程度，是否发生了并发症和是否抢救及时，还取决于原发病或病因能否被去除。急性呼吸衰竭，若处理及时、恰当，可完全康复，否则可导致严重后果。慢性呼吸衰竭如能度过危重期，其后的关键措施在于控制病情发展，预防和控制呼吸道感染，减少急性发作，延缓病情恶化，加强训练，维持生活自理能力和提高生活质量。

第三章　心血管内科疾病的护理

第一节　慢性心力衰竭

慢性心力衰竭(CHF)又称慢性充血性心力衰竭,是大多数心血管疾病的最终归宿,也是最主要的死亡原因。根据我国抽样统计,成人心力衰竭患病率为0.9%,引起CHF的基础心脏病的构成比以高血压、冠心病为主。

一、病因与发病机制

(一)病因

慢性心力衰竭主要由于原发性心肌损害及心脏负荷过重所致。原发性心肌损害包括缺血性心肌损害(以冠心病最常见)、心肌炎、心肌病、心肌代谢障碍性疾病等。心脏负荷过重包括压力负荷(后负荷)和容量负荷(前负荷)过重。压力负荷常见于高血压、主动脉瓣狭窄、肺动脉高压、肺动脉瓣狭窄等。容量负荷过重常见于心脏瓣膜关闭不全、先天性心血管病、全身血容量增多或循环血量增多的疾病等。

(二)诱因

使心力衰竭发生或加重的常见诱因如下。

(1)感染(最常见),尤其是呼吸道感染。

(2)各种类型的心律失常,尤以心房纤颤为甚。

(3)静脉输液速度过快、输液量过多,钠盐摄入过多等,可导致血容量的增加。

(4)妊娠、分娩、过度劳累或情绪激动等。

(5)不恰当停用洋地黄或利尿药、降血压药等治疗不当。

(6)原有心脏病变加重或并发其他疾病等。

(三)发病机制

心功能受损时,机体首先发生多种代偿机制,使心功能在一定时间内维持在相对正常水平。但这些代偿机制也均有其负性效应使心功能逐渐失代偿。

(1)Frank-Starling机制增加心脏的前负荷,可使回心血量增多,心室舒张末期容积增加,从而增加心排出量及心脏做功量,但当随之升高的心房压、静脉压达到一定高度时,即出现肺的阻性充血或腔静脉系统充血。

(2)心肌肥厚:心脏后负荷增加时常以心肌肥厚作为主要代偿机制。肥厚心肌收缩力增强,克服后负荷阻力,使心排出量在一定时间内维持正常,可无心力衰竭症状,但心肌从整体上显得能源不足,长期负荷过重最终导致心肌细胞死亡。

(3)神经体液的代偿机制:交感神经兴奋性增强,可使心肌收缩力加强、心率加快,心排出量增加,导致心肌耗氧量增加,且有促心律失常作用。肾素-血管紧张素醛固酮系统(RAAS)

激活，可使心肌收缩力增强，周围血管收缩，同时促进醛固酮分泌，使水、钠潴留，增加总体液量及心脏前负荷，对心力衰竭起到代偿作用。近年的研究表明，RAAS被激活后，血管紧张素Ⅱ及醛固酮分泌增加可导致细胞和组织的重塑。长期作用后会加重心肌损伤和心功能恶化，后者又进一步激活神经体液机制，如此形成恶性循环，使病情恶化。近年来不断发现一些新的肽类细胞因子如心房钠尿肽和脑钠肽、精氨酸加压素、内皮素等，参与心力衰竭的发生和发展。

在心腔扩大、心室肥厚等代偿性变化的过程中，心肌细胞、胞外基质、胶原纤维网等均有相应变化，也就是心室重塑过程。心肌细胞减少使心肌整体收缩力下降；纤维化的增加又使心室的顺应性下降，重塑更趋明显，心肌收缩力不能发挥其应有的射血效应，如此形成恶性循环，最后发展到不可逆性心肌损害的终末阶段。

二、临床表现

(一)左心衰竭

左心衰竭主要表现为肺淤血及心排出量降低。

1.症状

(1)呼吸困难：程度不同的呼吸困难是左心衰竭最主要的症状。

1)劳力性呼吸困难：最早出现与体力劳动后回心血量增加有关；休息后可缓解。

2)端坐呼吸：肺淤血达到一定的程度时，患者平卧后横膈上抬、回心血量增多，呼吸困难加重，常需高枕卧位、半卧位，甚至端坐时方可稍缓解。

3)夜间阵发性呼吸困难：患者入睡后突然因憋气而惊醒，被迫采取坐位，呼吸深快。重者可有哮鸣音，称为心源性哮喘。其原因除睡眠平卧后血液重新分配使肺血量增加外，夜间迷走神经张力增加，小支气管收缩，横膈高位，肺活量减少等也是促成因素。大多于端坐休息后可自行缓解。

4)急性肺水肿：心源性哮喘的进一步发展，是左心衰竭呼吸困难最严重的形式。

(2)咳嗽、咳痰、咯血：肺泡和支气管黏膜淤血导致咳嗽、咳痰，白色浆液性泡沫状痰为其特点。开始常于夜间发生，坐位或立位时可减轻。长期慢性淤血，肺静脉压力升高，支气管黏膜下扩张的血管破裂可引起大咯血。

(3)乏力、疲倦、头晕、心悸：因心排出量下降，器官、组织灌注不足及代偿性心率加快所致。

(4)少尿及肾功能损害症状严重左心衰竭时，肾的血流量明显减少，可出现少尿。长期慢性肾血流量减少可导致血尿素氮、肌酐升高并出现肾功能不全症状。

2.体征

(1)肺部湿啰音：肺毛细血管压增高，液体渗出到肺泡可导致肺部湿啰音。随着病情的由轻到重，肺部啰音可从局限于肺底部直至全肺。

(2)心脏体征：除基础心脏病的固有体征外，可有心脏扩大，肺动脉瓣区第二心音亢进及舒张期奔马律。

(二)右心衰竭

以体静脉淤血表现为主。

1.症状

(1)消化道症状：食欲缺乏、恶心、呕吐、腹胀等是右心衰竭最常见的症状，由于胃肠道及肝脏淤血导致。

(2)劳力性呼吸困难:多见于继发于左心衰竭的右心衰竭。由分流性先天性心脏病或肺部疾病所致的单纯性右心衰竭亦可出现明显呼吸困难。

2.体征

(1)水肿:由体静脉压力升高导致。首先出现于身体最低垂的部位,呈对称性、可压陷性。胸腔积液以双侧多见,若为单侧,则以右侧多见,可能与右膈下肝淤血有关。

(2)颈静脉征:颈静脉搏动增强、充盈、怒张是右心衰竭的主要体征,肝颈静脉反流征阳性则更具特征性。

(3)肝大:肝脏因淤血肿大,常伴压痛。持续慢性右心衰竭可致心源性肝硬化,晚期可出现黄疸、肝功能受损及大量腹腔积液。

(4)心脏体征:除基础心脏病的固有体征外,可有右心室扩大、三尖瓣关闭不全的反流性杂音。

(三)全心衰竭

右心衰竭继发于左心衰竭而形成全心衰竭,左、右心衰竭的临床表现可同时存在。当右心衰竭出现后,右心排出量减少,阵发性呼吸困难等肺淤血症状反而会有所减轻,但发绀加重。

三、实验室及其他检查

(一)X线检查

心力衰竭时心影常扩大。早期肺静脉压增高时,可见肺门血管影增强、上肺血管影增多。肺动脉压力增高可见右下肺动脉增宽,进一步出现间质性肺水肿可见肺野模糊。

(二)超声心动图

能准确地提供各心腔大小变化及心瓣膜结构及功能情况。可用左心室射血分数(LVEF)估计心脏收缩功能,或以心动周期中舒张早期与舒张晚期心室充盈速度最大值之比(E/A)判断舒张功能。

(三)放射性核素检查

放射性核素心血池显影有助于判断心室腔大小,计算EF值及左心室最大充盈速率,能较好地反映心脏收缩、舒张功能。

(四)磁共振显像(MRI)检查

能精确计算收缩末容积、舒张末容积、心搏出量和射血分数,还可比较左、右心室的心搏出量,测定二尖瓣和主动脉瓣的反流量,以判断疾病严重程度。

(五)心肺吸氧运动试验

心肺吸氧运动试验通过计算最大耗氧量和无氧阈值,测定患者对运动的耐受量,仅适用于慢性稳定型心力衰竭患者。

(六)有创性血流动力学检查

必要时采用漂浮导管经静脉插管直至肺小动脉插管,测定各部位的压力及血液含氧量,计算心脏指数(CI)及肺小动脉楔压(PCWP),直接反映左心功能。

四、治疗要点

慢性心力衰竭的治疗原则是采取综合治疗措施,包括病因治疗,调节心力衰竭代偿机制,减少其负面效应，如拮抗神经体液因子的过分激活等。治疗目的：提高运动耐量，改善生活质量；防止和延缓心力衰竭的发生；缓解临床心力衰竭患者的症状，改善长期预后和降低病死率。

(一)病因治疗

对高血压、冠心病、糖尿病、代谢综合征等进行早期干预，有效治疗，积极消除感染、心律失常、酸碱平衡紊乱、甲状腺功能亢进等诱因。

(二)一般治疗

改变生活方式，戒烟、限酒，避免精神刺激，控制钠盐摄入，控制体力活动，适当进行有氧运动。

(三)药物治疗

1.利尿剂

通过排钠排水以减轻水肿，降低心脏容量负荷。常用的利尿剂有噻嗪类利尿剂(如氢氯噻嗪等)、袢利尿剂(如呋塞米等)、保钾利尿剂(如螺内酯、氨苯蝶啶等)。通常从小剂量开始，逐渐加量，病情控制后以最小有效量维持。

2.血管紧张素转换酶抑制剂(ACEI)

ACEI除发挥扩管作用，改善心力衰竭时的血流动力学、减轻淤血症状外，更重要的是降低心力衰竭患者代偿性神经体液的不利影响，限制心肌、小血管的重塑，以达到维护心肌的功能，推迟充血性心力衰竭的进展，降低远期病死率的目的。目前ACEI种类很多，如卡托普利、贝那普利、培哚普利等，从极小量开始，逐渐加量，达到最大耐受剂量后长期维持应用。因ACEI引起干咳不能耐受者可改用血管紧张素Ⅱ受体阻滞剂，如氯沙坦、缬沙坦等。

3.β受体阻滞剂

对抗代偿机制中交感神经激活的不利影响，改善心室重构，可明显提高运动耐量，降低病死率，改善心力衰竭的预后。除患者有心动过缓、支气管痉挛性疾病、二度及二度以上房室传导阻滞等禁忌证或不能耐受外，对所有左心室射血分数下降导致的稳定的心力衰竭患者均应使用β-受体阻滞剂。首先从小剂量开始，如美托洛尔12.5mg/d、比索洛尔1.25mg/d、卡维地洛6.25mg/d，逐渐增加剂量，适量长期维持，通常在用药2～3个月后出现临床疗效。

4.正性肌力药

(1)洋地黄类药物：通过增强心肌收缩力、抑制心脏传导系统及兴奋迷走神经，可以改善患者的生活质量，洋地黄类药物是治疗心力衰竭的主要药物。常用的洋地黄制剂如下。

1)地高辛：适用于中度心力衰竭维持治疗；口服片剂每片0.25mg，4～8h获得最大效应，连续服药7天后血浆浓度可达有效稳态；维持量给药可大大减少洋地黄中毒的发生率，每次0.25mg，口服，1次/天；老年、肾功能损害或低体重患者宜减量。

2)毛花苷丙(西地兰)：适用于急性心力衰竭或慢性心力衰竭加重时，特别是心力衰竭伴快速心房颤动者；每次0.2～0.4mg稀释后静脉注射，24h总量0.8～1.2mg，注射后10min起效，1～2h达高峰。

3)毒毛花苷K：适用于急性心力衰竭患者。每次0.25mg稀释静脉注射，注射后5min起效，0.5～1h达高峰。心电图ST-T呈鱼钩样改变，见于长期服用洋地黄制剂者，为洋地黄效应。洋地黄轻度中毒剂量仅为有效治疗量的2倍，心肌在缺血、缺氧情况下中毒剂量则更小，水、电解质紊乱特别是低血钾、肾功能不全、与其他药物的相互作用等是常见的引起洋地黄中毒的原因。洋地黄中毒最重要的反应是心律失常，最常见者为室性期前收缩。快速房性心律失常伴有传导阻滞是洋地黄中毒的特征性表现。发生洋地黄中毒应立即停药，对快速室性心律失常者，如血钾浓度低可静脉补钾，如血钾不低可用利多卡因或苯妥英钠，一般禁用电复律；对传导阻滞及缓慢性心律失常者可用阿托品皮下或静脉注射。

(2)非洋地黄类正性肌力药：包括肾上腺素能受体兴奋剂(如多巴胺.多巴酚丁胺等)和磷酸二酯酶抑制剂(如米力农、氨力农等)。前者可使心肌收缩力增强，血管扩张，特别是肾小血管扩张，心跳加快不明显；后者通过提高细胞内 cAMP 的水平，促使 Ca^{2+} 内流增加，心肌收缩力增强。研究证明，过度或长期应用此类药物会加重心肌损害，导致病死率增高，故只能短期应用。

5.血管扩张剂

血管扩张剂可减轻心脏前、后负荷，但近年来对于慢性心力衰竭已不主张常规应用肼苯达嗪和硝酸异山梨酯等血管扩张剂，仅对于不能耐受 ACEI 的患者可考虑应用小静脉扩张剂硝酸异山梨酯和扩张小动脉的 α_1 受体阻滞剂肼苯达嗪等。

(四)其他治疗

对于慢性心力衰竭和心脏失同步化患者进行心脏再同步化治疗(CRT)，通过植入双心腔起搏装置，用同步化方式刺激右心室和左心室，从而治疗心脏的非同步收缩，不仅可缓解症状，提高生活质量，而且还可显著降低患者病死率和因心力衰竭而再入院的入院率。药物治疗无效者可考虑应用机械性循环辅助装置维持心脏功能。对不可逆心力衰竭患者，心脏移植是其唯一的出路，5 年存活率可达 75%以上。

五、护理评估

(一)健康史

(1)询问患者有无冠心病、高血压、风湿性心瓣膜病、心肌炎、心肌病等病史；有无呼吸道感染、心律失常、过度劳累、妊娠或分娩等诱因。

(2)呼吸困难情况，包括呼吸困难的急缓、时间、严重程度、缓解及加重的因素等，是否影响睡眠，有无咳嗽、咳痰、乏力等伴随症状，痰液的性状和量；有无烟酒嗜好，日常休息情况及活动量、活动耐力情况；既往及目前检查、用药和治疗情况。

(二)身体状况

1.一般状态

生命体征是否稳定；意识是否清醒；精神状态如何；体位是否采取半卧位或端坐位。

2.心肺

肺部有无湿啰音或哮鸣音。心脏有无扩大，心尖部有无舒张期奔马律、病理性杂音，有无心律失常等。有无身体低垂部位水肿等。

3.其他

有无颈静脉充盈、怒张；肝颈静脉反流征是否阳性；肝脏有无肿大及压痛；水肿的部位及程度，有无浆膜腔积液；有无皮肤黏膜发绀。

(三)实验室和其他检查

评估心肺X线检查、超声心动图有无异常,以判断有无心力衰竭及病情严重程度,有无肺部感染、胸腔积液或心包积液。血氧饱和度(SaO_2)、血气分析,判断缺氧程度及酸碱平衡状况。

(四)心理-社会资料

心力衰竭长期反复发作,日常生活及体力活动受限,睡眠欠佳等,容易导致患者焦虑。病情的加重及进展可导致患者恐惧及绝望。家人因长期照顾患者,容易焦躁,容易忽视患者的心理感受。应注意患者是否精神紧张、焦虑甚至悲观绝望。

六、常用护理诊断

(一)气体交换受损

气体交换受损与肺淤血致气体弥散功能下降有关。

(二)体液过多

体液过多与体循环淤血、水钠潴留、低蛋白血症有关。

(三)活动无耐力

活动无耐力与心排出量下降有关。

(四)潜在并发症

洋地黄中毒。

(五)焦虑

焦虑与慢性病程、病情反复、担心预后有关。

(六)知识缺乏

缺乏对心力衰竭的诱因及用药知识的了解。

七、护理目标

(1)患者呼吸困难减轻或缓解,肺部啰音消失,无缺氧表现,血气指标正常。

(2)患者能够叙述限制钠盐摄入的重要性,并执行低盐饮食计划,水肿、腹腔积液减轻或消失。

(3)患者能够说出限制最大活动量的指征,遵循活动计划,主诉活动耐力增加,能进行正常自理活动。

(4)患者能够说出内心感受,焦虑减轻,治疗疾病信心增强。

(5)患者能够叙述洋地黄中毒的表现,无洋地黄中毒发生,或一旦发生能及时发现和控制。

八、护理措施及依据

(一)气体交换受损

1.一般护理

病房保持安静、室温适宜、空气新鲜。患者应进低热量、低钠、高蛋白质、产气少、易消化饮食,并根据病情适当限制水的摄入。根据心力衰竭程度控制钠盐的摄入:心功能Ⅰ级、Ⅱ级者控制在5g/d以下,使用利尿剂者可适当增加;心功能Ⅲ级者控制在2.5～3g/d;心功能Ⅳ级者控制在2g/d以下。避免食用含钠量高的腌制品、碳酸饮料等;宜少食多餐,不易过饱。注意保持大便通畅。

2.药物护理

(1)血管紧张素转换抑制剂(ACEI)最常见的不良反应是干咳,其次有低血压、肾功能一过性恶化、高钾血症等。临床上无尿性肾衰竭、妊娠哺乳期妇女及对 ACEI 过敏者禁用本类药物。双侧肾动脉狭窄、血肌酐水平明显升高(225μmol/L 以上)、高血钾(5.5mmol/L 以上)及低血压者亦不宜使用。用药期间需监测血压,避免体位的突然改变,监测血钾水平和肾功能。干咳不能耐受者可改用肾素一血管紧张素系统(ARB)。

(2)μ 受体阻滞剂的不良反应包括心动过缓、低血压、心功能恶化等。在用药期间应监测心率和血压,当心率低于 50 次/分时,暂停给药。为减轻其负性肌力作用,待心力衰竭稳定、无体液潴留后,由小剂量开始,逐渐加量,适量维持,用药初期心力衰竭症状可能会加重,注意监测心功能变化。逐渐减量停药,突然停药可导致撤药综合征,诱发急性心血管事件的发生。

(3)硝酸酯制剂的不良反应主要是头痛、面红、心动过速、血压下降等,注意监测患者的心率和血压。

(二)体液过多

使用利尿剂护理:指导患者遵医嘱正确使用利尿剂,监测体重和腹围、记录 24h 液体出入量以观察利尿疗效。用药时间应尽量在早晨及日间,以免夜间频繁排尿而影响患者休息。噻嗪类和袢利尿剂主要的不良反应是低钾血症,可诱发心律失常或洋地黄中毒;氨苯蝶啶和螺内酯主要的不良反应是高钾血症。故用药期间应注意监测血钾变化。血管紧张素转换抑制剂、肾素-血管紧张素系统等有较强的保钾作用,应注意避免与保钾利尿剂合用。

(三)活动无耐力

1.制订活动计划

根据患者心功能情况安排患者活动与休息。

(1)心功能Ⅰ级者不限制一般的体力活动,积极参加体育锻炼,但避免剧烈运动和重体力活动。

(2)心功能Ⅱ级者适当限制体力活动,增加午睡时间,强调下午休息,可从事较轻体力工作和家务劳动。

(3)心功能Ⅲ级者严格限制一般体力劳动,充分休息,日常生活可自理或在他人协助下自理。

(4)心功能Ⅳ级者绝对卧床休息,患者采取坐位或半卧位,生活由他人照顾。对绝对卧床休息的患者需加强床旁护理,在病情许可情况下应鼓励患者做下肢被动或主动运动,以防止静脉血栓形成。待病情好转可循序渐进地增加活动量。

2.活动过程中监测

注意观察患者有无呼吸困难、胸痛、心悸、头晕、疲劳、大汗、面色苍白、低血压等情况,若出现上述情况则及时停止活动,并通知医生。

(四)潜在并发症(洋地黄中毒)

1.观察洋地黄作用

食欲增加、心率减慢、呼吸困难减轻、肝体积缩小、尿量增多、水肿减轻等均表示洋地黄治疗有效。

2.预防洋地黄中毒

低血钾是洋地黄中毒的常见原因。老年人、心肌缺血缺氧、重度心力衰竭、低镁血症、肾功能减退等因素也是洋地黄中毒的原因；与奎尼丁、胺碘酮、维拉帕米、阿司匹林、硝苯地平、钙剂、抗甲状腺药等药物合用可增加洋地黄中毒机会。给药前询问有无上述因素及药物用药史，用药期间监测血钾。

3.观察洋地黄中毒表现

(1)各类心律失常：频发室性期前收缩呈二、三联律最常见，亦可出现非阵发性交界区心动过速，房性期前收缩，心房颤动及房室传导阻滞等心律失常，快速房性心律失常又伴有传导阻滞是洋地黄中毒的特征性表现。

(2)胃肠道反应：食欲下降、恶心、呕吐。

(3)中枢神经系统症状：头痛、倦怠、视力模糊、黄视、绿视等。每次用药前应做到询问患者有无胃肠道和神经系统症状，并监测心率、心律变化。若心率＜60 次/分或突然明显增快，或节律出现变化，均应暂停给药，检查心电图并及时报告医生，配合治疗。

4.正确给药

口服药漏服后不能补服。毛花苷 C 或毒毛花苷 K 应稀释后缓慢(10～15min)静脉注射，并记录给药时间，同时监测心率、心律及心电图变化。

5.洋地黄中毒的处理

(1)立即停用洋地黄及排钾利尿剂。

(2)快速性心律失常合并低血钾者可口服或静脉补钾，无低血钾者可用利多卡因或苯妥英钠治疗。

(3)传导阻滞及缓慢性心律失常者可用阿托品 0.5～1.0mg 皮下或静脉注射，一般不需安置临时心脏起搏器。

(4)电复律因易致心室颤动而禁用。

(五)焦虑

做好心理护理。告知患者及家属烦躁、焦虑和情绪激动可导致心脏负荷增大，病情加重。护士应给予患者足够的关心和信任感，帮助患者认识本病的特点，鼓励患者表达内心感受；针对患者实际情况指导患者自我心理调整，保持情绪稳定、乐观；适当与家属交流，动员家属安慰并陪伴患者，进行心理安慰，以增强其治疗的自信心。

九、护理评价

(1)患者呼吸困难和发绀减轻或消失，肺部啰音消失，血气分析指标恢复正常。

(2)患者能复述低钠饮食的重要性，水肿、腹腔积液减轻或消失。

(3)患者主诉活动耐力增加，活动时无明显不适。

(4)情绪稳定、乐观，配合治疗。

(5)未发生洋地黄中毒。

十、健康教育

(1)告知患者及家属控制血压、血糖和血脂异常，积极治疗原发病的必要性，指导患者积极治疗原发病。避免感染(尤其是呼吸道感染)、过劳、情绪激动、输液过快过多等诱因。预防感冒,家里经常通风,尽量不去公共场所,避免交叉感染。育龄妇女应在医生指导下决定是否可以妊娠和自然分娩。

(2)低盐、低脂、低热量、高维生素、清淡、易消化饮食。少食多餐,避免过饱。多食蔬菜、水果,防止便秘。根据心功能严格限制钠盐摄入,切忌盐腌食物。使用排钾利尿剂者,多进食含钾丰富的食物,如西红柿、香蕉、马铃薯等。避免吸烟、饮酒等高危因素。

(3)保证充足的睡眠。根据心脏功能和体力状况,选择适当的运动方式及运动量,注意劳逸结合。心功能不全时注意休息,必要时绝对卧床休息。平时合理安排活动和休息,避免重体力劳动和剧烈运动。在心功能恢复后可从事轻体力劳动或工作,并循序渐进地进行运动锻炼,活动量以不出现心悸、气急为度。

(4)告知患者坚持遵医嘱服药的重要性以及服用药物的药名、剂量、用法。严格按医嘱服药,不能擅自加减药品、剂量或停药。教会患者及家属观察疗效和不良反应,尤其是洋地黄类药物的毒副反应的识别。教会患者服用地高辛前自测脉搏,当脉搏小于60次/分时或脉率增快,节律改变,有厌食、恶心、腹泻、视物不清、黄视、绿视、心悸等症状时应暂停用药,并立即到医院就诊。

(5)护士应指导家属给予患者积极的支持,让患者保持情绪稳定、乐观,提高对治疗的依从性。

(6)学会自我监护,及时发现病情变化。当发现体重或症状有明显变化时应及时就诊。定期到门诊复查。

十一、预后

慢性心力衰竭的总体预后较差,其长期的心性病死率和总病死率、心血管事件发生率、再入院率均很高,患者的生活质量差,因此慢性心力衰竭是危害严重的临床综合征。一旦诊断,约有半数患者在5年内死亡,重症患者1年病死率高达50%。不可逆心力衰竭患者大多是病因无法纠正的,如扩张型心肌病、晚期缺血性心肌病患者,心肌情况已至终末状态不可逆转。

第二节 急性心力衰竭

急性心力衰竭(AHF)是指由于急性心脏病变引起的心排出量显著、急骤降低导致组织器官灌注不足和急性淤血综合征。临床上急性左心衰竭常见,其主要表现是肺水肿或心源性休克。

一、病因与发病机制

心脏解剖或功能的突发异常,心排出量急剧降低和肺静脉压突然升高可导致急性左心衰竭。

(一)急性弥散性心肌损害

弥散性心肌损害→心肌收缩无力→左心排出量急剧下降→肺静脉压力陡升而发生急性肺循环淤血,可引起急性左心衰竭,常见病因有冠心病急性广泛前壁心肌梗死、乳头肌梗死断裂、急性心肌炎等。

(二)急性而严重的心脏负荷增加

如静脉输液过多、过快,急性心肌梗死或感染性心内膜炎致瓣膜性急性反流等,使容量负荷急剧增加;严重的二尖瓣狭窄者突然过度体力活动,突然动脉压显著增高或高血压危象等,可使心脏后负荷增高,导致急性左心衰竭。

(三)严重心律失常

如持续发作的快速心律失常(心率大于180次/分)或严重缓慢性心律失常(心率小于35次/分)。其中,快速心律失常最常见,由于心率过快,左心室充盈障碍,左心室排出量显著减少,肺循环压力升高,引起肺水肿。

二、病理

主要病理基础为心脏收缩力突然严重减弱,左心室瓣膜急性反流,心排出量急剧减少,左心室舒张末压(LVEDP)迅速升高,肺静脉回流不畅。由于肺静脉压快速升高,肺毛细血管压随之升高使血管内液体渗入到肺间质和肺泡内形成急性肺水肿。

三、临床表现

(一)症状

急性左心衰竭主要表现为急性肺水肿。患者突发严重呼吸困难,呼吸频率可达30～40次/分,端坐呼吸,频繁咳嗽,咳大量泡沫状黏液痰,典型为粉红色泡沫状痰,严重时可由口、鼻涌出。面色灰白、口唇发绀、大汗淋漓、皮肤湿冷、烦躁不安、有濒死感,极重者可因脑缺氧而神志模糊,甚至休克。

(二)体征

血压可一过性升高,随病情进展,血压可持续下降直至休克。两肺满布湿啰音和哮鸣音,心率增快,心尖部第一心音减弱,可闻及舒张期奔马律,肺动脉瓣第二心音亢进。

四、实验室及其他检查

胸部X线检查:早期间质水肿时,上肺静脉充盈、肺门血管影模糊、小叶间隔增厚;肺水肿时表现为蝶形肺门;严重肺水肿时,为弥散满肺的大片阴影。

重症患者采用漂浮导管行床边血流动力学监测,随病情加重,肺毛细血管嵌压(PCWP)增高,心脏指数(CI)下降。

五、治疗要点

急性心力衰竭是严重的急危重症,抢救是否及时、合理与预后密切相关。待急性症状缓解后,应着手对诱因及基本病因进行治疗。

(一)坐姿

患者取坐位,双腿下垂,以减少静脉回流。

(二)吸氧

立即高流量鼻管给氧,病情严重者应采用面罩呼吸机持续加压或双水平气道正压给氧,将血氧饱和度维持在95%以上。

(三)吗啡

静脉注射吗啡3～5mg,有镇静、舒张小血管及降低心率作用,以减轻心脏负荷。必要时每间隔15mm重复1次,共2～3次。老年患者酌减剂量或改为肌内注射。

(四)呋塞米

静脉注射呋塞米20～40mg,快速利尿并扩张静脉以缓解肺水肿。4h后可重复1次。

(五)血管扩张剂

1.硝酸甘油

硝酸甘油静脉滴注在合适剂量时不仅扩张小静脉,而且扩张动脉(包括冠状动脉),降低左心室前、后负荷,但不影响组织灌注,特别适用于冠心病患者。小剂量(10μg/min)起始静脉滴注,根据血压及心率调整滴速,以收缩压达到90～100mmHg为度。

2.硝普钠

硝普钠为动、静脉血管扩张剂。常用12.5～25μg/min静脉滴注,根据血压逐步调整剂量,使收缩压维持在100mmHg左右;对原有高血压者血压降幅不超过80mmHg,维持量多为50～100μg/min。因其含有氰化物,用药时间不宜超过24h。

3.酚妥拉明

酚妥拉明为α受体阻滞剂,以扩张小动脉为主。静脉用药以0.1mg/min开始,根据血压每5～10min调整1次,最大可增至1.5～2.0mg/min。

(六)正性肌力药

外周低灌注(低血压、肾功能下降)伴或不伴淤血或肺水肿,使用最佳剂量的利尿剂和扩张血管剂无效时,应使用正性肌力药物。常用药物有多巴胺、多巴酚丁胺、磷酸二酯酶抑制剂、洋地黄类药物等。因其有增加心肌耗氧量和钙负荷的潜在危险性,故应谨慎使用。

(七)机械辅助治疗

极危重患者可采用主动脉内球囊反搏和临时心肺辅助系统。

六、常用护理诊断

(一)气体交换受损

气体交换受损与急性肺水肿有关。

(二)恐惧

恐惧与病情突发、严重,极度呼吸困难及窒息感有关,与抢救时的紧张气氛有关。

七、护理目标

(1)能维持良好的气体交换状态。

(2)情绪逐渐稳定,表情安静。

八、护理措施

(一)一般护理

安置患者进危重监护病房,协助患者取坐位,双腿下垂。必要时四肢轮流结扎,即扎止血带于四肢近心端,轮流结扎三个肢体,每隔5min换一个肢体,平均每个肢体扎15min,放松5min,结扎不宜过紧,也不宜过久,以免引起动脉供血障碍和坏疽。

(二)氧疗护理

迅速开放气道,立即6～8L/min高流量鼻导管给氧。氧气湿化瓶内加入20%～30%酒精,以降低肺泡内泡沫的表面张力,使泡沫破裂有利于改善通气。注意保持呼吸道通畅和鼻导管通畅，间断吸取气道分泌物，做好口、鼻腔护理。患者持续高浓度吸氧可出现衰弱无力、恶心、呕吐、干咳、胸骨后疼痛及抽搐等氧中毒征象，故高浓度吸氧时间不宜过长。若 PaO_2 仍小于 60mmHg，则应给予机械通气辅助呼吸，常用呼气末正压通气(PEEP)，加压给氧以降低吸氧浓度，提高肺泡内压力，减少浆液渗出，改善肺泡换气功能。

(三)用药护理

迅速建立静脉通道，按医嘱及时准确给予强心、利尿、镇静、血管扩张剂等药物，并观察疗效和不良反应。如应用扩血管药要严格遵医嘱用药，并定时监测血压，根据血压调节剂量，尽量用输液泵控制滴速。硝普钠稀释后溶液不稳定，故应现用现配；硝普钠见光易变质分解，应避光滴注；硝普钠含有氰化物，大剂量长期使用会发生硫氰酸中毒，故连续用药不宜超过 24h。多巴酚丁胺可使心律失常发生率增加，所以应注意监测心率和心律的变化。

(四)病情观察

严密监测生命体征、血氧饱和度、心电图、血电解质、血气分析等变化；准确记录 24h 液体出入量；观察意识、皮肤温度颜色和肺部湿啰音等的变化；出现休克表现时，应立即报告医生，并配合抢救；对安置漂浮导管者监测血流动力学指标的变化。

(五)心理护理

鼓励患者说出内心感受，尽量陪护患者，耐心与患者交谈，讲解急性心力衰竭的有关知识，以消除患者恐惧心理。医护人员避免在患者面前讨论病情，必要时留陪护。护士应与家属密切接触，提供情感支持。抢救患者时必须保持镇静操作熟练、忙而不乱，给患者以信任、安全感。

九、护理评价

(1)无呼吸困难、缺氧。肺部湿啰音及哮鸣音消失。

(2)血气分析正常。

(3)情绪稳定、乐观。

十、健康教育

(1)向患者及家属介绍急性心力衰竭的病因，指导其针对基本病因进行治疗、避免诱因。如控制高血压，积极治疗原发心脏疾病等。

(2)嘱患者在静脉输液前主动向医护人员说明心脏病史，及时控制输液量及速度。

(3)嘱患者定期门诊复查，观察患者进展情况，出现频繁咳嗽、气急、咳粉红色泡沫痰时应，立即取端坐位，及时到医院就诊。

十一、预后

急性心力衰竭的近期预后与基础病因、心功能恶化程度及抢救是否及时、合理等因素有关。由于某些因素，如血压急剧升高，严重心律失常，输液过多、过快等原因造成的急性左心衰竭较易控制，预后相对较好。急性心肌梗死造成的急性心力衰竭，心源性休克病死率较高。心脏瓣膜病合并急性左心衰竭病死率高。心肌疾病出现急性左心衰竭后大多逐渐发展为顽固型心力衰竭，预后甚差。

第三节　心绞痛

一、稳定型心绞痛

稳定型心绞痛(stable angina pectoris)是指在冠状动脉狭窄的基础上，由于心脏负荷的增加引起心肌急剧的、暂时的缺血与缺氧的临床综合征。临床以阵发性胸骨后压榨性疼痛为主要特点，可放射至心前区和左上肢尺侧，常发生于劳力负荷增加时，持续数分钟，休息或用硝酸酯制剂后消失。

本病男性多于女性，年龄多在40岁以上，劳累、情绪激动、饱食、寒冷、急性循环衰竭等为常见的诱因。

(一)病因与发病机制

本病的基本病因是冠状动脉粥样硬化。粥样斑块突入冠状动脉管腔使之狭窄导致冠脉血流量减少，当心脏负荷突然增加，如劳累、激动、饱餐、寒冷等，使心肌耗氧量增加，狭窄的冠状动脉供血量不能满足心肌代谢的需要时，在缺氧状态下，酸性代谢产物(如乳酸、丙酮、磷酸等)产生增加就可刺激心脏内自主神经的感觉神经而引起心绞痛。

(二)病理

经冠状动脉造影可发现冠状动脉有一支或多支管腔狭窄，狭窄程度不一。少数患者无显著狭窄，可能是由于冠状动脉痉挛、冠状动脉的小分支病变、血红蛋白和氧的解离异常、交感神经活动过度、心肌代谢异常等所致。

(三)临床表现

1.症状

以发作性胸痛为主要临床表现，典型表现如下。

(1)部位：主要在胸骨体中段或上段之后，可波及心前区，范围约手掌大小，甚至贯穿整个胸廓。常放射至左肩、左臂内侧达无名指和小指，或至颈、咽或下颌部。

(2)性质：胸痛常为压迫性、紧缩感，也可有烧灼感。部分患者仅觉胸闷不适而无胸痛。常被迫停止原来的活动，直至症状缓解。

(3)诱因：常由体力劳动、情绪激动、饱食、寒冷等所诱发。疼痛发生于劳力或激动的当时，而不是在劳累之后。

(4)持续时间：疼痛一般持续3～5min，很少超过15min。可数日或数周发作一次，亦可1天内多次发作。

(5)缓解方式：休息或舌下含化硝酸甘油可使之缓解。

2.体征

心绞痛发作时，患者可出现心率增快、血压升高、面色苍白、出冷汗，有时出现第四或第三心音奔马律以及心尖部收缩期杂音。

(四)实验室及其他检查

1.心电图

这是发现心肌缺血、诊断心绞痛最常用的检查方法。约半数患者静息心电图正常,也可有非特异性 ST 段和 T 波异常;心绞痛发作时可出现暂时性心肌缺血性 ST 段压低、T 波低平或倒置,平时有 T 波持续倒置的患者,发作时可变为直立。运动心电图及 24h 动态心电图(Holter)出现缺血性 ST-T 改变时有助于心绞痛的诊断。

2.冠状动脉造影

诊断本病最可靠的依据。可确定冠状动脉及其分支狭窄的部位及程度,用于指导治疗和判断预后。一般狭窄在 50%～70%之间有临床意义。

3.其他检查

有冠状动脉内超声显像、磁共振显像(MRI)冠状动脉造影等。

4.放射性核素检查

201T1-心肌显像可显示心肌缺血的部位和范围,对心肌缺血的诊断较有价值。

(五)治疗要点

心绞痛的治疗原则是改善冠状动脉的血供和降低心肌的耗氧,同时治疗动脉粥样硬化。

1.发作期治疗

立即停止活动、就地休息。进行硝酸甘油 0.3～0.6mg 舌下含化,1～2min 起效;硝酸异山梨酯 5～10mg 舌下含化,2～5min 起效。可重复含化。

2.缓解期治疗

包括控制危险因素,避免诱因;应用硝酸酯制剂、β 受体阻滞剂、钙通道阻滞剂、抗血小板药物(阿司匹林)、调脂药物等防止心绞痛发作的药物。

3.其他治疗

包括内科的介入治疗、外科的搭桥术等。

二、不稳定型心绞痛

不稳定型心绞痛(UA)是冠状动脉内有不稳定的粥样斑块,一旦破裂即引起血栓形成,造成管腔闭塞而进展至心肌梗死,必须予以高度重视。

(一)病因与发病机制

与稳定型劳力性心绞痛的区别主要在于,冠脉内不稳定的粥样斑块继发出血、斑块纤维帽出现裂隙、脱落、血小板聚集其上和(或)刺激冠状动脉痉挛,导致心肌缺血加重。虽亦可因劳力负荷诱发,但劳力负荷中止后胸痛并不能缓解。

(二)临床表现

胸痛的部位、性质与稳定型心绞痛相似,其表现如下。

(1)原为稳定型心绞痛,在 1 个月内疼痛发作的频率增加、程度加重、时间延长、诱发因素变化,硝酸酯类药物缓解作用减弱。

(2)1 个月之内新发生的心绞痛,并因较轻的负荷所诱发。

(3)休息状态下发作心绞痛或较轻微活动即可诱发,发作时表现为 ST 段抬高的变异型心绞痛。

UA在临床上分为如下三种类型。①低危组:新发的或是原有劳力性心绞痛恶化加重,达CCSⅢ级或Ⅳ级,发作时ST段下移1mm以下,持续时间在20min以下,胸痛间期心电图正常或无变化。②中危组:就诊前1个月内(但48h内未发)发作1次或数次,静息心绞痛及梗死后心绞痛,持续时间少于20min,心电图可见T波倒置大于0.2mV,或有病理性Q波。③高危组:就诊前48h内反复发作,静息心绞痛伴一过性ST段改变(大于0.05mV),新出现束支传导阻滞或持续性室性心动过速,持续时间大于20min。

(三)治疗要点

1.一般治疗

卧床1～3天,持续心电监护,吸氧,应用吗啡止痛。

2.抗心绞痛治疗

(1)硝酸甘油或硝酸异山梨酯含服、喷雾或持续静脉滴注,直至症状缓解。

(2)变异型心绞痛以钙通道阻滞剂的疗效最好,亦可同服β受体阻滞剂。

3.抑制血小板聚集

应用阿司匹林、肝素或低分子肝素以防止血栓形成,阻止病情进展为心肌梗死。

4.急诊冠脉介入治疗

对于个别病情极严重、保守治疗效果不佳者,可行急诊冠状动脉介入治疗。

UA经治疗病情稳定,出院后应继续强调抗凝和调脂治疗,以促使粥样斑块稳定。缓解期的进一步检查及长期治疗方案与稳定型劳力性心绞痛相同。

三、护理评估

(一)健康史

(1)询问患者有无高血压高血脂、吸烟、糖尿病、肥胖等危险因素;了解患者的年龄、饮食习惯、生活方式、工作性质及性格;有无劳累、情绪激动、饱食、寒冷、吸烟、心动过速及休克等诱发因素。

(2)重点评估:患者胸痛的部位、性质、持续时间、诱发因素及缓解方式;有无向其他部位放射;与以往发作有何不同;发作的频率和药物治疗效果;心绞痛的临床类型辨别。

(二)身体状况

注意评估患者的心率、血压、额外心音以及心脏杂音。

(三)实验室及其他检查

重点评估:心电图(静息、运动及动态)的变化特点;行选择性冠状动脉造影患者的血管病变部位和狭窄程度;^{201}TI心肌显像所示的缺血部位和范围等。

(四)心理-社会资料

注意评估心绞痛引起的紧张、焦虑和濒死感所致的恐惧心理。

四、主要护理诊断

(一)疼痛(胸痛)

胸痛与心肌缺血、缺氧有关。

(二)潜在并发症

急性心肌梗死。

五、护理目标

(1)能避免各种诱因,胸痛缓解或消失。

(2)住院期间未发生心肌梗死。

六、护理措施

(一)疼痛(胸痛)

1.休息与活动

心绞痛发作时应立即停止活动,就地或卧床休息。采取中等流量吸氧。给予低盐、低脂肪、高维生素、易消化的饮食。保持大便通畅,避免用力排便。

2.病情观察

注意观察心绞痛的发生部位、性质、持续时间及缓解方式,密切监测生命体征及心电图变化,观察有无心律失常、不稳定型心绞痛和急性心肌梗死等的发生,发现异常立即报告医生并协助处理。

3.用药护理

应用硝酸酯制剂含化时,口腔应保持一定量的唾液以利于溶解,勿急于咽下。发作频繁者,可静脉滴注。该类药物的主要不良反应是头痛、面红、心悸及血压下降。为防止低血压,应减慢滴速、取平卧位,变换体位动作宜缓慢。

4.心理护理

向患者解释紧张、焦虑可增加心肌氧耗、加重心肌缺血,甚至诱发心肌梗死,不利于病情稳定,故心绞痛发作时应由专人陪护,给予心理安慰,指导患者放松身心,缓解焦虑和恐惧。

(二)潜在并发症(急性心肌梗死)

1.休息与活动

已经确诊心绞痛的患者,应避免劳累、情绪激动、饱食、寒冷、吸烟等诱发因素,适当增加休息时间,调整工种(避开重体力、精神过度集中的工作),以免并发急性心肌梗死。

2.病情观察

密切观察心绞痛发作的特点有无改变,一旦出现较以往发作频繁、程度较剧持续时间较久、硝酸甘油疗效差、诱发因素不明显,应警惕并发急性心肌梗死的可能。若心电图出现 ST 段一时性明显抬高或压低,T 波倒置或增高,应立即住院,按急性心肌梗死治疗及护理。

3.心理护理

向患者及家属介绍心绞痛的基本知识,告知患者避免各种诱发因素、严格遵医嘱应用药物控制本病的危险因素(如高血脂、高血压等),保持平和的心绪,就可避免心肌梗死的发生,以解除患者因担心并发心肌梗死产生的恐惧心理。

七、护理评价

(1)患者胸痛缓解或基本消失,并能避免各种诱因。

(2)患者病情稳定,未发生心肌梗死。

八、其他护理诊断

(一)活动无耐力

活动无耐力与活动时诱发心绞痛有关。

(二)焦虑

焦虑与心绞痛反复发作及担心预后有关。

(三)知识缺乏

患者缺乏控制心绞痛的诱发因素及预防性用药的知识。

九、健康教育

(一)疾病知识介绍

与患者和家属共同寻找并控制冠心病的危险因素,避免各种诱发因素。教会患者和家属心绞痛发作时的缓解方法。指导患者正确用药,学会观察药物疗效和不良反应。嘱患者随身携带硝酸酯类药物以备急救,一旦心绞痛发作频繁、程度加重、持续时间延长、休息或硝酸甘油不能缓解,应警惕急性心肌梗死发生,立即护送就医。应定期门诊复查。

(二)调节生活方式

生活规律,按时作息。饮食应低热量、低脂肪、低胆固醇及低盐,戒烟限酒。适当运动,控制体重,减轻精神压力。

十、预后

多数心绞痛患者发病之后经积极治疗仍能从事一般性体力劳动,且能存活多年。部分患者有发生心肌梗死或猝死的危险,尤其是 ACS 患者。故应积极控制基本病因一冠状动脉粥样硬化。

第四节 心肌梗死

心肌梗死(myocardial infarction,MI)是指冠状动脉内粥样斑块破裂、血栓形成,导致管腔闭塞,冠状动脉供血中断,使相应的心肌严重而持久地急性缺血导致心肌坏死。临床表现为持久的胸骨后剧烈疼痛、发热、白细胞计数和血清心肌坏死标志物增高以及心电图进行性改变;可发生心律失常、休克或心力衰竭,属 ACS 的严重类型。

一、病因与发病机制

基本病因是冠状动脉粥样硬化,造成一支或多支血管腔狭窄和心肌血供不足,而侧支循环未充分建立。在此基础上,一旦血供急剧减少或中断,使心肌严重而持久地急性缺血达 1h 以上,即可发生心肌梗死。绝大多数的心肌梗死是由于不稳定的粥样斑块溃破,继而出血和管腔内血栓形成,使管腔闭塞所致。少数情况下粥样斑块内或其下发生出血或血管持续痉挛,也可使冠状动脉完全闭塞。

促使斑块破裂的诱因:重体力活动、情绪过分激动、血压剧升或用力大便时,致左心室负荷明显加重;饱餐特别是进食多量脂肪后,血脂增高,血黏稠度增高;休克、脱水、出血、外科手术或严重心律失常,致心排出量骤降,冠状动脉灌流量锐减;晨起 6 时至 12 时交感神经活动增加，机体应激反应性增强，心肌收缩力、心率、血压增高，冠状动脉张力增高。

二、病理

绝大多数AMI患者冠脉内可见在粥样斑块的基础上有血栓形成使管腔闭塞。冠状动脉闭塞后20～30min，受其供血的心肌即有少数坏死，开始了心肌梗死的病理过程。1～2h绝大部分心肌呈凝固性坏死，心肌间质充血、水肿，伴多量炎症细胞浸润。以后，坏死的心肌纤维逐渐溶解，形成肌溶灶，随后渐有肉芽组织形成。

继发性病理变化有：在心腔内压力的作用下，坏死心壁向外膨出，可产生心脏破裂（心室游离壁破裂、心室间隔穿孔或乳头肌断裂）或逐渐形成心室壁瘤。坏死组织1～2周后开始吸收，3周后逐渐纤维化，在6～8周形成瘢痕愈合，称为陈旧性或愈合性心肌梗死（OMI或HMI）。

三、临床表现

（一）先兆

多数患者在发病前数日有乏力，胸部不适，活动时心悸、气急、烦躁等前驱症状，以新发生心绞痛或原有心绞痛加重最为突出。心绞痛发作较以往频繁、程度较剧、持续时间较久、硝酸甘油疗效差、诱发因素不明显。同时心电图示ST段一时性明显抬高或压低，T波倒置或增高，应警惕近期发生心肌梗死的可能。此时应及时住院处理，避免发生心肌梗死。

（二）症状

1.疼痛

最早、最突出的症状，清晨多发。疼痛部位和性质与心绞痛相同，但诱因多不明显，程度较重，持续时间较长，可达数小时或数天，休息和含化硝酸甘油多不能缓解。患者常烦躁不安、出汗、恐惧、胸闷或有濒死感。少数患者无疼痛，一开始即表现为休克或急性心力衰竭。部分患者疼痛位于上腹部，易被误认为胃穿孔、急性胰腺炎等急腹症；部分患者疼痛放射至下颌、颈部、背部上方，易被误认为骨关节痛。

2.全身症状

发病24～48h后出现发热、心动过速、白细胞增高和血沉增快等，是由坏死物质被吸收所引起的。体温一般在38℃左右，很少达到39℃，持续约1周。

3.胃肠道症状

疼痛剧烈时常伴有频繁的恶心、呕吐和上腹胀痛、肠胀气，与迷走神经受坏死心肌刺激和心排出量降低组织灌注不足等有关，重者可出现呃逆。

4.心律失常

心律失常见于75％～95％的患者，多发生于起病1～2天，尤以24h内最多见。以室性心律失常最多，尤其是室性期前收缩，其中恶性心律失常可诱发心室颤动危及患者生命。下壁心肌梗死易发生缓慢性心律失常，如房室传导阻滞。

5.休克

休克多于起病后数小时至数天内发生，见于约20％的患者，表现为收缩压低于80mmHg，烦躁不安、面色苍白、皮肤湿冷、脉细而快、大汗淋漓、尿量少于20mL/h，意识模糊，甚至昏厥。休克多为心肌广泛（40％以上）坏死，心排出量急剧下降所致。

6.心力衰竭

主要是急性左心衰竭，表现为呼吸困难、咳嗽、发绀烦躁等症状，严重者可发生肺水肿，随后可有颈静脉怒张、肝大、水肿等右心衰竭表现。出现右心室梗死者可一开始就出现右心衰竭表现，伴血压下降。

(三)体征

心脏浊音界可增大，心率多增快或减慢，心尖区第一心音减弱、出现粗糙的收缩期杂音或伴收缩中晚期喀喇音及奔马律等。少数患者出现心包摩擦音、各种心律失常。几乎所有患者都有血压降低。起病前有高血压者，血压可降至正常，且可能不再恢复到起病前的水平。

(四)并发症

1.乳头肌功能失调或断裂

造成不同程度的二尖瓣脱垂并关闭不全，重者出现左心衰竭，并发肺水肿而在数日内死亡。

2.心脏破裂

发生于起病1周内，心室游离壁破裂，造成急性心脏压塞而猝死。

3.栓塞

若为左心室附壁血栓脱落，可引起脑、肾、脾或四肢等动脉栓塞。若因下肢静脉血栓形成而脱落，则产生肺动脉栓塞。

4.心室壁瘤

主要见于左心室，可导致左心衰竭、心律失常、栓塞等。

5.心肌梗死后综合征

梗死发生后数周至数月内出现，可反复发生，表现为心包炎、胸膜炎或肺炎，有发热、胸痛等症状。

四、实验室及其他检查

(一)心电图

常有动态的特征性的改变。对心肌梗死的诊断、定位、估面积、估病情演变和预后有重要意义。

1.特征性改变

ST段抬高性心肌梗死者特征性心电图表现如下。

(1)面向心肌损伤区的导联上出现ST段抬高呈弓背向上型。

(2)面向透壁心肌坏死区的导联上出现宽而深的Q波(病理性Q波)。

(3)面向心肌缺血区的导联上出现T波倒置。

在背向梗死区的导联则出现相反的改变，即R波增高、ST段压低和T波直立并增高。

2.动态性改变

ST段抬高性心肌梗死者如下。

(1)超急性期改变：起病数小时内，出现异常高大两肢不对称的T波。

(2)急性期改变：数小时后，ST段明显抬高，弓背向上，与直立的T波连接，形成单相曲线。数小时至两天内出现病理性Q波，同时R波减低。

(3)亚急性期(近期)改变:如不进行治疗,ST 段抬高持续数日至两周左右,逐渐回到基线水平,T 波则变为平坦或倒置。

(4)慢性期改变:数周至数月后,T 波呈 V 形倒置,两肢对称,波谷尖锐。T 波倒置可永久存在,也可在数月至数年内逐渐恢复。

非 ST 段抬高性心肌梗死者:表现为 ST 段普遍压低(除 aVR,有时 V1 导联外),对称倒置的 T 波加深持续数日或数周后恢复。

(二)实验室检查

(1)白细胞、中性粒细胞增多;红细胞沉降率增快;C 反应蛋白(CRP)增高。

(2)血中心肌坏死标志物增高:①肌红蛋白起病后 2h 内升高。②肌钙蛋白 I(cTnI)或 T(cTnT)起病 3～4h 后升高。这些心肌结构蛋白含量的增高是诊断心肌梗死的敏感指标。③肌酸激酶同工酶(CK-MB)起病后 4h 内升高,其增高的程度能较准确地反映梗死的范围。其他心肌酶(如天门冬氨酸氨基转移酶、AST)亦可增高,但特异性较低。

(3)放射性核素检查:利用放射性核素锝或铊的特性,可显示心肌梗死的部位和范围。目前临床上已少用。

(4)超声心动图:可以了解心室壁的运动和左心室功能,诊断室壁瘤和乳头肌功能失调等。

五、治疗要点

治疗原则是尽快恢复心肌的血液灌注,以挽救濒死的心肌、防止梗死扩大或缩小心肌缺血范围,保护和维持心脏功能,及时处理严重心律失常、泵衰竭和各种并发症,防止猝死。

(一)一般治疗

在冠心病监护室(CCU)监测心电图、血压、心律、心率和心功能的变化,急性期绝对卧床,减少探视,避免各种不良刺激。吸氧,建立静脉通路并保持其畅通。

(二)解除疼痛

尽快选用哌替啶 50～100mg 肌内注射或吗啡 5～10mg 皮下注射,必要时重复使用。其他止痛药有可卡因、罂粟碱或再试用硝酸甘油或硝酸异山梨酯。心肌再灌注治疗可极有效地解除疼痛。

(三)再灌注心肌

起病 3～6h 内,静脉或冠状动脉内应用尿激酶、链激酶、重组组织型纤维蛋白溶酶原激活剂等纤溶酶原激活剂,以溶解冠状动脉内的血栓,或经皮冠状动脉介入治疗(PCI),使闭塞的冠状动脉再通,心肌得到再灌注,挽救濒死的心肌。

(四)消除心律失常

室性期前收缩或室性心动过速首选利多卡因静脉注射继以静脉滴注,心室颤动采用非同步直流电除颤;缓慢性心律失常可用阿托品肌内或静脉注射;二度以上房室传导阻滞可安装临时人工心脏起搏器;室上性快速型心律失常选用维拉帕米、美托洛尔等药物治疗,不能控制时可考虑同步直流电复律。

(五)控制休克

纠正心源性休克可采用补充血容量、升压药。有外周血管舒缩障碍时给予血管扩张剂如硝普钠或硝酸甘油。尚需纠正酸中毒、避免脑缺血、保护肾功能,必要时采用主动脉内球囊反搏术、介入治疗或主动脉冠状动脉旁路移植术。

(六)治疗心力衰竭

主要治疗急性左心衰竭,以吗啡(或哌替啶)和利尿剂为主,亦可选用血管扩张剂。洋地黄制剂可诱发室性心律失常,故梗死发生后24h内尽量避免使用洋地黄制剂。有右心室梗死的患者应慎用利尿剂。

(七)其他治疗

β受体阻滞剂(如美托洛尔等)可防止梗死范围扩大,改善急、慢性期的预后;血管紧张素转换酶抑制剂(ACEI,如培哚普利)有助于改善恢复期心室重塑,降低心力衰竭的发生率,从而降低病死率。不能耐受ACEI者可选用血管紧张素Ⅱ受体阻滞剂(ARB,如氯沙坦);溶栓治疗后应用肝素或低分子量肝素,继而口服氯吡格雷或阿司匹林抗凝。

六、护理评估

(一)健康史

1.评估患者有无冠心病危险因素,有无心绞痛发作史,有无过劳情绪激动,饱食、便秘等诱因。

2.评估患者胸痛的特点,尤其是起病时间、胸痛的剧烈程度;本次发作持续时间是否比以往长;有无明显的诱因,休息或服用硝酸甘油能否缓解;有无心律失常、休克、心力衰竭的表现。

(二)身体评估

评估患者的精神状态,有无面色苍白、痛苦表情及大汗淋漓;生命体征有无异常;心率、心律、心音有无变化,有无心脏杂音、奔马律及肺部啰音等。

(三)实验室及其他检查

重点评估静息心电图的动态变化特点;行选择性冠状动脉造影患者的血管病变部位和狭窄程度;^{201}TI-心肌显像所示的坏死部位和范围等。

(四)心理-社会资料评估

评估患者由于反复心绞痛发作产生的紧张、焦虑、抑郁心理,以及伴有濒死感的患者产生的恐惧心理。

七、主要护理诊断

(一)疼痛(胸痛)

胸痛与心肌缺血性坏死有关。

(二)活动无耐力

活动无耐力与心排出量减少所致全身氧供不足有关。

(三)有便秘的危险

便秘与活动少、不习惯床上排便有关。

八、护理目标

(1)胸痛减轻或消失。

(2)活动耐力逐渐增强。

(3)未发生便秘。

九、护理措施

(一)疼痛(胸痛)

1.休息与活动

急性期绝对卧床12h,保持环境安静,限制探视。患者的生活护理均有护士照顾。若病情稳定无并发症,应尽早鼓励患者行床上四肢活动,血压正常者可于病后第3天下床走动,并逐渐增加活动量。

2.饮食护理

起病后的前两天给予流质饮食,随着病情好转逐渐过渡到低盐、低脂肪、低胆固醇清淡饮食,提倡少量多餐。

3.氧疗护理

鼻导管吸氧,氧流量2～5L/min,以增加心肌氧供,减轻缺血和疼痛。

4.病情观察

安置患者于重症加强护理病房(CCU),严密监测生命体征、神志、心率、心律及尿量变化;观察胸痛是否缓解;备好除颤器、抗心律失常药及急救药等。若发现心律失常、心力衰竭和休克等征象,应立即报告医生并协助抢救。

5.用药护理

(1)应用吗啡或哌替啶时,应注意胸痛是否缓解,有无呼吸抑制脉搏加快、血压下降等不良反应。

(2)应用硝酸酯类药物应预防直立性低血压,严格控制输液量和滴速。

(3)使用溶栓药物,应先询问患者有无活动性出血、脑血管病、严重的高血压、近期手术史等禁忌证,检查血常规、出凝血时间和血型;观察溶栓不良反应如过敏反应、低血压和出血等,严重者立即终止治疗。

溶栓治疗成功的间接指标:①胸痛2h内基本消失;②心电图抬高的ST段于2h内回降50%以上;③2h内出现再灌注性心律失常;④血清CK-MB酶峰值提前出现(14h内)。

6.心理护理

专人陪护,鼓励患者说出内心感受,给予心理支持。告诉患者CCU内监测仪器均已开通,病情的任何变化都会显示,医护人员会及时有效地予以处理,可缓解患者的恐惧心理。向患者及家属解释疾病过程和治疗配合,说明紧张、恐惧会增加心肌耗氧量而不利于病情的控制。医护人员的工作应有条不紊、忙而不乱,以增加患者的信任和安全感。及时向家属通告病情和治疗进展,解答家属的疑问,提高家属和患者应对疾病的能力。

(二)活动无耐力

1.运动时机

依据患者的病情轻重及有无并发症,评估运动的时机。如患者病情稳定,无明显胸痛,安静时心率小于100次/分,无恶性心律失常、心力衰竭和心源性休克时,可进行康复训练。经有效的再灌注治疗使闭塞的血管及时再通者,可根据病情及早活动。

2.运动的益处

只要病情许可,即应开始运动锻炼,运动可促进血液循环,提高活动耐力,亦可防止深静脉血栓、便秘、肺部感染等并发症。

3.运动计划

告诉患者活动耐力的恢复是一个循序渐进的过程,既不能操之过急、过早或过度活动,也不能不敢活动。若病情稳定无并发症,24h后可在床上活动四肢。若无低血压,第3天即可下床站立、床边行走;第4、5天后,可户外活动并逐步增加活动量。若有并发症,应适当延长卧床时间。

4.运动监测

训练时应由护士在身边监测,以不引起任何不适为度。运动时的心率以增加10～20次/分为宜;当心率增加了20次/分以上,收缩压降低了15mmHg以上,出现心律失常或心电图ST段缺血型下移0.1mV以上或抬高0.2mV以上,则应退回前一个运动水平。出现下列情况时应减缓或终止运动:①胸痛、心悸、气短、明显疲劳等;②心肌梗死3周内活动时,心率变化超过20次/分或血压变化超过20mmHg;③心肌梗死6周内活动时,心率变化超过30次/分或血压变化超过30～40mmHg。

(三)有便秘的危险

1.了解排便情况

询问患者的排便习惯、排便次数、粪便形状及排便难易程度,平时有无习惯性便秘,是否服用通便药物。

2.饮食护理

多食富含粗纤维的蔬菜(如韭菜、芹菜等),血糖正常者可服用蜂蜜水、香蕉、梨等,增加每日饮水量。

3.腹部按摩

每日行腹部按摩(右下腹开始,顺时针方向)以促进肠蠕动;在病情许可的情况下,适当增加运动可促进肠蠕动、利于排便。

4.指导排便

指导患者养成每日定时排便的习惯。不习惯床上排便者,可允许床边使用坐便器,并提供隐蔽条件,如屏风或床帘遮挡。无腹泻者常规应用缓泻剂,已有便秘者应用开塞露或甘油灌肠。

5.预防并发症

嘱患者不可用力排便,以防诱发心力衰竭、肺梗死甚至心搏骤停。

十、护理评价

(1)患者胸痛症状消失。

(2)患者能按照活动计划运动,活动时能限制活动量,无并发症发生,活动耐力增强。

(3)患者能说出预防便秘的措施,未发生便秘。

十一、其他护理诊断

(一)恐惧

恐惧与剧烈胸痛伴濒死感、抢救气氛紧张有关。

(二)潜在并发症

心律失常、心力衰竭和心源性休克。

十二、健康教育

(一)疾病知识介绍

向患者及家属介绍心肌梗死的相关知识,尤应强调心肌梗死二级预防的重要性。

(二)改变生活方式

生活规律,按时作息。饮食应低热量、低脂肪、低胆固醇及低盐,戒烟、限酒。适当运动,控制体重,减轻精神压力。

十三、预后

预后与梗死范围的大小,侧支循环建立的情况以及治疗是否及时有关。急性期住院病死率过去一般为30%左右,采用监护治疗后降至15%左右,采用溶栓疗法后再降至8%左右,住院90min内施行介入治疗后进一步降至4%左右。死亡多发生在第一周内,尤其在数小时内,发生严重心律失常、休克或心力衰竭者,病死率尤高。非ST段抬高性心肌梗死近期预后虽佳,但长期预后则较差,可由于相关冠状动脉进展至完全阻塞或一度再通后再度阻塞以致再梗死或猝死。

第五节　原发性高血压

原发性高血压(primary hypertension)是以血压升高为主要表现的综合征,通常简称高血压。高血压是多种心、脑血管疾病的重要病因和危险因素,影响重要脏器,如心、脑、肾的结构与功能,最终导致这些器官的功能衰竭。另有约5%的血压增高的患者,是由某些疾病或病因引起的,称为继发性高血压。

高血压的患病率和发病率存在国家、地区或种族差异,发达国家高于发展中国家,美国黑人约为白人的2倍。我国高血压患病率北方高于南方;沿海高于内地;城市高于农村;高原少数民族地区较高。男、女患病率相近,青年期男性略高于女性,中年后女性稍高于男性。

目前我国采用国际上统一的高血压诊断标准,即收缩压等于或大于140mmHg和(或)舒张压等于或大于90mmHg可诊断为高血压。

一、病因与发病机制

(一)病因

1.遗传因素

高血压有明显的家族史,父母均有高血压,子女的发病概率高达46%。高血压的遗传可能为主要基因显性遗传和多基因关联遗传。

2.环境因素

(1)饮食:钠盐摄入过多是主要的饮食升压因素。钾、钙摄入不足,蛋白质、饱和脂肪酸摄入过多及饮酒过量均可引起高血压。

(2)精神应激:脑力劳动者、从事精神紧张度高的职业者、长期生活在噪声环境中听力减退者患高血压较多。

3.其他因素

肥胖、避孕药、睡眠呼吸暂停低通气综合征(SAHS)等亦可引发高血压。

(二)发病机制

1.交感神经系统活性亢进

各种致病因素使大脑皮质下神经中枢功能发生紊乱,各种神经递质浓度与活性异常,如去甲肾上腺素、肾上腺素、多巴胺等,导致交感神经系统活性亢进,儿茶酚胺分泌过多,引起阻力小动脉收缩增强而致血压升高。

2.肾性水钠潴留

引起肾性水钠潴留的因素:交感神经活性亢进使肾血管阻力增加;肾小球有微小结构病变;肾脏排钠激素(前列腺素、激肽酶、肾髓质素)分泌减少,或者肾外排钠激素(内源性类洋地黄物质、心房肽)分泌异常,或者潴钠激素释放增多。以上因素通过全身血流自身调节使外周血管阻力和血压升高。

3.肾素-血管紧张素醛固酮系统(RAAS)激活

肾小球入球动脉的球旁细胞分泌肾素,经系列转化生成血管紧张素Ⅱ(AⅡ)。AⅡ是RAAS的主要效应物质,作用于血管紧张素Ⅱ受体,使小动脉平滑肌收缩,刺激肾上腺皮质球状带分泌醛固酮(ALD)。这些作用均可使血压升高,参与并维持高血压。体内很多组织,例如血管壁、心脏也有RAAS各种组成成分。

4.细胞膜离子转运异常

血管平滑肌细胞有许多特异性的离子通道、载体和酶,组成细胞膜离子转运系统,维持细胞内外钠、钾、钙离子浓度的动态平衡。遗传性或获得性细胞膜离子转运异常,可使血管收缩反应性增强和平滑肌细胞增生与肥大,血管阻力增高。

5.胰岛素抵抗

胰岛素抵抗(insulin resistance,IR)是指必须以高于正常的胰岛素释放水平来维持正常的糖耐量,表示机体组织对胰岛素处理葡萄糖的能力减退。近年来认为,胰岛素抵抗是2型糖尿病和高血压发生的共同病理生理基础,但胰岛素抵抗是如何导致血压升高的,尚未明确。

二、病理

高血压早期无明显病理改变。长期高血压可引起全身小动脉的壁腔比值增加和管腔内径缩小,导致重要靶器官如心、脑、肾组织缺血。长期高血压及伴随的危险因素可促进动脉粥样硬化的形成及发展,主要累及大、中动脉。高血压对各重要脏器的影响如下。

(一)心脏

长期压力负荷增高,儿茶酚胺与血管紧张素Ⅱ等生长因子都可刺激心肌细胞肥大和间质纤维化,引起左心室肥厚和扩张,此时称为高血压心脏病。高血压心脏病常合并冠状动脉粥样硬化和微血管病变,最终可导致心力衰竭或严重心律失常,甚至猝死。

(二)脑

长期高血压使脑血管发生缺血与变性,形成微动脉瘤,从而发生脑出血。高血压促使脑动脉粥样硬化,粥样斑块破裂可并发脑血栓形成。

(三)肾脏

长期持续高血压使肾小球内囊压力升高，肾小球纤维化、萎缩，以及肾动脉硬化。更进一步导致肾实质缺血和肾单位不断减少，最终导致肾衰竭，尤其在合并糖尿病时。恶性高血压时，入球小动脉及小叶间动脉发生增生性内膜炎及纤维素样坏死，可在短期内出现肾衰竭。

(四)视网膜

视网膜小动脉早期发生痉挛，随着病程进展出现硬化改变。血压急骤升高可引起视网膜渗出和出血。

三、临床表现

(一)症状

大多数起病缓慢，一般缺乏特异临床表现。早期多无症状，常在无意中发现血压升高，少数患者是在出现严重并发症时才获知血压升高的。常见症状有头晕、头痛、疲劳、心悸、耳鸣、失眠等，症状轻重与血压高低不一定相平行。较重症状有视力模糊、鼻出血等。

(二)体征

血压常随季节，昼夜、情绪等因素而波动。一般冬季较高、夜间较低，清晨较高、情绪激动时较高。患者在家中的自测血压值往往较低。

心脏听诊可有主动脉瓣区第二心音亢进、收缩期杂音或收缩早期喀喇音，长期持续高血压可有左心室肥厚体征并可闻及第四心音。

(三)恶性或急进型高血压

少数患者发病急骤，舒张压持续超过130mmHg，并有头痛、视力模糊、眼底出血、渗出和视神经盘水肿。肾脏损害突出，持续蛋白尿、血尿与管型尿，病情进展迅速，预后很差，常死于肾衰竭、脑卒中或心力衰竭。

(四)并发症

1.高血压危象

常因紧张、疲劳、寒冷、突然停服降压药等而诱发全身小动脉强烈痉挛，血压上升快，影响重要脏器血液供应而产生危急症状，表现为头痛、烦躁、眩晕、恶心、呕吐，心悸、气急及视力模糊等。

2.高血压脑病

由于过高的血压突破了脑血流自动调节范围，脑组织血流灌注过多引起脑水肿。临床为剧烈头痛、呕吐、不同程度的意识障碍。

3.其他

脑血管病、心力衰竭、慢性肾衰竭、主动脉夹层及高血压视网膜病变等。

(五)高血压危险度分层

根据高血压患者有无其他心血管危险因素存在、靶器官受损情况及相关的临床情况，以及这几项因素合并存在时对心血管事件绝对危险的影响，进行危险分层。分层的意义在于判断预后、指导治疗。

1.用于分层的心血管疾病危险因素

(1)血压水平的定义(1～3级)。

(2)吸烟。

(3)血胆固醇浓度大于5.72mmol/L。

(4)糖尿病。

(5)男性大于55岁。

(6)女性大于65岁。

(7)早发心血管病家族史(发病年龄女性小于65岁,男性小于55岁)。

2.靶器官损害

(1)左心室肥厚(心电图或超声心动图)。

(2)蛋白尿和(或)血肌酐轻度升高(106～177μmol/L)。

(3)超声或X线证实有动脉粥样硬化斑块(颈、髂、股或主动脉)。

(4)视网膜动脉局灶或广泛狭窄。

3.相关临床情况

(1)心脏疾病:心肌梗死;心绞痛;冠状动脉血运重建术后;心力衰竭。

(2)脑血管疾病:脑出血;缺血性脑卒中;短暂性脑缺血发作。

(3)肾脏疾病:糖尿病肾病;血肌酐升高到177μmol/L以上。

(4)血管疾病:主动脉夹层;外周血管病。

(5)重度高血压性视网膜病变:出血或渗出;视神经盘水肿。

四、实验室及其他检查

(一)一般检查

一般检查包括尿蛋白、血糖、尿酸、血胆固醇、三酰甘油升高,后期可有肌酐、尿素氮升高。

(二)特殊检查

1.心电图检查

出现左心室肥大、劳损的心电图改变。

2.X线检查

显示主动脉弓迂曲延长,左心室增大,发生心力衰竭时肺野可有淤血征。

3.超声心动图

可了解心室壁厚度、心腔大小、心脏收缩和舒张功能、瓣膜情况。

4.眼底检查

有助于对高血压严重程度进行判断,根据眼底动脉的病理改变情况进行分级。

5.24h动态血压监测

有助于判断血压升高严重程度,了解血压昼夜节律,指导降压治疗以及评价降压药物疗效。

五、治疗要点

(一)治疗原则

改善生活行为、明确降压药物治疗的对象、血压控制目标值和控制多重心血管危险因素(如吸烟、血胆固醇水平、血肌酐水平、糖尿病等)。

(二)治疗措施

1.调节生活方式

适用于所有患者。包括减轻体重,减少钠盐摄入,补充钙和钾盐,减少脂肪摄入,戒烟限酒,适当运动,减轻心理压力,保持心理平衡等。

2.降压药物

目前常用的降压药物可归纳为五大类,即利尿剂、β受体阻滞剂、钙通道阻滞剂(CCB)、血管紧张素转换酶抑制剂(ACEI)和血管紧张素Ⅱ受体阻滞剂(ARB)。

3.用药原则

(1)从小剂量开始,逐步递增,达到血压控制目标值后长期维持治疗。

(2)主张使用长效制剂,可以减少血压波动,降低主要心血管事件的发生危险和靶器官损害,并提高用药的依从性。

(3)联合用药,有利于血压在相对较短时期内达到目标值,也有利于减少不良反应。

(4)个体化用药,适于有并发症或并发症患者。

除上述五大类主要的降压药物外,尚有交感神经抑制剂.直接血管扩张剂、α_1 受体阻滞剂等降压药。因其不良反应较多,目前不主张单独使用,多用在复方制剂或联合治疗时。

4.高血压急症的治疗

(1)迅速降低血压:常首选硝普钠,其他药物包括硝酸甘油、尼卡地平、地尔硫卓及拉贝洛尔等。

(2)降低颅内压:有高血压脑病时给予脱水剂,如甘露醇;或选择快速利尿剂如呋塞米静脉注射。

(3)制止抽搐:有烦躁、抽搐者应用地西泮、巴比妥类药物肌内注射或水合氯醛灌肠。

(4)治疗脑出血:急性期原则上实施血压监控与管理,不实施降压治疗。只有在血压大于200/130mmHg 时,才考虑在严密监测血压的情况下,将血压控制在不低于160/100mmHg 的水平。

(5)急性冠脉综合征患者血压控制目标是疼痛消失,舒张压小于100mmHg。

六、护理评估

(一)健康史

(1)询问患者有无高血压家族史,有无摄盐过多、摄钙和摄钾过低、摄高蛋白质饮食和摄饱和脂肪酸过多的不良习惯,有无烟酒嗜好;了解患者个性特征、职业、人际关系,是否从事脑力劳动,或从事精神紧张度高的职业和长期在噪声环境中工作,有无肥胖、心脏病、肾脏疾病、糖尿病、高脂血症及痛风等病史及用药情况。

(2)评估患者头晕、头痛发生的时间、严重程度,以及与体位的关系,有无较重的视力模糊、鼻出血以及恶心、呕吐等症状。

(二)身体状况

评估血压波动情况,有无心界扩大、心尖冲动左下移位、心尖部第一心音增强、主动脉瓣区第二心音亢进、心脏杂音等;注意肢体有无感觉、运动障碍情况。

(三)实验室及其他检查

注意评估尿常规、肾功能有无异常,血糖、血脂、血尿酸是否增高,心电图、X线有无心脏增大的表现。

(四)心理-社会资料

高血压是一种需终生服药的慢性疾病,病情迁延不愈,且并发症多而严重,故需评估患者有无紧张、烦躁、焦虑和忧郁等不良心理。

七、常用护理诊断

(一)疼痛(头痛)

头痛与血压升高有关。

(二)有受伤的危险

受伤与头晕、视力模糊、意识障碍或发生直立性低血压有关。

(三)潜在并发症

如高血压急症等。

八、目标

(1)血压控制在目标范围,头痛减轻。

(2)头晕时未跌倒。

(3)住院期间未发生高血压急症。

九、护理措施

(一)疼痛(头痛)

1.休息与活动

保持环境安静、舒适,减少探视,避免各种不良刺激。头痛时卧床休息,抬高床头,改变体位动作缓慢。护理操作应相对集中,动作轻巧,防止过多打扰患者,给予患者充分的休息。

2.病情观察

定时测量血压,观察头痛的部位、性质及持续时间,有无心悸、乏力、恶心、呕吐等症状,密切注意患者的神志、呼吸、肢体活动及视力的变化,一旦发现异常及时报告医生。

3.用药护理

遵医嘱用药,观察药物疗效及不良反应。部分降压药(如硝苯地平)有致头痛的不良反应,应向患者说明,一旦头痛加重,应及时调换药物。

4.心理护理

向患者及家属解释头痛主要与高血压有关,血压恢复正常且平稳后头痛即可减轻或消失。精神紧张、情绪激动会升高血压而加重头痛,故应避免。教会患者放松术,如心理训练、听音乐、深呼吸等。

(二)有受伤的危险

1.安全防护

密切观察血压变化。患者出现头晕眼花、耳鸣、视力模糊等症状时,应卧床休息,下床活动必须有人陪伴,若头晕严重应严格卧床。生活必需品及呼叫器应置于伸手可及处以防坠床,必要时加用床栏。活动场所应光线充足、地面防滑、有扶手以防跌倒。

2.直立低血压的预防及护理

告诉患者及家属应避免长时间站立，尤其在服降压药期间，因长时间站立时，由于重力的作用，血液淤积于下肢，脑部血流量减少而致乏力、头晕、心悸、出汗、恶心、呕吐等，一旦发生应立即指导患者采取抬高下肢平卧位，以利于下肢血液回流。服用降压药应注意首剂效应，服药后宜卧床休息一段时间再下床活动，如为睡前服药，夜间起床排尿应注意动作缓慢；改变姿势，尤其是从卧、坐位起立时动作宜缓慢；不洗蒸气浴或用过热的水洗澡；还应避免酗酒。

（三）潜在并发症（高血压急症）

1.避免诱因

高血压患者大都具有个性过强，容易激动，遇事急躁，难以自抑等A型性格特点，应指导患者改变性格，保持心绪平和、轻松和稳定，避免情绪激动。严格按医嘱服用降压药物，不可擅自增减药量，更不可突然停药，以免血压突然急剧增高。同时应避免过劳、寒冷刺激等。

2.病情监测

定时监测血压，一旦发现血压急剧升高、剧烈头痛、呕吐、出汗、视力模糊、神志改变、肢体运动障碍等，立即通知医生。

3.急症护理

绝对卧床休息，抬高床头，避免一切不良刺激和活动，必要时遵医嘱给予镇静剂。保持呼吸道通畅，吸氧。严密观察神志、瞳孔及生命体征变化，进行呼吸、血压、心电监护。迅速建立静脉通道，维持输液通畅，遵医嘱给予降压、脱水、镇静治疗，注意血压不可骤降。

十、护理评价

（1）患者血压控制在目标范围内，头痛减轻或消失。

（2）患者病情稳定，无跌倒现象。

（3）患者能按医嘱服药、病情稳定。

十一、健康教育

（一）疾病知识介绍

向患者及家属介绍高血压的相关知识，教会患者正确测量血压的方法。说明控制血压需要终身坚持服药，说明将血压控制在正常范围内可预防和减轻靶器官损害。教会患者自我心理调节，避免情绪激动。

（二）生活方式指导

（1）限制钠盐摄入，每日氯化钠应低于6g。

（2）合理膳食，多食富含钾、钙的绿色蔬菜、水果、豆类食物，油菜、香菇、木耳、大枣等；减少脂肪摄入，补充适当优质蛋白质。增加粗纤维食物摄入，以预防便秘。

（3）戒烟限酒。

（4）控制体重。

（5）合理运动，根据患者年龄和血压水平选择适宜的运动方式，运动强度、时间和频度，以不出现不适为度。

（三）用药指导

强调长期药物治疗的重要性和必要性，教会患者观察药物疗效及不良反应，遵医嘱服药，不可随意增减药量、漏服、补吃药物或突然停药。

(四)定期复诊

根据患者危险度分层决定复诊时间。低危或中危者,可每1～3个月随诊1次;高危者,至少每个月随诊1次。出现血压波动等异常情况时,随时就诊。

十二、预后

大部分高血压患者经积极的心理调节、生活和饮食方式转变、适当的体育锻炼、合适的药物治疗,均能满意地控制血压在目标范围内。少部分患者会因并发心力衰竭、脑血管意外或肾衰竭而死亡,也可因脑血管意外反复发生而遗留残疾。

第六节　扩张型心肌病

扩张型心肌病(dilated cardiomyopathy,DCM)主要特征是单侧或双侧心腔扩大,心肌收缩期功能减退,常伴有充血性心力衰竭、心律失常,病死率较高。发病率男多于女,尤以青年男性为多。

一、病因与发病机制

病因迄今未明,除特发性、家族遗传外,近年来人们认为,持续病毒感染是其重要原因。持续病毒感染对心肌组织的损伤,自身免疫(包括细胞免疫、自身抗体或细胞因子等)介导的心肌损伤等可导致或诱发扩张型心肌病。此外,尚有围生期、中毒、代谢紊乱和神经激素受体异常等多种因素也可引起本病。

二、病理

本病以心腔扩张、室壁变薄为主,肉眼可见心室扩张,纤维瘢痕形成,且常伴有附壁血栓。瓣膜、冠状动脉多无改变。组织学为非特异性心肌细胞肥大、变性,特别是程度不同的纤维化等病变混合存在。

三、临床表现

(1)症状:起病缓慢,早期患者仅有轻度心脏扩大而无明显症状。当患者出现气急,甚至端坐呼吸、水肿和肝大等充血性心力衰竭的症状和体征时始被诊断。常出现各种心律失常,部分患者可发生栓塞或猝死。近期由于人们对病毒性心肌炎可演变为扩张型心肌病的认识增强,在心肌炎后常紧密随访,有时可发现早期无充血性心力衰竭表现而仅有左室增大的扩张型心肌病,它事实上是病毒性心肌炎的延续。

(2)体征主要体征为心脏浊音界扩大,常可闻及第三或第四心音,心率快时呈奔马律。因瓣膜相对关闭不全,可闻及收缩期杂音。

四、实验室及其他检查

(一)X线检查

心影明显增大,心胸比大于50%,肺淤血征。

(二)心电图

可见各类心律失常如室性心律失常、心房颤动、房室传导阻滞等。此外尚有ST段压低、T

波低平或倒置、肢体导联低电压、病理性Q波等。

(三)超声心动图

心脏各腔均增大,以左心室扩大早而显著,室壁运动减弱。彩色血流多普勒显示二尖瓣、三尖瓣反流。

(四)其他

心导管检查和心血管造影、放射性核素检查、心内膜心肌活检等有助于诊断。

五、治疗要点

因病因未明,本病尚无特殊的防治方法。目前治疗原则是针对充血性心力衰竭和各种心律失常。

(一)一般治疗

限制体力活动,低盐饮食。

(二)对症治疗

主要针对充血性心力衰竭,应用洋地黄和利尿剂。本病因缺氧较易发生洋地黄中毒,应慎用。选用β受体阻滞剂宜从小剂量开始,视症状、体征调整用量,长期服用可延缓病情进展。

(三)抗病毒

中药黄芪、生脉散和牛磺酸等有抗病毒、调节免疫改善心功能等作用,长期使用对改善症状及预后有一定辅助作用。

(四)防治栓塞

本病在扩大的心房、心室腔内容易产生附壁血栓,对有心房颤动或深静脉血栓形成等发生栓塞性疾病风险且没有禁忌证的患者宜口服阿司匹林预防附壁血栓形成。对已经产生了附壁血栓和发生了血栓栓塞的患者必须长期抗凝治疗,口服华法林。

(五)心脏移植

对长期严重心力衰竭、内科治疗无效的病例,可考虑进行心脏移植。

六、护理评估

(一)健康史

1.询问家族中有无相似的患者,有无病毒感染、中毒及代谢紊乱等情况,有无加重心肌病的诱因,如劳累、感染、毒素作用及酒精中毒等。

2.重点评估患者气急、乏力、胸闷、水肿等心力衰竭的表现。

(二)身体评估

注意评估患者脑、内脏及四肢动脉栓塞的表现。注意评估心律改变、心脏杂音及第3、4心音等体征。

(三)实验室及其他检查

评估患者胸部X线片(心影增大、心胸比大于50%)、心电图(各种心律失常)、超声心动图(各心腔增大、室壁变薄、动度变弱)。

(四)心理-社会资料评估

评估患者有无因病程长、疗效差,加之反复的心力衰竭影响生活和工作,而产生的焦虑、烦躁和忧郁,甚至绝望的心理。

七、主要护理诊断

(一)气体交换受损

气体交换受损与心力衰竭有关。

(二)活动无耐力

活动无耐力与心脏排出量减少有关。

八、护理目标

(1)能维持良好的气体交换状态,呼吸困难减轻或消失。

(2)活动耐力逐渐增加。

九、护理措施

(一)气体交换受损

1.休息与活动

卧床休息可减轻心脏负荷,缓解肺、体循环淤血,增加肺气体交换,缓解缺氧引起的症状,并发心力衰竭者宜绝对卧床。

2.饮食护理

给予低盐、高蛋白质、高维生素清淡饮食,限制水分摄入量,多食蔬菜、水果和粗纤维食物,少食多餐,避免饱餐和刺激性食物。

3.病情观察

密切观察生命体征,注意气急、乏力、胸闷和水肿的变化,做好液体出入量记录;注意动脉栓塞及心律失常的发生。

4.用药护理

遵医嘱用药,观察药物疗效及不良反应。因对洋地黄药物耐受性差,故用药期间应密切观察有无洋地黄毒性反应。应用β受体阻滞剂,注意有无心动过缓等不良反应。应用抗心律失常药物时,要密切观察心率、心律及不良反应,发现异常及时向医生报告。

5.心理护理

多陪伴患者,介绍疾病相关知识,给予心理安慰,解除因胸闷、心悸、呼吸困难造成的紧张、焦虑心理,鼓励患者树立战胜疾病的信心。

(二)活动无耐力

评估患者的心功能分级,根据其分级与患者及家属制订切实可行的活动计划。告知患者,体力恢复需要一定时间,不可操之过急,当活动耐力有所增加时,应及时给予鼓励;活动时必须由护士严密监测心率、心律、血压变化,若出现胸闷、心悸、呼吸困难、心律失常等,应立即停止活动,并以此作为限制最大活动量的指征。

十、护理评价

(1)患者呼吸困难减轻或消失,发绀消失,肺部啰音消失。

(2)患者疲乏消失,活动时无不适感,活动耐力增加。

十一、其他护理诊断

(一)潜在并发症

心力衰竭、栓塞、心律失常。

(二)焦虑

焦虑与疾病呈慢性过程、病情日渐加重有关。

十二、健康教育

(一)疾病知识介绍

病毒感染不但可引发本病,在病程中还可加重本病,应告诉患者及家属避免受凉感冒、劳累及酗酒,合理安排休息,减轻心脏负担。

(二)用药指导

嘱患者院外严格按照出院医嘱服用药物,学会观察药物疗效及不良反应,发现异常及时复诊。

(三)生活指导

保持居室空气流通、阳光充足,预防上呼吸道感染。指导患者合理膳食,以促进心肌代谢,增强机体抵抗力。

十三、预后

本病的病程长短不等,充血性心力衰竭的出现频度较高,预后不良。死亡原因多为心力衰竭和严重心律失常,不少患者猝死。

第七节　肥厚型心肌病

肥厚型心肌病(hypertrophic cardiomyopathy,HCM)是以左心室和(或)右心室肥厚为特征,常为不对称性肥厚并累及室间隔,左心室血液充盈受阻、舒张期顺应性下降为基本病态的心肌病。根据左心室流出道有无梗阻又可分为梗阻性肥厚型和非梗阻性肥厚型心肌病。本病常为青年猝死的原因,后期可出现心力衰竭。近年来,我国大范围资料显示该病患病率为180/10万。世界HCM的人群患病率为200/10万。

一、病因

本病有明显的家族史,约占1/3,目前被认为是常染色体显性遗传病。肌节收缩蛋白基因突变是主要的致病因素。研究认为,儿茶酚胺代谢异常、细胞内钙调节异常、高血压、高强度运动等均可作为本病发病的促发因素。

二、病理

主要病理改变为不均等的心室间隔增厚(非对称性心室间隔肥厚),心腔相对缩小。亦有心肌均匀肥厚和(或)心尖部肥厚的类型。本病的组织学特征为心肌细胞肥大,形态特异,排列紊乱。尤以左心室间隔部改变明显。

三、临床表现

(一)症状

部分患者可无自觉症状,因猝死或在体检时才被发现。常见症状为心悸、胸痛、劳力性呼吸困难、眩晕、昏厥甚至猝死等。

(二)体征

心脏轻度增大,可闻及第四心音;流出道有梗阻的患者在胸骨左缘第3～4肋间听到较粗糙的喷射性收缩期杂音;心尖部也常可听到收缩期杂音。用β受体阻滞剂、取下蹲位,使心肌收缩力下降或使左心室容量增加,均可使杂音减轻;相反,如含化硝酸甘油、应用强心药或取站立位,使左心室容量减少或增加心肌收缩力,均可使杂音增强。

四、实验室及其他检查

(一)X线检查

心影增大不明显,如有心力衰竭则心影明显增大。

(二)心电图

最常见为左心室肥大,可有ST-T改变(压低、低平或倒置)、深而不宽的病理性Q波。此外,室内传导阻滞和期前收缩亦常见。少数患者可在心前区导联出现巨大的倒置T波,易被误诊为冠心病。

(三)超声心动图

临床主要的诊断手段,可显示室间隔的非对称性肥厚,舒张期室间隔的厚度与后壁之比(大于或等于1.3时),间隔运动低下、心室腔变小。彩色多普勒血流显像法可评价左心室流出道压力差。少数患者显示心肌均匀肥厚或心尖部肥厚。

(四)其他

心导管检查及心血管造影对确诊有一定的价值。

五、治疗要点

本病的治疗原则为弛缓肥厚的心肌,防止心动过速及维持正常窦性心律,减轻左心室流出道狭窄和抗室性心律失常。目前主张应用口受体阻滞剂及钙通道阻滞剂治疗。避免使用增强心肌收缩力和减少心脏容量负荷的药物,如洋地黄、硝酸类制剂等,以防止加重左心室流出道梗阻。对重症梗阻性患者可进行介入或手术治疗,植入双腔DDD型起搏器、消融或切除肥厚的室间隔心肌。有些肥厚型心肌病患者,随病情进展,逐渐呈扩张型心肌病的表现,对此可用扩张型心肌病伴有心力衰竭时的治疗措施进行治疗。

六、护理评估

(一)健康史

(1)本病遗传倾向大,故应询问患者家族中有无其他人患有相同的心肌病,有无代谢异常、情绪激动、高强度运动及高血压等诱因。

(2)评估患者的心悸、胸痛、劳力性呼吸困难及眩晕的特点、发作时间以及与体位的关系。

(二)身体状况

重点评估患者胸骨左缘第3～4肋间收缩期杂音的变化,杂音是否受药物、体位的影响。

(三)实验室及其他检查

重点评估超声心动图(室间隔的非对称性肥厚,舒张期室间隔的厚度与后壁之比大于或等于1.3,间隔运动低下、心室腔变小)、心电图(左心室肥大、深而不宽的Q波或胸导联巨大的倒置T波)。

(四)心理-社会资料

评估患者有无因病程长、反复胸痛,甚至昏厥、猝死而产生的焦虑、忧郁,甚至恐惧的心理。

七、常用护理诊断

(一)疼痛(胸痛)

胸痛与肥厚心肌耗氧量增加、冠状动脉供血相对不足有关。

(二)有受伤的危险

受伤与梗阻性肥厚型心肌病所致眩晕及昏厥有关。

(三)潜在并发症

昏厥、猝死。

八、护理目标

(1)胸痛减轻或消失。

(2)住院期间未发生并发症。

九、护理措施

(一)疼痛(胸痛)

1.病情观察

密切观察胸痛的部位、性质、程度、持续时间、诱因及缓解方式,监测患者的血压、心率、心律及心电图变化。

2.发作时护理

嘱患者立即停止活动,卧床休息;向患者及家属解释胸痛的原因,使之缓解紧张情绪;遵医嘱使用β受体阻滞剂或钙通道阻滞剂,注意有无心动过缓等不良反应;不宜用硝酸酯类药物,以免加重左心室流出道梗阻;吸氧,氧流量为3~4L/min。

3.防止诱因

向患者及家属说明,剧烈运动、突然屏气或站立、负重、情绪激动、饱餐、寒冷刺激、酗酒、吸烟等均可诱发心绞痛,应予避免。当患者胸痛加重或伴有冷汗、恶心、呕吐时,应向医生报告并协助处理。

(二)有受伤的危险

1.患者昏厥发作跌倒时,应让其平卧,迅速解开衣领,注意保持呼吸道通畅。痰多时,应吸痰,以免痰液阻塞,气道不利。当患者开始清醒时,不要急于坐起,更不要站起,应再平卧几分钟,然后徐徐坐起,以免昏厥再发。

2.因昏厥发作之前常有先兆,当有头晕眼花,出冷汗,心慌,面色苍白等前驱症状时,应立即嘱其平卧,以免跌倒受伤。对于平素体质虚弱,病后或老年气血亏虚者,应注意避免过度疲劳,不要站立过久,在变换体位时动作宜缓,不可过急,以免诱发昏厥。

3.应注意戒郁怒,节忧思,避免情志相激,而致病。

4.体胖湿盛痰多之人,饮食宜清淡,戒烟酒。

5.偶然发病者,苏醒后要注意调理,避免再发;经常反复发作者,要找出病因,予以积极治疗。

(三)潜在并发症(昏厥、猝死)

1.避免剧烈活动、情绪激动或紧张、快速改变体位等,有头昏、黑矇等昏厥先兆时,应立即下蹲或平卧,以免摔伤。

2.发作时,平卧于空气流通处,头低位,频繁发作的患者应卧床休息,避免单独外出。

3.按医嘱进行药物治疗,并配合医师做好心脏起搏、电复律、消融术等。

十、护理评价

(1)患者胸痛减轻或消失。

(2)患者病情稳定,未发生并发症。

十一、健康教育

(一)疾病知识介绍

向患者及家属介绍本病的相关知识,说明突发昏厥或猝死是本病最大的威胁,应避免情绪激动、突然用力或提取重物及剧烈运动等诱因。有昏厥史者,避免单独外出,以免发生意外。

(二)用药指导

教会患者及家属观察药物疗效及不良反应,嘱咐患者硝酸酯类药物属禁忌药物,应避免服用,定期门诊随访。

十二、预后

本病的预后因人而异,可从无症状到心力衰竭、猝死。心房颤动可促进心力衰竭的发生。少数患者可并发感染性心内膜炎或栓塞等。一般成人病例 10 年存活率为 80%,小儿病例为 50%。成人死亡多为猝死,而小儿则多为心力衰竭,其次为猝死。猝死在有阳性家族史的青少年中尤其多发。猝死原因多为室性心律失常,特别是心室颤动。

第八节　心律失常

心律失常是指心脏冲动的频率、节律、起源部位、传导速度与激动顺序的异常。正常心律起源于窦房结,频率为 60～100 次/分(成人),比较规则。窦房结冲动经正常房室传导系统顺序激动心房和心室,传导时间恒定(成人 0.12～1.21s);冲动经束支及其分支以及浦肯野纤维到达心室肌的传导时间也恒定(小于 0.10s)。

心律失常按照发生时心率的快慢可分为快速性心律失常和缓慢性心律失常两大类。快速性心律失常,如期前收缩、阵发性心动过速、扑动和颤动等。缓慢性心律失常,如窦性心动过缓、房室传导阻滞等。

一、窦性心律失常

窦性心律冲动起源于窦房结,属于正常节律。其频率因性别、年龄、体力活动等不同而有显著差异。心电图特征:窦性心律的 P 波(Ⅰ、Ⅱ、aVF 导联直立,aVR 导联倒置)规律出现,成人频率为 60～100 次/分。

(一)窦性心动过速

成人窦性心律的频率超过 100 次/分称为窦性心动过速,是最常见的一种心动过速。

1.病因与发病机制

窦性心动过速常与交感神经兴奋性增高或迷走神经张力降低有关，可由多种原因引起。

(1)生理性：如由吸烟、饮茶或咖啡、饮酒、体力活动或情绪激动等引起。

(2)病理性：发热、贫血、甲状腺功能亢进、呼吸功能不全、心力衰竭、心肌缺血、低钾血症、休克等时极易发生。

(3)药物：应用肾上腺素类、异丙肾上腺素、阿托品等引起。

2.临床表现

通常逐渐开始和终止，常无症状或偶感心悸、出汗、头昏、眼花、乏力等。

3.心电图检查

心电图特征：窦性心律，成人心率大于或等于 100 次/分，大多为 100～150 次/分。

4.治疗要点

主要针对病因和去除诱发因素，如纠正贫血、控制心力衰竭和甲状腺功能亢进等。必要时可用β受体阻滞剂(如美托洛尔等)或非二氢吡啶类钙通道阻滞剂(如地尔硫卓等)减慢心率。

(二)窦性心动过缓

成人窦性心律的频率低于 60 次/分称为窦性心动过缓，常同时伴发窦性心律不齐(同一导联上不同 PP 间期的差异大于 0.12s)。

1.病因与发病机制

(1)生理性：常见于健康的青年人、运动员、老年人与睡眠状态等。

(2)病理性：见于窦房结病变、急性下壁心肌梗死、颅内疾患、严重缺氧、甲状腺功能减退、阻塞性黄疸等病理状况。

(3)药物：应用拟胆碱药、胺碘酮、β受体阻滞剂、洋地黄或非二氢吡啶类钙通道阻滞剂等药物时，亦可发生窦性心动过缓。

2.临床表现

多无自觉症状，当心率过于缓慢(少于 40 次/分)，出现心排出量不足时，患者可有胸闷、头晕甚至昏厥等症状。

3.心电图检查

心电图特征：窦性心律，频率小于或等于 60 次/分，多在 40～60 次/分。

4.治疗要点

无症状者通常不必治疗。如因心率过慢而出现症状者，则可短期应用阿托品、麻黄碱或异丙肾上腺素等药物治疗。需长期药物维持的患者因药物疗效不确切，且易发生严重不良反应而应考虑心脏起搏治疗。

(三)窦性停搏

窦性停搏亦称窦性静止，是指窦房结不能产生冲动，使心脏暂时停搏，或由低位起搏点(如房室结)发出逸搏或逸搏心律控制心室。频发窦性停搏是一种严重的心律失常，是窦房结功能衰竭的表现。

1.病因与发病机制

(1)生理性：多由于迷走神经张力增高或颈动脉窦过敏所致，如咽部受刺激、气管插管、按压颈动脉窦或眼球等。

(2)病理性：见于急性心肌梗死、窦房结变性与纤维、脑血管病变等。

(3)药物：应用洋地黄，乙酰胆碱等药物亦可引起窦性停搏。

2.临床表现

若窦性停搏时间过长且无逸搏发生时，患者可出现头晕、黑矇，昏厥，严重者可发生阿-斯综合征(由于心排出量突然下降所导致的昏厥，又称心源性脑缺血综合征)，甚至死亡。

3.心电图检查

心电图特征：规律、正常的PP间期中突然出现P波脱落，形成长P-P间距，且长P-P间距与正常窦性P-P间期无倍数关系；长间歇后可出现交界性或室性逸搏。

4.治疗要点

功能性窦性停搏不需特殊处理，去除有关因素后可自行恢复；对病理性窦性停搏，应查清病因并对因治疗；有昏厥史者，应及时安装人工心脏起搏器。

(四)病态窦房结综合征

病态窦房结综合征(sick sinus syndrome，SSS)简称病窦综合征，是由于窦房结或其周围组织的器质性病变导致的功能障碍而产生多种心律失常的综合表现。

1.病因与发病机制

(1)窦房结或周围组织病变：冠心病、心肌炎(尤其是病毒性心肌炎)、心肌病等疾患可累及窦房结及其周围组织，为SSS常见病因；淀粉样变性、甲状腺功能减退、纤维化与脂肪浸润、硬化与退行性变等病变均可损害窦房结；窦房结动脉供血减少、窦房结周围神经和心房肌的病变亦可导致窦房结功能障碍。

(2)其他迷走神经张力增高，某些抗心律失常药物抑制窦房结功能，也可导致窦房结功能障碍。

2.临床表现

起病隐袭，进展缓慢。患者可出现心、脑等脏器供血不足的症状，如发作性头晕、黑矇、乏力等，严重者可发生昏厥、阿斯综合征。

3.心电图检查

心电图特征：①持续而显著的窦性心动过缓(心率小于50次/分)，并非由药物引起，且不易用阿托品等药物纠正；②窦性停搏与窦房传导阻滞；③窦房传导阻滞与房室传导阻滞并存；④慢快综合征，即心动过缓与房性快速性心律失常(如房性心动过速、心房扑动、心房颤动)交替发作。

4.治疗要点

应尽可能明确病因，并针对病因治疗，如冠状动脉明显狭窄者可经皮冠状动脉腔内成形术，硝酸甘油等改善冠状动脉供血状况。无症状者不必治疗，仅定期随诊观察；有症状者应接受起搏器治疗。应用起搏器治疗后仍有心动过速发作者，可在起搏基础上应用抗心律失常药控制快速心律失常。

二、期前收缩

期前收缩也称过早搏动(简称早搏)，是由于窦房结以外的异位起搏点提早发出的冲动控制心脏收缩所致，为最常见的心律失常之一。期前收缩按其发生部位可分为室性、房性、房室交界性三类，其中以室性最常见，房性次之，房室交界性最少见。

(一)病因与发病机制

1.功能性

可出现于健康人精神或体力疲劳、紧张、过多吸烟及过量饮用酒、茶、咖啡等，故也称为生理性期前收缩。

2.器质性

可由许多心内、外疾病所引起，如冠心病、风湿性心瓣膜病、心肌炎、心肌病、甲状腺功能亢进、高血压病，以及败血症、药物作用和电解质紊乱等引起，也称为病理性期前收缩。

(二)临床表现

患者可无明显症状，部分患者有心脏停搏感。当期前收缩频发或连续发作时可有心悸、乏力、胸闷、恶心、昏厥、心绞痛症状。心脏听诊时心律不规则，提前出现搏动的第一心音增强，而第二心音减弱或消失，其后有一较长间歇。

(三)心电图检查

心电图特点如下。

1.房性期前收缩

(1)提早发生一个变异的P(P′)波，其形态与窦性P波稍有差别，其P-R间期为0.12～0.20s。

(2)提前的P波后继以形态正常的QRS波群。

(3)期前收缩之后常可见一不完全性代偿间歇。

2.房室交界性期前收缩

(1)提前出现的QRS-T波群，其形态与正常窦性激动的QRS波群基本相同。

(2)提前出现的QRS波群前、后可见逆行P波，其P-R间期小于0.12s、R-P间期小于0.20s。

(3)期前收缩之后多有一完全性代偿间歇。

3.室性期前收缩

(1)提前出现的QRS-T波群形态异常，QRS时限通常大于0.12s。

(2)其前无相关P波。

(3)期前收缩之后可见一完全性代偿间歇。

期前收缩可偶发(5次/分以下)或频发(5次/分以。上)，可呈联律形式，如二联律(1次窦性搏动后有1次期前收缩)或三联律(2次窦性搏动后有1次期前收缩)。期前收缩又分单源性期前收缩和多源性期前收缩，单源性期前收缩是指由同一节律点引起的期前收缩，心电图表现为期前收缩波形相似；多源性期前收缩是由多个心室异常节律点引起的，其心电图波形有所不同。如果提前出现的室性期前收缩恰好落在前一窦性心律的T波上，则称为R-on-T现象。频发呈联律、多源性、R-on-T室性期前收缩，易诱发短阵性室性心动过速、心室颤动，是危险的室性期前收缩。

(四)治疗要点

1.病因治疗

针对期前收缩的病因,积极治疗病因,去除诱因,如缓解过分紧张或疲劳过度,改善心肌供血,控制心肌炎症,纠正电解质紊乱等。

2.药物治疗

不同类型的期前收缩可选用不同的药物。房性期前收缩、交界性期前收缩可选用维拉帕米(异搏定)、普罗帕酮(心律平)、β受体阻滞剂等药物。室性期前收缩可选用普罗帕酮(心律平)、美西律、胺碘酮等药物。对急性心肌梗死伴发室性期前收缩常用利多卡因静脉滴注或静脉注射,以避免室性心动过速或心室颤动发生。洋地黄中毒所致的室性期前收缩可选用苯妥英钠或利多卡因,并及时补充钾盐。

三、阵发性心动过速

阵发性心动过速是一种阵发性快速而规律的异位心律,由连续三个或三个以上的期前收缩形成。根据异位起搏点的部位,可分为房性、房室交界区性和室性。由于前二者心电图难以区别,故统称为阵发性室上性心动过速。

(一)病因与发病机制

(1)阵发性室上性心动过速(paroxysmal supra-ventricular tachycardia,PSVT)大多发生在无明显器质性心脏病的患者,也可见于风湿性心脏病、冠心病、甲状腺功能亢进、预激综合征、洋地黄中毒等患者。经电生理研究,由房室折返机制引起者占全部 PSVT 病例的 90%以上。

(2)阵发性室性心动过速(paroxysmal ventricular tachycardia,PVT)大多见于有器质性心脏病的患者,最常见的为冠心病、急性心肌梗死,其他如心肌病、心肌炎、风湿性心脏病、洋地黄中毒、电解质紊乱、奎尼丁或胺碘酮中毒,亦有个别为病因不明的室性心动过速。

(二)临床表现

1.阵发性室上性心动过速

突然发作、突然终止,持续数秒、数小时甚至数日,发作时患者可感心悸、头晕、胸闷、心绞痛,甚至发生心力衰竭、休克,症状轻重取决于发作时的心率及持续时间。听诊心尖部第一心音强度恒定,心室率可达 150~250 次/分,心律绝对规则。

2.阵发性室性心动过速

可因发作时心室率、发作持续时间、原有心脏病变而异。由于室性心动过速可严重影响心室排出量,使心、脑、肾血流供应骤然减少,临床上可出现严重心绞痛、呼吸困难、发绀、低血压、昏厥、意识障碍、休克甚至猝死。听诊第一心音强度不一致,心率多在 140~220 次/分,心律稍不规则。

(三)心电图检查

1.阵发性室上性心动过速

(1)心室率 150~250 次/分,节律规则。

(2)QRS 波形态及时限正常(伴有室内差异性传导或原有束支传导阻滞者可增宽)。

(3)往往不易辨认出 P 波(因 P 波小,P 波与 T 波重叠,埋于 QRS 波群内或根本无 P 波)。

(4)起始突然,通常由一个期前收缩触发。

2.阵发性室性心动过速

心室率 140～220 次/分,节律不太规则;QRS 波形态畸形,时限大于 0.12s,有继发 ST-T 改变,T 波方向常与 QRS 波群主波方向相反;如能发现 P 波,则 P 波与 QRS 波无关,且频率比 QRS 波慢,即有房室分离现象;常可见到心室夺获或室性融合波,此乃诊断 PVT 最重要的依据。

(四)治疗要点

1.阵发性室上性心动过速

(1)刺激迷走神经,如诱导恶心、压迫眼球、将面部浸于冰水内、按压颈动脉窦(不能两侧同时按压)。

(2)药物治疗,常用的药物有维拉帕米(异搏定)、普罗帕酮(心律平)、ATP、洋地黄类(如毛花苷丙)。

(3)以上方法无效时可采用同步直流电复律术。

(4)对于长期频繁发作,且症状较重,口服药物预防效果不佳者,建议行导管消融术以求根治。

2.阵发性室性心动过速

应进行紧急处理。首选药物为利多卡因静脉注射,也可选用普罗帕酮、胺碘酮等。当患者已发生低血压、心绞痛、休克、脑部血流灌注不足等危急表现时,应迅速施行同步直流电复律术。对洋地黄中毒所致的室性阵发性心动过速则应首选苯妥英钠静脉注射,此外给予钾盐有助于控制发作。

四、护理评估

(一)健康史

(1)询问患者有无有关病因,例如:有无冠心病、心力衰竭、心肌病、心肌炎、药物中毒等;有无电解质紊乱和低氧血症、酸碱平衡失调等;职业情况、工作环境如何;有无吸烟、饮茶或咖啡嗜好。

(2)心律失常既往有无类似发作情况及缓解方式,对日常生活、工作有无影响。既往发作时是否伴有呼吸困难、胸痛、头晕、黑矇或昏厥、抽搐等。是否与精神情绪、吸烟、饮茶或咖啡有关。有昏厥史的患者,要向患者及其知情者询问昏厥发作前有无诱因及先兆症状,了解昏厥发作时的体位、昏厥持续时间、伴随症状等。既往及目前检查、用药和治疗情况。

(二)身体状况

(1)心律失常的发作频率、持续时间。

(2)发作时的主要症状及伴随症状,是否伴有胸痛、极度乏力、呼吸困难、意识丧失、昏厥、发热、抽搐等症状。

(3)检查脉搏、呼吸、心率、心律、心音、血压,以及有无突眼、甲状腺肿大等。

(三)实验室及其他检查

(1)心电图检查(常规心电图、24h 动态心电图、心电监护)明确有无心律失常及心律失常发生的特点。

(2)胸部 X 线及超声心动图检查协助判断心律失常的病因。

(四)心理-社会资料

心律失常反复发作或发作持续时间长的患者,由于心前区不适感常引起焦虑和恐惧等不良情绪。因此应主要了解心律失常发作时与正常生活和工作的关系;患者近期有无不安和恐惧等情绪改变;患者有哪些需求及患者家属、社会对患者的关心程度。

五、常用护理诊断

(一)活动无耐力

活动无耐力与严重心律失常导致心排出量减少有关。

(二)潜在并发症

猝死。

(三)有受伤的危险

受伤与心律失常引起的头晕、昏厥有关。

(四)恐惧

恐惧与严重心律失常反复发作,对治疗缺乏信心有关。

六、护理目标

(1)患者活动耐力增加。

(2)心律失常的危险征兆能被及时发现并得到处理,未发生猝死。

(3)未发生跌倒、受伤。

(4)焦虑、恐惧情绪减轻或得到控制,积极配合治疗。

七、护理措施

(一)活动无耐力

1.环境与饮食

保持环境安静、舒适,限制探视,减少不良刺激,以保证患者充足的睡眠和休息。给予高蛋白质、高维生素、低脂肪、低钠饮食,不宜过饱;戒烟戒酒,不饮浓茶、咖啡等兴奋饮料。保持大便通畅。

2.休息与活动

非器质性心脏病、症状较轻的心律失常患者,鼓励其正常工作和生活,注意劳逸结合,避免过度劳累。阵发性室性心动过速、窦性停搏、第二度Ⅱ型或第三度房室传导阻滞等严重心律失常患者应绝对卧床休息,卧床期间协助加强生活护理。伴胸闷、心悸、头晕等不适时,应采取高枕卧位、半卧位或其他舒适体位,尽量避免左侧卧位,因左侧卧位时患者常能感觉到心脏的搏动而加重不适感。有头晕、昏厥发作或曾有跌倒病史者,避免剧烈活动、情绪激动或紧张、快速改变体位等，一旦有头晕、黑矇等先兆时立即平卧，以免跌伤。嘱患者不要单独外出，防止意外。

3.给氧

伴呼吸困难、发绀等缺氧表现时，给予2～4L/min氧气吸入。

4.用药护理

立即建立静脉通道，为用药、抢救做好准备。几乎所有抗心律失常药物都有致心律失常作用，有些药物还可能致死(如奎尼丁等)，因此，护士不仅要观察药物的疗效，更要严密观察药物的不良反应，以便及时停用，并得到及时有效的处理。

(1)及时遵医嘱给予抗心律失常药物。告诉患者心律失常常用药物名称、剂量，用法，不良反应，必要时提供书面资料。口服药要定时定量，用餐时或用餐后服用可减少胃肠道反应。静脉给药要注意浓度和速度。严格按时按量用药，静脉注射时速度宜慢(腺苷除外)，静脉滴注药物时尽量用输液泵调节速度。

(2)密切观察用药后疗效和不良反应，给予相应的护理。

1)奎尼丁：可出现神经系统方面改变，也可致血压下降、QRS波增宽、Q-T间期延长，故给药时须定期测心电图、血压、心率、心律，若血压下降、心率减慢或心律不齐应暂停给药。

2)利多卡因：可致头晕、嗜睡、视物模糊、抽搐和呼吸抑制，故静脉注射后1h之内的总量不宜超过300mg。

3)苯妥英钠：可引起皮疹、粒细胞减少等，故用药期间须定期复查白细胞计数。

4)普罗帕酮：易致恶心、口干、头痛眩晕等，常饭后服用。

5)维拉帕米：可致眩晕，恶心，呕吐，便秘，心悸，血压下降，心动过缓，传导阻滞，甚至停搏，严重不良反应须紧急治疗。

6)腺苷：常见面部潮红、呼吸困难、胸部压迫感，通常1～2min内消失，也可有短暂的窦性停搏、室性期前收缩等，须注意观察。

(二)潜在并发症(猝死)

1.病情观察

(1)评估危险因素：监测并及时纠正致心律失常的各种危险因素(如冠心病、心力衰竭、心肌病、低血钾、低血镁、药物中毒等)，监测血流动力学变化。

(2)心电监护：对严重心律失常者，应持续心电监护，及时发现心律失常变化和危急征兆。发现频发(每分钟发生5次以上)、多源性、成对的或呈R-on-T现象的室性期前收缩，阵发性室性心动过速，窦性停搏，第二度Ⅱ型或第三度房室传导阻滞等，应立即报告医生，并积极协助处理。

(3)严密监测用药前、中、后患者的心率、心律、心电图、生命体征、血氧饱和度变化。房颤患者要同时测量心率和脉率。

2.配合抢救

建立静脉通道，准备好抗心律失常药物、其他抢救药品、除颤器及临时起搏器等。遵医嘱给予药物治疗和抢救;发生心室颤动者应立即施行胸外心脏按压或非同步直流电除颤;必要时配合临时心脏起搏治疗。

(三)有受伤的危险

1.评估危险因素

向患者及知情者询问昏厥发作前有无诱因及先兆症状,了解昏厥发作时的体位、持续时间、伴随症状等。必要时心电监护,动态观察心律失常的类型。

2.避免诱因

嘱患者避免剧烈活动、情绪激动或紧张、快速改变体位等。一旦有头晕、黑矇等先兆时应立即平卧,以免跌伤。

3.休息与活动

有头晕、昏厥发作或跌倒病史者应卧床休息,加强生活护理。嘱患者不要单独外出,防止意外。

4.遵医嘱治疗

心率显著缓慢者可给予阿托品、异丙肾上腺素等药物或人工心脏起搏治疗;对其他心律失常患者可遵医嘱给予抗心律失常药物。

(四)恐惧

鼓励患者及家属表达对本病感受。给予心理安慰,减轻患者心理压力,避免情绪紧张。执行任何治疗护理操作前对患者耐心解释,加强护患间的交流,取得患者信任,以提高其安全感。向患者介绍病情、治疗及预防等知识,鼓励患者参与制订护理计划,鼓励患者、工作人员及家属之间多方面的交流,以增强其战胜疾病的信心。

八、护理评价

(1)患者自诉活动耐力增加,活动时无不适。

(2)未发生猝死。

(3)未发生跌倒、受伤。

(4)焦虑、恐惧情绪减轻或消失,对疾病治疗充满信心。

九、健康教育

(1)向患者及家属介绍心律失常的常见病因、诱因及防治知识。

(2)指导患者少食多餐,选择清淡、易消化、低脂肪和富营养的饮食,避免饱食及进食刺激性饮料(如浓茶、咖啡等)、禁止吸烟和酗酒。多食纤维素丰富的食物,保持大便通畅,心动过缓患者避免排便时屏气,以免兴奋迷走神经而加重心动过缓。心力衰竭患者应限制钠盐的摄入,对服用利尿剂患者应多进食含钾盐食物,如橘子、香蕉等,避免低钾性心律失常。

(3)指导患者根据病情安排休息与活动。鼓励无器质性心脏病者积极参加体育锻炼。有器质性心脏病者,根据心功能情况适当活动。有昏厥史者避免从事驾驶、高空作业等有危险性的工作。头晕、黑矇时立即平卧,以免摔伤。

(4)告知患者生活应有规律,保证充足的休息和睡眠;保持情绪稳定,最大程度减少不良刺激;避免劳累、感染,防止诱发心力衰竭。心动过缓患者要保持大便通畅,避免排便时过度屏气,以免兴奋迷走神经而加重心动过缓。

(5)教会患者自测脉搏的方法以利于自我监测病情,每日至少测量脉搏1次,每次应在1分钟以上。告诉患者家属心律失常复发时,如何采取适当措施。如尝试采取刺激迷走神经的物理方法终止阵发性室上性心动过速的发作。对反复发生严重心律失常危及生命者,教会家属心肺复苏术以备应急。告诉患者及家属出现下列情况应及时就诊:脉搏小于60次/分,伴头晕、目眩感;脉搏大于100次/分,休息及放松后仍不减慢;脉搏节律不齐,有漏搏,期前收缩现象每分钟发生5次以上。

(6)告诉患者药物疗效及不良反应,不可自行增减药量、停药或擅自改用其他药物,有异常时及时就诊。定期接受医院随访,定期复查心电图。

十、预后

心律失常的预后主要取决于心律失常的类型及并发其他器质性心脏病的严重程度。人工心脏起搏治疗或射频消融术,可使部分心律失常患者获得根治或极大提高生活质量,延长寿命,但亦有部分严重心律失常如室性心动过速,可演变为心室颤动而猝死。

第四章　神经内科疾病的护理

第一节　三叉神经痛

一、概述

三叉神经痛系指三叉神经分布区的一种反复发作的、短暂的、难以忍受的阵发性剧痛。三叉神经痛归属于神经病理性疼痛。

二、病因

三叉神经痛分原发性和继发性两种类型。原发性三叉神经痛尚无确切病因；继发性三叉神经痛有明确病因，多为脑桥小脑角占位病变压迫三叉神经及多发性硬化等所致。

三、发病机制及病理

三叉神经感觉根切断术活检可见：神经节细胞消失，神经纤维脱髓鞘或髓鞘增厚，轴索变细或消失。部分患者后颅窝有异常小血管团，压迫三叉神经根或延髓外侧。

四、诊断要点

(一)临床表现

1.年龄性别

70%～80%发生于40岁以上中老年，女性略多，男女比例约为3:2。

2.疼痛部位

严格限于三叉神经分布区内，以第二、三支受累最为常见，95%以上为单侧发病。

3.疼痛发作

多为突发性剧痛，发作持续时间数秒到2min不等，间歇期完全正常。发作可数日一次至每日数百次。大多有随病程延长而发作频率增加的趋势，很少自愈。

4.疼痛性质

常为电灼样、刀割样、撕裂样或针刺样，严重者可伴同侧面肌反射性抽搐，称为痛性抽搐。

5.症状表现

发作时患者表情痛苦，可伴有面部潮红、皮温增高、球结膜充血、流泪等，常用手掌或毛巾紧按或揉搓疼痛部位。患者多出现面部皮肤粗糙、色素沉着、眉毛脱落等现象。

6.扳机点

在疼痛发作的范围内常有一些特别敏感的区域，稍受触动即引起发作，成为“扳机点”，多分布于口角、鼻翼、颊部或舌面，致使患者不敢进食、说话、洗脸、刷牙，故面部和口腔卫生差，情绪低落，面色憔悴，言谈举止小心翼翼。

7.原发性三叉神经痛患者神经系统检查

常无阳性体征，继发性则多伴有其他脑神经及脑干受损的症状和体征。

（二）辅助检查

1.头颅 CT 或 MRI。

2.必要时行脑脊液检查，寻找病因。

五、治疗

原发性三叉神经痛迅速有效止痛是关键，抗癫痫药物治疗有效。继发性者则主要针对病因治疗。

（一）药物治疗

1.卡马西平

首选药物。初始剂量为 0.1g，2～3 次/日，以后每次增加 0.1g，疼痛停止后，逐渐减量，最小有效维持剂量常为 0.6～0.8g/d，有效率约 70%，孕妇忌用。常见不良反应有头晕、嗜睡、口干、恶心、行走欠稳，数日后消失。若出现皮疹、白细胞下降，须停药。若出现共济失调、复视、再障和肝功能障碍，须立即停药。

2.其次

可选用苯妥英钠、氯硝西泮、氯丙嗪、氟哌啶醇，轻者可服用解热镇痛药物。

（二）封闭治疗

将无水乙醇或其他药物，如维生素 B_{12}、泼尼松龙等，注射到三叉神经分支或半月神经节内，可达到止痛目的。疗效可持续 6～12 个月。

（三）经皮半月神经节射频电凝疗法

采用射频电凝治疗对大多数患者有效，可缓解疼痛数月至数年，但可能有面部感觉异常、角膜炎、复视、咀嚼无力等并发症。

（四）手术治疗

原发者手术方式。

1.三叉神经感觉根部分切断术。

2.三叉神经脊髓束切断术。

3.三叉神经显微血管减压术。

近年较多进行显微血管减压术，止痛同时不产生感觉及运动障碍，并发症有面部感觉减退，滑车神经、展神经或面神经损伤等。

（五）γ 刀或 X 线刀治疗

靶点是三叉神经感觉根，定位要求特别精确。

六、主要护理问题

（一）疼痛

疼痛与三叉神经病变有关。

（二）营养失调

低于机体需要量。

（三）焦虑

焦虑与疼痛困扰、担心疾病预后有关。

(四)知识缺乏

缺乏疾病、药物及护理等相关知识。

(五)家庭运作异常

家庭运作异常与调整的需要、角色紊乱,以及不确定的愈合有关。

七、护理目标

1.疼痛缓解或消失。

2.营养平衡。

3.情绪稳定,配合治疗。

4.患者及家属了解疾病相关知识。

5.人际关系良好,家庭和谐。

八、护理措施

(一)标准化的床旁评估

应包括以下组成部分:对触、压、针刺、冷、热、振动刺激的反应及时间总和效应,并以正常、释低、增高记。

(二)心理护理

向患者介绍与本病有关的知识,帮助患者认清疾病的本质。尤其对那些久治不愈的患者应使其认识到目前对他所患疾病还没有一种特定的最好方法,只能试用各种疗法。使患者心中既充满希望又不至于对某种治疗期望过高。

安排患者到有相似病种并恢复较好的患者病室,促进患者之间的交流使其得到良好的影响。

指导家属如何照顾、关心患者,使其感到家庭的支持。

主动接近因害怕疼痛而不愿讲话的患者,理解、承认患者的痛苦,鼓励患者表达自身感受。

转移注意力,引导患者将注意力放在工作上,培养兴趣爱好,让其忘记病痛,在工作成绩和兴趣爱好上找到安慰和满足。

针对个体情况进行针对性心理护理。

(三)饮食

在间歇期鼓励患者进食,给予营养丰富的流质或半流质等,防止营养不良。饮食勿辛辣、油腻、避免用力咀嚼诱发疼痛。

对食欲不佳的患者,尽量调整食物的色、香味,以增进食欲。

对担心进食会引起疼痛的患者,要耐心讲解饮食的重要性,鼓励进食。

(四)休息

保证休息和睡眠对疼痛患者来说至关重要。应合理安排镇痛药和镇静剂的服用时间,为患者提供安静、舒适的睡眠环境,必要时提供单间。

(五)基础护理

不能洗脸和刷牙的患者应给予口腔护理,1～2 次/日,保持口腔清洁,预防感染。

(六)健康宣教

向患者及家属讲解疾病相关知识,介绍一些缓解疼痛的方法。

（七）药物指导

合理使用缓解疼痛的药物，注意用药时间、剂量，以及药物的不良反应，防止药物依赖或毒麻药成瘾。

做好患者的疼痛评估，了解患者疼痛程度。

在饮水、吃饭、剃须、洗脸、漱口等动作时不要触及患者的“触发区”而加重疼痛。

（八）疼痛发作时的护理

指导患者用盐水漱口或湿毛巾轻轻擦拭面部，切记避开“疼痛触发区”。

当疼痛发作或加剧时，可暂停各种活动，置患者于舒适位置。

提供各种起居方面的方便。

疼痛缓解时可使用吸管饮水，减少唾液分泌，帮助吞咽。

疼痛无法缓解的患者必要时到疼痛科由专科医生给予外周神经阻滞治疗缓解疼痛。效果不佳的极个别患者可在CT引导下做三叉神经单支毁损术。

九、并发症的处理及护理

三叉神经痛最常出现的并发症是微血管减压术后头晕、恶心、口角疱疹、脑脊液漏、面瘫、肺部感染等。具体护理措施如下。

（一）头晕、头痛、恶心呕吐

予以止痛、止吐、护胃等药物对症护理，提高口腔卫生，以免引起呼吸困难和口腔感染，保证病房环境卫生，提高舒适度。头痛和呕吐严重者要及时通知医生，行CT检查。

（二）口角疱疹

予以抗生素药物治疗，并做好口腔护理。

（三）脑脊液漏

术后体征检测若发现脑脊液漏应及时通知医生，行切口二次缝合处理，对切口处进行加压包扎，腰穿排空脑脊液，避免二次感染。

（四）面瘫、面部麻木、耳鸣、听力下降

密切关注患者面部五官对称性及面部颜色，眼睛闭合不严注意保护患者眼角膜，予以解痉药物治疗，保证机体健康。

（五）高热

予以激素药物治疗，辅助冰敷等物理降温，降温护理可持续3日左右。

（六）肺部感染

给予抗生素药物治疗，感染严重的患者行体位引流，可配合拍背、支纤镜下吸痰等方法。

（七）后颅窝硬膜下血肿

及时清除血肿，给予抗生素治疗，加强常规护理，提高并发症中的舒适度。

十、预防

对不同发作程度的患者选用合适的治疗方法。指导患者生活规律，保持情绪稳定和愉快心情，培养多种兴趣爱好，适当分散注意力，保持正常作息和睡眠，洗脸、刷牙动作宜轻柔，食物宜软，忌生硬、油炸食物。

十一、特别关注

1.三叉神经痛的疼痛部位、性质、特点。

2.三叉神经痛的心理护理、饮食护理、疼痛发作时的护理。

3.三叉神经痛的用药观察和用药指导。

第二节　特发性面神经麻痹

一、概述

特发性面神经麻痹是茎乳孔(面神经管)内面神经的非特异性炎症引起的周围性面肌瘫痪,又称为面神经炎或Bell麻痹。

二、病因

病因尚不完全清楚,多数认为是病毒感染、风寒、自主神经功能障碍,导致面神经局部的营养血管痉挛、缺血、水肿,压迫面神经而发病。近些年的研究结果证实了受损面神经存在单纯疱疹病毒感染。

三、发病机制及病理

发病机制尚未完全阐明,病理变化主要是神经水肿,严重者并发髓鞘脱失、轴索变性。

四、诊断要点

(一)临床表现

1.任何年龄和季节均可发病,男性略多于女性。

2.发病前多有受凉史,发病前后患病一侧的耳后乳突区可有轻度疼痛。

3.起病迅速,症状在数小时或1～3日内达到高峰。

4.典型表现:一侧面部表情肌瘫痪。病侧面部额纹消失,不能皱额蹙眉,睑裂变大,眼睑闭合无力或闭合不全,鼻唇沟变浅。示齿时口角歪向健侧,鼓腮和吹口哨动作时,患侧漏气。颊肌瘫痪使食物常滞留于齿颊之间。下眼睑松弛、外翻,使泪点外转,泪液不能正常引流而表现出流泪。

5.Bell征:通常闭目时眼球向上外方转动,患侧因无法闭目而露出巩膜。

6.面神经病变在中耳鼓室段者可出现说话时回响过度和病侧舌前2/3味觉缺失。影响膝状神经节者,除上述表现外,还出现病侧乳突部疼痛,耳郭与外耳道感觉减退,外耳道或鼓膜出现疱疹,称为Hunt综合征。

(二)辅助检查

部分患者需做头颅CT或头颅MRI检查,以排除其他疾病。

五、治疗

(一)急性期治疗原则

减轻面神经水肿,改善局部血液循环与防止并发症。

1.肾上腺皮质激素治疗

泼尼松30～60mg,每日一次,连用5日,7～10日以后逐渐减量。也可以用地塞米松10～

15mg/d,静脉滴注,1周后改用泼尼松30mg,每日一次,1周后逐渐减量。

2.B族维生素的补充

口服或肌内注射维生素 B_1、维生素 B_{12} 等。

3.抗病毒治疗

阿昔洛韦 10～20mg/(kg·d),3次/日静脉滴注,连续用2周。

2.恢复期治疗原则

促进神经功能恢复。

(1)继续使用B族维生素。

(2)针灸、按摩等治疗方法。

3.后遗症期治疗

少数在发病2年后仍留有不同程度的后遗症,严重者可以做面-副神经、面-舌下神经吻合术。但疗效不肯定。

六、主要护理问题

(一)焦虑/恐惧

焦虑/恐惧与突然起病、担心预后有关。

(二)自我形象紊乱

自我形象紊乱与面部表情肌瘫痪有关。

(三)营养失调(低于机体需要量)

营养失调(低于机体需要量)与颊肌瘫痪、咀嚼困难有关。

(四)舒适的改变

舒适的改变与口角歪斜、眼睑闭合不全等有关。

七、护理目标

1.患者焦虑/恐惧程度减轻,情绪稳定,治疗信心提高。

2.患者及家属能接受其形象改变。

3.患者营养状况得到维持。

4.患者主诉不适感减轻或消失。

八、护理措施

(一)常规护理

1.心理护理

向患者介绍与本病有关的知识,使其了解其病程及预后。

安排患者到有相似病种并恢复较好的患者房间,促进患者间的交流,以获得对治疗的信心。

指导家属对患者照顾,使患者能感到来自家庭的支持。

鼓励患者表达自身感受。

针对个体情况进行针对性心理护理。

2.饮食

给予营养丰富的半流质或普食，以增强机体抵抗力。

3.休息

保证充足睡眠，以增强机体抵抗力，利于疾病恢复。

4.基础护理

协助患者做好口腔护理、保持口腔清洁。

5.健康宣教

向患者及家属讲解相关疾病知识，并行用药指导。

（二）特别指导

1.注意保暖，防受风寒；温水洗脸，刷牙。

2.进食时食物放在患侧颊部，细嚼慢咽，促进患侧肌群被动训练。

3.注意保护角膜、结膜，预防感染。必要时使用眼药水和眼罩。

（三）康复指导

面瘫后自我锻炼、按摩、理疗非常重要，主要为防止麻痹肌的萎缩及促进康复。具体做法是指导患者注意面部保暖，耳后部及病侧面部行温热敷。因面肌瘫痪后常松弛无力，而且面肌非常薄，故病后即应进行局部按摩，按摩用力应柔软适度，持续稳重。方法：对镜用手紧贴于瘫痪侧面肌上做环形按摩，每日 3 次，每次 10～15min，以促进血液循环，并可减轻瘫痪肌受健侧的过度牵引。当神经功能开始恢复后，鼓励患者练习瘫痪侧面肌的随意运动。

面瘫主要累及额肌、眼轮匝肌、提上唇肌、颧肌、提口角肌、下唇方肌和口轮匝肌。每日应针对这些肌肉进行功能训练，每个动作 20 次，每日 1～2 次。

1.抬眉训练

让患者尽力上抬双侧眉目。

2.皱眉训练

让患者双侧同时皱眉。

3.闭眼训练

让患者双眼同时闭合。

4.耸鼻训练

让患者往鼻梁方向用力耸鼻。

5.努嘴训练

让患者用力收缩口唇并向前方努嘴。

6.示齿训练

让患者的口角向两侧同时用力示齿。

7.张嘴训练

让患者用力张大口。

8.鼓腮训练

让患者鼓腮，漏气时让其用手上下扶住口轮匝肌进行训练。

康复训练有利于改善面部表情肌的运动功能，使患者面部表情肌对称协调。增强患者自信心，早日恢复健康。

第三节　急性炎症性脱髓鞘性多发性神经病

一、概述

急性炎症性脱髓鞘性多发性神经病（AIDP）又称吉兰-巴雷综合征（GBS），是一组急性或亚急性起病，由自身免疫介导的周围神经病，常累及脑神经。病理改变为周围神经广泛炎症性节段性脱髓鞘和小血管周围淋巴细胞及巨噬细胞的炎性反应。临床表现为迅速出现双下肢或四肢弛缓性瘫痪，急性严重病例可很快出现四肢瘫痪及呼吸肌麻痹，继而危及生命。

二、病因

病因尚未确定，大多数认为是多因素的，包括内外两方面。

（一）外因

大于 2/3 的患者发病前 4 周内有呼吸道或消化道感染症状。临床及流行病学资料示可能与空肠弯曲菌感染有关。此外，文献报道还与单纯疱疹病毒、带状疱疹病毒、流感 A 和 B 病毒、流行性腮腺炎、麻疹、柯萨奇病毒、甲型和乙型肝炎病毒、天花和人类免疫缺陷病毒等感染有关。

（二）内因

免疫遗传学因素，与不同个体对疾病的易患性有差别。但目前尚无公认的 GBS 易感基因被发现。

三、发病机制及病理

发病机制仍不是很明确，但是多数认为是由细胞免疫和体液免疫共同介导的自身免疫性疾病。

AIDP：周围神经组织中小血管周围淋巴细胞与巨噬细胞浸润及神经纤维的节段性脱髓鞘，严重病例出现继发轴突变性。

急性运动轴索型神经病（AMAN）型 GBS：脊神经前根和周围神经运动纤维的轴突变性及继发的髓鞘崩解。

急性运动感觉轴索型神经病（AMSAN）型 GBS：病理特点与 AMAN 相似，脊神经前、后根及周围神经纤维的轴突均可受累。

四、诊断要点

（一）临床表现

1.各组年龄均可发病，男性略多于女性，一年四季均可发病。

2.发病前 4 周内有呼吸道、消化道感染症状，少数有疫苗接种史。

3.急性或亚急性起病，3～15 日达高峰。

4.运动障碍：肢体对称性无力，多为首发症状。可自远端向近端发展或相反，亦可远、近端同时受累,并可累及躯干,严重病例可因累及肋间肌及膈肌而致呼吸麻痹。瘫痪特征为弛缓性瘫痪,腱反射减低或消失,病理反射阴性。常伴脑神经损害。

5.感觉障碍:多数有肢体远端感觉异常,如刺痛、麻木、烧灼感,特征性的感觉障碍为感觉缺失或减退呈手套袜子样分布。1/3 的患者还有颈后部或四肢肌肉疼痛。

6.自主神经症状:常见皮肤潮红、出汗多,窦性心动过速,暂时性尿潴留。

7.主要危险:呼吸肌麻痹是其主要危险,其次为肺部感染。严重心律失常及心力衰竭等并发症也是致死的重要因素。

(二)辅助检查

1.脑脊液

发病第 2 周出现蛋白细胞分离现象,即蛋白含量增高而白细胞数正常。蛋白增高常在起病后第 3 周末达高峰。蛋白细胞分离现象是本病的重要特点。

2.神经传导速度和肌电图检查

根据神经电生理的理论,神经传导速度与髓鞘关系密切,波幅则主要代表轴突的功能。

3.心电图

严重病例可有心电图改变,以窦性心动过速和 ST-T 改变最为常见。

五、治疗

(一)病因治疗

抑制免疫反应,清除致病因子,阻止病情发展。

1.静脉注射用免疫球蛋白(IVIG)

静脉注射用免疫球蛋白是重型 GBS 患者的一线用药,有效率为 50%～70%。病情严重或进展者,应尽早使用。推荐用量:成人 0.4g/(kg·d),静脉滴注,连续使用 5 日;不良反应轻微且发生率低,发热、面红等,可通过减慢滴速预防和消除。有过敏者或存在 IgA 型抗体者,肾功能不全、心力衰竭的患者禁用。

2.血浆置换疗法(PE)

血浆置换疗法适用于体质情况较好的成人及大龄儿童。周围神经脱髓鞘时,由于体液免疫系统的作用,患者血液中存在与发病有关的抗体、补体和细胞因子,发病 2 周内采用 PE 疗法,可缩短临床症状,缩短需要呼吸机的时间,降低并发症发生率,并迅速降低抵抗周围神经髓鞘抗体滴度。可能出现的不良反应:枸橼酸盐中毒,一过性低血压,心律失常等。

3.皮质激素

曾经是治疗 GBS 的主要药物,近年来发现其效果未优于一般治疗,且可能发生并发症,现多已不主张应用,但慢性 GBS 对激素仍有良好的反应。

(二)对症治疗

1.呼吸肌麻痹的处理:呼吸肌麻痹是此病最主要的危险,应密切观察呼吸困难的程度,必要时行气管插管或气管切开术,给予机械通气。呼吸麻痹抢救成功与否是增加本病的治愈率、降低病死率的关键,呼吸机的正确使用则是成功抢救呼吸麻痹的保证。

2.使用水溶性维生素,尤其增加维生素 B_1 和维生素 B_{12}(甲钴胺、氰钴胺)的补充,使用神经生长因子等促进神经修复。

3.各种并发症(如肺炎、静脉栓塞、便秘、尿潴留)的处理。

4.康复治疗:进行针灸、理疗,加强被动、主动训练。

六、主要护理问题

(一)低效型呼吸形态

低效型呼吸形态与周围神经损害、呼吸肌麻痹有关。

(二)不舒适

不舒适与感觉异常有关。

(三)营养失衡

摄入量低于机体需要量。

(四)自理能力缺陷

自理能力缺陷与肢体瘫痪有关。

(五)躯体活动障碍

躯体活动障碍与四肢肌肉进行性瘫痪有关。

(六)潜在并发症

肺部感染、深静脉血栓形成、便秘、尿潴留等。

(七)焦虑/恐惧

焦虑/恐惧与呼吸困难、濒死感,害怕气管切开、担心疾病的进展及预后相关。

(八)知识缺乏

缺乏疾病、药物及护理等相关知识。

(九)家庭运作异常

家庭运作异常与调整的需要、角色紊乱及不确定的预后有关。

七、护理目标

1.患者恢复正常的呼吸形态,患者无缺氧体征,血氧饱和度正常。

2.保证有效清除呼吸道分泌物,保持呼吸道通畅。

3.患者主诉不适感减轻或消失。

4.营养供给保证疾病需求,营养指标符合要求。

5.患者卧床期间感到清洁舒适,生活需要得到满足。

6.能在外界帮助下活动,无压疮发生。

7.并发症得到有效预防或及时妥当的处理。

8.患者焦虑/恐惧程度减轻,配合治疗及护理。

9.患者及家属对疾病相关知识行较好的了解。

10.患者及家属能配合采取预防并发症的措施,并发症的发生率降到最低。

八、护理措施

(一)一般护理

1.心理护理

向患者介绍与本病有关的知识,使其了解其病程及预后。

鼓励患者表达自身感受，激发患者的能动性。

指导家属对患者照顾，使患者感到来自家庭的支持。

针对个体情况进行针对性心理护理。

2.饮食

供给高蛋白、高维生素及高热量饮食，以增强机体抵抗力。

观察患者有无吞咽困难，必要时安置胃管，管喂流质饮食。

3.休息

卧床休息，保证充足的睡眠，适时进行床上活动，参与主动、被动训练。

4.基础护理

做好口腔护理、胃管护理、尿管护理、定时翻身，向患者及家属讲明翻身的重要性，使患者能保证 2～3h 翻身一次，保持床单平整、干燥，帮助患者建立舒适卧位。

(二)病情观察

密切观察生命体征变化，特别注意呼吸情况，如呼吸的频率节律、呼吸动度，有无缺氧表现，血气分析 SaO_2 等，并做好记录。如患者出现呼吸无力、吞咽困难应及时通知医生，做好相应处理。

(三)保持呼吸道通畅

保持呼吸道通畅是抢救呼吸肌麻痹的关键，应抬高床头，吸氧时氧流量根据病情的需要给予。鼓励患者咳嗽、深呼吸，帮助患者翻身、拍背或体位引流，及时排出呼吸道分泌物，必要时吸痰。

(四)辅助呼吸

如患者出现明显的呼吸困难、烦躁、出汗、指(趾)甲及口唇发绀，肺活量降至每千克体重 20～25mL 以下，血氧饱和度降低，动脉血氧分压低于 9.3kPa 等，应立即准备抢救用物并协助气管插管或气管切开术，安置人工呼吸机辅助呼吸，根据患者的临床情况及血气分析资料，适当调节呼吸机的通气量、压力等参数。做好气管切开术后护理和气道护理。

(五)用药护理

护士应熟悉患者所用的药物，药物的使用时间、方法及不良反应应向患者解释清楚。根据患者的血、痰培养结果合理使用抗生素。

(六)康复指导

1.预防肢体畸形

四肢弛缓性瘫痪是本病特征，因此早期肢体远端的固定对后期的康复训练和生活质量有着重要的影响。一般足部放硬枕或穿直角夹板鞋使足背和小腿呈 90°，防止足下垂。早期对瘫痪肢体做被动运动，每日 2～3 次，每次 10～20min，Ⅲ级以上肌力鼓励患者做主动运动，运动量和运动方式应根据患者的具体情况和康复医生的要求调整，如下肢的抗阻力训练等，促进肌力恢复，预防肌肉萎缩和关节挛缩。

2.肢体功能恢复训练

急性期，尽早进行肢体功能训练，从卧位逐步改为半卧位和坐位，开始由他人扶持，后背有支架，逐渐变为自己坐起，端坐时间延长。能独立坐稳后，患者可以在他人协助下下地站立，开始扶床、桌等站立,以后扶拐靠墙站立、扶双拐站立至最后能独自站立。独自站稳后,再进行行走训练,开始由他人扶或用习步车,先练习迈步,然后逐渐至扶拐走。运动量逐渐加大,注意安全,在训练时必须有人保护。

(七)保护性隔离

由于 GBS 患者活动受限,应用激素类药物,易感染,应减少探视,严格执行消毒、隔离措施,医护人员治疗前要洗手,病室用紫外线或消毒机照射 1～2 次/日,注意保暖,防止受凉。

(八)健康宣教

1.指导患者正确使用药物,勿私自停药或滥用药物,合理膳食,加强营养。

2.指导患者及家属了解本病相关知识及自我护理方法。

3.告知患者功能锻炼的重要性,指导、鼓励患者加强肢体功能锻炼,避免感冒、感染等诱发因素。

第四节　多发性硬化

一、概述

多发性硬化(MS)是以中枢神经系统白质炎性脱髓鞘病变为主要特点的自身免疫疾病,常累及脑室周围白质、视神经、脊髓、脑干和小脑。主要临床特点是中枢神经系统白质散在的多灶性与病程呈现的缓解复发,症状和体征的空间多发性和时间多发性。

二、病因

MS 的病因仍不明确,但目前认为该病是一种由遗传和环境因素共同作用所引起的自身免疫性复杂性疾病。部分弱作用基因相互作用决定了 MS 的发病风险。

(一)病毒感染

MS 与儿童期接触的某种环境因素如病毒感染有关,曾高度怀疑嗜神经病毒,但从未在 MS 患者脑组织证实或分离出病毒。推测病毒感染后体内 T 细胞激活生成抗病毒抗体可与结构相同或相似的神经髓鞘多肽片段发生交叉反应,从而引起脱髓鞘病理改变。

(二)自身免疫反应

目前资料支持 MS 是自身免疫性疾病。MS 的组织损伤及神经系统症状被认为是直接针对自身髓鞘抗原的免疫反应所致,如针对自身髓鞘碱性蛋白产生的免疫攻击,导致中枢神经系统白质髓鞘的脱失,临床上出现各种神经功能的障碍。

(三)遗传因素

MS 有明显的家族倾向。MS 遗传易患性可能由多数弱作用基因相互作用决定 MS 发病风险。家族中两同胞可同时患病,约 15%的 MS 患者有一个患病的亲属。患者的一级亲属患病风险较一般人群大 12～15 倍。

(四)环境因素

MS 发病率随纬度增高而呈增加趋势,离赤道愈远发病率愈高,高危地区患病率可达 40/10 万或更高。我国为低发病区,中国 MS 患病率的大规模研究较少,目前上海一项研究得出的 MS 患病率为 1.39/10 万。

三、发病机制及病理

迄今发病机制仍不明确。多发性硬化的特征性病理改变是中枢神经系统白质内多发性脱髓鞘斑块,多位于侧脑室的周围,伴反应性神经胶质增生,也可有轴突损伤。病变可累及大脑白质、脊髓、脑干、小脑和视神经。镜下可见急性期髓鞘崩解和脱失,轴突相对完好,少突胶质细胞轻度变性和增生,可见小静脉周围炎性细胞浸润。病变晚期轴突崩解,神经细胞减少,代之以神经胶质形成的硬化斑。

四、诊断

(一)临床表现

1.肢体无力

最常见的症状之一,多为不对称痉挛性轻截瘫,约 50%的患者首发症状为一个或多个肢体无力。

2.感觉异常

往往由脊髓后柱或脊髓丘脑束病损引起。病灶多见于颈髓,或见皮质型感觉障碍。最常见的主诉为麻刺感、麻木感,也可有束带感、烧灼感、寒冷感或痛性感觉异常。

3.精神异常

多表现为抑郁、易怒和脾气暴躁,部分患者出现兴奋,也可表现为强哭强笑。

4.言语障碍

多因小脑病损和(或)假性延髓性麻痹,引起构音肌共济失调或痉挛,而致构音不清、语音轻重不一。严重时可有声带瘫痪。

5.眼部症状

常表现为急性视神经炎或球后视神经炎,多为急性起病的单眼视力下降或双眼视力同时受累。

6.运动功能障碍

手部动作笨拙和意向性震颤及下肢易于绊跌都是常见的早期症状。也见言语呐吃与痛性强直性肌痉挛。

7.其他病症

少数患者起病时即有尿频、尿急,后常打尿潴留或失禁。部分男性患者有阳痿与性欲减退。

(二)辅助检查

1.脑脊液(CSF)检查

脑脊液单个核细胞数轻度增高或正常,一般在 15×10^6/L 以内,通常不超过 50×10^6/L。约 40%MS 病例脑脊液蛋白轻度增高。

2.磁共振(MRI)检查

可见大小不一类圆形的 T_1 低信号,T_2 高信号,常见于侧脑室前脚与后脚周围,半卵圆中心及胼胝体,或为融合斑,多见于侧脑室体部;脑干、小脑和脊髓可见斑点状不规则 T_1 低信号及 T_2 高信号斑块;病程长的多数患者可伴脑室系统扩张,脑沟增宽等脑白质萎缩征象。

3.诱发电位

50%～90%的MS患者视觉诱发电位，脑干听觉诱发电位和体感诱发电位中可有一项或多项异常。

4.电子计算机X线断层扫描(CT)

可见病损部位有斑块异常信号。

(三)诊断标准

多年来习惯采用的诊断标准完全基于临床资料。

1.从病史和神经系统检查，表明中枢神经系统白质内同时存在着两处以上的病灶。

2.起病年龄在10～50岁之间。

3.有缓解与复发交替的病史，两次发作的间隔至少1个月，每次持续24h以上；或呈缓解进展方式而病程至少6个月以上。

4.可排除其他疾病。如符合以上4项，可诊断为“临床确诊的多发性硬化”：如仅为一个发病部位，首次发作，诊断为“临床可疑的多发性硬化”。

五、治疗

MS治疗的主要目的是抑制炎性脱髓鞘病变进展，包括急性发作期的治疗和缓解期的治疗，晚期采取对症和支持疗法。临床常用的有以下几种疗法。

(一)肾上腺皮质激素治疗

常用的是大剂量甲泼尼龙短程疗法和口服泼尼松治疗MS的急性发作。激素治疗的方法：从1g/d开始，共3日：然后剂量减半并改用口服，每3日减半量，每个剂量用3日，直到减完，一般28日减完。激素具有抗炎和免疫调节作用，是MS急性发作和复发的主要治疗药物，可加速急性复发的恢复和缩短复发期病程，但不能改善恢复程度。目前对激素的短期疗效基本认可，但对于它的长期疗效，还缺乏肯定的结论，但不良反应较多，因此一般不主张对MS患者长期应用激素治疗。

(二)免疫球蛋白疗法

大剂量免疫球蛋白静脉滴注(IVIg)：0.4g/(kg·d)，连续3～5日。对降低R-R型患者复发率有肯定疗效，但最好在复发早期使用。

(三)β-干扰素疗法

具有免疫调节作用，可抑制细胞免疫。常用的有IFNβ-1a和IFNβ-1b两类重组制剂。常见不良反应为流感样症状，持续24～48h，2～3月后通常不再发生。IFNβ-1a可引起注射部位红肿及疼痛、肝功能损害及严重变态反应如呼吸困难等。1FNβ-1b可引起注射部位红肿、触痛，偶引起局部坏死、血清转氨酶轻度增高、白细胞减少或贫血。妊娠时应立即停药。

(四)环磷酰胺疗法

环磷酰胺用于治疗此病可能有助于终止继发进展型MS病情进展，但尚无定论，宜用于快速进展型MS。

(五)血浆置换疗法

血浆置换疗法包括特异性淋巴细胞去除、淋巴细胞去除、免疫活性物质去除等。血浆置换对MS的疗效不肯定，通常不作为急性期的首选治疗，仅作为一种可以选择的治疗手段。

六、主要护理问题

(一)焦虑

焦虑与患者对疾病的恐惧、担心预后有关。

(二)躯体移动障碍

躯体移动障碍与肢体无力有关。

(三)视力障碍

视力障碍与病变引起急性视神经炎或球后视神经炎有关。

(四)排尿异常

排尿异常与膀胱功能障碍有关。

七、护理目标

1.患者焦虑程度减轻,配合治疗及护理。

2.患者能使用辅助器械进行适当活动,在允许范围内保持最佳活动能力。

3.患者能使用适当工具弥补视觉损害。

4.患者排尿形态正常,未发生尿路感染。

八、护理措施

(一)一般护理

1.休息

保持病室安静、整洁,常通风,条件允许下每日用紫外线灯对病区进行消毒,空气新鲜、减少环境中的不良刺激,保持病区的环境卫生,床单位清洁、舒适。

指导患者及家属掌握有关疾病知识及自我护理方法。

重症患者应绝对卧床;病情好转后,可适当活动。

2.瘫痪护理

应给予皮肤护理,每 2h 翻身一次,预防压疮。

小便失禁:应保持床铺干燥、清洁,及时更换床单。

注意皮肤护理,保持会阴部清洁。

3.尿潴留护理

应在无菌条件下给予保留导尿。

按医嘱给予膀胱冲洗,防止泌尿系感染。

4.病情观察

定时测 T、P、R、BP 并记录,注意心率、心律心电图变化密切观察病情变化,以便尽早进行处置。

全面了解病情,掌握复发病的特点及容易引起复发的因素。

5.心理护理

向患者及家属介绍本病的性质及发展,取得家属的最大配合,稳定患者的情绪(MS 患者情绪易于激动,或强哭、强笑、抑郁反应也不少见)。

个体化心理指导,用科学的语言进行耐心细致的宣教。

介绍以往成功病例,增强对疾病的治疗信心。尤其是复发病例。

主动与患者交流，解除患者思想顾虑，积极配合治疗。

6.饮食护理

给予低脂、高蛋白、营养丰富、富含纤维素的食物，补足身体的营养需要量。蛋白质在患者3餐食物中配比：早餐应占患者摄取总热能的30%，午餐占40%～50%，晚餐占20%。

教会患者和家属按顺时针方向即肠蠕动方向按摩腹部，养成定时排便习惯，防止便秘。

有吞咽困难者：予以留置胃管，按时鼻饲流质饮食。

由于MS患者多应用大剂量激素冲击治疗，易损伤消化道黏膜，应指导患者注意保护胃黏膜，避免进食辛辣、过京、过热、过硬等刺激性食物，不可饮用浓茶、咖啡等刺激性饮料。

7.用药护理

密切观察药物的不良反应，如发现不良反应，应及时通知医师并协助予以处理。

将诊疗期间观察药物不良反应的方法教会患者，由其自我掌握。

遵医行为教育：嘱患者不要擅自更改剂量或突然停药，以防止病情变化。

(二)专科护理

1.眼部护理

视野障碍时须留陪护，眼睑不能闭合时，遵医嘱用药和予以护理。

劳逸结合，避免过度用眼，严密观察有无异常。

伴有视力减退时，避免强光照射、阅读小字和长时间读书写作，整理环境，排除障碍物，使其行动方便。

失明的时候，将物品放置清楚，固定位置，以便患者拿取。

2.体像障碍的护理

若患者心理恐惧，予以安慰、关心和精神鼓励及时向医生汇报，给予及时处理。

经常检查有无感觉障碍，防止意外损伤，保证患者安全。

3.语言功能障碍的护理

正确把握语言障碍的种类与症状，确定治疗方法。

要求患者慢慢地一句一句地诉说，利用笔谈、文字或单词来沟通，用确定是或不是的表现法，循序渐进，进行语言功能训练。

4.运动、感觉障碍的护理急性发作期

保证患者安全，保持麻痹肢体处于最佳位置，以防止挛缩及变形。

对于感觉障碍严重的患者，注意避免烧(烫)伤；同时注意预防压疮，感觉障碍伴有疼痛时，轻者，给予按摩、体位变换及交谈等；重者，遵医嘱给予药物治疗。

5.慢性期

与康复科协作，制订计划，进行主动运动和被动运动，以保持和提高残存功能，根据麻痹的程度。考虑使用步行器、轮椅等工具。

患者自己能做的事情尽量让其自己完成，不能做的事情，给予帮助，并给予一些基本动作的指导。

6.恢复期

鼓励患者适当的体育锻炼，但不应剧烈运动。

(三)康复功能训练

包括肢体运动功能训练和膀胱功能训练。

1.肢体无力常导致患者行走困难或卧床不起,故早期的功能训练尤为重要。采取被动运动和主动运动相结合的原则。对瘫痪肢体,早期注意肢位的摆放,行被动按摩及屈伸运动,鼓励和指导患者坚持生活自理能力的训练,如穿脱衣服及进餐等。条件许可则尽早下床活动,遵循扶杆、拄拐站立、移动、步行等循序渐进的原则,做到劳逸结合,从而使肢体功能恢复,防止肌肉萎缩、关节强直发生残障。

2.膀胱功能训练:也是康复功能训练的一项重要内容。MS患者常因排尿障碍需留置尿管,应加强尿道口护理,防止尿路感染,同时指导患者膀胱训练的方法和步骤,教会其排尿方法,达到自行排尿的目的。

九、并发症的处理及护理

(一)排尿异常的护理

留置尿管者每日进行尿道口清洁、消毒,鼓励患者多饮水,2000～3000mL/d,注意观察尿液颜色、量、性质,必要时每日给予膀胱冲洗。

(二)排便异常的护理

便秘患者指导其多食用粗纤维食物,以促进肠蠕动,指导其按摩下腹部,并养成定时排便的习惯,严重便秘者给予保留灌肠。

(三)保持皮肤的完整性

加强翻身,每1～2h 1次,运用掌部大小鱼际按摩受压部位,必要时应用气垫床,以防压疮。

(四)预防坠积性肺炎

长期卧床患者会出现肺纤毛运动减少,翻身的同时给予叩背,叩背时五指并拢呈腕状,借助腕关节的力量由下而上、由外向内依次震动叩击背部。

十、预防

(一)一级预防

目前MS的病因和发病机制迄今不明,一般人群尚无明确方法预防此病。

(二)防止复发

告知患者及家属MS容易在疲劳、感染、感冒、体温升高及手术创伤后复发,应注意避免。避免热疗,沐浴时水温不宜过高。女性首次发病后2年内应避孕。

第五节　急性播散性脑脊髓炎

一、概述

急性播散性脑脊髓炎(ADEM)是一种免疫介导、临床表现多样、广泛累及中枢神经系统白质的特发性炎症脱髓鞘疾病,通常发生于感染或疫苗接种后,部分无前驱事件,但临床表现相似,且组织学、微生物学或血清学相同,故统称为ADEM。临床主要分为脑型、脊髓型、脑脊髓型。其病理特点为广泛累及中枢神经系统小静脉周围的炎性脱髓鞘。

二、病因及流行病学

ADEM 的病因迄今未明确,目前较多研究认为与病毒感染、疫苗接种有关,但仍未明确。ADEM 发病率为每年(0.2～0.8)/10 万,好发于儿童及青壮年。儿童发病存季节性,春冬季为高峰,可能与上呼吸道感染高发有关。约 2/3 儿童和 1/2 成人有前驱感染或疫苗接种的临床证据,其后数日或数周出现神经系统症状,潜伏期为 4～13 天。

三、发病机制及病理

目前有研究认为可能有两种发病机制:①分子模拟理论。②炎症瀑布反应理论。ADEM 主要的病理改变为大脑、脑干、小脑、脊髓播散性的脱髓鞘改变,以脑室周围由质、颞叶、视神经最为显著,脱髓鞘改变多以小静脉为中心,其外层有以单个核细胞为主的围管性浸润,即血管“袖套”,静脉周围白质髓鞘脱失,并有散在胶质细胞增生。

四、诊断

(一)临床表现

1.本病好发于儿童和青壮年,在感染或疫苗接种后 1～2 周急性起病,多为散发,无季节性,病情严重,有些病例病情凶险。

2.脑炎型首发症状为头痛发热及意识模糊,严重者迅速昏迷和去大脑强直发作,可有痫性发作,脑膜受累出现头痛、呕吐和脑膜刺激征等。脊髓炎型常见部分或完全性弛缓性截瘫或四肢瘫、传导束型或下肢感觉障碍、病理征和尿潴留等。可见视神经、大脑半球、脑干或小脑受累的神经体征。发病时背部中线疼痛可为突出症状。

3.急性坏死性出血性脑脊髓炎又称为急性出血性白质脑炎,认为是 ADEM 暴发型。起病急骤,病情凶险,病死率高。表现高热、意识模糊或昏迷进行性加深、烦躁不安、痫性发作,偏瘫或四肢瘫;CSF 压力增高、细胞数增多,EEG 弥散活动,CT 见大脑、脑干和小脑白质不规则低密度区。

(二)辅助检查

1.脑电图检查(EEG)

常见弥散的 θ 和 δ 波,亦可见棘波和棘慢复合波。

2.CT 检查

显示白质内弥散性多灶性大片或斑片状低密度区,急性期呈明显增强效应。

3.MRI 检查

可见脑和脊髓白质内散在多发的 T1 低信号、T2 高信号病灶。

4.外周血

白细胞增多,血沉加快。

5.脑脊液检查

脑脊液压力增高或正常,CSF、MNC 增多,急性坏死性出血性脑脊髓炎则以多核细胞为主,红细胞常见,蛋白轻度至中度增高,以 IgG 增高为主,可发现寡克隆带。

(三)诊断标准

由于缺乏特异性生物学标志物,急性播散性脑脊髓炎的诊断主要依赖临床表现和影像学特点。临床主要表现为双侧视神经受累、皮质症状与体征、周围神经受累、意识改变、认知功能障碍,脑脊液白细胞计数增加、寡克隆区带阴性或阳性后迅速转阴,均支持急性播散性脑脊髓炎的诊断。

1.临床表现

首次发生的急性或亚急性发病的多灶性受累的脱髓鞘疾病,表现为多种症状并伴脑病表现(行为异常或意识改变),糖皮质激素治疗后症状可好转,亦可遗留残留症状;之前无脱髓鞘特征的临床事件发生,并排除其他原因,发病后3个月内出现的新症状或原有症状波动应列为本次发病的一部分。

2.神经影像学表现

以局灶性或多灶性累及脑白质为主,且未提示陈旧性白质损害。头部MRI扫描表现为大的(1～2cm)、多灶性位于幕上或幕下白质、灰质,尤其是基底核和丘脑的病灶,少数患者表现为单发孤立大病灶,可见弥散性脊髓内异常信号伴不同程度强化。

五、治疗

1.目前糖皮质激素被认为是一线治疗药物,但药物种类、剂量和减量方法至今尚未统一。现主张静脉滴注甲泼尼500～1000mg/d或地塞米松20mg/d冲击治疗,后逐渐减量。若不能耐受糖皮质激素治疗、存在禁忌证或治疗效果欠佳,可选择静脉注射丙种球蛋白(IVIG),为二线治疗药物,2g/kg(总剂量)分2～5日静脉滴注。血浆置换疗法主要用于对糖皮质激素治疗无反应的急性爆发性中枢神经系统脱髓鞘疾病,隔日行血浆置换疗法,共5～7次。

2.对症治疗:给予脱水降颅内压、抗感染、营养脑细胞等治疗。

六、主要护理问题

(一)焦虑

焦虑与恐惧与患者与家属对疾病的恐惧、担心预后有关。

(二)排尿异常

排尿异常与膀胱功能障碍有关。

(三)潜在并发症

压疮、坠积性肺炎与长时间卧床、免疫力差有关。

(四)躯体移动障碍

躯体移动障碍与肢体无力有关。

七、护理目标

1.患者焦虑和恐惧程度减轻,配合治疗及护理。

2.患者排尿形态正常,未发生尿路感染。

3.患者未出现相关并发症。

4.患者能使用辅助器械进行适当活动,在允许范围内保持最佳活动能力。

八、护理措施

(一)一般护理

1.心理护理

与患者共同讨论病情:使患者了解本病的病因、病程,常出现的症状,体征,治疗目的、方法及预后。

指导患者掌握自我护理技巧:循序渐进,不要勉强患者,避免增加其痛苦和心理压力。

鼓励家属多陪伴患者,以获得更多的社会支持。

介绍一些恢复较好的病例,使患者处于最佳身心状态,积极接受治疗,提高患者治愈率和生活质量。

2.癫痫发作的护理

进行各项护理操作时应轻柔,限制探视,使患者处于安静环。

用床档保护,床上不放边角尖锐的玩具,床边备压舌板,开口器等抢救物品。

3.膀胱功能训练

尿潴留者:在无菌条件下行导尿术,予以留置导尿管,每日会阴护理2次。

保持会阴部的清洁、干燥。

鼓励患者做提臀运动及会阴部肌肉收缩和放松交替运动训练:每次20～30min,3次/日,促进膀胱功能的恢复。

4.吞咽困难护理

呈半坐卧位或坐位:患者进食时应抬高床。

进食速度:宜慢,以防发生呛咳和误咽。

以流质或半流质为主,注意进食情况。

不能吞咽的患者予以插鼻饲管,按时给予鼻饲流质。

做好口腔护理。

5.高压氧治疗护理

告知患者该治疗的优势,能促进受损神经细胞的恢复,利于患者康复。

做好保暖,避免受凉。

密切观察病情:如出现高热、抽搐及局灶性癫痫发作等高压氧治疗的相对禁忌证,应及时告知医生,暂停高压氧治疗。

6.加强肢体

告知患者早期功能锻炼的重要性鼓励患者下床活动。

7.功能锻炼

不能下床活动者:指导患者进行被动运动,具体方法是每日在床上做各关节伸,屈被动运动,并进行轻柔而有节奏的按摩;指导患者在床上进行主动运动,一般在肢体肌力有一定恢复时进行,具体方法是做各关节的主动屈曲和伸展;时间由短到长,循序渐进。

(二)用药护理

大剂量激素冲击和大剂量丙种球蛋白(IVIG)治疗,是本病的治疗重点,也是本节的重要护理内容。

1.不良反应

告知患者及家属在治疗过程中可能出现的不良反。

激素冲击疗法可致满月脸、向心性肥胖,但停药后可自行恢复。

易加重感染,导致消化道出血、低钾、骨质疏松、心律不齐。

2.饮食

多进食高热量、高蛋白、富含维生素及高钾、高钙、低糖饮食少食生冷和难消化的食物大便观察。

3.大便观察

注意大便的颜色,及时发现有无上消化道出血。

出现柏油样便时,立即报告医生,做好生活护理,保持患者床单位清洁、卫生,降低感染发生率。

4.安全护理

加强病房的巡视工作。

有专人陪伴:告知患者及家属激素治疗易引起骨质疏松,发生骨折。

活动时注意安全,防止引起外伤。

5.静脉滴注护理

严格控制滴注速度:使用IVIG治疗时易出现皮疹、寒战、发热等变态反。

首次使用IVIG时滴速:控制在20滴/分,输入30min后,无不良反应,可调至40~60滴/分。

生理盐水冲管:在输注前后使用,一般用生理盐水100mL冲管,禁止与任何其他液体混合输入。

(三)健康宣教

1.指导患者严格按照医嘱服药,尤其在服用激素期间,不得随意更改药量和停药。

2.告知患者肢体功能锻炼的重要性及方法,指导患者坚持肢体功能锻炼。

3.指导患者保持良好生活习惯,合理饮食,注意保暖,避免感染等诱因。

4.指导患者按要求时间定期复诊。

九、并发症的处理及护理

1.预防压疮发生因患者需要长期卧床,需要勤翻身,条件许可可使用气垫床,保持床单位清洁、干燥。

2.预防坠积性肺炎的发生平卧时头偏向一侧,利于分泌物流出,侧卧时勤拍背,必要时给予吸痰。遵医嘱应用消炎药,并做好口腔、会阴护理,预防感染。

十、预防

进一步改进疫苗制备工艺,使之既保存较好的抗原性,又减少激起或诱导预防接种性脑脊髓炎的作用,改变预防方法等均能减少预防接种后脑脊髓炎的发生。

第六节　帕金森病

帕金森病(PD)又称震颤麻痹,是一种常见于中老年人的神经系统变性疾病。临床主要表现为静止性震颤、肌强直、运动迟缓和姿势步态异常。65岁以上人群的患病率高达1%,随年龄增加而升高，男性略高于女性。良好的生活管理及正确的服药对延缓疾病的发展具有重要的意义。

一、病因与发病机制

（一）年龄老化

本病多发生于 60 岁以上的中老年人，40 岁以前发病少见，提示衰老与发病有关。研究表明自 30 岁以后，随着年龄的增长，黑质多巴胺能神经元呈退行性变，多巴胺能神经元进行性减少。按照正常老化速度，60 岁时，黑质多巴胺能神经元丢失总量少于 30%，纹状体内多巴胺递质含量减少不超过 50%。而只有当黑质多巴胺能神经元减少 50%以上，纹状体多巴胺递质减少 80%以上时，可出现帕金森病的相关症状，因此年龄老化仅是帕金森病的一个促成因素。

（二）环境因素

流行病学调查显示，长期接触杀虫剂、除草剂或某些化学品可能是本病的危险因素。研究发现，海洛因毒品中含有一种副产品 1-甲基-4-苯基-1，2，3，6-四氢吡啶（MPTP），MPTP 可诱发人类及其他灵长类动物出现帕金森病的病理改变及临床表现。

MPTP 在化学结构上与某些杀虫剂、除草剂相似，因此，有学者认为环境中与该神经毒结构类似的化学物质可能是帕金森病的病因之一。

（三）遗传因素

绝大多数患者为散发病例，约 10%左右的 PD 患者有家族史，多具有常染色体显性遗传或隐性遗传特征。遗传因素在年轻患者（小于 40 岁）发病中起着较为重要的作用。基因易感性如细胞色素 P4502D，基因可能是 PD 的易感基因之一。

目前普遍认为帕金森病并非单一因素所致，而是多种因素共同参与的结果。遗传因素使患病易感性增加，但不一定发病，只有与环境因素和衰老的共同作用下，导致黑质多巴胺能神经元大量变性、丢失而发病。

二、病理生理

（一）病理

主要病理改变有两大特征，其一为黑质多巴胺能神经元和其他含色素的神经元大量变性丢失。黑质致密部多巴胺能神经元丢失最为严重，当出现临床症状时，多巴胺能神经元至少丢失达到 50%以上，丢失越严重症状越明显。其二是在残留的神经元胞质中出现嗜酸性包涵体，即路易小体。

（二）生化病理

通过黑质一纹状体通路，黑质多巴胺能神经元将多巴胺输送到纹状体，参与基底核的运动调节。PD 患者的黑质多巴胺能神经元大量变性丢失，纹状体多巴胺递质浓度大幅降低，一般出现临床症状时纹状体多巴胺浓度降低达 80%以上。患者症状严重程度与多巴胺递质降低的程度相一致。

多巴胺（DA）和乙酰胆碱（Ach）为纹状体的两种重要神经递质，两者功能相互拮抗，保持两者平衡对基底核环路活动起重要的调节作用。PD 患者由于纹状体多巴胺含量显著降低，导致乙酰胆碱功能相对亢进,产生震颤、肌强直、运动减少等症状。多巴胺替代药物和抗胆碱药物对 PD 的治疗可纠正递质失衡。

三、临床表现

(一)静止性震颤

常为首发症状,多始于一侧上肢远端。震颤的特点为静止时明显,精神紧张时加重,随意运动时减轻,睡眠后消失,故称为静止性震颤,典型表现是拇指与屈曲的示指间呈"搓丸样"(pill-rolling)动作,频率为 4～6Hz。

(二)肌强直

表现为被动运动关节时伸肌和屈肌张力同时增高,检查者感受到均匀一致增高的阻力,类似弯曲软铅管的感觉,称之为"铅管样强直"。肌强直同时伴有静止性震颤的患者,在屈伸关节时,检查者感觉到在均匀的阻力中存在断续的停顿,如同转动齿轮感,称为"齿轮样强直"。

(三)运动迟缓

表现为随意运动减少,动作缓慢。早期表现为手指的精细动作缓慢,例如:解扣、系鞋带困难;随着疾病的发展,出现全面性随意运动减少、缓慢;晚期合并肌张力增高,出现起床、翻身困难。表现为动作开始困难和缓慢,如行走时起步、变换方向、停止困难。出现面容呆板,瞬目减少,常出现双眼凝视,称为"面具脸"。书写时字体越写越小,呈现出"写字过小征"。

(四)姿势步态异常

姿势步态异常是疾病进展的重要标志,同时也是致残的重要原因。主要指由于平衡功能减退,姿势反射消失而引起的姿势、步态不稳。疾病的早期表现为患侧下肢拖曳,上肢自动摆臂动作减少或消失。随着疾病的进展,步伐变小变慢,启动、转弯或遇障碍物时步态障碍表现明显。有时行走过程中突然全身僵直,双脚不能抬起,称为"冻结"现象。步伐小且越走越快,不能立刻停止,为帕金森病的特有体征,称为"慌张步态"。

(五)其他

口、咽、腭肌运动障碍导致语速慢、流涎;吞咽活动减少导致口水过多,吞咽障碍;自主神经症状较为常见,如便秘、出汗异常、性功能减退等。

四、辅助检查

(一)生化检测

放免法检测脑脊液生长抑素含量降低。高效液相色谱和高效液相色谱－电化学法能够检测出脑脊液和尿液中高香草酸含量降低。

(二)功能影像学检测

PET 或 SPECT 利用特定放射性核素进行检测,疾病早期可显示患者脑内多巴胺转运体功能明显降低,D2 型多巴胺受体的活性早期为超敏,后期低敏,多巴胺递质合成减少,对帕金森病早期诊断、病情进展检测和鉴别诊断具有一定的价值。

(三)基因诊断

部分有家族史患者,可采用 DNA 印迹技术、DNA 序列分析、PCR、全基因组扫描等,可能发现基因突变。

(四)血液、脑脊液常规化验

均无异常,CT、MRI检查无特征性改变,但可作为临床鉴别诊断依据。

五、诊断与鉴别诊断

(一)诊断

中老年发病且疾病进展缓慢;必备运动迟缓,同时具备静止性震颤、肌强直、姿势步态障碍中的一项;多巴胺治疗有效;患者无小脑体征、眼外肌麻痹、锥体系损害和肌萎缩等。

(二)鉴别诊断

需与其他原因所引起的帕金森综合征进行鉴别。在所有帕金森综合征中,约75%为原发性帕金森病,约25%为其他原因所引起的帕金森综合征。

1.继发性帕金森综合征

病因较明确。①药物或中毒:神经安定剂(吩噻嗪类及丁酰苯类)、甲氧氯普胺、利血平、锂、氟桂利嗪等导致可逆性帕金森综合征,一氧化碳、MPTP及其结构类似的杀虫剂和除草剂、锰、汞、二硫化碳等亦可引起继发性帕金森综合征。②血管性:多发性脑梗死病史、假性延髓性麻痹、腱反射亢进等可提供证据。③外伤:频繁脑震荡患者。④感染:病毒性脑炎患者病愈期也可出现帕金森综合征的表现,但症状一般都轻微、短暂。

2.遗传性(变性)帕金森综合征

①以痴呆、幻觉、帕金森综合征运动障碍为临床特征的弥散性路易体病,痴呆较早出现,进展速度快,可出现肌痉挛,对左旋多巴的反应不佳,但对其不良反应敏感。②肝豆状核变性可引起帕金森综合征,青少年发病,可有一侧或两侧上肢粗大震颤,随意运动时即加重,静止时减轻,以及肌强直、不自主运动、动作缓慢等。但患者有肝损害及角膜色素环,血清铜、铜蓝蛋白、铜氧化酶活性降低,尿铜增加等。③亨廷顿病如运动障碍以运动减少、肌强直为主,则易被认为是帕金森病,此时可根据家族史或伴痴呆进行鉴别,遗传学检查可确诊。

3.帕金森叠加综合征

多系统萎缩、进行性核上性麻痹、皮质基底核变性均可导致出现帕金森叠加综合征。①多系统萎缩:累及基底核、脑桥、橄榄、小脑和自主神经系统,可有帕金森病症状,但多数患者对左旋多巴不敏感。②可有肌强直及运动迟缓,震颤不明显,早期有姿势步态不稳和跌倒,核上性眼肌麻痹,常伴有额颞痴呆、假性延髓性麻痹、锥体束症及构音障碍,对左旋多巴反应差。③除有肌强直、姿势不稳、运动迟缓、肌张力障碍和肌阵挛等表现,亦可有皮质复合感觉缺失、一侧肢体忽略、失语、失用及痴呆等皮质损害症状,体检见眼球活动障碍和病理征,左旋多巴治疗无效。

六、治疗原则及要点

药物治疗的原则为小剂量开始,逐渐增加,以较小剂量达到最为满意疗效。

(一)抗胆碱能药

主要有苯海索,适用于震颤明显且年轻患者,老年患者慎用,前列腺肥大和闭角型青光眼患者禁用。

(二)金刚烷胺

对少动、强直、震颤有改善作用,对伴异动症患者有一定治疗作用。肾功能不全和癫痫患者慎用,哺乳期妇女禁用。

(三)复方左旋多巴

为目前治疗帕金森病最基本、最有效的药物,对震颤、强直、运动迟缓等有较好疗效。初始服用剂量为62.5～125mg,每日2～3次,根据病情逐渐增加剂量直至疗效满意和不出现不良反应。

1.复方左旋多巴分为标准剂、控释剂、水溶剂等不同剂型。①标准剂:多巴丝肼和卡左双多巴控释片,为常规选用治疗剂型。②控释剂:血药浓度较稳定,药效作用时间长,有利于控制症状波动,缺点为生物利用度低,起效缓慢,适用于伴症状波动或早期患病者。③水溶剂:易在水中溶解、便于口服、吸收迅速、起效较快,适用于晨僵、吞咽困难、餐后"关闭"者。

2.长期服用左旋多巴制剂的患者,可出现症状波动和异动症。症状波动有两种形式:①疗效减退亦称为剂末恶化:指药物的有效作用时间逐渐缩短,症状随血药浓度发生规律波动。②开-关现象:指症状在突然缓解(开期)与加重(关期)之间波动,"开期"常伴有异动症。异动症表现为不自主的舞蹈样、肌张力障碍样动作,可累及头面部、四肢和躯干,常表现为摇头、怪相以及双臂、双腿和躯干的各种异常运动。

(四)多巴胺受体激动药

目前大多推荐多巴胺受体激动药为首选药物,尤其用于年轻患者或疾病初期。此类药物可避免纹状体突触后膜多巴胺受体产生"脉冲"样刺激,从而减少或延迟运动并发症的发生。多巴胺受体激动药分为麦角类和非麦角类。

1.麦角类

常用药物包括溴隐亭、培高利特等,麦角类多巴胺受体激动药可导致心脏瓣膜病变及肺胸膜纤维化,现已不主张使用。

2.非麦角类

无麦角类不良反应,可安全使用。

七、护理评估

(一)健康史

1.起病情况

评估患者是否以静止性震颤为首发症状,是否始于一侧上肢远端。评估患者是否隐匿起病,缓慢进展。

2.病因与危险因素

评估患者的年龄,评估患者的职业、工作及生活环境,评估患者是否接触杀虫剂、除草剂等。

3.既往病史

评估患者是否有家族史、药物过敏史。

4.生活方式与饮食习惯

评估患者进食情况及营养状况,评估患者的生活方式是否健康。

(二)身体状况评估

患者是否出现静止性震颤、肌强直、运动迟缓及姿势步态异常等症状。

评估震颤的特点,是否具有静止时震颤明显、活动时减轻,紧张或激动时加剧,入睡后消失。

患者的肌强直是否表现为屈肌和伸肌肌张力均增高。

患者是否出现随意运动减少、减慢,面部表情呆板。

评估患者是否出现走路拖步。

评估患者是否有外伤发生。

评估患者有无自主神经症状,如便秘、性功能减退、出汗异常、流涎、口水过多、吞咽困难等。

评估患者是否伴有抑郁、睡眠障碍和痴呆。

(三)辅助检查

1.评估脑脊液生长抑素含量是否降低,评估高效液相色谱和高效液相色谱－电化学检测脊液和尿液中高香草酸含量是否降低。

2.通过 PET 或 SPECT 评估患者脑内多巴胺转运体功能是否降低,D2 型多巴胺受体的活性是否正常。

3.通过基因诊断评估是否有突变的基因。

八、护理诊断/问题

(一)躯体活动障碍

躯体活动障碍与疾病所致震颤、肌强直运动迟缓、姿势步态异常有关。

(二)有受伤的危险

有受伤的危险与疾病所致震颤、肌强直运动迟缓、姿势步态异常有关。

(三)营养失调(低于机体需要量)

营养失调(低于机体需要量)与疾病所致吞咽困难及震颤所致机体消耗量增加有关。

(四)便秘

便秘与活动量减少和(或)胃肠功能减退有关。

(五)长期自尊低下

长期自尊低下与流涎、震颤、肌强直等形象改变,言语障碍及生活需依赖他人有关。

(六)知识缺乏

缺乏疾病相关知识及药物治疗相关知识。

(七)有皮肤完整性受损的危险

有皮肤完整性受损的危险与疾病所致躯体活动障碍有关。

九、护理目标

1.患者日常生活需要能够得到满足。

2.患者安全,无外伤发生。

3.患者营养摄入能够满足机体需要。

4.患者无便秘发生或便秘得到缓解。

5.患者无自尊低下。

6.患者了解疾病及相关知识。

7.患者无皮肤破损。

十、护理措施

(一)一般护理

(1)因部分患者手部震颤,不能进行手部精细活动,因此应避免选择系扣衣物,可选粘贴式或拉链式衣服。患者生活区域内如病室、卫生间、走廊等可增加扶手并调整室内座椅、病床和卫生间设施的高度,以方便患者使用。日常用品放置于患者易于取拿的位置,床旁设置呼叫器。

(2)为患者提供辅助行走的工具,下床活动前做好准备工作,先给予双下肢肌肉按摩,但应避免过度用力,以免造成患者疼痛或骨折。

(3)指导患者规律排便,根据个人排便习惯,选择舒适体位进行尝试性排便。便秘患者可遵医嘱给予口服缓泻剂或灌肠。

(4)卧床患者应保持床单位清洁无渣屑,给予患者翻身叩背,防止出现压疮及坠积性肺炎。将肢体置于功能位,在骨隆突处垫软枕。

(二)病情观察

观察疾病晚期患者是否出现吞咽困难和饮水呛咳,观察药物疗效及是否出现开一关现象和剂末恶化。

(三)用药物护理

1.药物不良反应及应对方法

(1)抗胆碱能药:不良反应有口干、视物模糊、排尿困难、便秘,甚至出现幻觉、妄想。

(2)金刚烷胺:不良反应有失眠、头晕、头痛、恶心、下肢网状青斑、踝部水肿等。

(3)复方左旋多巴:服用早期可出现恶心、呕吐、直立性低血压等不良反应,可减少药物剂量或调整服药时间,以缓解症状。当出现严重的精神症状如幻觉、欣快、意识模糊、精神错乱时,需将患者置于无易碎品、危险品的单人病房内,专人看护。若患者极度烦躁不安,有自伤的危险时,可经家属同意并签署知情同意书后给子保护性约束,并定时给予松解。

长期服用左旋多巴制剂出现剂末恶化时,可增加每日服药次数或增加每次服药剂量,或改用缓释剂,或加用其他辅助药物。食物中的蛋白质对左旋多巴的吸收有一定的影响,因此,宜在餐前 1 小时或餐后 1.5 小时服药,出现开一关现象时可加用多巴胺受体激动药。

(4)多巴胺受体激动药:不良反应与复方左旋多巴相近,差别在于直立性低血压和精神症状的发生率稍高,症状波动和异动症的发生率低。

2.药效观察

观察用药后患者震颤、运动迟缓、肌强直、语言功能是否有改善,改善程度如何,通过观察患者行走姿势、讲话的流利程度、系纽扣、书写等动作完成程度,确认药物疗效。

(四)安全护理

1.病室内避免摆放易碎物品,保持地面防湿、防滑,去除门槛,方便患者出入。

2.对于震颤、动作弛缓患者,给予使用不易碎钢制碗盘和大手柄的汤匙,指导患者勿独自倒热水和使用刀具等，以免发生烫伤、割伤。

3.对有抑郁、意识模糊、幻觉、精神错乱或智能障碍的患者，专人进行看护，防止发生碰伤、摔伤等。

4.严格查对患者服药情况，药物专人管理，专人按时发放，以确保患者无错服、漏服发生。

(五)饮食护理

1.鼓励患者每日摄入足够的营养及水分，以满足患者机体消耗。指导患者进食高热量、高纤维素、高维生素、易咀嚼、易消化、无刺激性的食物，亦可选择进食适量的优质蛋白及营养素，补充机体需要。鼓励患者进食粗纤维食物，指导患者多饮水，预防便秘的发生。

2.为患者创造良好的进餐环境及选择舒适的体位，可取坐位或半坐位进食和饮水。给予患者充足的进餐时间，不打扰、不催促，若患者进食时间过长，导致食物变凉，可将食物再次加热后食用。

3.部分患者胃肠功能、咀嚼及吞咽功能会有所减退，常导致机体营养摄入不足，加之肢体震颤消耗能量，因此，可鼓励少食多餐。咀嚼功能减退患者进食时，可将食物切成小块状或选择软食或半流食，便于咀嚼及吞咽。如吞咽障碍、进食量少无法满足机体需要时，可遵医嘱给予鼻饲置管。

4.评估患者营养摄入情况，评估患者饮食情况，调整进食量及种类，观察患者的体重和精神状态。

(六)心理护理

帕金森患者早期可完成自我照顾，但外在形象的改变，如流涎、肢体震颤、动作迟钝等，可使患者可产生自卑心理，寡言，逐渐远离人际交往。随着疾病的发生发展，患者逐渐需要依靠他人生活，产生焦虑、抑郁甚至绝望。护士应密切观察患者的心理变化，诚恳、和善地与患者沟通，耐心倾听，充分了解患者心理及生活需要。

(七)康复护理

1.疾病初期，鼓励患者参加社交活动和体育锻炼，使身体各关节及肌肉适当活动。

2.疾病中期，生活仍可基本自理，可通过日常活动进行功能训练，如穿脱衣服、洗漱、拖地等。鼓励患者进行大踏步训练，踏步时应专心且目视前方，双臂自然摆动，避免突然加速或转弯，转弯时应以弧线形前移，勿原地转弯。如出现突然僵直，不宜强行拉拽患者前行，应指导患者放松，先向后退一步，再前行。疾病中期常出现运动障碍或某些特定动作困难，可针对特定动作进行功能锻炼。如患者坐起困难，可在患者进行功能锻炼后，进行反复起坐练习。

3.疾病晚期，卧床患者不能进行主动功能锻炼，需给予被动功能锻炼，可选择被动关节活动、按摩四肢肌肉，以保持关节灵活度及防止肌肉萎缩。

4.言语及吞咽功能障碍的患者，可进行伸舌、龇牙、鼓腮、吹吸、紧闭口唇等动作锻炼面部肌肉功能。言语障碍者，可指导患者读单字、词汇、短句，进行循序渐进的练习，以锻炼患者协调发音。

十一、健康指导

(一)药物指导

帕金森病主要的治疗方法为药物治疗，患者需长期服药或终身服药，向患者讲解常用药物的种类、服用方法、服用时间、疗效和用药后不良反应的观察。督促患者需严格遵守医嘱服药，不可随意增减或擅自停药，以免加速病情进展。

(二)生活指导

汗液分泌较多或卧床患者的皮肤抵抗力较差，易发生压疮，应及时给予清洁皮肤，更换干净、柔软的衣物，定时翻身，以改善局部皮肤血液循环，预防压疮。指导患者养成良好的生活习惯，保证充足睡眠，避免过度劳累。鼓励患者培养兴趣爱好，坚持适量运动，进行自我照顾。生活需依靠家人者，鼓励患者树立信心，进行力所能及的自我照顾，通过日常生活进行功能锻炼。避免从事高危，紧张工作，如攀高、操控精密仪器等工作。日常生活中勿独自进行有危险的活动，如使用热水器、燃气、锐器等。避免接触危险物品，如暖水瓶、瓷碗等。患者需随身携带填有患者姓名、家庭住址、家人联系方式、疾病诊断等的个人信息卡。

(三)饮食指导

合理膳食，少食多餐，多饮水，防止便秘发生。

(四)康复指导

疾病初期，鼓励患者参加社交活动和体育锻炼。疾病中期，鼓励患者进行自我照顾。疾病晚期，指导家属为患者进行被动功能锻炼。

十二、护理评价

通过治疗和护理，患者是否：①学会使用辅助器具，在他人协助下生活需要得到满足。②安全，无外伤发生。③营养摄入能够满足机体需要。④有便秘发生。⑤自信。⑥了解疾病及相关知识。⑦皮肤无破损。

第七节　肝豆状核变性

肝豆状核变性(HLD)是一种常染色体隐性遗传的铜代谢障碍导致肝功能损害和基底核变性的疾病，又称 Wilson 病，是 Wilson 在 1912 年首先报道的。主要临床表现为进行性加重的锥体外系症状、角膜色素环(K-F 环)、肝硬化、精神症状、肾功能损害等。患病率为(0.5～3)/10 万。本病为铜代谢障碍疾病，因此控制铜摄入，完善的饮食护理对疾病的治疗起重要作用。

一、病因与发病机制

本病为常染色体隐性遗传的铜代谢障碍性疾病，阳性家族史可达 25%～50%，多见同胞一代发病或隔代遗传，罕见连续两代发病，人群中的杂合子频率为 1/200～1/100。肝豆状核变性的致病基因定位于染色体 13q14.3 区，编码一种由 1411 个氨基酸组成的 P 型铜转运 ATP 酶，此酶含有金属离子结合区、ATP 酶功能区、跨膜区三个功能区，目前已发现本病的基因突变点位于 ATP 酶功能区，且存在多种突变型。

正常人摄入的铜从肠道吸收入血，铜先与清蛋白疏松结合，然后进入肝细胞，与 α2-球蛋白牢固结合成铜蓝蛋白，分泌到血液中。铜蓝蛋白具有氧化酶活性，因呈深蓝色而得名。循环中约 90%～95%的铜与铜蓝蛋白结合，铜作为辅基参与多种重要酶的合成。约 70%的铜蓝蛋白存在血浆中，其余部分存在组织中。多余的铜则以铜蓝蛋白的形式通过胆汁、尿和汗液排出体外。病态时，血清中过多的游离铜大量沉积在肝细胞内，造成肝细胞坏死。当肝细胞无法容纳时，铜通过血液向各个器官散布、沉积，沉积在脑、肾、肝外组织及角膜等而致病。

二、病理

本病病理改变主要累及脑、肝、肾和角膜等，肝脏表面及切面均可见大小不等的假小叶或结节，逐渐发展为肝硬化。脑部的损害主要以壳核最明显，其次是苍白球和尾状核，大脑皮质也可受累，显示软化、萎缩、色素沉着甚至形成空洞。光镜下可见神经元明显减少或完全缺失及星形胶质细胞增生。角膜边缘后弹力层和内皮细胞质内有棕黄色细小铜颗粒沉积。

三、临床表现

本病多发生于儿童期或青少年期，以肝脏症状起病者平均年龄约为 11 岁，以神经症状起病者平均年龄约为 19 岁。如未经治疗最终会出现肝脏损害及神经系统损害。

(一)神经及精神症状

患者出现锥体外系症状，表现为手足徐动、舞蹈样动作、肌张力障碍、怪异表情、肌强直、运动迟缓、震颤、构音障碍、吞咽困难、屈曲姿势及慌张步态等。20 岁前起病者多以肌张力障碍或帕金森综合征为主，也可有广泛的神经损害，皮质损害表现为注意力不集中、记忆力减退、反应迟钝、智能障碍、行为或情感异常、对周围环境缺乏兴趣等，晚期可出现幻觉等器质性精神病症状；下丘脑损害可产生肥胖、高血压、持续高热等，少数患者出现癫痫发作；小脑损害导致语言障碍和共济失调；锥体系损害可出现腱反射亢进、病理征及延髓性麻痹等。症状常发展缓慢，可阶段性加重或缓解，也存在进展迅速者，特别是年轻患者。

(二)肝脏症状

约 80%患者出现肝脏症状，多数表现为慢性肝病症状，表现为无力、倦怠、食欲缺乏、肝大或缩小、肝区疼痛、蜘蛛痣、脾大及脾功能亢进、黄疸、腹腔积液、食管静脉曲张破裂出血等。肝功能损害可导致体内激素代谢异常，致内分泌紊乱，出现月经不调或闭经、青春期延迟等。脾大可出现血小板减少症和溶血性贫血。极少数患者以急性肝衰竭和急性溶血性贫血起病，多在短期内死亡。

(三)眼部症状

角膜色素环(K-F 环)为本病的重要体征，约 95%～98%患者会出现 K-F 环，个别见于单眼，多数见于双眼。K-F 环位于角膜与巩膜交界处，在角膜内表面上，呈暗棕色或绿褐色，宽约 1.3mm，当光线斜照时观察得较清楚，早期需用裂隙灯检查才能观察到，典型者肉眼也可以看到，是铜沉积于后弹力膜所致。

(四)其他

部分患者出现皮肤色素沉着，面部及双小腿尤为明显。亦可出现肾损害，表现为肾性糖尿、蛋白尿、氨基酸尿等，少数患者出现肾小管性酸中毒。钙、磷代谢障碍导致骨质疏松、骨和软骨变性等。

四、辅助检查

1.血清铜蓝蛋白、血清铜、尿铜及肝铜

(1)铜蓝蛋白正常值为 0.26～0.36g/L，本病明显降低，甚至为零，<0.08g/L 是诊断本病

的重要证据，但血清铜蓝蛋白值与病情、病程及治疗效果无关。

(2)正常人血清铜含量为14.7～20.5μmol/L，本病患者约90%血清铜含量降低。血清铜与病情及治疗效果无关，诊断意义比铜蓝蛋白低。

(3)正常人24小时尿铜排泄量少于50μg，本病患者24小时尿铜排泄量明显增加，多为200～400μg。

(4)肝铜量为诊断本病的金标准之一，正常肝铜含量为50μg/g干重，大部分患者肝铜量大于250μg/g干重。

2.血、尿常规

(1)血常规：肝硬化伴脾功能亢进者，血常规可见血小板、白细胞和(或)红细胞减少。

(2)尿常规：镜下可见微量蛋白尿、血尿等。

3.肝、肾功能检查

(1)肝功能：以锥体外系症状为主要临床表现的患者，早期可无肝功能异常。以肝功能损害为主要表现者可出现不同程度的肝功能异常，例如球蛋白增高、血清总蛋白降低，晚期发生肝硬化。肝活检显示大量铜过剩。

(2)肾功能：肾功能损害者可出现尿素氮、肌酐增高及尿蛋白等。

4.影像学检查

CT显示双侧豆状核区低密度影、大脑皮质萎缩；MRI显示T_1低信号、T_2高信号。骨关节X线片可见骨关节炎、骨质疏松或骨软化。

5.裂隙灯检查

可见K-F环。

6.基因诊断

本病具有高度的遗传异质性，利用常规手段无法确诊的病例，或对症状前期患者或基因携带者筛查时，可应用基因检测。

五、诊断与鉴别诊断

(一)诊断

1.肝病史或肝病征/锥体外系病症。

2.血清铜蓝蛋白显著降低和(或)肝铜增高。

3.角膜色素环。

4.阳性家族史。

符合1、2、3或1、2、4可确诊为Wilson病；符合1、3、4很可能为典型Wilson病；符合2、3、4很可能为症状前的Wilson病；符合4条中2条者可能为Wilson病。

(二)鉴别诊断

由于本病临床表现复杂多样，鉴别应从肝脏系统及神经系统症状和体征进行考虑，重点鉴别急、慢性肝炎，肝硬化、小舞蹈病、亨廷顿病、帕金森病、扭转痉挛及精神病。

六、治疗原则及要点

治疗原则为低铜饮食、用药物减少对铜的吸收和增加铜的排出。治愈越早越好，对症状前期患者也需尽早治疗。

(一)低铜饮食

降低或限制饮食中的铜含量,同时选择高蛋白、高氨基酸食物,促进铜排泄。

(二)抑制铜吸收药物

锌剂在早期治疗效果较好,通过竞争机制抑制铜在肠道内的吸收,增加尿铜和粪铜的排泄。锌剂也可增加肠细胞与肝细胞合成金属硫蛋白,从而减弱游离铜的毒性。

(三)促进铜排泄药物

1.D-青霉胺,是治疗本病的首选药物,可促使铜排出,同时能与铜在肝脏中形成无毒的复合物而清除铜在游离状态下的毒性。应用此药前应先进行青霉素过敏试验,皮试阴性者方可用药。成人服用量为每日 1～1.5g,儿童服用量为每日 20mg/kg,分 3 次口服。此药口服容易吸收,起效慢,有时数月方起效,需终生用药。可通过动态观察血清铜代谢指标及检查 K-F 环监测效果。长期服用 D-青霉胺患者,医生建议同时服用维生素 B_1,防止继发视神经炎。

2.三乙基四胺,是一种络合剂,疗效及药理作用与 D-青霉胺基本相同,成人服用量为每日 1.2g,其不良反应小,可用于青霉胺出现毒性反应的患者。

3.二巯基丁二钠以竞争机制抑制铜在肠道的吸收。

4.二巯基丁二钠为含双巯基的低毒高效重金属络合剂,可与血中游离铜、组织中与酶结合的铜离子相结合,形成低毒性硫醇化合物从尿液中排出。可将 1g 二巯基丁二钠溶于 10%葡萄糖溶液 40mL 中缓慢静脉注射,每日 1～2 次,5～7 日为一个疗程,可间断应用多个疗程。

七、护理评估

(一)健康史

1.起病情况

评估患者发病的年龄,是否在青少年期或儿童期发病,评估患者是否起病缓慢。评估患者起病症状,是否以肝脏症状、神经或精神系统症状起病。

2.病因与危险因素

评估患者是否有家族遗传史。

3.生活方式与饮食习惯

评估患者的饮食习惯,是否经常进食含铜量较高的食物。

4.其他

评估患者有无青霉素过敏史。

(二)身体状况评估

患者是否有锥体外系症状,如手足徐动、舞蹈样动作、肌张力障碍、怪异表情、肌强直、运动迟缓;评估患者是否出现肝脏症状;评估患者的言语能力、行走能力及肢体活动度等;评估患者是否有注意力不集中、反应迟钝、智能障碍等;评估患者是否出现肝损害症状及眼部 K-F 环;评估患者体表是否出现色素沉着;评估患者是否出现蛋白尿、肾性糖尿病或氨基酸尿。

(三)辅助检查

1.评估患者血清铜蓝蛋白、血清铜、尿铜及肝铜含量是否正常。

2.血尿常规:评估病人血常规中血小板、白细胞和(或)红细胞是否减少;评估患者尿液中是否可见微量蛋白尿、血尿等。

3.肝、肾功能检查:评估有无肝、肾功能异常。

4.CT评估是否双侧豆状核区异常、大脑皮质萎缩;评估MRI是否显示异常信号。骨关节X线片评估是否出现骨关节炎、骨质疏松等。

5.裂隙灯检查:评估是否出现K-F环。

(四)心理-社会评估

评估患者职业、家庭经济状况及家族中是否出现其他发病成员;评估患者对疾病的了解程度及是否出现心理问题。

八、护理诊断/问题

(一)有受伤的危险

有受伤的危险与肢体活动障碍,精神、智能障碍有关。

(二)营养失调(低于机体需要量)

营养失调(低于机体需要量)与食欲减退或吞咽困难导致摄入不足有关。

(三)长期自尊低下

长期自尊低下与疾病所致个人形象改变有关。

(四)潜在并发症

肝衰竭。

(五)知识缺乏

知识缺乏与缺乏疾病知识有关。

九、护理目标

1.患者无外伤发生。

2.患者营养摄入充足,满足机体需要。

3.患者无自尊低下。

4.患者无并发症发生。

5.患者了解疾病相关知识。

十、护理措施

(一)一般护理

嘱患者卧床休息,勿进行有危险性的活动。

(二)病情观察

观察患者肝功能损害症状有无加重,黄疸是否加深,有无肝区疼痛、肝脾大及水肿,有无皮下、牙龈、鼻及消化道出血。监测患者的血清电解质与尿铜的变化,及早发现急性肝衰竭或肝性脑病。

(三)用药护理

指导患者严格遵照医嘱长期服药,同时告知患者服药的注意事项及观察用药后是否出现不良反应。

1.锌剂不良反应较轻,偶可有恶心、呕吐等消化道症状。

2.促进铜排泄药物:①D-青霉胺不良反应有发热、皮疹、肌无力、震颤、白细胞减少,极少数发生骨髓抑制、狼疮综合征、肾病综合征等严重不良反应。②三乙基四胺不良反应小。③二巯基丁二钠不良反应较轻，可出现鼻腔或牙龈出血，服药期间应观察患者是否有鼻腔或牙龈出血，是否有头痛、乏力、恶心、四肢酸痛等不适症状。

（四）饮食护理

1.指导患者避免使用铜制的餐具和锅具，选择低铜或无铜食物，减少铜的摄入，可选择进食面条、牛奶、西红柿等，避免进食含铜量高的食物，如牡蛎、贝壳类、坚果类、巧克力、玉米、香菇、蜜糖、动物肝和血、蚕豆等。食管静脉曲张患者宜选择少渣食物，避免进食油腻、油炸、粗纤维食物，进食时应细嚼慢咽。

2.饮食原则：低铜、低脂、高热量、高蛋白、高维生素、易消化食物。多进食含氨基酸和蛋白质食物，可促进肝细胞修复和尿铜的排出。规范饮食可减少铜在肝脏内的积聚，减慢或减轻对肝细胞的损害程度。

3.食欲减退患者，可鼓励少食多餐，选择平日喜爱的低铜食物，增加患者食欲。

（五）心理护理

由于本病多为家族遗传疾病，在一个家庭中可有多个成员患病，因此给患者带来较大的心理压力。精神症状起病的患者由于反应迟钝、注意力不集中而导致自我照顾能力下降，也会对患者的心理产生一定的影响，轻则自卑，不愿与人沟通，重则会产生绝望的心理。护士应关心患者，耐心倾听患者所表达的意愿，不应厌烦或歧视患者，避免使用伤害患者自尊的语言。针对患者存在的心理问题，给予适当的心理疏导。

（六）肝衰竭的护理

1.指导患者卧床休息，保持病室安静。

2.向患者及家属讲解饮食的原则及重要性，给予患者低铜或无铜饮食。

3.严密观察患者疾病进展，有无腹腔积液、意识改变与出血征象等，监测患者的尿铜及电解质的变化，尽早发现并发症。

十一、健康指导

（一）疾病知识指导

向患者讲解本病为基因隐性遗传病，是铜代谢障碍所导致的肝功能损害和脑部病变的疾病。告知患者疾病知识及治疗方案，让患者对疾病及自身治疗有所了解。告知患者和家属选择低铜或无铜饮食的原则和重要性。患者婚前应进行检查，基因携带者之间应禁忌结婚；长期服药的妇女应避孕，未婚妇女在病情稳定的情况下，可以在妇产科和神经科医生共同监测和指导下选择生育。

（二）用药指导

指导患者按照医嘱连续服药，如有不适及时告知医护人员。指导患者服药期间监测血清铜。

（三）饮食指导

指导患者及家属出院后仍需继续选择低铜或无铜食物，如牛奶、鸡鸭肉、瘦猪肉等。

（四）日常生活指导

早睡早起，保证充足睡眠，避免过度劳累及情绪激动。鼓励患者多与他人沟通，主动表达内心想法。

十二、护理评价

通过治疗和护理,患者是否:①安全,无外伤发生。②营养摄入满足机体需要。③无自尊低下。④未发生并发症。⑤了解疾病相关知识。

第八节 重症肌无力

重症肌无力(MG)是乙酰胆碱受体抗体介导的,细胞免疫依赖及补体参与的神经-肌肉接头处(NMJ)传递障碍的自身免疫性疾病。病变主要累及神经—肌肉接头突触后膜上的乙酰胆碱受体。依骨骼肌受累的范围和病情的严重程度,可分为成年型重症肌无力、儿童型重症肌无力、少年型重症肌无力。

重症肌无力的发病率为8～20/10万,患病率约50/10万,护士在护理时应密切观察呼吸频率及节律的改变、有无重症肌无力危象的发生,同时应给予疾病相关知识指导,减少患者对疾病的恐惧心理,做好生活护理及用药指导。

一、病因与发病机制

尽管该病早在1672年就被Willis描述,但直到20世纪60年代才被发现其与自身免疫,功能障碍有关,即神经肌肉接头的突触后膜乙酰胆碱受体被自身抗体攻击而引起的自身免疫性疾病。

其依据有:①将鳗鱼放电器官纯化的AchR注入家兔,可引起重症肌无力样表现,且其血清中可测到AchR抗体,其突触后膜的AchR数目大量减少。②90%的重症肌无力患者血清中可以检测到AchR抗体,血浆交换可改善肌无力症状。③将患者的血清输入小鼠可产生类重症肌无力的症状和电生理改变。患本病的母亲生产的新生儿也可患重症肌无力。④80%的重症肌无力患者有胸腺肥大,淋巴滤泡增生;20%的患者有胸腺瘤。胸腺切除可改善70%的临床症状,甚至可痊愈。⑤患者常合并其他自身免疫性疾病,如甲状腺功能亢进、甲状腺炎、系统性红斑狼疮、类风湿关节炎和天疱疮等。

本病主要为体液免疫介导的疾病,其发病机制为:在补体参与下,体内产生的AchR抗体与突触后膜的AchR产生免疫应答,使AchR受到破坏,以致不能产生足够的终板电位,突触后膜传递障碍而产生肌无力。之外,有人也发现细胞免疫在重症肌无力的发病中也起到一定的作用,即患者周围血中辅助性T淋巴细胞增多,抑制性T淋巴细胞减少,造成B淋巴细胞活性增强而产生过量抗体。

引起重症肌无力免疫应答的始动环节仍不明确,家族性重症肌无力的发现及与人类白细胞抗原的密切关系提示重症肌无力的发病与遗传因素有关。

二、病理

约70%的成人型MG的胸腺不退化,重量较正常人重,腺体有淋巴细胞增生;约15%的MG患者有淋巴上皮细胞型胸腺瘤,淋巴细胞为T细胞。神经-肌肉接头病理改变可见突触皱褶丧失或减少,突触间隙加宽,AchR密度减少。用免疫化学方法可证实,残余的突触皱褶中有抗体和免疫复合物存在。

三、临床表现

1.本病起病隐袭

多数患者眼外肌最先受累，表现为眼睑下垂、斜视和复视；面部肌肉和口咽肌受累则出现表情淡漠、苦笑面容、连续咀嚼无力、进食时间长、说话带鼻音、饮水呛咳、吞咽困难；若胸锁乳突肌和斜方肌受累则颈软、抬头困难，转颈、耸肩无力；颈肌及四肢近端肌群受累时表现为屈颈抬头无力、四肢乏力；呼吸肌受累出现呼吸困难，是本病致死的直接原因。

2.临床特点

(1)重症肌无力在我国南方发病率较高，任何年龄均可发病，但有两个发病年龄高峰，即20～40岁和40～60岁，前者女性多于男性，后者男性多见，多合并胸腺瘤。

(2)本病全身骨骼肌均可受累。常从一组肌群无力开始，逐步累及其他肌群，直到全身骨骼肌。部分患者在短期内同时出现全身肌肉无力现象。

(3)大多数为隐袭起病，呈进展性或缓解与复发交替性发展，部分严重者呈持续性。偶有亚急性起病，进展较快。部分患者发病后2～3年可自然缓解。仅表现为眼外肌麻痹者可持续3年左右，且多数不发展至全身肌肉。病程长短不一，可数月、数年，甚至数十年。

(4)受累肌肉呈病态疲劳，呈规律的“晨轻暮重”波动性变化。

(5)无论任何肌肉受累或严重程度如何，首次采用抗胆碱酯酶药物治疗都有明显的效果。

3.各型临床表现

(1)成人型：分为6种类型。

Ⅰ型：眼肌型(15%～20%)，病变仅限于眼外肌，出现上睑下垂和复视。

ⅡA型：轻度全身型(30%)，可累及眼、面、四肢肌肉，生活多可自理，无明显咽喉肌受累，对药物敏感。

ⅡB型：中度全身型(25%)，四肢肌群受累明显，除伴有眼外肌麻痹外，还有较明显的咽喉肌无力症状，如说话含糊不清、吞咽困难、饮水呛咳、咀嚼无力，但呼吸肌受累不明显。

Ⅲ型：急性重症型(15%)，急性起病，常在数周内累及延髓肌、肢带肌、躯干肌和呼吸肌。肌无力严重，有重症肌无力危象，需做气管切开或借助呼吸机辅助呼吸，死亡率较高。

Ⅳ型：迟发重症型(10%)，病程达2年以上，常由Ⅰ、Ⅱ、Ⅲ。型发展而来，症状同Ⅲ型，常合并胸腺瘤，预后较差。

Ⅴ型：肌萎缩型，少数患者肌无力伴肌萎缩。

(2)儿童型：①新生儿型：母亲患MG，约有10%可将AchR抗体IgG经胎盘传给新生婴儿而使之产生肌无力。婴儿出生后即哭声低、吸吮无力、肌张力低、动作减少。经治疗多在1周至3个月缓解。②先天性肌无力综合征：出生后短期内出现持续的眼外肌麻痹，常有阳性家族史，但其母亲未患MG。

(3)少年型：多在10岁以后发病，多为单纯眼外肌麻痹，部分伴吞咽困难及四肢无力。

四、辅助检查

(一)血、尿、脑脊液检查

血、尿、脑脊液检查正常。常规肌电图检查基本正常。神经传导速度正常。

(二)神经肌肉电生理检查

神经肌肉电生理检查是诊断本病客观、关键的检查指标。常进行以下3项检查。

1.重复神经电刺激

典型改变为低频和高频重复刺激尺神经、面神经和副神经等运动神经时,出现动作电位波幅递减,且低频刺激递减程度在10%～15%以上,高频刺激递减程度在30%以上,即为阳性。

2.常规肌电图和神经传导速度

一般正常,且可除外其他肌肉病。

3.单纤维肌电图

用特殊的单纤维针电极测量同一神经支配的肌纤维电位间的间隔时间是否延长来反映神经肌肉接头处的功能,重症肌无力时表现为颤抖增宽和阻滞。

(三)AchR抗体滴度测定

对重症肌无力的诊断具有重要的参考价值。80%以上重症肌无力病例的血清中AchR抗体浓度明显升高,但眼肌型病例的AchR抗体升高不明显,且抗体滴度与临床症状的严重程度不成比例。

(四)胸腺CT、MRI或X线断层扫描检查

主要是了解有无胸腺增生、肥大或肿瘤。

五、诊断与鉴别诊断

(一)诊断

根据病变主要侵犯骨骼肌、症状的波动性及晨轻暮重特点、服用抗胆碱酯酶药物有效等通常可确诊。可疑病例可通过下述检查确诊:

1.疲劳试验

一般用于病情不严重,尤其是症状不明显者。具体做法有以下几种:①嘱患者用力眨眼30次后,眼裂明显变小。②两臂持续平举后出现上臂下垂,休息后恢复则为阳性。③起蹲10～20次后不能再继续进行。

2.新斯的明试验

新斯的明试验是最常采用的方法。一次性肌内注射新斯的明1.5mg(成人),10～20分钟后症状明显减轻者为阳性。为防止新斯的明不良反应,一般同时注射阿托品0.5mg。

3.依酚氯铵试验

依酚氯铵10mg用注射用水稀释至1mL,静脉注射2mg,观察20秒,如无出汗、唾液增多等不良反应,再给予8mg,1分钟内症状好转为阳性,持续10分钟后又恢复原状。

(二)鉴别诊断

1.Lambert-Eaton肌无力综合征

为自身免疫性疾病,约2/3伴发癌肿,尤其是燕麦细胞型支气管肺癌。临床表现为四肢近端肌无力,需与重症肌无力鉴别。此患者虽然活动后即感疲劳,但短暂用力收缩后肌力反而增强,而持续收缩后又呈疲劳状态,脑神经支配的肌肉很少受累。另外,约半数患者伴有自主神经症状,如口干、少汗、便秘、阳痿。新斯的明试验可阳性,但不如重症肌无力敏感;神经低频重

复刺激时波幅变化不大，但高频重复刺激波幅可高达200%以上；血清AchR抗体阴性。

2.肉毒杆菌中毒

临床表现为对称性脑神经损害和骨骼肌瘫痪。但患者多有肉毒杆菌中毒的流行病学史，新斯的明试验或依酚氯铵试验阴性。

3.肌营养不良症

多隐匿起病，症状无波动，病情逐渐加重，肌萎缩明显，抗胆碱能药治疗无效，新斯的明试验阴性。

4.多发性肌炎

表现为四肢近端肌无力，多伴有肌肉压痛，无晨轻暮重的波动现象，病情逐渐进展，血清肌酶明显增高。

六、治疗原则及要点

(一)胸腺治疗

1.胸腺切除

胸腺切除适用于伴有胸腺肥大和高AchR抗体效价者；伴胸腺瘤的各型重症肌无力患者；年轻女性全身型MG患者；对抗胆碱酯酶药治疗反应不满意者。约70%的患者术后症状缓解或治愈。

2.胸腺放射治疗

对不适于做胸腺切除者可行放射治疗。

(二)药物治疗

1.抗胆碱酯酶药物

小剂量服用，逐步加量，以维持日常生活起居为宜。常用药物为溴吡斯的明，成人每次口服60～120mg，每日3～4次；新斯的明：每次口服15～30mg，每日3～4次，可在餐前30分钟口服。

2.糖皮质激素

甲泼尼龙1000mg，静脉滴注，每日1次，连用3～5天，随后每日减半量，即500mg、250mg、125mg，继之改口服泼尼松50mg并酌情减量；应用地塞米松10～20mg，静脉滴注，每日1次，连用7～10天，之后改为口服泼尼松龙50mg，并逐渐减量；口服泼尼松60～100mg，症状减轻后，酌情减量。应用激素治疗后，症状明显减轻或消失，依个体差异可酌情减量，直至停止。维持量一般在5～20mg，应用时间依患者病情不同而异，至少在1年以上，个别可长达十余年。

3.免疫抑制剂

免疫抑制剂适用于激素疗效不佳或不能耐受。

(1)硫唑嘌呤：每次口服50～100mg，每日1次，可长期应用。

(2)环磷酰胺：每次口服50mg，每日2～3次。

(3)环孢素A：口服6mg/(kg·d)，12个月为一疗程。

4.禁用和慎用药物

氨基糖苷类抗生素、新霉素、多黏菌素、巴龙霉素等可加重神经-肌肉传递障碍；奎宁、奎尼丁等药物可以降低肌膜兴奋性；另外吗啡、地西泮、苯巴比妥、苯妥英钠、普萘洛尔等药物也应禁用或慎用。

(三)免疫球蛋白

0.4g/(kg·d)，3～5日为1个疗程，可每月重复1个疗程。

(四)血浆置换

通过正常人血浆或血浆代用品置换患者血浆，起效快，但疗效持续时间短，仅维持1周至2个月，随抗体水平增高而症状复发且不良反应大，仅适用于危象和难治性重症肌无力。

(五)危象处理

常见危象有肌无力危象、胆碱能危象、反拗危象，发生危象时须紧急抢救。

七、护理评估

(一)健康史

1.起病情况

询问起病的时间、方式、病程、肌无力分布特点及肌无力特点。

2.病因与危险因素

了解患者的年龄、性别、有无家族史、起病时有无诱发因素。多数重症肌无力患者初次发病一般没有明显诱因，部分患者或复发患者可先有感染、精神创伤、过度疲劳、妊娠和分娩史。

3.既往病史

询问患者既往的健康状况和过去曾经患过的疾病；有无外伤手术、预防注射、过敏史；询问患者既往是否反复发生过肌无力，是否有胸腺增生和胸腺瘤，重症肌无力80%以上的患者胸腺不正常，65%胸腺增生，10%～20%患者为胸腺瘤且好发于年龄较大者。

4.生活方式与饮食习惯

注意是否饮食营养摄入不合理或缺乏体育锻炼；是否平时免疫力低，容易感冒；生活是否规律，有无烟酒嗜好。

5.其他

患者的一般状况，如睡眠、二便及营养状况等。

(二)身体状况

1.生命体征

监测体温、脉搏、呼吸、血压是否异常。重点评估患者呼吸型态，防止呼吸肌麻痹而窒息，重症肌无力患者有发生重症肌无力危象的危险。

2.意识状态

评估患者有无意识障碍、其类型和严重程度。

3.头颈部检查

评估两侧瞳孔的大小是否相等，是否同圆，对光反射是否灵敏；评估视野有无缺损，有无眼球运动受限、眼睑下垂及闭合不全；评估有无饮水呛咳、吞咽困难或咀嚼无力。

4.四肢躯干检查

检查有无肢体运动和感觉障碍;评估肢体无力程度,检查四肢肌力、肌张力及关节活动。

5.神经反射

腱反射是否异常,是否有病理反射。

(三)辅助检查评估

神经肌肉电生理检查有无异常;评估胸腺CT、MRI检查有无胸腺增生和肥大,评估实验室检查结果是否异常。

(四)心理-社会评估评

估患者及家属对疾病的病因、病程经过、治疗及预后的了解程度;评估患者的心理反应,对疾病接受程度,对疾病治疗的配合情况;评估家庭人员结构、知识文化程度、经济状况、家庭环境;评估家属对患者的关心程度。

八、护理诊断/问题

(一)自主呼吸受损

自主呼吸受损与发生肌无力危象有关。

(二)如厕/进食/卫生自理缺陷

如厕/进食/卫生自理缺陷与眼外肌麻痹、眼睑下垂或四肢无力、运动障碍有关。

(三)有误吸的危险

有误吸的危险与病变侵犯咽、喉部肌肉造成饮水呛咳有关。

(四)知识缺乏

缺乏疾病相关知识。

(五)语言沟通障碍

语言沟通障碍与口咽肌受累或气管切开等所致构音障碍有关。

九、护理目标

1.患者正常的呼吸功能得到维持。

2.患者的日常生活需要得到满足。

3.患者未发生误吸,无肺部感染发生。

4.患者对疾病了解,能够叙述用药注意事项,并能够主动配合治疗,去除诱因。

5.患者能够采用有效的沟通方式交流。

十、护理措施

(一)一般护理

1.休息与活动

指导患者充分休息,避免疲劳。活动宜选择清晨、休息后或肌无力症状较轻时进行,自我调节活动量,以省力和不感疲劳为原则。

2.生活护理

肌无力症状明显时,应协助做好洗漱、进食、个人卫生等生活护理,保持口腔清洁,防止外伤和感染等并发症。

(二)病情观察

密切观察病情,注意呼吸频率、节律与深度的改变,观察有无呼吸困难加重、发绀、咳嗽无力、唾液或喉头分泌物增多等现象;观察患者的意识、瞳孔、血压、脉搏、体温;避免感染、手术、情绪波动、过度紧张等诱发肌无力危象的因素;掌握肌无力危象的表现,随时做好抢救准备。

(三)用药护理

严格遵医嘱给予口服药物,避免因服药不当而诱发肌无力危象和胆碱能危象。应用抗胆碱酯酶药物时密切观察有无恶心、呕吐、腹痛、腹泻、出汗、流涎等不良反应;应用糖皮质激素期间要注意观察有无消化道出血、骨质疏松、股骨头坏死等并发症,摄入高蛋白、低糖、含钾丰富的饮食,必要时服用抑酸剂、胃黏膜保护剂;应用免疫抑制剂的患者加强保护性隔离,减少医源性感染。

(四)危象的护理

1.鼓励患者咳嗽和深呼吸,及时吸痰,清除口腔和鼻腔分泌物,遵医嘱给予氧气吸入,备好新斯的明、人工呼吸机等抢救药品和器材,尽快解除危象,必要时配合行气管插管、气管切开和人工辅助呼吸。

2.应用机械通气后,须严格执行气管插管/气管切开的护理常规。

3.依不同类型的危象采用不同处理办法,严格执行用药时间及剂量,配合医生合理使用药物,同时进行对症治疗,尽快解除危象。

(五)心理护理

重症肌无力症状影响患者的正常生活,病程长且易复发,患者往往精神负担重,易出现悲观、恐惧,影响治疗效果。护理人员应对患者做好心理护理,增强患者战胜疾病的信心。耐心解释病情,详细告诉本病的病因、临床过程、治疗效果,让患者积极配合治疗。

此外,告知患者家属给予情感支持,使患者保持良好心态,有助于早日康复。

(六)饮食护理

给予高热量、高蛋白、高维生素,富含钾、钙的软食或半流食,避免干硬和粗糙食物。进食时尽量取坐位,进餐前充分休息或服药15～30分钟后产生药效时进餐,进餐时给患者充足的时间,鼓励患者少量多餐,细嚼慢咽,重症患者可给予鼻饲饮食,必要时遵医嘱给予静脉营养。

(七)康复护理

1.语言康复训练

鼓励患者多与他人交流,并为其准备纸、笔、画板等交流工具,指导患者采用文字形式和肢体语言表达需求。

2.躯体移动障碍

正确摆放肢体功能位并保持,避免由于痉挛产生的异常姿势影响患者的生活质量。注意体位变换、床上运动训练(Bobath握手,桥式运动、关节被动运动)、坐位训练、站立训练、步行训练、平衡共济训练等。

十一、健康指导

(一)疾病知识指导

避免感染、精神创伤、过度疲劳、妊娠、分娩等,以免加重病情,甚至诱发重症肌无力危象。

重症肌无力患者一般预后良好,但危象的死亡率较高,特别1～2年内,易发生肌无力危象。

(二)用药指导

介绍所用药物的名称、剂量、常见不良反应等,指导患者遵医嘱正确服用抗胆碱酯酶药物,避免漏服、自行停服和更改药量,防止因用药不足或过量导致危象发生或加重病情。因其他疾病就诊时应主动告知患有本病,以避免误用药物而加重病情。

(三)饮食指导

指导患者掌握正确的进食方法,当咽喉、软腭和舌部肌群受累出现吞咽困难、饮水呛咳时,不能强行服药和进食,以免导致窒息或吸入性肺炎。教会患者和家属自我观察营养状况的方法,出现食物摄入明显减少、体重减轻或消瘦、精神不振、皮肤弹性减退等营养不良表现时,及时就诊。

(四)日常生活指导

生活规律,养成良好的作息习惯;眼肌型重症肌无力的患者注意不要用眼过度,多注意眼睛休息,减少看电视时间;劳逸结合,根据病情选择合适的锻炼方法,但不可操之过急;重症肌无力的患者本身抵抗力差,常因感冒诱发或加重病情,因此生活中注意预防感冒,做好保暖措施,避免加重病情。

十二、护理评价

通过治疗及护理,患者是否:①肌无力危象得到及时救治。②日常生活需要得到满足。③住院期间无呼吸衰竭、吸入性肺炎等并发症发生。④能够说出疾病相关知识及用药注意事项。⑤能够采取有效的沟通方式交流。

第九节　颅内压增高

颅内压增高是神经外科常见临床病理综合征,是颅脑损伤、脑肿瘤、脑出血、脑积水和颅内炎症等疾病引起颅腔内容物体积增加,导致颅内压持续在2.0kPa(200mmH_2O以上,并出现头痛、呕吐、视神经盘水肿等相应的综合征,称为颅内压增高。如不能及时诊断和解除引起颅内压增高的病因或采取相应的缓解措施,患者将因意识丧失、呼吸抑制等脑疝综合征而死亡。

一、病因与发病机制

颅内压(ICP)指颅腔内容物对颅腔壁所产生的压力,通常以侧卧位时腰段脊髓蛛网膜下隙穿刺所测得的脑脊液压为代表。成人的正常颅内压为0.7～2.0kPa(70～200mmH_2O),儿童的正常颅内压为0.5～1.0kPa(50～100mmH_2O)。颅内压还可以通过采用颅内压监护装置,进行持续的动态观察。病理情况下,当压力超过2kPa(200mmH_2O)时,即颅内压增高。

(一)脑体积增加

各种因素(物理性、化学性、生物性等)导致的脑水肿形成颅内压增高的原因。临床上常将脑水肿分为血管源性脑水肿和细胞(毒)性脑水肿,其发生机制与血脑屏障破坏和脑细胞代谢障碍有关。根据累及范围,脑水肿可分为局限性和弥散性两型:前者常见于颅内肿瘤、局限性脑挫裂伤或炎症灶周围;后者则常因全身系统性疾病、中毒、缺氧等引起。

(二)颅内血容量增加

呼吸道梗阻或呼吸中枢衰竭引起的二氧化碳蓄积和高碳酸血症,或脑干部位自主神经中枢和血管运动中枢遭受刺激,可引起脑血管扩张,脑血容量增加,导致颅内压增高。

(三)颅内脑脊液量增加

常见的原因:①脑脊液分泌过多,如脉络丛乳头状瘤。②脑脊液吸收障碍,如颅内静脉窦血栓形成等。③脑脊液循环障碍,如先天性导水管狭窄或闭锁。

(四)颅内占位病变

为颅腔内额外增加的内容物,包括肿瘤、血肿、脓肿等。病变本身使颅内空间相对变小,加之病变周围的脑水肿,或因阻塞脑脊液循环通路所致的脑积水,使颅内压进一步增高。

(五)其他

先天性畸形如颅底凹陷症、狭颅症;或大片凹陷性骨折,颅腔狭小也可引起颅内压增高。

影响颅内压增高的因素包括:①年龄:婴幼儿及小儿的颅缝未闭合或尚未牢固融合,或老年人由于脑萎缩,使颅内的代偿空间增多,均可使颅腔的代偿能力增加,从而缓和或延长了病情的进展。②病变的进展速度:Langlitt 1965 年用狗做颅腔内容物的体积与颅内压之间的关系的实验。得出颅内压力与体积之间的关系是指数关系,两者之间的关系可以说明一些临床现象,如当颅内占位性病变时,随着病变的缓慢增长,可以长期不出现颅内压增高症状,一旦由于代偿功能失调,颅内压急骤上升,则病情将迅速发展,往往在短期内即出现颅内高压危象或脑疝。③病变部位:在颅脑中线或颅后窝的占位性病变,容易阻塞脑脊液循环通路导致颅内压增高症状;颅内大静脉窦附近的占位性病变,由于早期即可压迫静脉窦,引起颅内静脉血液的回流或脑脊液的吸收障碍,使颅内压增高症状亦可早期出现。④伴发脑水肿的程度:脑寄生虫病、脑脓肿、脑结核、脑肉芽肿等由于炎症性反应均可伴有明显的脑水肿,早期即可出现颅内压增高的症状。⑤全身系统性疾病:其他系统的严重病变如尿毒症、肝昏迷、毒血症、肺部感染、酸碱平衡失调等都可引起继发性脑水肿而导致颅内压增高。高热可加重颅内压增高的程度。

颅内压持续增高,可引起一系列中枢神经系统功能紊乱和病理变化。主要病理改变是脑血流量的降低和脑疝。脑血流量的降低造成脑组织缺血缺氧,加重脑水肿,使颅内压增高。脑疝主要是脑组织移位,压迫脑干。两者均导致脑干衰竭(呼吸、循环衰竭)。

二、临床表现

头痛、呕吐、视神经盘水肿是颅内压增高的“三主征”。但出现时间并不一致,也可以以其中一项为首发症状。

(一)代偿期

颅腔内容尚未超过代偿容积,颅内压可保持正常,临床上也不会出现颅压增高的症状。代偿期的长短,取决于病变的性质、部位和发展速度等。

(二)早期

病变继续发展,颅内容增加超过颅腔代偿容积,逐渐出现颅压增高的表现,如头痛、呕吐等。此期脑血管自动调节功能良好,脑血流量相对稳定,如能及时解除病因,脑功能容易恢复,预后良好。

(三)高峰期

病变迅速发展,脑组织有较严重的缺血缺氧。患者出现明显的颅内压增高“三主征”。头痛是颅压增高最常见的症状,以早晨或晚间较重,部位多位于额部及颞部,可从颈枕部向前方放射至眼眶,性质以胀痛和撕裂痛为多见,当用力、咳嗽、喷嚏、弯腰或低头活动时常使头痛加重。头痛剧烈时,常伴恶心、呕吐,呈喷射状,虽与进食无关,但较易发生于饭后。视神经盘水肿是颅内压增高的重要客观征象,因视神经受压、眼底静脉回流受阻引起。表现为视神经乳头充血,边缘模糊不清,中央凹陷消失,视网膜静脉怒张,严重者可见出血。若长期不缓解,则出现继发性视神经萎缩,表现为视神经乳头苍白,视力减退,甚至失明。此外,患者可出现不同程度的意识障碍。慢性颅内压增高的患者可出现嗜睡,反应迟钝等。病情急剧发展时,常出现血压上升、脉搏缓慢有力、呼吸深慢等生命体征改变。此期脑血管自动调节反应丧失,主要依靠全身血管加压反应。如不能及时采取有效治疗措施,往往迅速出现脑干功能衰竭。

(四)衰竭期

病情危重,患者深昏迷,双侧瞳孔散大,去大脑强直,血压下降,心率快,脉搏细速,呼吸不规则甚至停止。此时脑组织几乎无血液灌流,脑细胞活动停止,脑电图呈水平线。即使抢救,预后极差。

三、实验室及其他检查

(一)头颅 CT 及 MRI

目前 CT 是诊断颅内占位性病变的首选辅助检查措施。可见脑沟变浅,脑室、脑池缩小或脑结构变形等,通常能显示病变的位置、大小和形态。在 CT 不能确诊的情况下,可进一步行 MRI 检查。

(二)脑血管造影或数字减影血管造影(DSA)

主要用于疑有脑血管畸形或动脉瘤等疾病的检查。

(三)头颅 X 线片

颅内压增高时,可见脑回压迹增多、加深,鞍背骨质稀疏及蝶鞍扩大,颅骨的局部破坏或增生等,小儿可见颅骨骨缝分离。X 线片对于诊断颅骨骨折,垂体瘤所致蝶鞍扩大以及听神经瘤引起内耳道孔扩大等具有重要价值。

(四)腰椎穿刺

腰椎穿刺可以直接测量压力,同时获取脑脊液作化验。但对颅内压明显增高的患者作腰椎穿刺有促成脑疝的危险,应尽量避免。

(五)颅内压监护

颅内压监护是将导管或微型压力传感器探头置于颅内,导管或传感器的另一端与颅内压监护仪连接,将颅内压力变化转为电信号,显示于示波屏或数字仪上,并用记录器连续描记,以随时了解颅内压的一种方法。根据颅内压高低和波形,可及时了解颅内压变化,判断病情,指导治疗,估计预后。

四、诊断要点

头痛的原因很多,大多并非颅内压增高所致。头痛伴有呕吐者,则应高度警惕颅内压增高的存在。出现头痛、呕吐、视神经盘水肿,颅内压增高的诊断即可成立。如果需要,且病情允许,可作上述辅助检查,以利早期诊断。

五、治疗要点

(一)病因治疗

病因治疗是最根本和最有效的治疗方法,如切除颅内肿瘤、清除颅内血肿、穿刺引流或切除脑脓肿控制颅内感染等。病因一旦解除,颅内压即可能恢复正常。

(二)对症治疗——降低颅内压

1.脱水治疗

①限制液体入量:颅内压增高较明显者,摄入量应限制在每日1500～2000mL,输液速度不可过快。②渗透性脱水:静脉输入或口服高渗液体,使脑组织内的水分向血循环转移,从而使脑水肿减轻,脑体缩小,颅内压降低。常用20%甘露醇溶液,125～250mL,静脉快速滴注,紧急情况下可加压推注,每6～12h一次;甘油果糖,250mL,静脉滴注,每8～12h一次。③利尿性脱水:常与渗透性脱水剂合用。氢氯噻嗪(双氢克尿塞),25mg,每日3～4次,口服。呋塞米(速尿),20～40mg,每8～12h一次,静脉或肌内注射。

2.激素治疗

肾上腺皮质激素能改善血脑屏障通透性,减轻氧自由基介导的脂质过氧化反应,减少脑脊液生成。常用地塞米松5～10mg,静脉或肌内注射。在治疗中应注意防止并发高血糖、应激性溃疡和感染。

3.冬眠低温治疗

是应用药物和物理方法降低患者体温,以降低脑耗氧量和脑代谢率,减少脑血流量,改善细胞膜通透性,增加脑对缺血缺氧的耐受力,防止脑水肿的发生和发展;同时有一定降颅内压作用。临床上一般采用轻度低温(33～35℃)和中度低温(28～32℃)治疗。适应证:中枢性高热、原发性脑干损伤或严重脑挫裂伤的患者;脑血管疾病脑缺氧及脑室内手术后高热及自主神经功能紊乱的患者;各种原因引起的严重脑水肿导致颅内高压居高不降时。禁忌证:全身衰竭、休克、老年、幼儿及严重心血管功能不良禁用此法。

4.辅助过度换气

目的是使体内CO_2排出,增加血氧分压,减少脑血流量,使颅内压相应下降。

5.施行手术减压

施行手术减压包括侧脑室穿刺引流,颞肌下减压术和各种脑脊液分流术等。

六、常见护理诊断/问题

1.疼痛

疼痛与颅内压增高有关。

2.脑组织灌注量改变

脑组织灌注量改变与脑血流量持续增加有关。

3.体液不足/有体液不足的危险

体液不足/有体液不足的危险与颅内压增高引起剧烈呕吐及应用脱水剂有关。

4.有受伤的危险

有受伤的危险与意识障碍、视力障碍有关。

5.潜在并发症

脑疝与颅内压增高有关。

七、护理措施

(一)一般护理

1.体位

抬高床头15°～30°,以利于颅内静脉回流,减轻脑水肿。

2.吸氧

持续或间断吸氧,改善脑缺氧,使脑血管收缩,降低脑血流量。

3.适当限制入液量

补液量应以能维持出入量的平衡为度,一般每天不超过2000mL,且保持尿量在600mL以上。注意补充电解质并调节酸碱平衡,防止水电解质紊乱。

4.生活护理

做好口腔、皮肤的护理工作,注意饮食调整,适当限制钠盐。保护患者防止受伤。

(二)病情观察

密切观察患者的意识状态、生命体征瞳孔等变化,持续监测颅内压及其波型变化,警惕脑疝的发生。

(三)防止颅内压骤然升高的护理

1.休息

劝慰患者安心休养、避免情绪激动,以免血压骤升而增加颅内压。

2.保持呼吸道通畅

及时清除呼吸道分泌物和呕吐物。舌根后坠者可托起下颌或放置口咽通气道。对意识不清的患者及排痰困难者,行气管切开术。以避免呼吸道梗阻引起的胸腔内压力及 $PaCO_2$ 增高所导致脑血管扩张、脑血流量增多、颅内压增高。

3.避免剧烈咳嗽和便秘

避免并及时治疗感冒、咳嗽。颅内压增高引起的头痛致自主神经功能紊乱,抑制规律性排便活动,恶心、呕吐及脱水药物的应用,导致患者不同程度的脱水,引起便秘。鼓励患者多吃蔬菜与水果预防便秘,对已形成便秘者可用开塞露1～2支射肛或用少量高渗液(如500g/L甘油盐水50mL)行低位、低压灌肠,禁止大量灌肠,以免颅内压骤然增高。

4.及时控制癫痫发作

癫痫发作可加重脑缺氧及脑水肿,遵医嘱定时定量给予患者抗癫痫药物;一旦发作应协助医师及时给予抗癫痫及降颅内压处理。

5.躁动的处理

对手躁动患者应寻找并解除引起躁动的原因,如颅内压增高、呼吸道不通畅、尿潴留、大便干硬、冷、热、饥饿等,勿盲目使用镇静剂或强制性约束,以免患者挣扎而使颅内压进一步增高。适当加以保护以防外伤及意外。若躁动患者变安静或由原来安静变躁动,常提示病情发生变化。

(四)用药护理

应用脱水药物时注意输液速度,观察脱水治疗的效果。尤应注意儿童、老人及心功能不良者;为防止颅内压反跳现象,脱水药物应按医嘱定时、反复使用,停药前逐渐减量或延长给药间隔时间。应用激素治疗时注意观察有无因应用激素诱发应激性溃疡出血、感染等不良反应。

(五)辅助过度换气的护理

根据病情按医嘱给予肌松剂后,调节呼吸机各项参数。过度换气的主要不良反应是脑血流量减少,有时会加重脑缺氧,应及时进行血气分析,维持患者 PaO_2 在 12～13.33kPa、$PaCO_2$ 在 3.33～4.0kPa 水平为宜。过度换气持续时间不宜超过 24h,以免引脑缺血。

(六)冬眠低温疗法护理

①调节室温 18～20℃,室内备氧气、吸引器、血压计、听诊器、水温计、冰袋或冰毯、导尿包、集尿袋、吸痰盘、冬眠药物、急救药物及器械、护理记录单等,由专人护理。②根据医嘱首先给予足量冬眠药物,如冬眠Ⅰ号合剂(包括氯丙嗪、异丙嗪及哌替啶)或冬眠号合剂(哌替啶、异丙嗪、双氯麦角碱),待自主神经被充分阻滞,患者御寒反应消失,进入昏睡状态后方可加用物理降温措施。否则,患者一旦出现寒战,可使机体代谢率升高、耗氧量增加、无氧代谢加剧及体温升高,反而增高颅内压。物理降温方法可采用头部冰帽,在颈动脉、腋动脉、肱动脉、股动脉等主干动脉表浅部放置冰袋等,降温速度以每小时下降 1℃为宜,体温降至肛温 33～34℃,腋温 31～33℃较为理想。体温过低易诱发心律不齐、低血压、凝血障碍等并发症,且患者反应极为迟钝,影响观察;体温高于 35℃,则疗效不佳。冬眠药物最好经静脉滴注,以便调节给药速度及药量,以控制冬眠深度。③严密观察病情。在治疗前应观察并记录生命体征、意识状态、瞳孔和神经系统病症,作为治疗后观察对比的基础。冬眠低温期间,若脉搏超过 100 次/分,收缩压低于 13.3kPa,呼吸次数减少或不规则时,应及时通知医师停止冬眠疗法或更换冬眠药物。④保持呼吸道通畅,预防肺部并发症;搬动患者或为其翻身时,动作要缓慢、轻稳,以防发生直立性低血压;防止冻伤。⑤缓慢复温,冬眠低温治疗时间一般为 2～3d,可重复治疗。停用冬眠低温治疗时应先停物理降温,再逐步减少药物剂量或延长相同剂量的药物维持时间直至停用。为患者加盖被毯,让体温自然回升,必要时加用电热毯或热水袋复温,温度应适宜,严防烫伤;复温不可过快,以免出现颅内压"反跳"、体温过高或酸中毒等。

(七)脑室引流的护理

脑室持续引流是经颅骨钻孔行脑室穿刺后或在开颅手术中,将带有数个侧孔的引流管前端置于脑室内,末端外接一无菌引流瓶,将脑脊液引出体外的一项技术。是神经外科常用的急救手段,尤其对于高颅压的危重患者,实施脑室引流术可以避免或减缓脑疝的发生,挽救生命。

1.密切观察引流是否通畅

①肉眼观察:在引流通畅状况下,脑室引流调节瓶内玻璃管中的液面可随患者的心跳与呼吸上下波动。波动不明显时,可采用按压双侧颈静脉方法,证明引流是否通畅。②仪器监测:脑室引流连接颅内压监测仪时,应定时观察监测仪上颅内压力的波形和参数。正常的波形是在一个心动周期内由 3 个脉搏波组成,波幅为 0.40～0.67kPa,并随心跳与呼吸上下波动,若波形近似直线,证明引流管腔已阻塞,应寻找原因并及时处理。

2.观察引流液的量、颜色

①引流液量，每24h测量并记录一次：正常脑脊液的分泌量是每24h分泌400～500mL。在颅内有继发性感染、出血及脑脊液吸收功能下降或循环受阻时，其分泌量将相对增加。②引流液颜色：正常脑脊液是无色、清亮、透明的。若脑室内出血或正常脑室手术后，脑脊液可呈血性，但此颜色应逐渐变淡，直至清亮；若引流液的血性程度突然增高，且引流速度明显加快，可能为脑室内再出血，应尽早行头颅CT检查，以查清病因；密切观察脑脊液有无混浊、沉淀物，定时送常规检查。如患者出现体温升高、头痛、呕吐及脑膜刺激征等颅内感染征象时，应作脑脊液细菌培养与药物敏感试验，给予抗生素治疗。

3.脑室引流速度的调控

①脑室引流调节瓶悬挂的高度应高于侧脑室平面10～15cm，以维持正常的颅内压。②根据患者颅内压监测数值随时调节引流瓶的高度，使颅内压逐渐下降到正常水平。术后第一日，应保持颅内压不低于原高颅压水平的30%～50%，以后使之逐渐降至0.98～1.47kPa，若颅内压大于3.92kPa者，引流瓶悬挂的高度应以保持颅内压在1.96～2.45kPa为宜，防止因颅内压骤降而发生小脑幕切迹疝或颅内出血。③严格遵守无菌操作，更换引流瓶(袋)时，应先夹闭引流管以免管内脑脊液逆流入脑室，注意保持整个装置无菌。

4.引流管的拔除

开颅术后脑室引流管一般放置3～4d，拔管指征：患者意识好转，自觉头痛感减轻；颅内压<1.96kPa；原血性脑脊液的颜色变淡，红细胞$<20\times10^9/L$；或原脓性脑脊液的颜色已转为清亮，白细胞$<20\times10^6/L$；脑脊液细菌培养证实无菌生长；置管时间超过第7d，如需继续引流则需重新更换部位。拔管前一天应试行抬高引流瓶(袋)或夹闭引流管24h，以了解脑脊液循环是否通畅，有无颅内压再次升高的表现。若患者出现头痛、呕吐等颅内压增高症状，应立即放低引流瓶(袋)或开放夹闭的引流管，并告知医师。拔管时应先夹闭引流管，以免管内液体逆流入脑室引起感染。拔管后，切口处若有脑脊液漏出，也应告知医师妥善处理，以免引起颅内感染。

5.脑脊液分流术后的护理

严密观察病情，判断分流术效果。警惕有无分流管阻塞和感染等并发症。观察有无脑脊液漏，一旦发现，应及时通知医师并协助处理。

八、健康指导

1.饮食应清淡，不宜过多摄入钠盐。

2.保持乐观情绪，维持稳定血压。

3.保持大便通畅，防止便秘，避免用力排便。

4.防止呼吸道感染，避免剧烈咳嗽。

5.癫痫小发作时应积极治疗，防止癫痫大发作。

第十节 脑损伤

脑的被膜自外向内依次为硬脑膜、蛛网膜和软脑膜。硬脑膜坚韧且有光泽，由两层合成，外层兼具颅骨内膜的作用,内层较坚厚,两层之间有丰富的血管和神经。蛛网膜薄而透明,缺乏血管和神经,与硬脑膜之间有硬膜下腔,与软脑膜之间有蛛网膜下隙,充满脑脊液。脑脊液为无色透明液体,内含各种浓度不等的无机盐、葡萄糖、微量蛋白和淋巴细胞,对中枢神经系统起缓冲、保护、运输代谢产物及调节颅内压等作用。软脑膜薄且富有血管,覆盖于脑的表面并深入沟裂内。

脑损伤是指由于暴力作用使脑膜、脑组织、脑血管以及脑神经的损伤。根据伤后脑组织与外界是否相通,将脑损伤分为开放性和闭合性两类,前者多由锐器或火器直接造成,有头皮裂伤,颅骨骨折和硬脑膜破裂,常伴有脑脊液漏;后者由头部接触较钝物体或间接暴力造成,脑膜完整,无脑脊液漏。根据脑损伤机制及病理改变分为原发性脑损伤和继发性脑损伤,前者指暴力作用于头部时立即发生的脑损伤,且不再继续加重,主要有脑震荡、脑挫裂伤及原发性脑干损伤等;后者指受伤一定时间后出现的脑受损病变,主要有脑水肿和颅内血肿,颅内血肿往往需要开颅手术。

一、病因与发病机制

颅脑损伤的程度和类型多种多样。引起脑损伤的外力除可直接导致颅骨变形外,也可使头颅产生加速或减速运动,致使脑组织受到压迫、牵张、滑动或负压吸附等多种应力。由于暴力作用部位不同,脑在颅腔内产生的超常运动也各异,其运动方式可以是直线性也可以是旋转性。如人体坠落时,运动的头颅撞击于地面,受伤瞬间头部产生减速运动,脑组织会因惯性力作用撞击于受力侧的颅腔内壁,造成减速性损伤。大而钝的物体向静止的头部撞击时,引起头部的加速运动而产生惯性力。当暴力过大并伴有旋转力时,可使脑组织在颅腔内产生旋转运动,不仅使脑组织表面在颅腔内摩擦,撞击引起损伤,而且在脑组织内不同结构间产生剪切力,引起更为严重的损伤。惯性力引起的脑损伤分散且广泛,常有早期昏迷的表现。由于颅前窝和颅中窝的凹凸不平,各种不同部位和方式的头部损伤,均易在额极、颞极及其底面发生惯性力的脑损伤。

二、临床表现

(一)脑震荡的临床表现

受伤后立即出现短暂的意识障碍,可为神志不清或完全昏迷,持续数秒或数分钟,一般不超过 30min,较重者出现皮肤苍白、出汗、血压下降、心动徐缓、呼吸微弱、肌张力减低、各种生理反射迟钝或消失。清醒后大多不能回忆受伤当时乃至伤前一段时间的情况,临床称为逆行性遗忘。可能会伴有头痛、头昏、恶心、呕吐等症状,短期内可自行好转。神经系统检查无阳性体征。如做腰椎穿刺,显示颅内压力正常和脑脊液检查无红细胞。CT 检查颅内无异常。

(二)脑挫裂伤的临床表现

脑挫裂伤包括脑挫伤及脑裂伤,前者指脑组织遭受破坏较轻,软脑膜尚完整;后者指软脑膜、血管和脑组织同时有破裂,伴有外伤性蛛网膜下隙出血。两者常同时存在,临床上不易区别,合称为脑挫裂伤。可单发,也可多发,好发于额极、颞极及其基底。

1.意识障碍

意识障碍是脑挫裂伤最突出的临床表现。伤后立即出现,其程度和持续时间与脑挫裂伤程度、范围直接相关。多数患者在 0.5h 以上,严重者可长期持续昏迷。

2.局灶症状和体征

受伤时出现与伤灶区功能相应的神经功能障碍或体征，如运动区损伤出现锥体束征、肢体抽搐、偏瘫等；若仅伤及“哑区”，可无局灶症状和体征出现。

3.头痛、恶心呕吐

与颅内压增高、自主神经功能紊乱或外伤性蛛网膜下隙出血有关。后者还可出现脑膜刺激征，腰穿脑脊液检查有红细胞。

4.颅内压增高与脑疝

因继发颅内血肿或脑水肿所致，使早期的意识障碍或偏瘫程度加重，或意识障碍好转后又加重，同时有血压升高、心率减慢、瞳孔不等大以及锥体束征等表现。

5.脑膜刺激征

严重脑挫裂伤合并蛛网膜下隙出血，患者有畏光、颈项强直。

6.生命体征变化

伤后早期可有血压偏高，脉搏变快，呼吸浅而快。如有颅内压增高时，可产生血压升高，特别是收缩压升高，脉压加大，脉搏浅慢、呼吸深大。体温可中度升高，持续升高者多因下丘脑或脑干损伤所致。

(三)弥散性轴索损伤的临床表现

伤后即刻发生的长时间的严重意识障碍是弥散性轴索损伤的典型临床表现。损伤级别愈高，意识障碍愈重，严重者多呈严重失能或植物状态或数小时内即死亡；若累及脑干，患者则出现一侧或双侧瞳孔散大，对光反应消失，或同向凝视等。

(四)原发性脑干损伤的临床表现

1.意识障碍

伤后立即出现，多较严重，持续时间长。损伤严重者呈深昏迷，所有反射消失，四肢软瘫。较轻者对疼痛刺激可有反应，角膜和吞咽发射尚存在，躁动不安。

2.瞳孔变化

较常见。表现为双瞳不等、大小多变，或双瞳极度缩小，或双瞳散大。

3.眼球位置和运动异常

脑干损伤累及动眼、滑车或展神经核，可导致斜视、复视和相应的眼球运动障碍。若眼球协同运动中枢受损，可出现双眼协同运动障碍。

4.锥体强直

脑干损伤早期锥体束征和去脑表现为软瘫，反射消失，以后出现腱反射亢进和病理发射。严重者可有去脑强直，此为脑干损伤的特征性表现。强直可为阵发性，也可呈持续性，或由阵发转为持续。

5.生命体征变化

伤后立即出现呼吸功能紊乱是脑干严重损伤的重要征象之一，表现为呼吸节律不整，抽泣样呼吸或呼吸停止。同时，循环功能亦趋于衰竭，血压下降，脉搏细弱。常伴高热。

6.其他症状

常见的有消化道出血和顽固性呃逆。

(五)颅内血肿的临床表现

颅内血肿是颅脑损伤中最多见、最危险、却又是可逆的继发性病变。其严重性在于引起颅内压增高导致脑疝危及生命,早期发现和及时处理可改善预后。根据血肿的来源和部位可分为:硬脑膜外血肿、硬脑膜下血肿和脑内血肿。根据血肿引起颅内压增高及早期脑疝症状所需时间分为:①急性型:72h内出现症状。②亚急性型:3d至3周出现症状。③慢性型:3周以上才出现症状。

1.硬脑膜外血肿

硬脑膜外血肿是指出血积聚于颅骨与硬脑膜之间。与颅骨损伤有密切关系,症状取决于血肿的部位及扩展的速度。

(1)意识障碍:可以是原发性脑损伤直接导致,也可由血肿本身导致颅内压增高、脑疝引起,前者较轻,最初的昏迷时间很短,与脑疝引起昏迷之间有一段意识清醒时间。后者常发生于伤后数小时至1～2d。经过中间清醒期,再度出现意识障碍,并渐次加重。如果原发性脑损伤较严重或血肿形成较迅速,也可不出现中间清醒期。少数患者可无原发性昏迷,而在血肿形成后出现昏迷。

(2)颅内压增高及脑疝表现:出现头痛、恶心呕吐剧烈,烦躁不安、淡漠、嗜睡、定向不准等症状。一般成人幕上血肿大于20mL,幕下血肿大于10mL,即可引起颅内压增高症状。幕上血肿者大多先经历小脑幕切迹疝,然后合并枕骨大孔疝,故严重的呼吸循环障碍常发生在意识障碍和瞳孔改变之后。幕下血肿者可直接发生枕骨大孔疝,瞳孔改变、呼吸骤停几乎同时发生。

2.硬脑膜下血肿

硬脑膜下血肿是指出血积聚在硬脑膜下腔,是最常见的颅内血肿。急性硬脑膜下血肿症状类似硬脑膜外血肿,脑实质损伤较重,原发性昏迷时间长,中间清醒期不明显,颅内压增高与脑疝的其他征象多在伤后1～3d内进行性加重。由于病情发展急重,一经确诊应尽早手术治疗。慢性硬脑膜下血肿好发于老年人,大多有轻微头部外伤史,有的患者伴有脑萎缩、血管性或出血性疾病。由于致伤外力小,出血缓慢,患者可有慢性颅内压增高表现,如头痛、恶心、呕吐和视神经盘水肿等;血肿压迫症状,如偏瘫、失语和局限性癫痫等;有时可有智力下降、记忆力减退和精神失常。

3.脑内血肿

有两种类型:①浅部血肿,出血均来自脑挫裂伤灶,少数与颅骨凹陷性骨折部位相应,好发于额叶和颞叶,常与硬脑膜下和硬膜外血肿并存。②深部血肿,多见于老年人,血肿位于白质深部,脑表面可无明显挫伤。临床表现以进行性意识障碍为主,若血肿累及重要脑功能区,可出现偏瘫、失语、癫痫等局灶症状。

三、实验室及其他检查

一般采用CT、MRI检查。

1.脑震荡无阳性发现。

2.脑挫裂伤可显示损伤部位、范围、脑水肿的程度及有无脑室受压及中线结构移位。

3.弥散性轴索损伤可见大脑皮质与髓质交界处、胼胝体、脑干、内囊区域或三脑室周围有多个点状或小片状出血灶。

4.硬脑膜外血肿 CT 检查可见颅骨内板与脑表面之间有双凸镜形或弓形密度增高影，常伴颅骨骨折和颅内积气。

5.硬脑膜下血肿 CT 检查示颅骨内板下低密度的新月形、半月形或双凸镜形影；脑内血肿 CT 检查在脑挫裂伤灶附近或脑深部白质内见到圆形或不规则高密度血肿影，周围有低密度水肿区。MRI 能提高小出血灶的检出率。

四、治疗要点

(一)非手术治疗

1.脑震荡

通常无须特殊治疗。一般卧床休息 1～2 周，可完全恢复。适当给予镇痛、镇静等对症处理，禁用吗啡及哌替啶。

2.脑挫裂伤

(1)一般处理：①静卧、休息，床头抬高，宜取侧卧位。②保持呼吸道通畅。③维持水、电解质、酸碱平衡。④应用抗生素预防感染。⑤对症处理。⑥严密观察病情变化。

(2)防治脑水肿：是治疗脑挫裂伤的关键。可采用脱水、激素或过度换气等治疗对抗脑水肿、降低颅内压；吸氧、限制液体入量；冬眠低温疗法降低脑代谢率等。

(3)促进脑功能恢复：应用营养神经药物，如 ATP、辅酶 A、细胞色素 C 等，以供应能量，改善细胞代谢，促进脑细胞功能恢复。

(二)手术治疗

常见手术有开颅血肿清除术、去骨瓣减压术、钻孔探查术、脑室引流术、钻孔引流术。

1.脑挫裂伤

重度脑挫裂伤经非手术治疗无效，颅内压增高明显甚至出现脑疝迹象时，应作脑减压术或局部病灶清除术。

2.硬脑膜外血肿

一经确诊，立即手术，清除血肿。

3.硬脑膜下血肿

多采用颅骨钻孔冲洗引流术，术后引流 48～72h。

4.脑内血肿

一般经手术清除血肿。

五、常见护理诊断/问题

(一)意识模糊/昏迷

意识模糊/昏迷与脑损伤、颅内压增高有关。

(二)清理呼吸道无效

清理呼吸道无效与脑损伤后意识障碍有关。

(三)疼痛

疼痛与颅内压增高和手术损伤有关。

(四)体温调节无效

体温调节无效与脑干损伤有关。

5.潜在并发症颅内压增高、脑疝、出血及癫痫发作。

六、护理措施

(一)现场急救

及时而有效的现场急救,在缓解致命性危险因素的同时(如窒息、大出血、休克等)为进一步治疗创造了有利条件,如预防或减少感染机会,提供确切的受伤经过。

1.维持呼吸道通畅

脑损伤患者常有不同程度的意识障碍,失去正常的咳嗽反射和吞咽功能,呼吸道分泌物不能有效排除,舌根后坠可引起严重呼吸道梗阻。应及时清除口咽部分泌物、呕吐物,将患者侧卧或放置口咽通气道,必要时行气管切开,保持呼吸道畅通。

2.伤口处理

开放性颅脑损伤应剪短伤口周围头发,伤口局部不冲洗、不用药;外露的脑组织周围可用消毒纱布卷保护,外加干纱布适当包扎,避免局部受压。若伤情许可宜将头部抬高以减少出血。尽早进行全身抗感染治疗及破伤风预防注射。

3.防治休克

有休克征象者,应查明有无颅外部位损伤,如多发性骨折、内脏破裂等。患者平卧,注意保暖,及时补充血容量。

4.做好护理记录

准确记录受伤经过、初期检查发现、急救处理经过及生命体征、意识、瞳孔、肢体活动等病情,为进一步处理提供依据。

(二)病情观察

1.意识状态

意识障碍是脑损伤患者最常见的变化之一。通过意识障碍的程度可判断脑损伤的轻重;意识障碍出现的迟早和有无继续加重,可作为区别原发性和继发性脑损伤的重要依据。

意识分为清醒、模糊、浅昏迷、昏迷和深昏迷五级。①意识清醒:正确回答问题,判断力和定向力正确。②意识模糊:为最轻或最早出现的意识障碍,能简单问答问题,但不确切,判断力和定向力差,呈嗜睡状态。③浅昏迷:意识丧失,对疼痛刺激有反应,角膜、吞咽反射和病理反射尚存在。④昏迷:痛觉反应已甚迟钝、随意运动已完全丧失,可有鼾声、尿潴留等表现,瞳孔对光反射与角膜反射尚存在。⑤深昏迷:对痛刺激无反应,各种反射消失,呈去大脑强直状态。也可采用 Glasgow 昏迷评分法,通过评定睁眼、语言及运动反应,以三者积分表示意识障碍程度,最高 15 分,表示意识清醒,8 分以下为昏迷,最低 3 分表示深昏迷。

2.生命体征

生命体征紊乱是脑干受损征象。为避免患者躁动影响准确性,应先测呼吸,再测脉搏,最后测血压。颅脑损伤患者以呼吸变化最为敏感和多变,应注意节律、深浅。若伤后血压上升,脉搏缓慢有力,呼吸深慢,提示颅内压升高,应警惕颅内血肿或脑疝发生;伤后,意识障碍和瞳孔变化的同时出现心率减慢和血压升高,提示小脑幕切迹疝;枕骨大孔疝患者可未经明显的意识障碍和瞳孔变化阶段而突然发生呼吸停止。伤后早期，由于组织创伤反应，可出现中等程度发热；若累及间脑或脑干可导致体温调节紊乱，出现体温不升或中枢性高热。开放性脑损伤的早期可因出血性休克有血压、脉搏的变化。

3.神经系统症状

有定位意义。原发性脑损伤引起的局灶性症状，在受伤当时立即出现，且不再继续加重；继发性脑损伤引起的则在伤后逐渐出现。神经系统病征包括多种，其中以眼征和锥体束征最为严重。

(1)瞳孔变化：可因动眼神经、视神经以及脑干部位的损伤引起。观察两侧眼睑大小是否相等，有无上睑下垂，注意对比两侧瞳孔的形状、大小及对光反射。正常瞳孔等大、圆形，在自然光线下直径3～4mm，直接、间接对光反射灵敏。伤后一侧瞳孔进行性散大，对侧肢体瘫痪伴意识障碍加重，提示脑受压或脑疝；伤侧瞳孔先短暂缩小继之散大，伴对侧肢体运动障碍，提示伤侧颅内血肿；双侧瞳孔散大、对光反射消失、眼球固定伴深昏迷或去大脑强直，多为原发性脑干损伤或临终表现；双侧瞳孔大小形状多变，光反射消失伴眼球分离或异位，多为中脑损伤；有无间接对光反射可以鉴别视神经损伤与动眼神经损伤。观察瞳孔时应注意某些药物、剧痛、惊骇等也会影响瞳孔变化，如吗啡、氯丙嗪可使瞳孔缩小，阿托品、麻黄碱可使瞳孔散大。眼球不能外展且有复视者，为外展神经受损；双眼同向凝视提示额中回损伤；眼球震颤见于小脑或脑干损伤。

(2)锥体束征：伤后立即出现的一侧上下肢运动障碍且相对稳定，多系对侧大脑皮层运动区损伤所致。伤后一段时间才出现一侧肢体运动障碍且进行性加重，多为幕上血肿引起的小脑幕切迹疝使中脑受压、锥体束损伤所致。

4.其他

观察有无脑脊液漏、呕吐及其性质，有无剧烈头痛或烦躁不安等颅内压增高的表现或脑疝先兆。

(三)昏迷护理

中、重型颅脑损伤患者具有不同程度的意识障碍。护理需注意：

1.保持呼吸道通畅

及时清除呼吸道分泌物及其他血污。呕吐时将头转向一侧以免误吸。昏迷患者应抬起下颌或放置口咽通气道，以免舌根后坠阻碍呼吸。短期不能清醒者，宜行气管插管或气管切开，必要时使用呼吸机辅助呼吸。定期血气分析。加强气管插管、气管切开患者的护理。保持室内空气于适宜的温度和湿度，湿化气道，避免呼吸道分泌物黏稠、不易排除。使用抗生素防治呼吸道感染。

2.保持正确体位

抬高床头15°～30°，以利脑静脉回流，减轻脑水肿。深昏迷患者取侧卧位或侧俯卧位，以利于口腔内分泌物排出。保持头与脊柱在同一直线上，头部过伸或过屈均会影响呼吸道通畅以及颈静脉回流，不利于降低颅内压。氧气吸入，做好气管插管、气管切开准备。

3.营养与补液

创伤后的应激反应可产生严重分解代谢，使血糖增高乳酸堆积，后者可加重脑水肿。因此,必须及时、有效补充能量和蛋白质以减轻机体损耗。早期可采用肠外营养,待肠蠕动恢复后,逐步过渡至肠内营养支持。当患者肌张力增高或癫痫发作时,应防肠内营养液反流所致呕吐、误吸。定期评估患者营养状况,如体重、氮平衡、血浆蛋白、血糖、电解质等,以便及时调整营养供给量和配方。

4.预防并发症

昏迷患者意识不清、长期卧床可造成多种并发症,应加强观察和护理。

(1)压疮:保持皮肤清洁干燥,定时翻身,尤应注意骶尾部、足跟、耳郭等骨隆突部位,亦不可忽视辅料包裹部位。消瘦者伤后初期及高热者常需每小时翻身,长期昏迷、一般情况较好者可每3～4h翻身一次。

(2)泌尿系统感染:昏迷患者常有排尿功能紊乱,短暂尿潴留后继以尿失禁,长期留置尿管是引起泌尿系统感染的主要原因。必要导尿时,应严格执行无菌操作。留置尿管过程中,加强会阴部护理,并定时放尿以训练膀胱贮尿功能,尿管留置过长者,可考虑行耻骨膀胱造瘘术,以减少泌尿系感染。

(3)肺部感染:加强呼吸道护理,定期翻身拍背,保持呼吸道通畅,防止呕吐物误吸引起窒息和呼吸道感染。

(4)暴露性角膜炎:眼睑闭合不全者,给予眼药膏保护,无须随时观察瞳孔时,可应用纱布遮盖眼睑,甚至行眼睑缝合术。

(5)关节痉挛、肌萎缩:保持肢体于功能位,防止足下垂。每日2～3次作四肢关节被动活动及肌肉按摩,防止肢体挛缩和畸形。

(四)躁动的护理、

颅内压增高、呼吸道不通畅导致缺氧、尿潴留导致膀胱过度充盈、大便干硬导致排便反射,冷、热、饥饿等不适均可引起躁动。寻找并解除躁动的原因,不盲目使用镇静剂及强制性约束,以免导致颅内压增高。适当地加以保护以防意外。若躁动患者变安静或由原来安静变躁动,常提示病情变化。

(五)高热患者的护理

高热可造成脑组织相对缺氧,加重脑损害,故须采取积极降温措施。常用物理降温法有冰帽,或头颈、腋、腹股沟等处放置冰袋或冰水毛巾等。如体温过高物理降温无效或引起寒战时,需采用冬眠疗法。常用氯丙嗪、异丙嗪各25mg或50mg肌内注射或静脉滴注,用药20min后开始物理降温。降温速度以每小时下降1℃为宜,降至肛温为32～34℃较为理想。可每4～6h重复用药,一般维持3～5d。低温期间应密切观察生命体征并记录,若收缩压低于13.3kPa(100mmHg),呼吸次数减少或不规则时,应及时通知医生停止冬眠疗法或更换冬眠药物。观察局部皮肤、肢体末端和耳郭处血液循环情况,以免冻伤,并防止肺炎、压疮的发生。停用冬眠疗法时,应先停物理降温,再逐渐停冬眠药物。

第十一节　颅内肿瘤

颅内肿瘤是神经外科中最常见的疾病之一。原发性颅内肿瘤可发生于脑组织、脑膜、脑神经、脑下垂体、血管及胚胎残余组织等。身体其他部位的恶性肿瘤也可转移至颅内形成转移瘤。常见的肿瘤有胶质瘤、脑膜瘤、垂体瘤、听神经瘤、血管瘤、颅咽管瘤等。发病部位以大脑半球最多,其次为鞍区、脑桥小脑角、小脑、脑室及脑干。

据调查,原发性颅内肿瘤的年发病率为7.8～12.5/100000人。颅内肿瘤可发生于任何年龄,以20～50岁年龄组多见,但是有一个突出的特点是某些肿瘤好发于某一年龄组。胶质瘤的综合年龄高峰是30～40岁,还有一年龄高峰是10～20岁,后颅窝及中线部位的肿瘤多发,如髓母细胞瘤、室管膜瘤、颅咽管瘤和畸胎瘤等。老年患者胶质细胞瘤及脑转移瘤多见,60岁以上年龄组内各种肿瘤的发生率明显降低。男女发病机会均等,仅有少数肿瘤发生率男性大于女性。

颅内肿瘤引起的症状有两大类,其一为颅内压增高的症状,另一为局灶性症状,是由于肿瘤压迫或侵犯邻近脑组织所致,常见的有意识障碍、全身性或部分性癫痫发作、进行性运动功能障碍、进行性感觉障碍、各脑神经的功能障碍和小脑症状等。

一、病因与发病机制

颅内肿瘤的发病原因和身体其他部位的肿瘤一样,目前尚不完全清楚。大量研究表明,细胞染色体上存在着癌基因加上各种后天诱因可使其发生。诱发脑肿瘤的可能因素:遗传因素、物理和化学因素以及生物因素等。

二、常见类型及特性

(一)神经胶质瘤

神经胶质瘤来源于神经上皮,多为恶性,占颅内肿瘤的40%～50%。其中,多形性胶质母细胞瘤恶性程度最高,病情进展快,对放、化疗均不敏感;髓母细胞瘤也为高度恶性,好发于2～10岁儿童,多位于后颅窝中线部位,常占据第四脑室、阻塞导水管而引发脑积水,对放射治疗敏感;少突胶质细胞瘤占胶质瘤的7%,生长较慢,分界较清,可手术切除,但术后往往复发,需放疗及化疗;室管膜瘤约占12%,术后需放疗和化疗;星形细胞瘤是胶质瘤中最常见的,占40%,恶性程度较低,生长缓慢,呈实质性者与周围组织分界不清,常不能彻底切除,术后易复发,囊性者常分界清楚,若切除彻底可望根治。

(二)脑膜瘤

脑膜瘤约占颅内肿瘤的20%,良性居多,生长缓慢,多位于大脑半球矢状窦旁,邻近颅骨有增生或被侵蚀的迹象。彻底切除,可预防复发。

(三)垂体腺瘤

垂体腺瘤来源于垂体前叶,良性。根据细胞的分泌功能不同可分为催乳素腺瘤(PRL瘤)、生长激素腺瘤(GH瘤)、促肾上腺皮质激素腺瘤(ACTH瘤)及混合性腺瘤。PRL瘤主要表现为女性闭经、泌乳、不育等;男性性欲减退、阳痿、体重增加、毛发稀少等。GH瘤在青春期发病者为巨人症,成年后发病表现为肢端肥大症。ACTH瘤主要表现为皮质醇增多症,如满月脸、"水牛背"、腹壁及大腿皮肤紫纹、肥胖、高血压及性功能减退等。手术摘除是首选的治疗方法。若瘤体较小可经蝶窦在显微镜下手术;若瘤体较大需开颅手术,术后行放疗。

(四)听神经瘤

听神经瘤发生于第Ⅷ脑神经前庭支,位于脑桥小脑角内,约占颅内肿瘤的10%,良性。可出现患侧神经性耳聋、耳鸣、前庭功能障碍、三叉神经及面神经受累和小脑症状。治疗以手术切除为主;直径小于3cm者可用伽马刀治疗。

(五)颅咽管瘤

属先天性颅内良性肿瘤,大多为囊性,多位于鞍上区,约占颅内肿瘤的5%,多见于儿童及青少年,男性多于女性。主要表现为视力障碍、视野缺损、尿崩、肥胖和发育迟缓等。以手术切除为主。

(六)转移性肿瘤

转移性肿瘤多来自肺、乳腺、甲状腺、消化道等部位的恶性肿瘤,大多位于幕上脑组织内,多发,男性多于女性,有时脑部症状出现在先,原发灶反而难以发现。

三、临床表现

(一)颅内压增高

90%以上的患者可出现颅内压增高症状和体征,通常呈慢性、进行性加重过程,若未得到及时治疗,重者可引起脑疝,轻者可引发视神经萎缩,约80%的患者可发生视力减退。主要表现有头痛呕吐、视神经盘水肿、脑疝等。

(二)局灶症状与体征

因不同部位的肿瘤对脑组织造成的刺激、压迫和破坏不同而各异,如中央前回肿瘤出现中枢性瘫痪和癫痫发作;额叶前部肿瘤出现精神障碍,位于其后部的肿瘤可有对侧颜面、上下肢的全瘫或轻瘫;顶叶肿瘤主要表现为感觉功能障碍;颞叶肿瘤出现某些幻觉;枕叶肿瘤引起视力障碍。

四、实验室及其他检查

(一)头颅X线片

头颅X线片可观察到正常生理性松果体钙化的移位,间接提示有肿瘤的存在;病理性钙化的发现,能直接明确肿瘤的部位。颅骨内板的增生或破坏,硬脑膜中动脉沟变宽,常是脑膜瘤的特征。

(二)CT扫描

CT诊断颅内肿瘤主要根据肿瘤病理组织的密度改变和肿瘤对脑室系统的压迫移位来判断。对小脑幕上肿瘤的诊断率可达95%以上。对小脑幕下肿瘤的诊断率较低。

(三)磁共振检查(MRI)

磁共振检查(MRI)能观察到脑深部内的肿瘤,有很高的显示率。

(四)头颅超声波检查

头颅超声波检查可观察中线波的位置,判断小脑幕上有无肿瘤的存在。中线偏移3mm以上时便有意义,显示以颞叶、顶叶肿瘤偏移为显著。

(五)脑电波检查

脑电波检查对小脑幕上肿瘤有一定的定侧和定位意义,但无定性意义,而对小脑幕下肿瘤无帮助。

(六)放射性核素脑扫描

利用某些放射性核素能浓集颅内肿瘤部位的特点,在颅外扫描绘出病变图像,以达到病灶定位诊断的目的。

(七)脑血管造影检查

颈动脉造影主要用于诊断小脑幕上肿瘤。椎动脉造影主要用于诊断颅后窝病变。数字减影脑血管造影根据脑血管的形态、位置改变来进行定位诊断。对血管性及血管丰富的肿瘤可进行定性诊断。

五、诊断要点

颅内肿瘤的诊断首先要详细询问病史,全面和有重点地进行全身和神经系统查体,得出初步印象,然后选择以上一种或几种辅助性检查方法,以明确诊断。

六、治疗要点

(一)手术治疗

手术切除肿瘤是本病最基本治疗方法。对于不能全部切除的病例可采用姑息性手术,如脑脊液分流术、颅减压术等,以暂时缓解增高的颅内压。

(二)放射治疗

放射治疗适用于各种胶质瘤、垂体腺瘤、胚细胞瘤、脊索瘤及部分转移瘤的治疗。近年来采用聚焦大剂量放射(放射外科或γ刀治疗)对直径不超过2cm的肿瘤,可获得基本治愈。

(三)化学治疗

对颅内肿瘤有使用价值化疗药物包括亚硝基脲药物、丙卡巴肼(PCB),羟基脲(HU)等。

七、常见护理诊断/问题

(一)焦虑/恐惧/预感性悲哀

焦虑/恐惧/预感性悲哀与脑肿瘤的诊断,担心手术效果有关。

(二)清理呼吸道无效

清理呼吸道无效与意识障碍、延髓肿瘤、颅内肿瘤手术有关。

(三)有受伤的危险

有受伤的危险与神经系统功能障碍导致的视力障碍、肢体感觉运动障碍、语言功能障碍等有关。

(四)疼痛

疼痛与颅内压增高和手术伤口有关。

(五)体液不足/有体液不足的危险

体液不足/有体液不足的危险与呕吐、高热、应用脱水剂等有关。

(六)有感染的危险

有感染的危险与手术、留置各种引流管有关。

(七)潜在并发症

颅内压增高及脑疝、颅内出血、感染、中枢性高热、尿崩症、胃出血、顽固性呃逆、癫痫发作等。

八、护理措施

(一)术前护理

1.心理护理

给予适当心理支持,使患者及家属能面对现实,接受疾病的挑战,减轻挫折感,耐心倾听患者诉说,帮助患者度过悲伤期。根据患者及家属的具体情况提供正确的通俗易懂的指导,告知疾病类型、可能采用的治疗计划及如何配合,帮助家属学会对患者的特殊照料方法和技巧。

2.加强生活护理,防止意外发生

(1)因意识障碍或后组脑神经受损致吞咽困难者,应防止进食时误入气管导致肺部感染或不慎咬伤舌头。

(2)肢体无力或偏瘫者需加强生活照料,面瘫患者进食时食物易残留于麻痹侧口颊部,需特别注意该侧颊部黏膜的清洁;肢体瘫痪者应防止坠床或跌碰伤。

(3)语言、视力、听力障碍的患者,也需加强生活护理。

3.对症治疗、提高手术耐受力

因颅内高压而频繁呕吐者,除应注意补充营养外,还需纠正水、电解质失调;降颅压处理。

4.术前常规准备

术前1d剃去头发,术日晨再次剃头,将头洗净,用乙醇或苯扎溴铵消毒头皮后,以无菌巾包扎。经口鼻蝶窦入路手术的患者,需剃胡须、剪鼻毛,并加强口腔及鼻腔护理。术前保持大便通畅,以避免术后便秘,严重颅内压增高者禁忌肥皂水灌肠。

(二)术后护理

1.体位

全麻未清醒的患者,取侧卧位,以利于呼吸道护理。意识清醒、血压平稳后,宜抬高床头15°～30°,以利颅内静脉回流。幕上开颅术后,应卧向健侧,避免切口受压。幕下开颅术后早期宜无枕侧卧或侧俯卧位;后颅脑神经受损、吞咽功能障碍者只能取侧卧位,以免口咽部分泌物误入气管。体积较大的肿瘤切除后,因颅腔留有较大空隙,24h内手术区应保持高位,以免突然翻动时发生脑和脑干移位,引起大脑上静脉撕裂、硬脑膜下出血或脑干功能衰竭。搬动患者或为患者翻身时,应有人扶持头部使头颈部成一直线,防止头颈部过度扭曲或震动。脊髓手术后,不论仰卧或侧卧都必须使头部和脊柱的轴线保持一致,翻身时须防止脊柱屈曲或扭转。婴幼儿脑脊膜膨出修补术后,切口应保持高位或取俯卧位,以减轻局部张力并避免被大小便污染。

2.营养和补液

一般颅脑手术后1d可进流质饮食,第2、3d给半流饮食,以后逐渐过渡到普通饮食。较大的脑手术或全身麻醉术后患者有恶心、呕吐或消化道功能紊乱时,术后可禁食1～2d,给予静脉补液，待病情平稳后再逐步恢复饮食。颅后窝手术或听神经瘤手术后，因舌咽、迷走神经功能障碍而发生吞咽困难、饮水呛咳者，术后应严格禁食、禁饮，采用鼻饲供给营养，待吞咽功能恢复后逐渐练习进食。术后长期昏迷的患者，主要经鼻饲提供营养，不足者可经肠外途径补充。鼻饲后勿立即搬动患者以免引发呕吐和误吸。

脑手术后均有脑水肿反应，故应适当控制输液量，成人每日以1500～2000mL为宜，其中含盐溶液500mL。此外，由于脑水肿期需使用强力脱水剂，尿量增加，因此，要注意维持水、电解质的平衡。若有额外丢失，如气管切开、脑室引流呕吐、高热、大汗等更应酌情补足。定期监测电解质、血气分析，准确记录24h出入液量。

3.呼吸道护理

及时清除呼吸道分泌物并保持通畅。注意患者是否有呼吸困难、烦躁不安等呼吸道梗阻的情况，定时协助患者翻身、拍背，必要时给予雾化吸入。呕吐时头转向一侧以免误吸，防止肺部感染。

4.止痛及镇静

脑手术后患者若诉头痛，应了解和分析头痛的原因、性质和程度，然后对症处理。切口疼痛多发生于术后24h内，给予一般止痛剂可奏效。颅内压增高所引起的头痛，多发生在术后2～4d脑水肿高峰期，常为搏动性头痛，严重时伴有呕吐，需依赖脱水、激素治疗降低颅内压，头痛方能缓解；脱水剂和激素的使用应注意在24h内合理分配。若系术后血性脑脊液刺激脑膜引起的头痛，需于术后早期行腰椎穿刺引流血性脑脊液，这不仅可以减轻脑膜刺激症状，还可降低颅内压，至脑脊液逐渐转清，头痛自然消失。应注意脑手术后不论何种原因引起的头痛均不可轻易使用吗啡和哌替啶，因此类药物有抑制呼吸的作用，不仅影响气体交换，还有使瞳孔缩小的不良反应，影响临床观察。

为防止颅内压增高及颅内再出血，必须保持术后患者安静，若发现患者躁动不安，在排除颅内压增高或膀胱充盈的因素后，可遵医嘱使用镇静剂，如氯丙嗪、异丙嗪、地西泮或10%水合氯醛等。

5.病情观察及护理

常规观察生命体征、意识状态、瞳孔、肢体活动状况等。颅前窝手术后常有额眶部水肿，可给予冷敷以减轻不适。注意观察切口敷料及引流情况，加强敷料更换和保持清洁干燥，避免切口感染。分流术后早期应注意观察囟门张力的大小，以估计分流管的流量是否适度，同时警惕有无分流管阻塞和感染等并发症。观察有无脑脊液漏，一旦发现有脑脊液漏，应及时通知医师妥善处理。患者取半卧位、抬高头部以减少漏液；为防止颅内感染，头部包扎使用无菌绷带，枕上垫无菌治疗巾并经常更换，定时观察有无浸湿，并在敷料上标记浸湿范围，估计渗出程度。注意有无颅内压增高症状，保持大便通畅，避免引起颅内压增高的活动。定期观察皮肤状况，预防压疮。

6.术后并发症的护理

(1)出血：颅内出血是脑手术后最危险的并发症，多发生在术后24～48h内。患者往往有意识改变，表现为意识清楚后又逐渐嗜睡、反应迟钝甚至昏迷。大脑半球手术后出血常有幕上血肿表现，或出现颞叶钩回疝征象；颅后窝手术后出血具有幕下血肿特点，常有呼吸抑制甚至枕骨大孔疝表现;脑室内术后出血可有高热抽搐、昏迷及生命体征紊乱。术后出血的主要原因是术中止血不彻底或电凝止血痂脱落。其他,如患者呼吸道不畅、二氧化碳蓄积、躁动不安、用力挣扎等引起颅内压骤然增高,也可造成再次出血。故术后应严密观察,避免增高颅内压的因素;一旦发现患者有颅内出血征象,应及时报告医师,并做好再次手术止血的准备。

(2)感染:脑手术后常见的感染有切口感染、脑膜炎及肺部感染。①切口感染:除因术中无菌操作不严外,也与术前营养不良、免疫防御能力下降和皮肤准备不合要求有关,多发生于术后3～5d,患者感切口疼痛缓解后再次疼痛,局部有明显的红肿、压痛及皮下积液表现,头皮所属淋巴结肿大压痛。严重的切口感染可影响骨膜,甚至发生颅骨骨髓炎。②脑膜炎:常继发于开放性颅脑损伤后,或因切口感染伴脑脊液外漏而导致颅内感染,表现为术后3～4d外科热消退之后再次出现高热,或术后体温持续升高,伴头痛、呕吐、意识障碍,甚至出现谵妄和抽搐,脑膜刺激征阳性。腰椎穿刺见脑脊液混浊、脓性,细胞数增加。③肺部感染:多发生于术后1周左右、全身情况差的患者,若未能及时控制,可因高热及呼吸功能障碍导致或加重脑水肿,甚至发生脑疝。预防脑手术后感染的主要方法;常规使用抗生素,严格无菌操作,加强营养及基础护理。

(3)中枢性高热:下丘脑、脑干及上颈髓病变和损害可使体温中枢调节功能紊乱,临床以高热多见,偶有体温过低者。中枢性高热多出现于术后12～48h内,体温达40℃以上,常同时伴有意识障碍、瞳孔缩小、脉搏快速、呼吸急促等自主神经功能紊乱症状,一般物理降温效果差,需及时采用冬眠低温治疗。

(4)尿崩症:主要发生于鞍上手术后,如垂体腺瘤、颅咽管瘤等手术累及下丘脑影响血管升压素分泌所致。患者出现多尿、多饮、口渴,每日尿量大于4000mL,尿比重低于1.005。在给予垂体后叶素治疗时,应准确记录出入液量,根据尿量的增减和血清电解质含量调节用药剂量。尿量增多期间,须注意补钾,每1000mL尿量补充1g氯化钾。

(5)胃出血:丘脑下部及脑干受损后可引起应激性胃黏膜糜烂、溃疡、出血。患者呕吐大量血性或咖啡色胃内容物,并伴有呃逆、腹胀及黑便等症状,出血量多时可发生休克。可给予雷尼替丁等药物预防,一旦发现胃出血,应立即放置胃管,抽净胃内容物后用小量冰水洗胃、经胃管或全身应用止血药物,必要时输血。

(6)顽固性呃逆:常发生在三、四脑室或脑干手术后患者。膈肌痉挛导致的呃逆影响患者呼吸、饮食和睡眠,严重时可引起胃出血。对呃逆患者,应先检查上腹部,若有胃胀气或胃潴留,应安置胃管抽空胃内容物;其次,可通过压迫眼球或眶上神经、捏鼻、刺激患者咳嗽等强烈刺激,以遏制呃逆。若效果不佳,可遵医嘱使用复方氯丙嗪50mg或哌甲酯(利他林)10～20mg肌内注射或静脉注射。

(7)癫痫发作:多发生在术后2～4d脑水肿高峰期,系因术后脑组织缺氧及皮层运动区受激惹所致。当脑水肿消退、脑循环改善后,癫痫常可自愈。对拟作皮层运动区及其附近手术的患者,术前常规给予抗癫痫药物以预防。癫痫发作时,应及时给予抗癫痫药物控制,患者卧床休息,保证睡眠,避免情绪激动;吸氧,注意保护患者,避免意外受伤;观察发作时表现并详细记录。

7.创腔引流

护理中应注意:①位置:术后早期,创腔引流瓶(袋)放置于头旁枕上或枕边,高度与头部创腔保持一致,以保证创腔内一定的液体压力,避免脑组织移位。尤其是位于顶后枕部的创腔,术后48h内,不可随意放低引流瓶(袋),否则可因创腔内液体被引出致脑组织迅速移位,有可能撕破大脑上静脉,引起颅内血肿。另外,创腔内暂时积聚的液体可以稀释渗血,防止渗血形成血肿。创腔内压力升高时,血性液仍可自行流出。②速度:手术48h后,可将引流瓶(袋)略放低,以期较快引流出创腔内的液体,使脑组织膨出,以减少局部残腔,避免局部积液造成颅内压增高。③引流量:若术后早期引流量多,应适当抬高引流瓶(袋)。引流管放置3～4d,一经血性脑脊液转清,即拔除引流管,以免形成脑脊液漏。

九、健康指导

1.指导患者及家属术后早期配合康复治疗和锻炼,提高自理能力。

2.颅内肿瘤手术后患者出现癫痫,或为了预防而服用抗癫痫药物时,指导患者遵医嘱坚持长期服用,并定期进行血白细胞和肝功能检查。有癫痫发作史的患者,户外活动时须有人陪护,以防发生意外。

3.观察有无肿瘤复发及放疗后出现放射性脑坏死的情况,如出现颅内压增高和神经定位症状,应及时到医院检查。

第十二节　颅内动脉瘤

颅内动脉瘤是由于局部血管壁异常产生的囊性膨出,其发病在脑血管意外中居第三位,仅次于血栓形成和高血压脑病。主要见于中老年人。颅内动脉瘤的80%发生在大脑动脉环(Willis环)的前部及其临近的主动脉干上。

一、病因与发病机制

(一)先天性动脉瘤

先天性动脉瘤最为常见,占80%～90%,常发生在颅内各动脉的分叉部,主要由于动脉管壁中层缺少弹力纤维,平滑肌较少及血流动力学方面可使动脉瘤形成。

(二)动脉硬化性动脉瘤

动脉硬化性动脉瘤占10%～18%,常发生于40～60岁年龄段,主要由于动脉壁有粥样硬化,破坏动脉壁的内弹力层和中层,动脉瘤多呈梭形扩张。

(三)感染性动脉瘤

感染性动脉瘤占0.5%～2.0%,由于细菌栓子经血液播散停留在脑动脉终末分支或动脉分叉部,动脉周围炎性病灶如颅骨感染、脑脓肿、脑膜炎等侵蚀动脉壁形成感染性动脉瘤。

(四)外伤性动脉瘤

外伤性动脉瘤占0.5%,是颅脑损伤、手术创伤直接伤及动脉管壁形成假性或真性动脉瘤。

二、临床表现

在动脉瘤未破裂之前,绝大多数患者无临床症状,个别可因体积较大,压迫相邻神经与脑组织产生相应的症状和体征。动脉瘤破裂则引起蛛网膜下隙出血或脑内血肿。

(一)蛛网膜下隙出血

颅内动脉瘤最常见的症状是单纯性蛛网膜下隙出血,主要是动脉瘤壁薄,而发生血液渗出,血流入蛛网膜下隙。表现为突然剧烈头痛,头痛部位可局限在前额、枕部或遍及全头,伴有恶心呕吐,烦躁不安,面色苍白,颈项强直,全身出虚汗,有短暂不同程度的意识障碍。一般无肢体瘫痪,感觉障碍和失语等局灶体征。由于动脉瘤部位不同,可发生硬脑膜下血肿、脑内血肿、脑室内血肿。临床还可出现颅内压增高,严重者发生脑疝。动脉囊壁破裂可造成大出血,患者深昏迷,瞳孔散大,呼吸骤停,在几分钟或几小时内死亡。颅内动脉瘤的再出血占15%,而再出血的死亡率为40%～60%。颅内动脉瘤再出血时间为7～10d最多。

(二)局部症状

1.动眼神经麻痹

在颈内动脉—后交通支动脉瘤中有30%～53%患者可出现病侧动眼神经麻痹。其表现为病侧眼睑下垂,瞳孔扩大,光反应消失,眼球固定。

2.偏头痛

偏头痛常见于颈内动脉瘤,表现为病侧眼眶或前额部的搏动性疼痛,压迫同侧颈总动脉时,头痛可暂缓解。

3.单侧眼球突出

单侧眼球突出多见于病变侧海绵窦内动脉瘤,大型动脉瘤可压迫海绵窦而引起眼静脉回流障碍,眼球结膜充血水肿,常伴有Ⅲ、Ⅳ、Ⅵ脑神经不完全麻痹。小型动脉瘤破裂可形成海绵窦内动静脉瘘,出现搏动性突眼,伴有血管杂音,球结膜水肿,眼底静脉增粗和搏动。

4.视野缺损

视野缺损多发生于大脑前交通动脉瘤,可压迫视神经或视交叉,表现病侧不同视野缺损,如单侧颞侧偏盲,单侧鼻侧偏盲,不典型双颞偏盲等。

5.其他症状

椎动脉、小脑后下动脉、脊髓前后动脉瘤可引起小脑体征及后组脑神经损害,上颈髓压迫症状。

(三)脑血管痉挛所致脑缺血

颅内动脉瘤破裂引起的蛛网膜下隙出血可引起脑血管痉挛。严重脑血管痉挛可造成脑缺血,如脑梗死。其发生率占21%～62%,其中34%～46%的患者出现神经系统病理体征。脑血管痉挛使脑组织缺血性梗死而发生脑水肿,颅内压增高,出现不同程度的神经功能障碍,表现为偏瘫、感觉减退、失语、二便失禁、昏迷等症状。

三、实验室及其他检查

1.CT扫描

CT扫描显示颅内动脉瘤较低,仅为10%～30%。

2.脑血管造影

脑血管造影能显示动脉瘤的部位、大小、形态、数目,囊内有无血栓,动脉痉挛程度,侧支动脉供应情况。

3.腰穿

怀疑蛛网膜下隙出血时,可行腰穿检查,脑脊液多呈粉红色或血色。

4.MRI 成像扫描

MRI 检查可显示颅内各部位的动脉瘤与周围重要结构关系,可明确动脉瘤大小,瘤周脑组织情况和动脉瘤内血栓。

四、诊断要点

脑血管造影是确诊颅内动脉瘤必须的检查方法,同时对判明动脉瘤的准确位置、形态、内径、数目、血管痉挛十分重要。以出血为首发征象时,临床怀疑动脉瘤而行血管成像(DSA、CTA、MRA)可证实动脉瘤的存在。

五、治疗要点

目前颅内动脉瘤分非手术治疗、手术治疗和血管内栓塞治疗,手术治疗中以开颅夹闭动脉瘤蒂是最理想的方法。

非手术治疗包括:

1.绝对卧床休息 4 周以上,保持患者安静。

2.适当降低血压,降低脑灌注压,减轻脑血流对动脉壁冲击。

3.应用抗纤溶酶药物。

4.应用脱水药物抗脑水肿,降低颅内压。

5.缓解脑血管痉挛。

六、常见护理诊断/问题

(一)焦虑/恐惧

焦虑/恐惧与颅内动脉瘤的诊断、担心手术效果有关。

(二)疼痛

疼痛与颅内动脉瘤破裂引起蛛网膜下隙出血和手术伤口有关。

(三)有受伤的危险

有受伤的危险与颅内动脉瘤导致的视力障碍、肢体感觉运动障碍、语言功能障碍等有关。

(四)体液不足/有体液不足的危险

体液不足/有体液不足的危险与呕吐、应用脱水剂等有关。

(五)有感染的危险

有感染的危险与手术、留置各种引流管有关。

(六)潜在并发症

颅内压增高及脑疝、颅内出血、感染、中枢性高热、癫痫发作等。

七、护理措施

(一)一般护理

1.急性期绝对卧床休息,避免一切可引起血压或颅压增高的因素,如用力排便、咳嗽喷嚏、情绪激动、便秘等,尽量少搬动患者,避免震动其头部,保持病室安静,减少探视。避免声光刺激,可适当使用镇静剂,以保证休息质量,以利脑血管修复。

2.患者常因剧烈头痛而焦躁不安,应鼓励患者保持情绪稳定,创造安静休息的环境,避免一切精神干扰,可适当使用镇痛剂,为明确诊断需行腰穿和脑血管造影检查,患者常因惧怕而失眠,担心操作是否顺利,应向患者耐心解释,放下思想包袱,积极配合检查。

3.提倡低渣饮食,有助于减少大便次数和大便量,但应富含营养,多食蔬菜和水果,避免辛辣食物,戒烟酒。

4.定时监测血压、血氧饱和度、中心静脉压,准确记录每天的出入液体量。

(二)用药护理

1.应用止血剂的护理

急性期大量使用止血剂,以阻止纤维蛋白溶酶形成,抑制纤维蛋白的溶解,防止再出血。静脉给药过快时可有低血压、心动过缓,故输液速度不宜过快。用药过程中,注意观察有无胃肠道反应、期前收缩、皮疹及结膜充血等。

2.应用钙离子拮抗剂的护理

为了防止出血后的继发性脑血管痉挛引起的缺血性神经损伤,蛛网膜下隙出血后早期应用钙离子拮抗剂,如尼莫地平,该药能优先作用于脑部小血管,改善脑供血,但在治疗过程中可出现头晕、头痛、胃肠不适、皮肤发红、多汗、心动过缓等,少数患者可出现失眠、不安、激动、易激惹等中枢神经系统过敏反应,应注意密切观察。并告知停药后症状很快消失,静脉给药时,应现配现用,并注意控制好输液速度,防止发生低血压。

3.应用脱水剂的护理

通常采用单独或联合应用脱水剂的方法。常用药物有20%甘露醇、呋塞米、50%葡萄糖、甘油果糖。使用20%甘露醇静脉滴注时,速度宜快,输液肢体不要乱动,以免针头脱出使液体外漏,造成组织坏死。用药期间,严密观察尿量、皮肤黏膜改变,定期检测电解质变化。

(三)主要并发症的防治及护理

动脉瘤破裂后2周内是患者死亡和病残的高峰期,主要是颅内血肿、血管痉挛和再出血。因此做好并发症的防治工作对挽救患者生命及提高生存质量有重要意义。

1.再出血的防治及护理

重点是卧床休息,严密监护、镇静、镇痛、使用轻缓泻剂,保持大便通畅,应用抗纤维蛋白溶解剂等,早期手术能使再出血降到最低程度,护理中尤应保持病室安静,光线柔和,空气新鲜,限制探视,向患者及家属反复讲解再出血的诱因、危害及预防方法,如剧烈咳嗽、用力排便、情绪激动,搬运,没有绝对卧床休息、术前麻醉等,注意观察患者有无突发的头痛、呕吐、意识障碍、脑膜刺激征等再出血征象。

2.脑血管痉挛的防治及护理

目前,对脑血管痉挛尚无特效疗法,临床中最常用的治疗方法是高血压、高血容量和血液稀释的3H疗法,但3H疗法对重度脑血管痉挛的患者常无效,3H疗法即高血压-高血容量-血液稀释,其目的在于提高灌注压,增加心排出量和增加血管内容量,并降低血黏度,以使血管痉挛引起的脑缺血减至最低程度。3H治疗时间至少维持48~72h,或在经颅多普勒和临床监测下,当血管痉挛消失后才逐渐停止。采用3H动力学疗法可并发心肌梗死、心律失常、再出血、电解质紊乱、动脉瘤破裂等,在使用过程中需严密观察生命体征的变化。蛛网膜下隙出血早期应用钙离子拮抗剂,如尼莫地平会避免钙导致脑血管平滑肌收缩,减轻蛛网膜下隙出血后缺血性神经功能缺失。脑脊液置换也是近年来临床防治脑血管痉挛常用的方法之一，即放出血性脑脊液后，减少蛛网膜下隙的积血，可减少氧合血红蛋白对脑动脉的刺激，因此也能较好地防治血管痉挛。对其他方法治疗不能取得满意疗效的患者，应用血管内治疗可取得较好疗效。常用药物有罂粟碱，一般以300mg罂粟碱溶于100mL生理盐水中，持续灌注30～60min，滴注速度应根据颅内压、脑灌注压、血压和心率的变化加以调整，同时应注意随着发病时间的延迟和病情加重，血管的顺应性和对罂粟碱的敏感性降低，因此，越早应用越好。

(四)术前护理

对神志清醒者讲解手术的必要性及手术中需要患者配合的事项，消除其恐惧心理，对有意识障碍者，术前做好家属的心理护理，使他们了解手术的目的和意义，了解术前准备的内容，以达到配合好手术的目的。

(五)术后护理

1.一般护理

抬高床头15°～30°，以利静脉回流、减轻脑水肿、降低颅内压；术后绝对卧床2d，限制体力活动3～4周，以防弹簧栓子移位；给予下肢按摩，以防止下肢深静脉血栓形成；保持呼吸道通畅，头偏向一侧，吸尽分泌物，定时翻身、拍背，以利痰液排出；给予高蛋白、高热量、高维生素、易消化饮食，保持大便通畅；做好口腔皮肤护理，按时翻身拍背，按摩受压部位，促进血液循环，防治压疮；留置导尿管者应保持其通畅，按时进行膀胱冲洗和尿道口消毒，防止并发症发生。

2.病情观察

观察生命体征，尽量使血压维持在一个稳定水平；避免一切可以引起颅内压增高的因素，如情绪激动、精神紧张、剧烈运动、用力排便或咳嗽等；注意观察患者瞳孔的大小、对光反射情况，动态观察意识的变化，并做好记录。

3.穿刺点的护理

股动脉穿刺术后沙袋压迫穿刺点6h，制动。并伸髋静卧2d，定时协助患者翻身，更换卧位，在不影响患者治疗的前提下尽量保持患者的舒适。观察穿刺点局部有无渗血、瘀斑、血肿，肢体皮肤温度，颜色、感觉、足背动脉搏动及腹部情况。颈动脉穿刺术后，沙袋压迫穿刺点8～10h后加压包扎，并去枕平卧2d。如出现异常立即报告医生，及时预防术后并发症的发生。

4.癫痫的护理

减少刺激，防止癫痫发作，安装好床挡，备好抢救用药，防止意外发生，尽量将癫痫发作时的损伤减少到最小。

5.介入栓塞治疗并发症的预防及护理

术后予尼莫地平2周，以防止TIA的发生，并注意观察血压的变化；注意观察肢体活动、感觉情况及神经功能缺失症状，以便发现弹簧栓子位置不当，如有异常立即联系医生，以便及时处理。

八、健康指导

1.保持情绪稳定，生活要有规律。

2.避免剧烈运动及咳嗽，保持大小便通畅，防止血压变化。

3.定期接受随访，若有病情变化，立即到医院检查治疗。

第十三节 颅内动静脉畸形

颅内动静脉畸形(AVM)是先天性脑血管发育异常,发病年龄多在20~40岁,男性多于女性。动静脉畸形是由一团动脉、静脉及动脉化的静脉样血管组成,动脉直接与静脉交通,期间无毛细血管网,畸形周围的脑组织因缺血而萎缩。有时在大脑表面即可看到粗大蜿蜒的血管团、呈楔形,其尖端伸向脑白质深部。

一、临床表现

(一)出血

出血是最常见的首发症状。畸形血管破裂可导致脑内、脑室内或蛛网膜下隙出血,出现意识障碍,头痛、呕吐等症状,但小的出血临床症状不明显。出血多发生在脑内,1/3引起蛛网膜下隙出血。

(二)癫痫

癫痫是较常见的首发症状。可在颅内出血时发生,也可单独发生。脑AVM诱发癫痫的原因:①AVM盗血,引起局部脑组织缺血缺氧。②由于出血或含铁血黄素沉着,导致AVM周围的神经胶质增生,形成癫痫灶。③AVM的点燃作用,特别是额、颞部AVM,可见远隔部位的癫痫病灶。

(三)头痛

一半AVM患者有头痛史。头痛可呈单侧局部性,也可全头痛,间断性或迁移性。头痛可能与供血动脉、引流静脉以及窦的扩张有关,有时与AVM小量出血、脑积水和颅内压增高有关。

(四)神经功能缺失

脑AVM可产生一过性或进行性神经功能缺失,约见于40%的病例,其中10%左右为AVM首发症状。7%~12%的患者有进行性偏瘫,其他症状可表现为偏盲、肢体麻木、视野以及语言功能障碍。脑AVM引起神经功能障碍的原因:①脑出血引起的脑缺血发作,常见于较大的AVM病例中,多在患者活动(如跑步、驾车等)时发作。开始时神经功能障碍很短暂,但随发作次数增多,发作时间延长,瘫痪程度越严重。②脑水肿、脑萎缩,继发于脑灌注不足或盗血的缺氧神经元死亡所致的神经功能障碍,见于较大的AVM,特别是当病变有血栓时。③出血引起的脑损害或压迫,当血肿逐渐吸收,肢体瘫痪可逐步减轻甚至完全恢复正常。

(五)其他

可出现颅内杂音、智力减退、眼球突出、视盘水肿、心血管系统损害及脑积水。儿童大脑大静脉畸形,也称大脑大静脉动脉瘤,可以导致心力衰竭和脑积水。

二、实验室及其他检查

(一)头部CT

经加强扫描AVM表现为混杂密度区,大脑半球中线结构无移位。在急性出血期,CT可以确定出血的部位及程度。

(二)头部 MRI

因病变内高速血流表现为流空现象,另外,MRI 能显示良好的病变与脑解剖关系,为切除 AVM 选择手术入路提供依据。

(三)脑血管造影

全脑血管造影并连续拍片,可了解畸形血管团大小、范围、供血动脉、引流静脉以及血流速度。有时还可见由对侧颈内动脉或椎基底动脉系统的盗血现象。

(四)脑电图

患侧大脑半球病变区及其周围可出现慢波或棘波。

三、诊断要点

AVM 的诊断有赖于脑血管造影,头部 MRI 和 CT 扫描也有帮助,且还应结合临床症状及其他检查手段来全面考虑。

四、治疗要点

(一)手术切除

为治疗颅内 AVM 的最根本方法,不仅能杜绝病变再出血,还能阻止畸形、血管盗血现象,从而改善脑血流。应用显微手术技术,手术切除效果满意。对 AVM 出血形成血肿的急诊患者,有条件者应在术前完成脑血管造影,以明确畸形血管情况。患者已发生脑疝,无条件行脑血管造影,可紧急开颅手术,先清除血肿、降低颅压,抢救生命,待二期手术再切除畸形血管。未行血管造影切除畸形血管是危险的。对位于脑深部重要功能区如脑干、间脑等部位 AVM,不适宜手术切除。

(二)介入神经放射治疗

术前 1～2 周应用 IBCA 胶、球囊栓塞巨大动静脉畸形令其体积缩小,为手术切除提供条件,也可治愈某些小型的 AVM。

五、常见护理诊断/问题

(一)焦虑

焦虑与对介入方法缺乏认识有关。

(二)潜在并发症:颅内压增高

潜在并发症:颅内压增高与血管扩张、渗血、脑肿胀有关;颅内出血,与牵拉、撑破 CAVN 有关;癫痫,与原发病灶及栓塞刺激有关。

(三)生活自理能力下降

生活自理能力下降与头痛、癫痫、偏瘫有关。

(四)局部神经功能障碍

部分患者可因大脑半球长期供血不足致进行性偏瘫,因引流静脉异常造成颅内压增高、眼球突出等症状。

六、护理措施

(一)术前护理

1.按介入术前护理常规。

2.心理护理:CAVM 发病高峰在 20～40 岁,患者比较年轻,要求治疗心情迫切,而介入治疗是一项新技术，患者对其手术过程及效果不了解，易产生紧张心理，因此，应耐心向患者讲解手术全过程，并说明手术的配合要点及注意事项，请术后好转的患者亲身讲解，让患者之间相互交流，消除患者紧张恐惧的心理，使之配合治疗。

3.严密观察病情变化：观察有无CAVM破裂出血症状、癫痫发作的先兆，指导患者卧床休息，避免情绪激动，保持排便通畅，以防血压骤然升高导致畸形血管破裂出血，排除一切干扰手术进行和术后康复的有害因素。

4.观察并记录患者血压、视力、肢体活动及足背动脉搏动情况，以便与术后对照。

5.术前30min留置导尿管，避免术中膀胱充盈影响手术操作。

(二)术后护理

1.按介入手术后护理常规。

2.控制血压

(1)遵医嘱继续给予硝普钠控制血压24～72h，使血压下降至原水平的2/3，直到脑血管适应了新的血流动力学变化。

(2)硝普钠应现用现配，使用时间不得超过6h，整套输液装置应避光使用，以免药液遇光分解失效。可根据患者需要，使用静脉微量泵调节硝普钠用量。

(3)给予低流量氧气吸入，行心电监护，设置上下报警线，调节药液剂量时，每5～10min自动测血压1次，在调节过程中要遵循由小量逐渐加大剂量的原则，避免血压波动。

3.严密观察患者的意识、瞳孔、血压、呼吸及肢体活动情况并与术前相比较，注意患者有无头晕、头痛、呕吐、失语、肌力下降、癫痫发作等局灶性神经症状出现。

4.有癫痫病史的患者护理：注意患者安全，有专人护理，按医嘱用抗癫痫药，注意观察癫痫发作先兆，一旦发作及时控制。

5.有偏瘫者做好皮肤护理，按时翻身拍背，预防压疮及呼吸道感染等并发症。

6.保持排便通畅：便秘者应多食用含纤维多的食物和蔬菜，多吃水果，必要时服用缓泻药，避免用力排便而引起栓子脱落。

7.记录患者24h出入液量。

第五章　内分泌疾病的护理

第一节　腺垂体功能减退症

一、概述

腺垂体功能减退症(simmonds-sheehan syndrome)是由于各种原因导致的腺垂体及周围组织、器官缺血坏死,从而导致激素分泌减少或缺乏所致的临床症候群。

二、病因与流行病学

(一)病因

1.原发于垂体本身的病变

原发于垂体本身的病变约占腺垂体功能减退症的80%。

(1)垂体瘤:成人最常见病因。肿瘤多为良性,分为功能性(如GH瘤、PRL瘤、ACTH瘤)和非功能性(可有激素前体产生,但无生物作用)两种。

(2)垂体缺血性坏死:又称为希恩(Sheehan)综合征,因女性围生期大出血导致,约占临床女性腺垂体功能减退症的65%。

(3)蝶鞍区手术、创伤或放射性损伤。

(4)其他:如垂体卒中、梗死、炎症、变性等。

2.继发于中枢神经系统和下丘脑的病变

继发于中枢神经系统和下丘脑的病变约占病因的20%。

(1)下丘脑肿瘤。

(2)下丘脑感染和炎症,如细菌、病毒、真菌等引起的脑膜炎、脑炎、流行性出血热、结核等。

(3)下丘脑浸润性病变,如白血病、淋巴瘤等。

(4)下丘脑肉芽肿,如结节病。

3.其他

如空泡蝶鞍、颞动脉炎、海绵窦处颈内动脉瘤等。

临床引起腺垂体功能减退的主要病因是垂体瘤及术后,垂体部位的放、化疗及外伤,产后出血。希恩综合征发生率随着医疗水平的不断提高和女性围术期保健水平的提升而逐年下降。

(二)流行病学

据国内较大系列病例分析,约95%的患者是女性,年龄多在20～40岁,病情的严重程度与垂体被毁的程度有关。一般来说,垂体组织丧失达95%时,临床表现为重度,丧失75%为中度,丧失60%为轻度,丧失50%以下不致出现功能减退的症状。

三、发病机制及病理

(一)发病机制

肾上腺、甲状腺等腺体的内分泌功能受垂体分泌的促激素调控。各种原因导致垂体分泌促激素减少,使外周腺体激素分泌不足。腺垂体功能减退症主要表现为外周靶腺功能的不足。

(二)病理

(1)垂体肿瘤压迫浸润引起者可见瘤体和正常垂体组织被挤压。

(2)死于产后大出血休克者,腺垂体前下方可见大片缺血坏死,可扩展至全部腺垂体,腺垂体上方与柄部和神经垂体可不累及。

(3)抱病长久而亡者,垂体明显缩小,大部为纤维组织,除少许较大嗜酸粒细胞和少量嗜碱粒细胞外,嫌色细胞几乎绝迹。其他靶腺如甲状腺、肾上腺等呈不同程度萎缩,内脏也缩小,心脏呈黑色变性,生殖器官显著萎缩。

四、诊断要点

(一)病史

(1)女性患者产后大出血、休克、昏迷病史。

(2)患者既往罹患脑炎、颅咽管瘤等。

(3)患者曾接受垂体瘤放疗或手术治疗。

(4)患者既往有头痛伴视力下降、饮食改变、乏力、多饮多尿等。

(5)青少年有生长发育迟缓病史。

(二)临床表现

腺垂体多种激素分泌不足的现象逐渐出现,其顺序多先为泌乳素、促性腺激素、生长激素分泌不足,继而为促甲状腺激素,最后为促肾上腺皮质激素,有时肾上腺皮质功能减退可早于甲状腺功能减退。腺垂体功能减退可为单一垂体激素(常见的为促性腺激素和催乳素)系统的功能缺陷,也可为多种垂体激素系统的功能缺陷。

1.性腺功能减退

常最早出现。妇女可有产后乳房不胀、无乳汁分泌、闭经、性欲减退或消失、乳房及生殖器明显萎缩,不育;男性常表现为第二性征和性功能改变,如阴毛减少,睾丸萎缩,性欲减退;儿童常表现为第二性征不发育。

2.甲状腺功能减退

成年患者常表现为代谢降低、活动能力减弱等,可表现为畏寒、贫血、毛发稀疏、皮肤干燥或水肿、反应迟钝、心率减慢,心电图可有心肌损害表现;儿童表现为生长发育迟缓。

3.肾上腺皮质功能减退

患者常表现为精神淡漠,血压偏低,软弱乏力,体重减轻,皮肤粗糙干燥、色素减退,消化道症状和发生低血糖。感染后易发生休克、昏迷。由于醛固酮分泌减少,且皮质醇不足引起排水能力减退导致水潴留,均可产生低钠表现。

4.希恩综合征患者

多有围生期大出血病史,全垂体激素缺乏症状,但无颅内占位性病变表现。

5.垂体内或其附近肿瘤压迫患者

常同时存在垂体激素系统功能缺陷和颅内压迫症状，严重者甚至出现垂体卒中（瘤体内出血）。

（三）实验室及其他检查

1.性腺功能测定

性激素（雌二醇、血睾酮）水平降低。

2.甲状腺功能测定

（1）总 T_4（total T_4，TT_4）、游离 T_4（free T_4，FT_4）降低。

（2）总 T_3（total T_3，TT_3）、游离 T_3（free T_3，FT_3）正常或降低。

3.肾上腺皮质功能测定

（1）血浆皮质醇浓度降低，但节律正常。

（2）24 小时尿 17-羟皮质激素及游离皮质醇含量减少。

（3）口服葡萄糖耐量试验显示血糖呈低平曲线改变。

4.腺垂体激素测定

FSH、LH、TSH、ACTH、PRL 及 GH 血浆水平低于正常低限。

5.垂体储备功能测定

垂体病变者 TRH、PRLLRH 兴奋试验常无增加，延迟上升者常为下丘脑病变。

6.其他检查

X 线、CT、MRI。

（四）排除诊断

排除多发性内分泌腺功能减退症、神经性厌食、失母爱综合征等疾病。

五、治疗要点

（一）病因治疗

肿瘤患者除催乳素瘤一般先采用药物（如溴隐亭）治疗外，均宜首先考虑手术、化疗或放疗。

（二）激素替代治疗

多采用相应靶腺激素替代治疗，需长期、甚至终身维持，口服给药是替代治疗最好的方式。

六、主要护理问题

（一）活动无耐力

活动无耐力与肾上腺皮质、甲状腺功能减退有关。

（二）受伤的危险

受伤与乏力、低血压有关。

（三）体温过低

体温过低与继发性甲状腺功能减退有关。

（四）有感染的危险

感染与患者进食差、肾上腺皮质功能减退有关。

(五)体液过多

体液过多与甲减导致组织间隙水肿有关。

(六)便秘

便秘与甲状腺功能减退有关。

(七)性功能障碍

性功能障碍与促性腺激素分泌不足有关。

(八)自我形象紊乱

自我形象紊乱与疾病导致身体外貌发生改变有关。

(九)潜在并发症

垂体危象、低血糖、垂体卒中。

七、护理目标

(1)患者能维持正常的代谢和生活。

(2)患者不发生垂体危象。

八、护理措施

(一)基础护理

(1)腺垂体功能减退的患者往往体温较低,免疫力差,因此应为其提供温湿度适宜的病室环境,温度18～24℃、湿度50%～60%为宜。

(2)每日开窗通风以保证室内空气清新,同时应减少家属探视,避免交叉感染。

(3)室内光线不宜太强,同时避免病室及周围声音嘈杂,治疗检查安排合理,开关门动作轻,说话时降低音量、语气轻柔,尽量为患者提供安静舒适的睡眠环境和充足的睡眠时间。

(4)活动不便或卧床的患者应协助患者进食、洗漱、如厕,呼叫器和生活必需品放在伸手可及处。护士加强巡视,随时观察患者情况,必要时安排家属陪伴。

(二)饮食护理

(1)腺垂体功能减退的患者常表现软弱乏力、畏食、恶心、呕吐、体重减轻、食欲缺乏。护士应首先向患者及家属解释出现以上症状的原因和危害,取得理解后进一步指导患者正确合理的饮食。

(2)食物应以高热量、高蛋白、高维生素、清淡、易消化为主。进食优质蛋白如鱼肉、鸡肉等,烹饪时应避免煎炸,以蒸、煮为宜,比如加入蔬菜、肉类的粥、面条等。适当进食新鲜蔬菜和水果,保证膳食纤维的摄入,以促进肠蠕动,预防便秘发生。

(3)进餐时不宜过饱,可少食多餐,但应定时进餐,必要时监测血糖,预防低血糖发生。

(4)家属应尊重患者平日的饮食喜好和习惯,为其提供色香味俱全的食物。低钠患者应限制水的摄入,必要时遵医嘱给予盐胶囊口服。低钾患者可多进食橘子.香蕉、绿叶蔬菜等富含钾的食物。

(三)运动指导

(1)垂体功能减退的患者往往精神淡漠,血压偏低,反应迟钝,记忆力和注意力减退,动作缓慢,对周围环境的感知能力下降,不能及时感知环境中的危险因素或因发生直立性低血压而造成患者意外。

(2)护理中要注意为患者提供安全的环境,保证室内、楼道地面没有水渍和过多的杂物;病号服长短适宜,活动时不穿拖鞋、凉鞋。

(3)当患者病情好转、可以适当活动时,护士可以和患者交流,共同制订合理的运动计划。运动量、时间和方式以适宜患者为前提,患者活动后应无心慌、气短等不适主诉,活动范围可由病室内开始,循序渐进。活动时间由5min、10min到30min逐渐增加,以走路为主。

(4)患者单独活动时,最好先借助工具或沿墙壁行走,防止患者体力下降时发生跌倒等意外。有低血糖病史的患者应随身携带糖块,避免低血糖发生。

(四)心理护理

(1)垂体前叶功能低减患者会由于病程长,不适感强烈,体力差,影响日常生活等原因产生焦虑、不愿与人交流、对外界事物缺乏兴趣等心理变化,对之前的工作和社会角色适应力下降,会感到力不从心,对前途丧失信心,护士要正确评估患者的心理状态,接受其表现的焦虑、恐惧或抑郁,关心、体贴、尊重、支持患者。

(2)性腺功能减退患者,会不同程度出现第二性征消退,生理周期改变和性欲减退、性交痛,女性出现阴道分泌物减少,男性存在勃起障碍等影响夫妻生活。尤其是男性青少年患者由于第二性征发育迟缓,导致容貌、声音、外部特征异于同龄人,往往会产生自卑、自闭、抑郁等不良情绪。

(3)患者心理上的变化会影响其对医疗护理工作的配合程度,因此护士在日常护理、治疗过程中应注意患者的心理情绪变化,在取得患者同意的情况下,选择隐蔽舒适的环境与患者一起分析、讨论压力的来源,通过对疾病的病因、治疗、预后的宣教,使患者对疾病有一定的了解,向患者讲解不良情绪对疾病的影响,指导患者采取合适的应对方法。真诚、耐心地与其沟通交流,不能歧视患者。取得患者信任,鼓励患者说出内心真实感受,以达到减轻心理压力的目的。

(4)男性患者可引导其多与男性医生、患者交流,请治疗效果好的患者现身说法,协助患者营造良好的病室氛围。探讨自己感兴趣的话题,提升自我认同感。

(5)动员患者的社会支持系统,如丈夫(妻子)和儿女的支持。

(五)病情观察和症状护理

1.病情观察

(1)观察患者神志、体重、睡眠、排便及活动状况。

(2)观察患者有无头痛、视野变化、视力变化。

(3)准确记录每日出入量。

(4)监测患者生命体征、血电解质、血糖变化。

2.注意保暖

甲状腺功能减退的患者常表现怕冷,要注意保暖。维持室内温度在20～28℃、湿度在50%～60%,定时通风换气,使患者感觉舒适。要注意监测患者的生命体征变化,如体温偏低,可加盖棉被或用热水袋,但要注意防止烫伤。

3.皮肤护理

肾上腺皮质功能减退的患者皮肤粗糙干燥、色素减退、苍白、少汗、弹性差。因此应使用温水清洗以保持患者皮肤清洁卫生,同时避免使用碱性香皂等。干燥粗糙的皮肤涂抹润肤品保护，贴身衣物应选择棉质透气的材料，避免化纤类及穿紧身衣。日常活动中注意安全，防止受伤。

4.低血糖护理

腺垂体功能减退患者因疾病会导致神志淡漠、懒言、嗜睡等症状，发生低血糖时不易被觉察，因此有低血糖病史的患者应遵医嘱密切监测患者血糖水平，血糖低于 2.8mmol/L 时给予静脉推注 50%葡萄糖 20～40ml，之后可协助患者进食或 10%葡萄糖静脉输液。腺垂体功能减退患者由于肾上腺皮质功能受损，因此需要输注氢化可的松 50～100mg 帮助升高血糖。向患者及家属介绍其他低血糖症状，如心慌、手抖、出汗、饥饿感等。

(六)激素替代治疗的护理

垂体功能减退的患者多采用相应靶腺激素替代治疗，包括糖皮质激素、甲状腺素、性激素等。需长期甚至终生服药。护理中要注意如下。

(1)治疗过程中应先补充糖皮质激素，然后再补充甲状腺素，以免诱发肾上腺危象。

(2)遵医嘱正确服用激素类药物，服用方法模仿生理分泌节律，剂量随病情变化而调节，应激状态下需适当增加剂量。

(3)老年人、冠心病、骨密度低的患者需服用甲状腺素时，宜从小剂量开始，缓慢递增剂量，以免增加代谢率而加重肾上腺皮质负担，诱发危象。同时要监测有无心绞痛等不良反应。

(4)正确留取标本，及时复查激素水平，指导临床治疗。

(5)注意观察药物的不良反应。在应用皮质激素时要观察患者的情绪变化，注意有无兴奋、烦躁以及夜间失眠症状，以便帮助医生随时调节药物剂量；同时观察患者有无反酸、胃痛及有无黑便等消化道出血征象；在应用优甲乐时应观察患者有无心悸、心前区疼痛的症状，指导患者及家属自己监测脉率的变化，如脉率、心率超过 100 次/分时，应立即报告医生，以便及早发现心力衰竭、心绞痛的发生。

(七)手术治疗的护理

对于垂体瘤压迫导致垂体功能低下的患者，除催乳素瘤一般先采用药物(如溴隐亭)治疗外均宜首先考虑手术、化疗或放疗。

1.术前护理

(1)术前指导和心理疏导。

(2)协助患者维持良好的饮食、休息、睡眠等。

(3)术前禁食 8～10h，禁饮 6～8h。

(4)根据术式不同做好术前准备：①经蝶切除微腺瘤手术：剃胡须、剪鼻毛，做好口腔、鼻腔的护理；②开颅手术：安置胃管，剃发。

2.术后护理

(1)卧位：①幕上开颅术患者：卧向健侧，避免切口受压；②幕下开颅术：早期取无枕卧位或侧俯卧位；③经口鼻蝶窦入颅术：半卧位，以利伤口引流。

(2)饮食：有吞咽困难、饮水呛咳者严格禁饮禁食，可采用鼻饲法供给营养，待吞咽功能恢复后逐渐练习进食。

(3)引流管的护理：①术后早期：创腔引流瓶高度与头部创腔保持一致，以保证创腔内有一定压力而避免脑组织移位;②48h后:可略放低引流瓶以利于较快引出液体,减少局部残腔;③3～4天后:一旦血性脑脊液转清,即可拔管。

(4)并发症的护理:密切观察患者的生命体征和症状,倾听患者的主诉,观察引流液的性质、颜色和量,及时发现颅内压增高、脑脊液漏、尿崩症等并发症并予以处理。

(5)基础护理:做好患者的生活护理,保持口腔、鼻腔的清洁卫生。

(八)出院指导

(1)加强检查和教育,预防垂体功能减退症。

1)加强产前检查,积极防治产后大出血及产褥热。

2)严密观察垂体瘤手术、放疗的患者,及时复查激素水平。

3)指导患者保持情绪稳定,注意生活规律,避免过度劳累。

4)预防外伤和感冒,少到公共场所或人多之处,注意皮肤的清洁卫生,以防发生感染;冬天注意保暖;更换体位时动作应缓慢,以免发生昏厥。

(2)饮食指导:指导患者进食高热量、高蛋白、高维生素、易消化的饮食,少量多餐,以增强机体抵抗力。

(3)用药指导

1)教会患者认识所服用药物的名称、剂量、用法及不良反应,如肾上腺糖皮质激素过量易致欣快感、失眠;服用甲状腺素应注意心率、心律、体温、体重变化等。

2)指导患者认识到随意停药的危险性,必须严格遵医嘱服用药物,不得随意停药和增减药量。当生活或身体发生大的变化时及时就诊,在医生指导下调整治疗方案。

(4)观察与随访指导患者:定期随访,如果出现垂体危象的征兆,如感染、发热、外伤、腹泻、呕吐、头痛等情况时,应立即就医。外出时随身携带识别卡,以防意外发生。

九、垂体危象的处理和护理

(一)概述

垂体功能减退性危象是腺垂体功能减退症严重的并发症,简称垂体危象。

(二)诱因

严重感染、腹泻、呕吐、失水、饥饿、寒冷、急性心肌梗死、脑卒中、严重低血糖、手术、外伤、麻醉及使用镇静剂或催眠药等。

(三)临床表现

1.高热型

体温＞40℃。因缺乏多种激素,以皮质醇为主,机体抵抗力降低,易并发感染而发生高热,患者较易发生意识不清而致昏迷。

2.低温型

体温＜30℃。此型多因甲状腺功能减退引起,甲状腺激素缺乏时,细胞内氧化速度减慢,基础代谢率降低,同时存在体温调节中枢功能紊乱而致体温下降。此病多发生在冬季,患者皮肤干冷、面色苍白,如遇寒冷可诱发昏迷、休克、心力衰竭、心律失常,也可伴有低钠、低血糖。

3.低血糖型

此型最为常见,且病情较严重,血糖可低于2.8mmol/L。表现为头晕、饥饿感、出汗、心悸、面色苍白,也可有头痛、恶心、呕吐、烦躁不安或神志迟钝。当血糖降至 2mmol/L 时,可影响大脑而出现神经系统症状,严重时可发生昏迷。

4.失钠型

胃肠道功能紊乱、手术、感染等所导致的钠丢失,加上皮质醇分泌不足,肾远曲小管重吸收减少,而促发继发性肾上腺皮质功能减退症危象,此型危象昏迷伴周围循环衰竭。

5.水中毒型

由于皮质醇缺乏,利尿功能减退,水分不能及时排出,可发生水潴留,细胞外液因稀释而呈低渗状态,水进入细胞内,造成水分过多,从而影响细胞正常代谢及其功能。

6.混合型

各种类型有相应的症状,突出表现为循环系统、消化系统和神经精神方面的症状,如高热、循环衰竭、休克、恶心、呕吐、头痛、神志不清、谵妄、抽搐、昏迷等严重危险状态。

(四)急救和护理

1.备齐急救物品

积极配合抢救。

2.一旦发生垂体危象

立即报告医生并协助抢救。

(1)迅速建立静脉通道,遵医嘱给予静脉注射 50%的葡萄糖 40～60ml 以抢救低血糖,然后静脉滴注 5%葡萄糖盐水 500～1000ml^{+} 氢化可的松 50～100mg,以解除肾上腺功能减退危象。

(2)循环衰竭者快速补液,按抗休克原则治疗。

(3)感染败血症者及时抽取血培养,进行药敏试验和静脉使用抗生素抗感染。

(4)水中毒者加强利尿,可给予泼尼松或氢化可的松,同时限制饮水。

(5)低体温与甲状腺功能减退有关,可给予小剂量甲状腺素,并采取保暖措施使患者体温回升。高温者给予降温治疗。

(6)慎用麻醉剂、镇静剂、催眠药和降糖药等,以防止诱发昏迷。

3.保持呼吸道通畅

给予氧气吸入。

4.严密监测病情

(1)监测患者意识状态、生命体征的变化,注意有无低血糖、低血压、低体温等情况。

(2)评估患者神经系统体征及瞳孔大小、对光反射的变化。

(3)准确记录 24 小时出入量。

5.做好基础护理

(1)低体温者:注意保暖,使用暖水袋时热水温度不宜过高,以不超过 50℃为宜,可用毛巾包裹后使用,同时观察热敷部位皮肤,注意防止烫伤。

(2)高温者:给予温水擦浴或冰袋等物理降温,操作过程中防止着凉,冰袋可放在腋下、腹股沟等处,放置时间不宜过长,防止冻伤发生。体温高于 38.5℃时遵医嘱使用退热药,不能口服者可使用栓剂,及时帮助患者更换病号服。

(3)口腔护理:神志清醒的患者可协助其刷牙或漱口。昏迷的患者给予口腔护理时应注意患者头偏向一侧,纱球要拧干,避免发生呛咳。口腔护理过程中仔细观察患者口腔内皮肤、黏膜情况,发现有溃疡等应及时告知医生,给予相应的处理。

(4)皮肤护理

1)预防压疮:昏迷患者应每两小时更换体位,注意观察骨突处皮肤情况,耳郭、后脚跟处也不可忽略,可局部按摩或同时使用泡沫敷料予以保护,必要时可使用气垫预防压疮发生,如出现压红则不建议继续按摩。注意患者皮肤的清洁,尤其是褶皱处,如腋下、腹股沟等,要每天清水擦洗。发热患者使用退烧药也应及时擦洗。保证床单位的清洁、平整。协助患者翻身时避免拖、拉、拽等动作,以减少摩擦力和剪力。消瘦的患者注意补充营养;水肿的患者遵医嘱给予利尿剂缓解,卧位时应保持头高脚低位,鞋袜不宜过紧。

2)皮肤干燥的患者避免使用碱性强的肥皂等清洁用品,并及时使用润肤乳,防止发生皲裂。大小便失禁的患者及时清理,做好会阴部及肛周皮肤的清洁工作,保证局部皮肤的干燥,观察有无皮肤淹红、破溃等,必要时使用爽身粉或油剂保护皮肤。

(5)保持排尿通畅,防止尿路感染。使用尿管和行动不便的患者应每天会阴冲洗两次,同时观察会阴处皮肤有无异常,分泌物量和颜色、尿液有无混浊等。留置尿管患者应夹闭尿管定时开放,以保持膀胱括约肌功能。

(6)生活部分自理的患者可协助其床上进食;昏迷使用鼻饲管的患者应每天测量暴露管路的长度,妥善固定,防止脱出。鼻饲前抽吸胃液或听气过水声,确保管路位置正常、通畅。鼻饲液体温度适宜,速度不宜过快,可少食多餐。鼻饲结束后温水冲洗,妥善放置,并做好标记,防止与其他管路发生混淆。

(7)心理护理:做好患者及家属的安抚工作,消除紧张情绪,主动配合治疗和护理工作。

(8)其他:保证机体营养需求,保持水、电解质平衡,待患者清醒后鼓励进食。帮助患者尽早活动,并逐渐使患者恢复排便功能。

(五)出院指导

护士应做好出院指导工作,预防并发症和再次发生危象。

(1)坚持正规的激素治疗,不能随意减量或停药,发生感染或其他应急状态时及时就诊,在医生指导下调整用药。

(2)适当锻炼,增强体质,冬天注意保暖,避免发生感染。

(3)注意饮食和卫生,避免腹泻、呕吐、失水、饥饿。

(4)患者发生急性心肌梗死、脑卒中、严重低血糖、手术、外伤时要及时调整治疗方案。

(5)禁用或慎用麻醉剂、镇静剂、催眠药和降糖药等,以防诱发昏迷。

(6)患者出现高热、循环衰竭、休克、恶心、呕吐、头痛、神志不清、谵妄、抽搐、昏迷症状时要及时就诊和处理。

十、预防

(1)做好围产期管理,预防产后大出血。

(2)合理治疗垂体瘤。

(3)下丘脑、垂体疾病患者经常复查激素水平,及时正确进行激素替代治疗。

十一、特别关注

(1)垂体危象的抢救和护理。

(2)健康指导。

十二、前沿进展

(1)垂体功能减退症的中医治疗:患者激素过敏或拒绝使用时可使用复方甘草酸单胺或甘草煎剂替代。

(2)重视激素替代治疗中出现的精神症状,尤其是病程长、年龄大的患者。

(3)儿童患者易发生身材矮小、肥胖、血脂异常、非酒精性脂肪肝,甚至发生肝纤维化,所以应重视早诊断、早干预。

第二节 甲状腺肿

一、概述

甲状腺肿(simple goiter)是甲状腺的常见疾病,是由多种原因导致的甲状腺体积和形态的代偿性肿大。按照美国甲状腺协会制订的标准,甲状腺分为散发性甲状腺肿(sporadic goiter,SG)、地方性甲状腺肿(endemically goiter、EG)及代偿性甲状腺肿(compensatory goiter)。甲状腺肿患病率低,受检查方法和评价标准的影响。

二、病因及流行病学

(一)病因

1.碘缺乏或碘相对不足

缺碘是引起地方性甲状腺肿的主要原因,但是过多摄碘也可阻碍碘的有机化,使甲状腺素合成发生障碍,引起甲状腺肿大。经期妇女、青春发育期、妊娠、哺乳等因碘相对不足也可导致本病。近年来有研究认为,碘的同族氟、溴等,也可致甲状腺肿,但还有待进一步研究。

2.摄入致甲状腺肿的物质过多

过多摄入某些含硫氰酸盐的食物,如白菜、大豆、萝卜等,或其他(如磺胺类、过氰酸钾、硫脲类等)具有抑制甲状腺素合成的药物,都可引起甲状腺肿大。

3.先天性甲状腺素合成障碍

患者体内缺乏某些酶影响甲状腺素的合成。

(二)流行病学

该病好发于女性,据统计,女性的发病率为6.4%而男性仅为1.5%,发病率可能更高。非缺碘地区人群超声普查发现,甲状腺结节的发现率为19%~67%,其中绝大多数为结节性甲状腺肿,据统计,全球有4%~10%的人口患有结节性甲状腺肿。该病诊断标准各国之间略有差异。我国规定甲状腺质量超过30g,视诊和扪诊均可触及甲状腺时,称甲状腺肿。多种甲状腺疾病都可导致甲状腺肿。

三、发病机制及病理

(一)发病机制

1.甲状腺素分泌不足

各种原因导致患者甲状腺素分泌不足,促甲状腺素分泌增加,刺激甲状腺滤泡上皮细胞增生,形成新的滤泡。随着滤泡数目增多,甲状腺体积增大,出现甲状腺肿。

2.遗传因素的作用

流行病学家的系统研究及双胞胎研究结果提示,遗传易患性在某些单纯性甲状腺肿的发病中起作用,某些细胞因子和生长因子促进或介导非毒性甲状腺肿的形成。

(二)病理

单纯性甲状腺肿的甲状腺组织学改变因病因或病期不同有不同差异。早期甲状腺呈弥散性轻或中度增生肿大、腺细胞肥大、血管增多,但保持原来轮廓不变。久病或病变反复缓解与加重,甲状腺组织则出现不规则的再生与增生,从而形成结节。

四、诊断要点

(1)流行病史资料对诊断地方生甲状腺肿意义明显。

(2)除甲状腺肿大的临床表现外,患者常无其他症状。

(3)实验室检查甲状腺功能一般正常。

五、治疗

(一)非手术治疗

包括随访观察、TSH 抑制治疗、^{131}I 治疗、囊内无水乙醇注射等。随访是甲状腺结节非手术治疗的最重要的部分,甲状腺结节大部分为良性,仅有 5%～15%可能合并甲状腺癌或恶变;补碘治疗主要适用于因缺碘所致的地方性甲状腺肿者,但对于病程长、年老或甲状腺结节已形成者治疗效果较差,而且还有诱发甲亢或甲状腺乳头状癌的风险;目前多主张单纯性甲状腺肿用 TH 治疗,尤其是先天性甲状腺素合成障碍或无明显原因的甲状腺肿大;近 20 年来,^{131}I开始用于治疗甲状腺结节,研究显示,^{131}I 能使结节体积明显缩小,1～2 年内腺体可缩至原来体积的 40%～60%;经皮无水乙醇囊内注射是近年来兴起的一种治疗方法,多用于单纯性单发囊性结节,机制主要是利用乙醇的组织毒性作用使甲状腺局部发生凝、坏死及小血管栓塞;近年来有学者报道,运用超声引导下经皮激光光凝技术治疗甲状腺单发结节效果良好。

(二)手术治疗

甲状腺手术适用于有局部压迫症状者。

六、主要护理问题

(一)自我形象紊乱

自我形象紊乱与甲状腺肿大有关。

(二)焦虑或恐惧

焦虑或恐惧与甲状腺激素分泌过多、对术前准备、手术治疗和预后等缺乏了解有关。

(三)营养失调:低于机体需要量

低于机体需要量与高代谢状态有关。

(四)潜在并发症

呼吸困难和窒息。

七、护理目标

(1)患者能维持正常的代谢和生活。

(2)患者能正确对待身体外表的改变。

八、护理措施

(一)病情观察

(1)评估患者甲状腺肿大的程度、质地及有无压迫症状,如声音嘶哑、呼吸困难、吞咽困难、面部肿胀等,如患者出现肿胀压迫症状要立即通知医生,以便及时手术。

(2)评估患者的情绪变化。

(3)评估患者药物治疗情况,向患者讲解本病相关知识,了解其以往进食药物或食物的种类,以便推断患者甲状腺肿大的原因。

(二)心理护理

(1)尊重和关心患者,鼓励患者表达心理感受,接受患者交谈中所呈现的焦虑和失落,使患者在表达感受的同时获得情感上的支持。

(2)确定患者对自身改变的了解程度及这些改变对其生活方式的影响,进行相关知识宣教,鼓励患者正确对待。

(3)动员患者的社会支持系统,说服患者的亲戚朋友体谅和关心患者,不要过多关注患者甲状腺肿大部位,鼓励患者与周边人的交往沟通,鼓励患者参加正常的社会交往活动。

(4)指导患者改善身体外观,如衣着合体和恰当的修饰等。

(三)相关治疗的配合和护理

单纯性甲状腺肿治疗的目的:①减轻局部压迫症状;②防止甲状腺肿加重;③美容。其治疗方案主要取决于病因。甲状腺轻度肿大且无局部压迫症状者,可定期门诊随访。

1.地方性甲状腺肿补碘治疗的护理

(1)指导患者摄入碘盐和含碘丰富的食物如海带、紫菜等。

(2)服用碘剂时用吸管,用凉开水冲服,避免水温过高。

(3)碘剂要避光保存。

2.口服甲状腺素制剂的护理

常用药有左甲状腺素钠和甲状腺片。

(1)坚持服用可使甲状腺肿明显缩小或消失,但停药后可复发,故应长期使用。

(2)老年人强调从小剂量开始,逐渐增加到最佳剂量,以免心脏负荷加重。

(3)注意服用时间和剂量准确。

3.甲状腺手术治疗的护理

手术不作为单纯性甲状腺肿的首选治疗手段。

(1)术前护理:①协助完善术前检查;②指导患者体位训练;③心理护理减轻焦虑。

(2)术后护理:①体位:半卧位或头高卧位;②饮食:清淡易消化饮食;③观察并发症:局部出血、神经损伤等;④复查甲状腺功能:术后甲减的发生主要依赖甲状腺切除的程度。术后可给甲状腺激素治疗，防止甲状腺肿复发。

4.出院指导

(1)疾病相关知识宣教：向患者讲解碘与本病的关系，强调根据病情来增加或减少碘盐的摄入。

(2)用药指导。

(3)修饰方法。

(4)定期门诊随访：定期门诊随访是非手术治疗患者最重要部分，随访内容除了询问病史、查体外，颈部彩超(甲状腺及颈部淋巴结)、甲状腺功能(TSH、FT3、TF3)检查必不可少。加强患者心理护理，随访时间初次一般为3～6个月，以后每6～12个月，甚至24个月随访一次，随访中如怀疑有癌变者，应该在行超声检查，必要时行复发检查。有手术指征者，行手术治疗。

九、并发症的处理及护理

一般甲状腺肿患者无自觉症状，但巨大甲状腺肿者可因甲状腺肿压迫气管出现呼吸困难、缺氧、高碳酸血症等呼吸道梗阻的临床表现。部分患者尤其是年轻女性患者常因自我形象改变而影响睡眠，出现焦虑等，护士要注意观察。

(1)患者甲状腺肿的程度、肿大的速度，有无咽痛、呼吸困难等变化。

(2)评估患者的情绪和精神状况，有无焦虑、失眠，必要时遵医嘱使用助眠药。

(3)对于焦虑的患者，应观察其焦虑感减轻的程度，有无焦虑的行为和语言表现。

十、预防

(1)地方性甲状腺肿：增加碘摄入，如进食含碘盐等。

(2)减少摄入含硫氰酸盐的食物和蔬菜，如白菜、大豆、萝卜等。

十一、特别关注

甲状腺肿患者的护理措施及健康教育。

十二、前沿进展

(1)如何恰当评估甲状腺结节。

(2)甲状腺素药物干预的契机。

第三节　甲状腺功能减退症

一、概述

甲状腺功能减退症(hypothyroidism)简称甲减，是各种原因引起的甲状腺激素合成、分泌或生物效应不足所致的一组内分泌疾病。

二、病因及流行病学

本病病因较复杂，以原发于甲状腺本身疾病性甲减多见。普通人群的患病率0.1%～2.0%(女性较男性多见，男女比例大致为1:10)，其患病率随着年龄的增加而增加。

三、发病机制及病理

(一)发病机制

1.原发性甲减

甲状腺本身疾病所致,患者血清 TSH 均升高。主要见于如下。

(1)先天性甲状腺缺陷。

(2)甲状腺萎缩。

(3)弥散性淋巴细胞性甲状腺炎。

(4)亚急性甲状腺炎。

(5)甲状腺破坏性治疗(放射性碘,手术)后如放射性 1 核素治疗甲亢唯一的不良反应就是甲低、甲减。

(6)甲状腺激素合成障碍:先天性酶缺陷,缺碘或碘过量。

(7)药物、食物抑制:许多单价阴离子,如含 SCN^-、$ClO4^-$、NO_3^- 的盐类、含硫氰基前提的食物均可抑制甲状腺摄碘,引起甲状腺肿和甲减。

(8)浸润性损害:淋巴性癌,淀粉样变性等。

2.继发性甲减

患者血清 TSH 降低。主要见于垂体病、垂体瘤、孤立性 TSH 缺乏、下丘脑综合征、下丘脑肿瘤、孤立性 TRH 缺乏、炎症或产后垂体缺血性坏死等原因。

3.周围性甲减

周围性甲减少见,为家庭遗传性疾病,外周靶组织摄取激素的功能良好,但细胞核内受体功能障碍或缺乏,故对甲状腺激素的生理效应减弱。

4.促甲状腺激素或甲状腺激素不敏感综合征

促甲状腺激素或甲状腺激素不敏感综合征是由于甲状腺对 TSH 有抵抗而引起的一种甲状腺功能减退症。

(二)病理

1.甲状腺

甲状腺萎缩;淋巴细胞和浆细胞浸润、纤维化。

2.垂体

TSH 细胞增生(原发性甲减);垂体萎缩(垂体性甲减)。

3.其他组织

皮肤角化,真皮层有黏多糖沉积;黏液性水肿,浆膜腔积液;骨骼肌、平滑肌、心肌间质水肿,肌纤维肿胀断裂;肾小球和肾小管基膜增厚,系膜细胞增生;动脉粥样硬化。

四、诊断要点

(一)临床表现

甲减按起病年龄分 3 型:呆小病或克汀病、幼年型甲减、成年型甲减。重者表现为黏液性水肿,昏迷者称为“黏液水肿性昏迷”。

1.成人型甲减

功能减退始于成人期,主要表现为低代谢症候群和黏液性水肿,严重者发生黏液性昏迷。

中年女性多见,男女之比均为1∶5。

2.呆小症

呆小症又名“呆小病”或“克汀病”,功能减退始于胎儿期或出生后不久的新生儿,主要表现为大脑和体格发育迟缓和低代谢症候群。

3.幼年型甲减

功能减退始于发育前儿童者称为幼年型甲减,临床可表现为呆小病或黏液性水肿。

(二)实验室检查

1.甲状腺功能检查

基础代谢率常在-30%~45%以下;甲状腺摄碘率低于正常;血清 T_3、T_4 降低。

2.定位检查

(1)原发性甲减患者 TSH>20mU/L;继发性甲减患者 TSH 显著降低,可<0.5mU/L。

(2)TSH 兴奋试验:甲状腺摄 ^{131}I 率明显升高提示为继发性甲减,如不升高,提示为原发性甲减。

(3)TRH 兴奋试验:血清 TSH 呈延迟增高反应提示病变可能在下丘脑水平;如无增高反应病变可能在垂体;如 TSH 基础值较高,TRH 注射后更高,则提示病变在甲状腺。

(4)其他:头颅 X 线片、CT、磁共振或脑室造影检查。

五、治疗

(1)对症治疗:补充铁剂、维生素 B_{12}、叶酸等,食欲缺乏者适当补充稀盐酸。

(2)TH 替代治疗。

(3)病因治疗及预防。

六、主要护理问题

(一)便秘

便秘与代谢率降低使胃肠蠕动减慢、活动量减少等因素有关。

(二)体温过低

体温过低与机体新陈代谢率降低有关。

(三)社交障碍

社交障碍与精神情绪改变造成反应迟钝、冷漠有关。

(四)皮肤完整性受损

皮肤完整性受损与皮肤组织粗糙脆弱及四肢水肿有关。

(五)营养失调:低于机体需要量

低于机体需要量与代谢率降低、厌食、贫血有关。

(六)活动无耐力

活动无耐力与疲倦、软弱无力、反应迟钝有关。

(七)潜在并发症

黏液性水肿昏迷。

七、护理目标

(1)患者便秘症状减轻或消除。

(2)恢复正常排便次数和形态。

(3)能够保持良好的人际关系和人际交往。

(4)生命体征保持平稳,重要器官尽最大可能免受损害。

八、护理措施

(一)病情观察和症状护理

1.监测患者的生命体征变化

甲减患者由于甲状腺素分泌不足,往往存在低代谢综合征,患者表现为怕冷、低体温、行动迟缓、记忆力减退、注意力不集中、易疲乏等。护士要注意观察患者有无颤抖、发冷、皮肤苍白等低体温现象,以及心律不齐、心动过缓。同时要注意调节室温,适当保暖,以免患者受凉。若患者体温低于35℃,应考虑黏液性水肿昏迷,及时报告医师。

2.观察患者的神志和精神状态

甲减患者常常存在表情淡漠、反应迟钝、言语缓慢、音调暗哑、面颊及眼睑水肿,皮肤萎黄、粗糙、少光泽,毛发干燥、稀疏、脆、易脱落等黏液性水肿症状,所以要注意监测患者身体与精神、智力的变化,及时发现精神异常如痴呆、幻想、木僵、昏睡等,及时报告医生,及时干预,确保患者安全。另外要注意皮肤护理,每日用温水擦洗皮肤并涂以润滑剂,防止皮肤干裂。观察患者皮肤有无发红、起水疱或破损等,避免造成压疮。给予皮肤护理,避免使用肥皂,洗完后用刺激性小的润肤油涂擦。

3.观察患者的活动能力

甲减患者常常感到疲乏无力,体检时可见肌肉萎缩、反射弛缓期延长,有的甚至出现关节腔、胸腹膜腔和心包积液及心脏扩大、血压升高、动脉粥样硬化及冠心病等,影响患者的活动能力。护士要指导和鼓励患者适当活动,对于活动能力和反应能力低下者,应注意保护,保证其活动范围内无障碍物,地面清洁、干燥,以防发生意外。

4.观察患者的进食和营养状况

甲减患者由于肠蠕动减慢,患者常常存在腹胀、便秘、厌食等,所以护士要注意指导患者进食高蛋白、高糖、高维生素、低脂饮食,食品烹饪时要注意清淡易消化,少食多餐以免加重肠道负担,准备饮食时还要考虑患者的喜好。多食蔬菜、果以增加膳食纤维摄入,每日饮入2000～3000ml水,教会患者腹部按摩方法,必要时给予缓泻剂、清洁灌肠以保持其大便通畅。同时教育患者每日定时排便,养成规律排便的习惯。注意观察患者大便次数、性质、量的改变,观察有无腹胀、腹痛等麻痹性肠梗阻表现。

(二)用药护理

(1)用药前后分别测脉搏,观察有无心悸、腹痛、心律失常、出汗、烦躁不安等药物过量的症状。

(2)观察患者的体重和水肿情况。

(3)甲状腺制剂需长期或终身服用,不能随意间断。

(三)心理护理

护士多与患者交谈,让患者倾诉自己的想法,鼓励患者家属及亲友来探视患者,与患者多沟通,理解其行为,提供心理支持。鼓励患者多参与社交互动,结交朋友。

(四)甲减筛查

甲减的临床表现缺乏特异性，轻型甲减易被漏诊，在临床上，有下列情况之一者，均要进行甲减的筛查：

(1)无法解释的乏力、虚弱或易于疲劳。

(2)反应迟钝、记忆力和听力下降。

(3)不明原因的虚浮或体重增加。

(4)不耐寒。

(5)甲状腺肿大。

(6)血脂异常，尤其是总胆固醇、LDL-C 增高者。

(7)心脏扩大，心动过缓，尤其是伴有心肌收缩力下降和血容量增多时。甲减的筛查方法主要是检测血清 TSH 和 FT_4 水平。

(五)出院指导

(1)合理饮食根据病情来增加或减少含碘食品的摄入。

(2)适当体育锻炼，提高机体抵抗力。

(3)注意个人卫生，避免皮肤破损、感染和创伤。

(4)冬季注意保暖。

(5)解释终生服药的必要性，给患者说明按时服药，不可随意停药或变更剂量，解释其严重后果。指导患者定时到医院复查。

(6)指导及安排患者出院后的活动计划。鼓励家属多关心，给予支持。

九、黏液性水肿昏迷的处理和护理

黏液性水肿昏迷是甲状腺功能减退症未能及时得到诊治，病情发展的晚期阶段。其特点除有严重的甲状腺功能减退表现外，尚有低体温、昏迷，有时发生休克。老年女性多发，冬季多发。

(一)诱因

严重躯体疾病、TH 替代治疗中断、寒冷、感染、手术和使用麻醉镇静药物。

(二)临床表现

嗜睡、低体温、呼吸减慢、心动过缓、血压下降、四肢肌肉松弛、反射减弱或消失、昏迷、休克。

(三)治疗

(1)激素治疗静脉注射 40～120μg LT_3，以后每 6 小时注射 5～15μg，患者清醒后改为口服。无注射剂者给予 T_4 片每次 25～50μg 或甲状腺片每次 30～60mg，经胃管给药，每 4～6 小时 1 次，清醒后改为常规替代治疗。

(2)纠正水、电解质紊乱。

(3)病因治疗。

(四)护理

(1)备齐抢救用物，积极配合抢救。

(2)严密观察病情变化。

(3)注意保暖。

(4)病情缓解后做好健康教育:给患者解释黏液性水肿昏迷发生的原因,例如未经治疗的黏液性水肿,易发生在老年妇女和冬季等。讲解其表现,如低血压、心动过缓、体温降低等,使患者学会自我观察。指导患者慎用安眠镇静、止痛、麻醉药等。避免情绪紧张,避免各种应激情况。

十、预防

1.防止病因、避免诱因

告知患者发病原因及注意事项,如地方性缺碘的患者使用碘盐;注意个人卫生,尤其在冬季;服用甲状腺素药物者定期门诊随访,遵医嘱调整药物剂量;药物所致者减量或停药;减少公共场所出入预防创伤或感染;慎用催眠、镇静、止痛、麻醉药物。

2.自我检测

向患者讲解黏液性水肿昏迷发生的原因及表现,如出现低血压、心动过缓、体温低及时就诊。

十一、特别关注

(1)甲状腺功能减退症的护理。

(2)健康教育。

(3)预防。

第四节　单纯性肥胖

一、概述

(一)相关概念

肥胖症是由遗传和环境等多种因素相互作用而引起的体内脂肪堆积过多、分布异常、体重增加的一组慢性代谢性疾病。通常认为体内贮积的脂肪量超过理想体重的20%,而不是指实际体重大于理想体重的20%。肥胖并非一种疾病,而是一种临床症候群。肥胖症根据病因可分为单纯性肥胖症与继发性肥胖症两大类。

单纯性肥胖症是指非病理性因素引起的肥胖症,患者无明显的内分泌紊乱和代谢性疾病,肥胖症发生与年龄、遗传、生活习惯及脂肪组织特征有关。大多数肥胖者属于该种肥胖症。

(二)单纯性肥胖症的分类

单纯性肥胖症的分类方法有很多种。

(1)按照病理改变分为增生性肥胖症和肥大性肥胖症。

(2)按照发病年龄不同分为幼年起病型肥胖症和成年起病型肥胖症。

(3)按照脂肪的分布特点分为腹型(苹果型)肥胖症、臀型(梨型)肥胖症、均匀性肥胖症、向心性肥胖症、上身肥胖症或下身肥胖症等。该种分类方法对某些疾病的诊断和肥胖的预后判断有一定的帮助。如皮质醇增多症常为向心性肥胖;腹型肥胖者比均匀性肥胖者的预后差,容易引发许多疾病特别是心脑血管疾病及糖尿病。

二、病因及流行病学

(一)病因

单纯性肥胖症的病因和发病机制目前尚未完全阐明,一般是遗传因素和环境因素共同作用的结果。总的来说,热量焦痂入多于热量消耗使脂肪合成增加是肥胖的物质基础。

(二)流行病学

单纯性肥胖症是各类肥胖症中最常见的一种,约占肥胖症人群的95%。2010年国际肥胖症研究协会报告显示,全球超重者近10亿,肥胖症患者4.75亿,每年至少有260万人死于肥胖及其相关疾病,在西方国家成年人中,约有半数人超重或肥胖。不同年龄段的患病率是不同的,许多城市的流行病学调查显示单纯性肥胖症患病率随着年龄的增长而增加,我国肥胖症患病率也迅速上升。《2010年国民体质监测公报》显示,我国成人超重率为32.1%,肥胖率为9.9%。肥胖症已成为重要的社会公共卫生问题。

三、发病机制及病理

(一)发病机制

肥胖症的发病机制可归纳为下列5组因素。

1.遗传因素

流行病学研究调查显示单纯性肥胖有较明显的家族遗传倾向,但至今未能够确定其遗传方式和分子机制,不能排除共同饮食,生活习惯的影响。某些人类肥胖症以遗传因素在发病上占主要地位,如一些经典的遗传综合征,Laurence-Moon-Biedl综合征和Prader-Willi综合征等,均有肥胖。

2.神经-精神因素

人类下丘脑中存在着与摄食行为有关的神经中枢-饱食中枢和饥饿中枢,两者在生理条件下处于动态平衡状态。血液中的葡萄糖游离脂肪酸、去甲肾上腺素、多巴胺、5-羟色胺、胰岛素、瘦素等多种生物活性因子易通过下丘脑处血-脑屏障向摄食中枢移行而影响摄食行为。摄食中枢的功能受制于精神状态。当精神过度紧张、交感神经兴奋或肾上腺素能神经受刺激时(尤其是α受体占优势),饱食中枢受抑制,摄食减少;当迷走神经兴奋、胰岛素分泌增多时,饥饿中枢兴奋,食欲亢进。神经,精神因素对肥胖症的发病机制目前尚未完全明确。

3.内分泌代谢因素

体内胰岛素、糖皮质激素等多种激素可能参与单纯性肥胖症的发病。单纯性肥胖症患者可能存在内分泌代谢系统功能的紊乱。近年来,高胰岛素血症在肥胖发病中的作用引人注目。肥胖症常与高胰岛素血症并存,两者的因果关系有待进一步研究,但一般认为系高胰岛素血症引起肥胖。

4.环境因素

社会发展的工业化、城市化,以及我国居民过度营养的现状与饮食结构的改变,不仅减少了人体热量消耗,而且导致热量摄取过剩,促进了单纯性肥胖症的发生。肥胖症又使人们活动日趋缓慢、慵懒,进一步降低热量的消耗,导致恶性循环,助长肥胖的发展。

5.脂肪组织和脂肪细胞的作用

近年来研究表明,作为一种高度分化细胞,脂肪细胞不仅具有储存能量的功能,同时还是一个活跃的内分泌器官,能分泌数十种脂肪细胞因子、激素或其他调节物,在机体的代谢和内环境稳定中发挥重要的作用。男性型脂肪主要分布在内脏和上腹部皮下,称为“腹型”或“中心性”肥胖。女性型脂肪主要分布在下腹部、臀部和大腿,称为“外周型”肥胖。中心性肥胖发生代谢综合征的危险性大。

2.病理

正常脂肪组织主要由脂肪细胞、少数成纤维细胞和少量细胞间胶原物质组成。脂肪组织平均脂肪含量约80%,含水约18%,含蛋白质约2%。深部脂肪组织比皮下脂肪组织含水量略多,肥胖者脂肪组织含水量增多。当肥胖发生时,一般仅见脂肪细胞的明显肥大,但是当缓慢长期持续肥胖时,脂肪细胞既肥大,数量也增多。

四、诊断要点

(一)病史

(1)可伴有低出生体重。

(2)可有家族肥胖病史。

(3)可伴有2型糖尿病、高血压、血脂异常、冠心病等代谢综合征病史。

(4)排除多囊卵巢综合征、Cushing综合征、胰岛素瘤、下丘脑性肥胖、糖原贮积症、甲状腺功能减退症、药物性肥胖等继发性肥胖。

(二)诊断标准

(1)临床表现:不耐热、活动能力减低、轻度气促、睡眠打鼾等。

(2)体重指数(BMI):BMI值$\geqslant 24kg/m^2$为超重,$\geqslant 28kg/m^2$为肥胖。

(3)腰围(WC):WHO建议男性WC>94cm、女性WC>80cm为肥胖。中国肥胖问题工作组建议我国成年男性WC≥85cm和女性WC≥80cm为腹型肥胖。

(4)2010年中华医学会糖尿病学分会建议代谢综合征中肥胖的标准定义为BMI$\geqslant 25kg/m^2$。

(三)排除继发性肥胖症

五、治疗

对于肥胖的管理和治疗不应局限于减轻体重,还需兼顾减少有关健康风险、促进健康状况。单纯性肥胖症防治的两个关键环节是减少热能摄取及增加热能消耗。治疗方法强调以行为为主,包括饮食及运动的综合疗法,必要时辅以药物或手术治疗。

(一)行为治疗

通过健康宣教使患者及其家属对肥胖症及危害性有正确的认识,避免暴饮暴食、采取健康的生活方式,饮食习惯及运动习惯并自觉坚持。

1.饮食治疗

控制每日总热量的摄入,采用低热量、低脂肪饮食。制订患者能接受、且长期能坚持下去的个体化饮食方案,使其体重逐渐减轻到适当水平,再继续维持。

2.体力活动或运动

进行健康教育,并给予指导,制订适合患者的运动方式和运动量,循序渐进。有心血管并发症和肺功能不全的患者须慎重。在身体许可的状态下适当增加运动量。

(二)药物治疗

抑制食欲以减少能量的摄入和增加能量消耗而减肥。

(1)儿茶酚胺刺激剂:如苯特明、组胺异吲哚、苯丙醇胺酯。

(2)血清素能协同剂:芬氟拉明、抗抑郁药(如氟西汀、氟伏沙明、舍曲林)。

(3)血清素和去甲肾上腺素能重新摄取抑制剂,代表药物为亚美。

(4)脂肪吸收抑制剂:奥利司他和西布曲明。

(5)增加胰岛素敏感性的药物:噻唑烷二酮类(如罗格列酮)、双胍类(如二甲双胍)。

(三)手术治疗

可选择使用吸脂术、切脂术和各种减少食物吸收的手术等。

六、主要护理问题

(一)营养失调:高于机体需要量

高于机体需要量与摄食增加和消耗减少有关。

(二)有感染的危险

感染与机体抵抗力下降有关。

(三)焦虑

焦虑与疾病预后和担心治疗效果有关。

(四)活动无耐力

活动无耐力与身体活动能力减弱有关。

(五)自我形象紊乱

自我形象紊乱与疾病引起的身体外形改变有关。

(六)气体交换受阻

气体交换受阻与肥胖所致气道阻力增加有关。

七、护理目标

(1)患者体重控制在理想水平。

(2)能复述出预防感染的方法;无感染发生。

(3)焦虑感减轻,能正常地进行工作和学习。

(4)患者能参加一般的日常活动,能适当地进行体育锻炼和体力劳动。

八、护理措施

(一)饮食护理

(1)评估单纯性肥胖症可发生于任何年龄,但女性发病多在分娩后和绝经期后,男性多在35岁以后。患者喜欢进食肥肉、甜食、油腻食物或啤酒等容易导致发胖的食物,有的患者还喜欢睡前进食和多吃少动。护士要评估患者发病的原因,仔细询问患者单位时间内体重增加的情况、饮食习惯、体力活动量、肥胖病程及肥胖家族史等,了解患者每日进餐量及次数、进餐后的感觉和消化吸收情况、排便习惯。观察是否存在影响摄食行为的精神心理因素。

(2)制订饮食计划和目标与患者商讨,制订合适的饮食计划和减轻体重的具体目标,饮食计划应为患者能接受并长期坚持的个体化方案,使体重逐渐减轻(每周体重降低0.5～1kg)到理想水平并继续维持,护士要监督和检查计划执行情况。

1)总热量的摄入:采用低热量、低脂肪饮食,控制每日总热量的摄入。

2)饮食种类:减肥的饮食有两种,低热量饮食800～1200kcal[每日62～83kJ/kg(理想体重)]和极低热量饮食<800kcal[每日<62kJ/kg(理想体重)],要交替选择极低热量饮食与低热量饮食。每日摄取1200kcal以下饮食可能导致微量营养素的缺乏,一个较为简单的方法是在习惯饮食的基础上减少15%～30%的能量摄入,这对于稳定的患者是合适的,或是每天减少能量摄入600kcal,这样有可能达到每周减轻体重0.5kg。

3)采用混合的平衡饮食:合理分配营养比例,进食平衡饮食:饮食中糖类、蛋白质、脂肪所提供能量的比例,分别占总热量的55%～65%、15%～20%和20%～25%。

4)合理搭配饮食:饮食包含适量优质蛋白质、复合糖类(例如谷类)、足够的新鲜蔬菜(400～500g/d)、水果(100～200g/d)、豆类、谷物及坚果的摄入,适量补充维生素及微量营养素,同时减少单糖类的摄入。

5)禁饮高酒精度酒。

6)避免进食油煎食品、方便面,零食、快餐、巧克力、甜食等,可增加胡萝卜、芹菜、黄瓜、西红柿、苹果等低热量食物来满足"饱腹感"。

7)提倡少食多餐:每日4～5餐,每餐7～8分饱,因为有资料表明若每日2餐,可增加皮脂厚度和血清胆固醇水平。

8)鼓励患者多饮水。

(3)采用饮食日记有助于对食物进行定量的评估。

(4)饮食行为教育。

1)指导患者的食物行为(选购、贮存、烹饪)和摄食行为(应定时定量进餐)。

2)指导患者建立良好的进食习惯:教导患者改变不良饮食行为的技巧,如增加咀嚼次数、减慢进食速度;进餐时集中注意力,避免边看电视、边听广播或边读书边吃饭。避免在社交场合因为非饥饿原因进食。

3)对因焦虑、抑郁等不良情绪导致进食量增加的患者,应该针对其精神心理因素给予相应的辅导,使其克服疲乏、厌烦、抑郁期间的进食冲动。对于有严重情绪问题的患者建议转心理专科治疗。

(二)运动护理

运动促进物质的利用和消耗,有助于降低体重和强健身体。

(1)评估患者的运动能力和喜好。

(2)与患者一起制订个体化运动方案并鼓励在实施制订运动方案前,应做全面的身体检查,包括心血管系统检查和呼吸系统检查等,并随时根据患者的感受和运动效果调整方案。

1)有氧运动。

2)根据患者的年龄、性别、体力、病情及有无并发症等情况确定运动方式及运动量,同时要尊重患者的喜好和方便。①运动方式包括散步、快走、慢跑、游泳、跳舞、做广播体操、打太极拳及各种球类活动等。②每次运动30～60分钟中等强度体力活动,必要时为了控制体重需要增加运动强度。

(3)运动指导

1)运动要循序渐进并持之以恒,避免运动过度或过猛,避免单独运动。

2)患者运动期间,不要过于严格控制饮食。

3)运动时要注意安全,运动时有家属陪伴。

(三)用药护理

(1)口服药物治疗:不是肥胖症患者的首选或单独治疗方法,而是饮食、运动、生活方式干预的辅助或补充。但长期的生活方式干预对肥胖症患者来说感到难于坚持而疗效又缓慢,相比较而言,患者更愿意选择药物治疗。护士应耐心向患者讲解药物治疗的适应证、禁忌证和作用。

1)适应证:①在饮食控制过程中,有难以忍受的饥饿感或难以克制的食欲;②合并有高血糖、高胰岛素血症、高血压、血脂异常和脂肪肝;③合并有严重的骨关节炎;④合并有反流性食管炎;⑤肥胖引起的呼吸困难或合并有睡眠呼吸暂停综合征;⑥BMI≥24kg/m^2 有上述情况,或 BMI≥28kg/m^2 不论是否有以上并发症,经过 3～6 个月单独采用饮食和增加运动量治疗仍不能减低体重 5%,甚至体重仍有上升趋势者,可考虑应用药物辅助治疗。

2)禁忌证:①儿童;②孕妇、哺乳期妇女;③对减肥药物有不良反应者;④正在服用其他选择性血清素再摄取抑制剂者。

(2)向患者讲解药物可能出现的不良反应,观察和及时处理药物的不良反应。

1)服用西布曲明患者可出现头痛、厌食、口干、失眠、心率加快、血压轻度升高等,禁用于患有冠心病、充血性心力衰竭、心律失常和脑卒中的患者。

2)奥利司他主要的不良反应是胃肠积气、大便次数增多和脂肪泻、恶臭、肛门周围常有脂滴溢出而容易污染内裤,应指导患者及时更换,并注意肛门周围皮肤护理。

(四)心理护理

单纯性肥胖症患者常因身体改变和体力减弱及内分泌紊乱而出现自卑、抑郁、自闭等心理,不愿与人交流、交往。护士应注意以下几点。

(1)鼓励患者表达自己的感受。

(2)与患者讨论疾病的治疗及愈后,增加患者战胜疾病的信心。

(3)鼓励患者进行自身修饰。

(4)加强自身修养,提高自身的内在气质。

(5)提供心理支持:建立良好的家庭互动关系,鼓励家属主动与患者沟通,互相表达内心的感受,促进家人之间的联系,改善互动关系,鼓励家属主动参与对患者的护理,以减轻患者内心的抑郁感,及时发现患者严重情绪问题,建议心理专科治疗。

九、并发症的处理及护理

一般单纯性肥胖症患者无自觉症状,但严重肥胖者和中心性脂肪沉积者可发生高血压、心脏病、下肢静脉曲张、静脉血栓形成,严重肥胖者甚至可出现缺氧、发绀、高碳酸血症、肺动脉高压和心力衰竭,还可出现睡眠呼吸暂停综合征(sleep apnea syndrome,SAS)及睡眠窒息。同时并发高胰岛素血症、血脂异常症、高尿酸血症、糖尿病等代谢紊乱疾病。身体长期负重也容易引起腰背及关节疼痛。皮肤皱褶处容易发生擦烂、皮炎,并发化脓性或真菌感染。因此,护士要注意观察如下。

(1)患者的体重、生命体征、睡眠、皮肤状况、血气分析、血脂系列等变化。

(2)评估患者的营养状况,是否对日常生活产生影响或引起并发症。注意有无热量摄入过低及由此引起的衰弱、脱发、抑郁,甚至心律失常,如有异常及时按医嘱处理。

(3)对于焦虑的患者,应观察其焦虑感减轻的程度,有无焦虑的行为和语言表现。

(4)对于活动无耐力的患者,应观察活动耐力是否逐渐增加,能否耐受日常活动和一般性运动。

十、预防

(一)积极干预

要阻止单纯性肥胖的流行,应该从预防开始。特别是对有肥胖家族史的儿童、妇女产后、绝经期妇女、男性中年以上或疾病后恢复期要特别注意。

(二)宣讲肥胖的危害

对患者及家属进行健康教育,讲解疾病知识,提供有关资料说明肥胖对健康的危害性,使他们了解肥胖症与心血管疾病、高血压、糖尿病、血脂异常等患病率密切相关。宣讲基本的营养、饮食知识,培养患者养成健康的饮食习惯。

(三)重建健康的生活方式

向患者宣讲饮食、运动对减轻体重及健康的重要性,指导患者坚持运动,告知他们只有坚持每天运动才能达到减轻体重的目的,短暂、间歇性的运动没有任何治疗效果。对因焦虑、抑郁等不良情绪导致进食量增加的患者,应针对其精神心理因素给予相应的辅导,使其克服疲乏、厌烦、抑郁期间的进食冲动。同时还要鼓励患者家属共同参与运动计划,这样一方面可以给予患者无限的精神支持,同时也可降低其家属患肥胖症的可能。

十一、特别关注

(1)单纯性肥胖患者有感染危险的护理。

(2)健康指导。

十二、前沿进展

目前,手术治疗是使重度肥胖患者获得长期而且稳定减重效果的有效手段,根据减轻体重的原理不同,分为减少摄入、限制吸收和两者兼有。目前,共有5种治疗病态性肥胖病的手术方法得到临床验证,即:可调节胃绑带术(限制摄入)、胃短路术(限制摄入和减少吸收)、垂直绑带式胃减容术(限制摄入)、袖状胃切除术(限制摄入)和胆胰旷置术与十二指肠转位术(主要是减少吸收)。

第五节　代谢综合征

一、概述

代谢综合征(metabolic syndrome,MS)是指人体的蛋白质、脂肪、糖类等物质发生代谢紊乱的病理状态,是一组复杂的代谢紊乱症候群,是一组在代谢上相互关联的危险因素的组合。

其主要危险因素有腹型肥胖、糖调节受损或2型糖尿病、高血压和血脂代谢紊乱、胰岛素抵抗或高胰岛素血症，尚有学者提出将高尿酸血症、痛风、过早出现的动脉粥样硬化、冠心病、骨质疏松、脂肪肝、多囊卵巢综合征、高凝状态、纤维蛋白原增高和纤溶酶原抑制物-1（简称PAI-1）升高、瘦素增高也纳入其中。代谢综合征患者是发生心脑血管疾病的高危人群，与非代谢综合征相比，其罹患心血管病和2型糖尿病的风险均显著增加。

二、病因及流行病学

代谢综合征的基本病因尚未完全阐明。MS的发生是复杂的遗传与环境因素相互作用的结果。目前一般认为胰岛素抵抗是MS的中心环节，而肥胖特别是中心性肥胖与胰岛素抵抗的发生关系密切相关。MS的发病率日益增高，已呈全球流行趋势，国际糖尿病联盟2005年估计，全球约有1/4的人口患有MS。亚洲心血管病国际合作研究中国部分的结果显示：MS在20岁以上成人中的患病率为9.8%～17.8%，已成为威胁我国居民健康的重大公共卫生问题。

三、发病机制及病理

一方面胰岛素抵抗和高胰岛素血症与MS的多种疾病的发生机制有关，另一方面胰岛素抵抗的发生机制又与肥胖及MS的病理变化有关，互为因果，期间关系错综复杂。

胰岛素抵抗是指胰岛素作用的靶器官（主要是肝脏、肌肉、脂肪组织，近年来认为也包括血管内皮细胞和动脉平滑肌细胞等）对外源性或内源性胰岛素的敏感性降低。在疾病的早中期机体为了克服胰岛素抵抗，往往代偿性分泌过多的胰岛素，引起高胰岛素血症。胰岛素抵抗的主要原因是脂肪代谢异常，即脂肪异常分布、过度堆积。

胰岛素抵抗是MS的基本特征，它通过各种直接或间接的机制与MS其他疾病的发生发展密切相关。

（一）T2DM

在胰岛素抵抗的情况下，如果胰岛B细胞功能正常，可通过代偿性胰岛素分泌维持血糖正常，当B细胞出现功能缺陷，对胰岛素抵抗无法进行代偿时，则发生T2DM。

（二）高血压

高胰岛素血症刺激交感神经系统，增加心排出量，使血管收缩及平滑肌增生，血管内皮分泌一氧化氮减少，血管收缩，肾脏重吸收钠增加。

（三）脂蛋白代谢异常

胰岛素抵抗状态下，胰岛素抑制FFA释放的作用减弱，导致FFA增多及VLDL合成增加，脂蛋白酯酶活性降低使CM/VLDL分解减少，因而CM/VLDL增加，富含TG的脂蛋白增加，在胆固醇转移蛋白和肝脂酶作用下小而密，LDL增加，此外TRL增加也使HDL减少。TG增加、SLDL增加和HDL-2降低为MS血脂异常的三大特征。

（四）血管内皮细胞功能异

胰岛素抵抗状态下，血糖增高，SLDL及脂肪细胞来源的细胞因子增多等可损伤内皮细胞的功能，内皮细胞释放的一氧化氮减少，血管舒张功能降低及血管保护作用减弱，并出现微量蛋白尿及von Willeobrand因子增加。

(五)血液凝溶异常

纤维蛋白原、vWF 和 PAI-1 增加及抗血小板聚集作用降低共同导致高凝状态。

(六)慢性低度炎症状态

肥胖和有关的代谢病理变化伴有慢性、低度炎症反应，其特征是产生异常的细胞因子，急性期反应产物增加及激活炎症信号通路，不但可导致胰岛素抵抗，还直接参与动脉粥样硬化的过程。

以上 MS 中每一种疾病状态都是动脉粥样硬化的危险因素，每一单个组分都增加心血管疾病相关死亡的风险，如果已经构成 MS，这些风险将进一步增加，当 MS 已经形成，其组分数越多，心血管病死率就越高。尽管 MS 中每种疾病可能有多种发生途径，但各个危险因素的发生、发展过程密切相关，相互影响并可能存在共同的病理生理基础。

四、诊断要点

(一)中华医学会糖尿病学分会(CDS)标准

具备以下 4 项组成成分中的 3 项或全部者。

(1)超重和(或)肥胖 BMI≥25(kg/m^2)。

(2)高血糖 FPG≥6.1mmol/L(110mg/dL)和(或)餐后 2 小时血糖(2hPG)≥7.8mmol/L(140mg/dL)，和(或)已确诊糖尿病并治疗者。

(3)高血压收缩压/舒张压≥140/90mmHg，和(或)已确诊高血压并治疗者。

(4)血脂紊乱空腹血 TG≥1.7mmol/L(110mg/dL)，和(或)空腹血 HDL-C＜0.9mmol/L(35mg/dL)(男)，＜1.0mmol/L(39mg/dL)(女)。

(二)《中国成人血脂异常防治指南》诊断建议

(1)腹部肥胖腰围男性＞0.90cm，女性＞0.85cm。

(2)血 TG≥1.7mmol/L(110mg/dL)。

(3)血 HDL-C＜1.04mmol/L(40mg/dL)。

(4)血压≥130/85mmHg。

(5)FPG≥6.1mmol/L(110mg/dL)或糖负荷后 2 小时血糖(2hPG)≥7.8mmol/L(140mg/dL)或有糖尿病病史，具有以上 3 项或 3 项以上者可诊断 MS。

五、治疗

代谢综合征是对一组高度相关疾病的概括性和经济的诊断与治疗的整体概念，要求进行包括生活方式的干预(如减轻体重、增加体育锻炼和精神协调)、降血糖、调脂和抗高血压治疗都同等重要的综合治疗。所有的治疗都应围绕降低各种危险因素。包括有效减轻体重，减轻胰岛素抵抗，良好控制血糖，改善脂代谢紊乱，控制血压等。

(一)生活方式的干预

包括减轻体重、合理饮食和运动等。

(二)改善代谢紊乱

降糖治疗、调脂治疗。

(三)降低血压

宜选用不影响糖和脂肪代谢的降血压药物。首选血管紧张素转化酶抑制剂(ACEI)和

(或)血管紧张素Ⅱ受体拮抗剂(ARB),其次可以选用β受体阻滞剂、噻嗪类利尿剂和钙离子拮抗剂。

六、主要护理问题

(一)营养失调:高于机体需要量

高于机体需要量与代谢紊乱有关。

(二)呼吸形态改变

呼吸形态改变与肥胖导致气道周围脂肪沉积引起呼吸道狭窄有关。

(三)有受伤的危险

受伤与血压高有关。

(四)自我形象紊乱

自我形象紊乱与肥胖有关。

(五)知识缺乏

知识缺乏与饮食、活动、疾病相关信息缺乏有关。

(六)潜在并发症

糖尿病、冠心病、脑卒中、高血压、痛风等。

七、护理目标

(1)患者体重控制在理想范围,不良饮食习惯纠正。

(2)患者血糖、血压、血脂控制达标。

(3)患者熟悉代谢综合征相关信息。

(4)患者未发生脑卒中、心脏病等心血管事件。

八、护理措施

(一)饮食护理

控制总热量,减低脂肪摄入,使体重控制在合适范围。

(1)控制总热量:对于 $25kg/m^2 \leqslant BMI \leqslant 30kg/m^2$ 者,给予每日 1200kcal(5021kJ)的低热量饮食。

(2)低脂饮食,限制饱和脂肪酸的摄入。

(3)保证饮食营养均衡,做到粗细搭配、荤素搭配。多食蔬菜和水果,选择全谷物、高纤维的食物。

(4)高血压者控制盐的摄入,每日<6g。

(二)运动指导

1.目的

减轻体重,增加胰岛素敏感性;纠正代谢紊乱;强健体魄,增加机体抵抗力。

2.强度

轻至中等强度体力活动。从较低强度开始,循序渐进,逐渐增加。

3.频率

提倡每日进行,20 分钟开始,逐渐增加到每日 1～2 小时。

4.方式

有氧运动,如骑自行车、擦地板散步、跳舞、行走、跑步、骑车、爬楼梯等。

(三)用药护理

(1)减肥药物目的是减轻体重。常用药物有西布曲明(抑制去甲肾上腺素和5-羟色胺再摄取,减少摄食)和奥利司他(抑制胃肠道胰脂肪酶,减少脂肪吸收)。

(2)二甲双胍和胰岛素增敏剂,通过增加外周组织对胰岛素的敏感性而减轻胰岛素抵抗,二甲双胍还有降低血糖的作用。

(3)降脂药常用药物有贝特类和他汀类。

(4)降压药降压目标收缩压≤130mmHg,舒张压≤80mmHg。

1)ACEI和ARB:ACEI的代表药有卡托普利、依那普利、培哚普利、福辛普利等。ARB的代表药物有科素亚、厄贝沙坦和缬沙坦等,它们不仅有较好的降压作用,还可增加胰岛素敏感性。

2)β受体阻滞剂和噻嗪类利尿剂:如普萘洛尔,剂量偏大时可影响糖耐量及增加胰岛素抵抗,升高TC和TG。使用中注意监测患者心率和尿量。

3)钙离子拮抗剂常用其长效制剂,如氨氯地平、非洛地平和硝苯地平控释片等。

(四)病情观察

(1)根据病情严密监测患者的脉搏、心率、血压等生命体征,及血糖、血脂、体重、体型的变化,及时发现各种危险因素,提供诊疗依据。

(2)嘱咐患者坚持按时、按量服药,观察疗效和不良反应。

(3)评估患者饮食、睡眠、排便及活动状况,及时给予干预和协助。

(4)定期进行心电图、凝血系列、血黏度、血管B超检查,及时发现异常,去除潜在(存在)的各种危险因素。

(五)心理护理

评估和分析患者的心理状况,进行有效的干预,鼓励患者保持良好的心态,培养健康向上的人生观,以积极的心态面对疾病。

(六)健康指导

(1)向患者讲解代谢综合征的危害,代谢综合征是多种危险因素的聚集,且其效应不是简单相加,而是协同叠加。代谢综合征的危害使发生糖尿病和冠心病与其他心血管病的危险明显增加。由于代谢综合征中的每一种组分都是心血管病的危险因素,它们的联合作用更强,所以有人将代谢综合征称为“死亡四重奏”(向心性肥胖、高血糖、高三酰甘油血症和高血压)。

(2)预防代谢综合征归纳为“一、二、三、四、五、六、七、八”。

1)一规律:一日生活规律化,勿过度劳累,劳逸结合。

2)二个戒除:戒烟、戒酗酒。

3)三搭配和三平衡:三搭配即粗细粮搭配,荤素食搭配,主副食搭配;三平衡即酸性、碱性饮食平衡,营养平衡,热量平衡。

4)饮食要近“四黑”“远四白”:近“四黑”即常吃黑米、黑豆、黑芝麻、黑木耳;“远四白”即少吃白糖、白盐、白肥肉、白味精。

5)“五大疗法”结合进行:防治代谢综合征要进行文娱疗法、体育疗法、药物疗法、精神(心理)疗法、新知识疗法,不要依靠单一预防治疗。

6)防“六淫”:即按中医的观点,生活中预防急骤的气候变化,防过度的风、寒、暑、湿、燥、火气候对人体的侵袭而造成损害。

7)避“七情”:生活中应尽量避免强烈的喜、怒、忧、思、悲、恐、惊的精神刺激(心理)所导致的疾病。

8)八项检查:贯彻“早防、早查、早治”,每半年至一年在临床全面体检的基础上查体重、血压、血脂、血糖、血尿酸、心功能、肾功能、肝功能。

(3)建立科学的生活方式

1)控制体重在理想范围。

2)合理饮食:①限制总热量,限制饱和脂肪酸和食盐的摄入;②多食蔬菜和水果,选择全谷物、高纤维的食物;③合理分配营养:总热量的40%～50%由糖类饮食提供,减少简单糖类(如水果、果汁、麦芽糖等)摄入,增加复合糖类(如谷物、薯类、大豆、麦片)摄入。每千克体重每天摄入蛋白质0.8～1.0g,脂肪及饱和脂肪酸供能分别小于总热量的30%及10%,增加膳食纤维含量(20～35g/d),通过选择瘦肉、蔬菜、脱脂或低脂(含脂量为1%)奶制品等保证每天摄入的胆固醇<300mg,尽量少食用添加糖的饮料及食物,少摄取食盐,并注意补充可溶性纤维及富含异黄酮、木质素的植物雌激素食物,如大豆、葛根。特别对于女性,富含植物雌激素的食物可减少停经后女性TG的升高,减少代谢综合征(MS)的发生。

3)运动指导:提倡每日进行轻至中等强度体力活动30分钟,如骑自行车、擦地板、散步、跳舞等。

4)控烟、戒烟、早戒烟。

5)适量饮酒:适量饮酒通过减少胰岛素抵抗,提高高密度脂蛋白胆固醇(HDLC)水平,改善高凝和炎症前状态,有利于代谢综合征(MS)的防治,而过量饮酒则可增加肥胖、糖尿病、高三酰甘油血症、高血压的发病率,从而促进代谢综合征(MS)的发生,要提高过量饮酒对健康危害性的认识,倡导健康的生活方式。

(4)用药指导

1)指导患者遵医嘱服药,不可随意停药或减量,尤其是降压、降糖、降脂药。

2)教会患者认识所服用药物的名称、剂量、用法及不良反应,如双胍类药物可引起胃肠道反应,使用噻唑烷二酮类药物部分患者可能出现体重增加、水肿甚至心功能不全等,用药期间需严密观察。

3)定期复查相关指标,及时、准确提供相关依据,遵医嘱调整用药。

(5)观察与随访指导:患者定期监测体重、腰围、腹围、血糖、血压、血脂、血黏度、血尿酸、凝血系列、心电图等,如出现心电图异常、高凝状态、心慌、气促、头晕、血压急剧增高等不适时及时就医。外出时随身携带健康卡片,以防意外发生。

九、预防

(1)科学膳食和锻炼。

(2)定期监测,及早发现和处理代谢综合征。

十、特别关注

(1)代谢综合征的危害。

(2)健康指导。

十一、前沿进展

脂联素在阻止代谢综合征发生中的重要作用:脂联素可通过直接或间接的方法增加胰岛素的敏感性,促进肌肉对脂肪酸的摄取及代谢,降低肌肉、肝脏、循环血液中游离脂肪酸(FFA)及 TG 浓度,以解除高脂血症所引起胰岛素抵抗。脂联素还可通过抑制单核细胞的前体细胞增生及成熟巨噬细胞的功能而抑制 TNF-α,基因表达,对炎症反应起负调节作用,从而有助于受损部位内皮细胞的恢复,对心血管系统起间接保护作用。

抵抗素具有抵抗胰岛素作用,可能与胰岛素敏感组织上的受体结合后,对胰岛素通路的一个或几个位点起作用,抑制胰岛素刺激脂肪细胞摄取葡萄糖的能力,抵抗素可能是肥胖与 2 型糖尿病之间的一个但不是唯一的连接点。具有胰岛素抵抗的肥胖个体其脂肪组织中 TNF-αmRNA 表达增多且与空腹胰岛素(Fins)水平成正相关,TNF-α 通过促进脂解使 FFA 水平增高,抑制肝胰岛素的结合与廓清,并通过抑制葡萄糖转运子(GLUT)4 的合成及胰岛素受体底物的酪氨酸化而导致胰岛素抵抗。另外,代谢综合征患者血浆 PAI-1 活性明显增高,而 PAI-1 的活性与血浆免疫反应性胰岛素水平明显相关,胰岛素抵抗与高胰岛素血症时胰岛素和胰岛素原可使 PAI-1 水平增高。纤维蛋白原和 PAI-1 可共同导致高凝状态,促进心脑血管疾病的发生与发展。

第六节　骨质疏松症

一、概述

骨质疏松症(osteoporosis,OP)是以骨组织显微结构受损,骨矿成分和骨基质等比例不断减少,骨质变薄,骨小梁数量减少,骨脆性增加和骨折危险度升高的一种全身骨代谢障碍性疾病。骨质疏松分为原发性和继发性 2 大类。

(一)原发性骨质疏松

原发性骨质疏松分为 3 大类。

1.绝经后骨质疏松(Ⅰ型)

绝经后骨质疏松(Ⅰ型)是由于雌激素缺乏所致,女性的发病率为男性的 6 倍以上,此型主要由破骨细胞介导,多数患者的骨转换率增高,也称为高转换性 OP,一般发生在妇女绝经后 5～10 年内。

2.老年型骨质疏松(Ⅱ型)

老年型骨质疏松(Ⅱ型)多见 60 岁以上的老年人,男性一般发生在 65 岁左右,女性的发病率是男性的 2 倍以上,超过 70 岁以后的老年妇女骨质疏松,就列为老年人骨质疏松,主要累及的部位是脊柱和髋骨。

3.特发性骨质疏松

特发性骨质疏松多见于8～14岁青少年或成年人，多伴有遗传家族史，女性多于男性。另外，值得注意的是妇女妊娠及哺乳期，由于维生素D和钙生理性需要量增加，如补充不足，也会引起骨质疏松，可列为特发性骨质疏松。

(二)继发性骨质疏松

由其他疾病或药物造成的骨质疏松，可由多种疾病引起，如：库欣综合征、甲状旁腺功能亢进、胃切除、多发性骨髓瘤、骨肿瘤类风湿关节炎、性腺功能减退症、1型糖尿病、尿毒症、长期大剂量使用糖皮质激素等。因此，在患有这些疾病时，要注意观察有没有并发骨质疏松。

二、病因及流行病学

(一)病因

1.饮食因素

(1)钙的摄入不足、吸收不良和排泄增加。

(2)维生素D摄入不足和吸收不良。

(3)食物的营养性：蛋白质缺乏，骨有机基质生成不良；维生素C缺乏，影响基质形成，并使胶原组织的成熟发生障碍，影响骨形成。

2.环境因素

不同地区的饮食结构不同，受环境影响，以蔬菜、米饭为主食的地区，维生素D和钙摄入易出现不足。北方地区冬季长，日照短，气候寒冷，户外活动少，会直接影响皮肤中维生素D的合成，影响钙的吸收。

3.内分泌因素

骨的代谢受许多激素的调节，包括雌激素、降钙素(calcitonin，CT)、甲状旁腺素(parathyroid hormone，PTH)、雄激素等，这些激素过多或不足，都会造成骨质疏松。

4.疾病因素

甲状旁腺功能亢进、甲状腺功能亢进、甲状腺功能减退、肾上腺皮质功能亢进、慢性肾病、某些消化道疾病、肝脏疾病、卵巢功能早衰或卵巢切除糖尿病、类风湿病等疾病会影响骨的形成或吸收，而发生骨质疏松。

5.药物因素

超生理剂量的皮质激素和甲状腺素，会造成骨质疏松；抗癫痫药物，如苯妥英钠、苯巴比妥等也能引起骨质疏松。另外，降血脂药、减肥药、抗肿瘤药以及雷公藤总苷等会影响钙吸收，易致骨质疏松的发生。

6.不良生活习惯

活动减少、高蛋白饮食、吸烟和过量饮酒与骨质疏松也有密切关系。

7.遗传因素

骨质疏松的发生与种族和遗传有关。

(二)流行病学

骨质疏松症的发病率随着人口的日益老龄化而同步增长，骨质疏松症的发病率与性别、年龄、种族、地区、饮食习惯等因素有关，可发病于各年龄段，以老年人常见，尤其是绝经期后的女性,男女发病率之比为1∶(2～6)。目前我国有骨质疏松症患者约9000万人。到2050年将激增至2亿多人,占人口的13.2%。

三、发病机制及病理

原发性骨质疏松症的病因和发病机制仍未阐明。凡是可以引起骨的净吸收增加,促进骨微结构紊乱的因素都会促进骨质疏松症的发生。正常成熟骨的代谢主要以骨重建形式进行。人的一生中骨组织不断地进行新陈代谢,即骨吸收与骨重建过程不断地发生,两者同时进行,也称偶联。此过程由成骨细胞与破骨细胞共同完成,即破骨细胞被激活后,骨细胞被腐蚀成腔,而成骨细胞又替换破骨细胞而逐渐充填腔隙。当破骨细胞活性增强,造成过深的腔,成骨细胞不能充填时,即发生骨量丢失乃至骨质疏松症。如果重建大于骨吸收时,则骨量不断增加。

四、诊断要点

(一)临床表现

早期许多的骨质疏松患者无明显的症状,往往在骨折发生后经X线或骨密度检查时才发现已有骨质疏松。

1.疼痛

患者可有腰背疼痛或全身骨骼疼痛,负荷增加时疼痛加重或活动受限,严重时翻身、起坐及行走有困难。

2.脊柱变形

骨骼畸形表现身高缩短和驼背、脊柱侧弯、胸椎压缩性骨折严重者影响呼吸运动,可出现胸闷、气紧、呼吸困难等,腰椎骨折可能会改变腹部解剖结构,导致便秘、腹胀,食欲下降等。

3.骨折

脆性骨折是指低能量或非暴力骨折,发生脆性骨折的常见部位为胸、腰椎、髋部,桡、尺骨远端和肱骨近端,其他部位亦可发生骨折。发生过一次脆性骨折后,再次发生骨折的风险明显增加。

(二)辅助检查

骨质疏松症的确诊有赖于骨量测定、X线片及骨转换生物化学的指标等综合分析判断。因骨质疏松症有部分患者无明显症状,因此,骨量测量就显得格外重要。

1.骨量的测定

骨矿含量(bone mineral content,BMC)和骨矿密度(bone mineral density,BMD)测量是一种无痛苦和无创伤的检查方法。常用的骨密度测量方法有单光子吸收法(single photon absorptiometry,SPA)、双能X线吸收法(dual energy X ray absorptiometry,DXA)、定量CT(QCT)、定量超声波测量等。

WHO推荐的骨密度检测对骨量的标准如下(SD为标准差)。

正常骨密度在同性别正常成人峰值骨量±1SD之内。

骨量减少:骨密度低于同性别峰值骨量1～2.5SD。

骨质疏松:骨密度较同性别峰值骨量降低达2.5SD及以上。

严重骨质疏松:骨密度较同性别峰值骨量降低达－2.5SD及以上,并伴有1个或多个部位低创伤骨折者。

2.基本检查项目

(1)骨骼X线片:关注骨骼任何影像学的改变与疾病的关系。

(2)实验室检查:血、尿常规,肝.肾功能,钙、磷、碱性磷酸酶、血清蛋白电泳等。

3.酌情检查项目

血沉、性腺激素、25-OHD、甲状旁腺激素、尿钙磷、甲状腺功能、皮质醇、血气分析、肿瘤标志物等、甚至放射性核素骨扫描、骨髓穿刺或骨活检等检查。

4.骨转换生化指标

骨转换标志物分为骨形成标志物和骨吸收标志物,前者代表成骨细胞活动及骨形成时的代谢产物,后者代表破骨细胞活动及骨吸收时的代谢产物。

(1)骨形成标志物:包括血清碱性磷酸酶(ALP)、骨钙素(OC)、骨碱性磷酸酶(BALP)、Ⅰ型原胶原C-端前肽(PICP)、Ⅰ型原胶原N-端前肽(PINP)。

(2)骨吸收标志物:包括空腹2小时的尿钙/肌酐比值、血清抗酒石酸酸性磷酸酶(TRACP)、血清Ⅰ型胶原交联C-末端肽(S-CTX)、尿吡啶啉(Pyr)、尿脱氧吡啶啉(D-Pyr)、尿Ⅰ型胶原交联C-末端肽(U-CTX)、尿Ⅰ型胶原交联N-末端肽(U-NTX)。

(三)鉴别诊断

原发性OP中Ⅰ型(绝经后骨质疏松症)和Ⅱ型(老年性骨质疏松症)的鉴别主要通过年龄、性别、主要原因、骨丢失速率和雌激素治疗的反应等来鉴别。同时原发性OP需要与继发性OP的原发性甲旁亢、原发性甲旁减、骨软化症、维生素D缺乏症和肾性骨营养不良症相鉴别。

五、治疗要点

(一)调整生活方式

均衡膳食,吃富含钙、低盐和适量蛋白质的饮食;适当户外活动和日照;避免不良的生活方式和慎用影响骨代谢的药物等;采取防止跌倒的各种措施。

(二)对症治疗

有疼痛可给予适量的非甾体类镇痛药,畸形者局部固定或其他矫形措施防止畸形加剧,有骨折时应给予牵引、固定、复位或手术治疗,同时应尽早辅以物理治疗和康复治疗。

(三)药物治疗

1.钙剂

我国营养学会制订成人每日钙摄入量800mg(兀素钙),绝经后妇女和老年人每日钙摄入量1000mg,目前每日饮食中钙含量约400mg,如果饮食中钙供给不足,每日应补充的元素钙为500～600mg,服用钙剂时也应避免超大剂量,以免增加肾结石和心血管疾病的风险。

2.维生素D

成年人推荐剂量为每日2001U(5μg),老年人因缺乏日照和饮食摄入,故推荐剂量每日400～800IU(10～20μg),天然食物中含维生素D很少(鱼肝油、深海鱼类含量较丰富),所以维生素D主要来源于晒太阳和外源性补充,对于维生素D重度缺乏的患者可维生素D_3注射液7.5mg每月肌内注射一次,连续3个月,3个月内复查25-OHD,若25-OHD 40nmol/L以上的患者,可每3个月注射维生素D 37.5mg。对于高龄、易跌倒、肾功能受损的患者,宜口服阿法骨化醇0.5μg Qd(肌内注射与口服不宜同时采用)。

3.性激素补充疗法

雌激素是女性绝经后骨质疏松症的首选药物。雄激素则可用于男性老年患者。

4.抑制骨吸收药物

二磷酸盐,常用制剂有依替磷酸钠、帕米磷酸钠、阿伦磷酸盐、伊班磷酸钠、利噻磷酸钠和唑来磷酸注射液。

5.降钙素

鲑鱼降钙素和鳗鱼降钙素。

(四)手术治疗

1.分类

(1)经皮椎体成形术(PVP):借助双向X线机、C形臂、CT或MRI的监视引导,在局麻(或全麻)下,经椎体前方(颈椎)、侧方(胸椎)及椎弓根(腰椎)将一定内径的套管针刺入椎体,注,入混有造影剂的骨水泥(PMMA)2~5ml,使其沿骨小梁分布至整个椎体,达到增强椎体强度的目的。

(2)经皮球囊椎体后凸成形术(PKP):置入特制球囊,通过球囊内加压注射造影剂液体,利用球囊扩张来恢复椎体高度,然后在所形成的空腔内注入PMMA。

2.适应证

(1)有疼痛症状的新鲜或陈旧性骨质疏松性椎体压缩性骨折。

(2)椎体肿瘤:椎体血管瘤。

(3)骨髓瘤。

(4)溶骨性转移瘤。

(5)椎体原发性恶性肿瘤。

3.禁忌证

(1)严重心肺疾病不能耐受手术。

(2)出血性疾病。

(3)椎体严重压缩无法放置导针。

(4)椎体中柱破坏、脊髓受压。

4.并发症

(1)骨水泥外漏:发生率5%~30%。

(2)骨水泥压迫脊髓和神经根。

(3)局部炎症反应。

(4)骨水泥沿静脉回流引起肺栓塞。

(5)穿刺不当引起气胸及肋骨骨折。

(6)术后一过性发热。

六、常用护理诊断

(一)有受伤的危险

受伤与骨质疏松导致骨骼脆性增加有关。

(二)舒适度的改变:疼痛

疼痛与骨质疏松有关。

(三)躯体活动障碍

躯体活动障碍与骨骼变化引起活动范围受限有关。

(四)保持健康无效

保持健康无效与日常体力活动不足有关。

(五)营养失调:低于机体需要量

低于机体需要量与饮食中钙、蛋白质、维生素D的摄入不足有关。

(六)潜在并发症

骨折。

七、护理目标

(1)患者能维持正常的代谢和生活。

(2)患者未发生跌伤或骨折。

(3)患者建立健康的生活方式,预防骨质疏松或避免其加重。

八、护理措施

(一)生活护理

1.预防跌倒

保证住院环境安全;加强日常生活护理;指导患者维持良好姿势,且在改变体位时动作应缓慢,必要时可建议患者使用手杖或助行器,以增加其活动时的稳定性;衣服穿着要合适,鞋大小应适中,且有利于活动;加强巡视,以防意外发生;对于使用利尿剂或镇静剂的患者,要密切注意因药物作用而导致的意外跌倒。

2.饮食护理

增加富含钙质和维生素D的食物,补充足够维生素A、维生素C及含铁的食物,以利于钙的吸收。减少长期高蛋白饮食,避免吸烟、酗酒、饮用过多的咖啡及吃太咸的食物。注意从饮食中补充钙,食品里含钙最多的是牛奶、小鱼和海带,牛奶不仅含有丰富的钙,也含有相应比例的磷,对骨骼生长十分有益。可采取一些负重的运动方式,如:快走、太极拳、哑铃操等,每周4～5次,时间30～50分钟,强度以每次运动后肌肉有酸胀感和疲乏感,休息后次日感觉消失为宜。

(二)用药护理

(1)服用钙剂时要增加饮水量,以增加尿量,减少发生泌尿系统结石的机会,服用时最好在用餐时间外服用,空腹时服用效果最好。服用维生素D时,不可同时食用绿叶蔬菜,以避免形成钙螯合物而减少钙的吸收。

(2)向患者说明性激素必须在医师的指导下使用,剂量要准确,并要与钙剂、维生素D同时服用,效果更好。服用雌激素应定期进行妇科和乳腺检查,如出现反复阴道出血或乳腺包块应减少用量或停药，服用雄激素应定期检测肝功能。

(3)服用二磷酸盐时，护士应指导患者空腹服用，服药期间不加钙剂，停药期间可给钙剂或维生素D制剂。阿仑磷酸盐70mg，每周一次，同时饮清水200～300ml，至少在半小时内不能进食或喝饮料，也不能平卧，应采取立位或坐位，以减轻对食管的刺激，如果出现咽下困难、吞咽痛或胸骨后疼痛，警惕可能发生食管炎、食管溃疡和食管糜烂情况，应立即停止用药。同时，应嘱患者不要咀嚼或吮吸药片，以防发生口咽部溃疡。唑来磷酸注射液为静脉注射剂，5mg，每年一次，输注后可引起一过性发热、骨痛和肌痛等类流感样不良反应，多在用药3天后明显缓解，症状明显者可用非甾体抗炎药或普通解热止痛药物对症治疗。输注时间不宜过快，患者肌酐清除率<35ml/min的患者不用此类药物。

(4)使用降钙素应观察其不良反应，如食欲减退、恶心、颜面潮红等。

(三)疼痛护理

1.休息

针对有疼痛的患者，为减轻疼痛，可睡硬床板，取仰卧位或侧卧位，卧床休息数天到1周。

2.对症护理

(1)使用骨科辅助物：必要时使用背架、紧身衣等，以限制脊柱的活动度和给予脊柱支持，从而减轻疼痛。

(2)物理疗法：对疼痛部位给予湿热敷，可促进血液循环，减轻肌肉痉挛，缓解疼痛。对局部肌肉进行按摩，以减少因肌肉僵直所引起的疼痛。也可使用各种物理治疗仪达到消炎和止痛效果。

3.善用止痛剂

正确评估疼痛的程度，按医嘱用药，药物的使用包括止痛剂、肌肉松弛剂或抗炎药物等，观察药物的作用和不良反应。

4.心理护理

骨质疏松症患者由于疼痛及害怕骨折，常不敢运动而影响日常生活，当发生骨折时，需限制活动，患者及家属容易出现角色适应不良。因此，护士要帮助患者及家属改善不良情绪，尽快适应其角色与责任，尽量减少对患者康复治疗的不利因素。

(四)出院指导

1.合理膳食

摄入充足的富钙食物，如乳制品、海产品等。蛋白质、维生素的摄入也应保证。避免酗酒、长期高蛋白、高盐饮食。

2.适当运动

机械负荷可以提高骨转换率，刺激成骨细胞的活性，有利于骨质疏松症的防治。体育运动主要通过两种方式增加骨的负荷，一种是负荷直接作用，另一种是通过肌肉间接作用。一般而言，高强度的体育运动将产生相对高的负荷。负荷作用于骨使其产生应变，而应变的大小决定于骨的适应变化，适应变化是有一定阈值范围的。有许多研究表明，应变低于下限时，骨量将减小，应变在上、下限之间时，骨量将稳定在一定水平；应变超过上限时，骨量将增加。运动要循序渐进，持之以恒。指导患者进行步行、游泳、慢跑、骑自行车等运动，每周4～5次，时间

30～50分钟，强度以每次运动后肌肉有酸胀感和疲乏感，休息后次日感觉消失为宜。但应避免进行剧烈的、有危险的运动。老年人规律的户外活动有助于锻炼全身肌肉和关节运动的协调性和平衡性，对预防跌倒、减少骨折的发生很有好处。

3.用药指导

嘱患者按时服用各种药物，学会自我监测药物不良反应。应用激素治疗的患者应定期检查，以早期发现可能出现的不良反应。

4.预防跌倒

加强预防跌倒的宣传教育和保护措施，如家庭、公共场所防滑、防绊、防碰撞措施。

(五)预防

(1)普及骨质疏松症的防治知识，提高个人的防病意识。

(2)合理的生活方式和饮食习惯可以在一定程度上降低骨量丢失的速率和程度，延缓和减轻骨质疏松症的发生及病情。

(3)在骨量达峰值前，合理运动和适当补钙，提高骨峰值。

(4)成年后尽量延缓骨量丢失的速度和程度，对妇女绝经后骨质疏松早期补充雌激素或雌、孕激素合剂雌激素替代治疗，同时坚持长期预防性补钙，以安全、有效地预防骨质疏松。

九、特别关注

(1)补钙的方法。

(2)预防跌伤和骨折。

十、前沿进展

唑来磷酸注射液(密固达)静脉注射治疗骨质疏松。

(一)适应证

用于治疗绝经后妇女的骨质疏松症。用于治疗Paget′s病(变形性骨炎)。

(二)用法用量

对于骨质疏松症的治疗，推荐剂量为一次静脉滴注5mg密固达，每年一次。目前尚无足够证据支持可连续用药3年以上。

(三)不良反应

非常常见：肌痛、关节痛、疲劳、疼痛；常见：昏睡、呼吸困难、消化不良、食管炎、腹痛、多汗、骨骼肌(肌肉)强直、关节炎、胸部骨骼痛、关节肿胀、厌食、口渴、急性反应期；不常见：眼色素层炎。

第六章 感染性疾病的护理

第一节 传染病患者常见症状体征的护理

一、发热

发热是大多数传染病所共有的最常见、突出的症状，在急性传染病中有特别重要的临床意义。

传染病的发热过程可分为3个阶段：一是体温上升期。是指患者在病程中体温上升的时期。若体温逐渐上升，患者可出现畏寒，见于伤寒、细菌性痢疾等；若体温急剧上升至39℃以上，患者可有寒战，见于疟疾和登革热等。二是极期。是指体温上升至一定高度，然后持续一段较长时间的时期。如典型伤寒的极期。三是体温下降期。是指升高的体温缓慢或快速下降的时期。有些传染病，如伤寒、结核病等多需经数天后才能降至正常水平；有些传染病，如疟疾、败血症等则可于数十分钟内降至正常水平，同时常伴有大量出汗。

热型及其意义：热型是传染病的重要特征之一，某些传染病的独特热型，具有鉴别诊断的意义。较常见的热型有：①稽留热。体温升高达39℃以上而且24h相差不超过1℃，可见于伤寒、斑疹伤寒等的极期。②弛张热。24h体温相差超过1℃，但最低点未达正常水平，常见于败血症。③间歇热。24h内体温波动于高热与正常体温之间，可见于疟疾、败血症等。④回归热。骤起高热，持续数日，间歇体温正常数日，高热重复出现，可见于回归热、布鲁菌病等。若在病程中多次重复出现并持续数月之久时称为波状热。⑤不规则热。是指发热患者的体温无一定规律的热型，可见于流行性感冒、败血症等。

（一）护理评估

1.病史

注意患者发病的地区、季节、接触史等流行病学特点。观察发热时间、起病缓急、热型、持续时间、伴随症状及热退情况。发热是否伴有皮疹、黄疸、腹泻、食欲缺乏、恶心、呕吐、头痛、肌肉酸痛甚至谵妄、抽搐等，不同的伴随症状有助于诊断和鉴别诊断。

2.身体评估

观察体温、脉搏、呼吸、血压、神志是否异常；皮肤颜色、弹性，有无皮肤干燥、口唇干裂、颜面潮红、出汗，全身皮肤是否完整，有无伤口、溃疡、焦痂，有无皮疹、黄染，全身浅表淋巴结及肝脾有无肿大；心、肺、腹部、中枢神经系统检查是否有异常征象。发热时机体蛋白质、脂肪、糖分解代谢增强，消耗增加，消化液分泌减少，胃肠蠕动减弱，患者可出现厌食、恶心、呕吐，长时间营养摄入不足，可使患者体重下降，免疫功能降低。高热患者（尤其小儿）易出现烦躁不安、谵妄、惊厥。高热伴大汗者，易发生脱水。

3.辅助检查

血常规、病原学检查尤为重要，必要时可取局部皮疹渗液、呼吸道分泌物、血液等做病原学检查以明确诊断。持续高热伴呕吐、进食减少的患者，注意水、电解质、酸碱平衡紊乱。

(二)护理诊断

体温过高：与病原体感染后释放的致热原作用于体温中枢，导致体温中枢功能紊乱有关。

(三)护理目标

1.体温得到控制，由发热引起的身心反应减轻、消失。

2.患者及其家属了解发热的相关知识，能配合处理发热。

(四)护理措施

1.一般护理

发热时卧床休息，保持环境整洁，空气清新，室温以18～20℃，湿度以50%～60%为宜，经常通风换气。给予高热量、高蛋白质、高维生素、易消化的流质或半流质，指导患者多饮水(2～3L/d)。

2.降温护理

采用酒精擦浴、冰袋、冰帽、冷敷等方式进行物理降温，必要时给予解热镇痛药。寒战时注意保暖，及时添加被褥，使用热水袋时防止烫伤，出汗时及时协助擦汗、更衣，避免受凉。

3.口腔护理

嘱患者经常漱口，必要时做口腔护理，每日2次，以保持口腔清洁，增加食欲，口唇干燥者涂油保护，防止继发感染。

(五)护理评价

1.体温得到控制并逐渐恢复正常，伴随症状缓解，未发生惊厥等并发症，患者感觉舒适。

2.患者及其家属能说出发热的相关知识，正确配合降温。

二、发疹

发疹许多传染病在发热的同时伴有发疹，称为发疹性传染病。发疹时可出现皮疹，分为外疹和内疹(黏膜疹)两大类。出疹时间、部位和先后顺序对诊断和鉴别诊断有重要参考价值。如水痘、风疹多于病程的第一日出皮疹，猩红热多于第二日，麻疹多于第三日、第四日，斑疹伤寒多于第五日，伤寒多于第六日发疹，但也有例外。水痘的皮疹主要分布于躯干；麻疹有黏膜疹(科氏斑)，发疹顺序为耳后发际开始，渐及额、面、颈部、躯干、四肢，最后到手心、足底。皮疹的形态可分为4大类：①斑丘疹。斑疹呈红色不凸出皮肤，可见于斑疹伤寒、猩红热等。丘疹呈红色凸出皮肤，可见于麻疹、风疹和传染性单核细胞增多症等。玫瑰疹属于丘疹，呈粉红色，可见于伤寒、沙门菌感染等。斑丘疹是指斑疹和丘疹同时存在，可见于麻疹、登革热、风疹、伤寒、猩红热及柯萨奇病毒感染等传染病。②出血疹。亦称瘀点，多见于流行性出血热、登革热和流行性脑脊髓膜炎等传染病。出血疹可相互融合形成瘀斑。③疱疹。多见于水痘、单纯疱疹和带状疱疹等病毒性传染病，亦可见于立克次体及金黄色葡萄球菌败血症等。若疱疹液呈脓性则称为脓疱疹。④荨麻疹。多见于病毒性肝炎、蠕虫蚴移行症和丝虫病等。

(一)护理评估

1.病史

了解皮疹出现的时间、顺序、分布部位、形态、持续时间、进展情况,有无伴随发热、乏力、食欲缺乏、恶心、呕吐等不适症状。局部皮疹有无疼痛、瘙痒感,出疹后患者的自觉症状是否加重(如麻疹出疹高峰时全身症状加重),有无同类患者接触史及预防接种史。

2.身体评估

评估患者的生命体征、神志及全身情况。注意全身皮肤黏膜有无红肿,浅表淋巴结有无肿大,心肺、腹部查体有无异常。观察皮疹的形态、大小有无变化,有无融合或出现溃疡、合并感染,出疹的进展及消退情况。观察皮疹消退时有无脱屑、脱皮,疹退后是否遗留色素沉着。

3.辅助检查

进行血、尿、便常规检查,注意白细胞分类改变,必要时进行病原学检测,注意血清学检查中抗原、抗体的检测结果。

(二)护理诊断

皮肤完整性受损:与病原体和(或)其代谢产物引起皮肤(黏膜)损伤、毛细血管炎症有关。

(三)护理目标

受损的皮肤逐渐恢复正常,未发生继发感染,患者了解导致发疹的相关因素。

(四)护理措施

1.一般护理

发疹时应卧床休息,保持室内空气清新,温、湿度适宜,给清淡易消化的流质、半流质或软食,注意避免辛辣刺激性食物及鱼虾等海产品,多饮水。如有口腔黏膜疹,进餐前后用温水或生理盐水漱口,合并溃疡者,用3%过氧化氢溶液冲洗后涂以冰硼散。若有眼结膜充血、水肿、炎症,应注意保护眼睛,可用生理盐水冲洗眼部,滴0.25%氯霉素眼药水,晚间涂以抗生素眼膏。

2.皮肤护理

保持皮肤清洁、干燥,每日用温水清洗(禁用肥皂水、乙醇),床铺应清洁、平整,衣被勤换洗。避免局部压伤、碰撞和损伤;皮疹消退、脱皮不完全者,可用消毒剪刀修剪,忌撕扯,以防出血、感染;穿刺时应避开皮疹处,有出血倾向或合并出血性皮疹者,穿刺后适当延长局部按压时间。局部皮肤瘙痒较重者,可用炉甘石洗剂、2%龙胆紫、5%碘苷涂擦患处。对大片瘀斑及坏死部位皮肤,局部可用海绵垫、气垫圈保护,防止大小便浸渍,尽量避免其发生破溃。一旦破溃,用无菌生理盐水清洗局部,辅以红外线灯照射,还可涂抗生素软膏,再覆盖无菌敷料。

3.健康指导

向患者及其家属讲解导致皮疹、黏膜疹的有关知识,如发疹的原因、诱因等,介绍配合治疗、护理的方法。

(五)护理评价

损伤局部保持清洁,受损组织逐渐恢复正常,未发生感染;患者及其家属能说出导致皮疹的原因,主动配合治疗、护理。

三、毒血症状

病原体的各种代谢产物，包括细菌毒素在内，可引起除发热以外的多种症状，如疲乏，全身不适，厌食，头痛、肌肉、关节和骨骼疼痛等。严重者可有意识障碍、谵妄、脑膜刺激征、中毒性脑病、呼吸衰竭和循环衰竭等表现。

四、单核-吞噬细胞系统反应

在病原体及其代谢产物的作用下，单核-吞噬细胞系统可出现充血、增生等反应，临床上表现为肝、脾和淋巴结肿大。

第二节　病毒性肝炎

病毒性肝炎是由多种肝炎病毒引起的，以肝脏损害为主的一组全身性传染病。目前按病原学明确分类的有甲、乙、丙、丁、戊型五型肝炎病毒。各型病毒性肝炎临床表现相似，以疲乏食欲减退、厌油、肝功能异常为主，部分病例出现黄疸。甲型和戊型主要表现为急性感染，经粪-口途径传播；乙型、丙型、丁型多呈慢性感染，少数病例可发展为肝硬化或肝细胞癌，主要经血液、体液传播。

一、病原学

按病原分类，目前已证实甲、乙、丙、丁、戊五型肝炎病毒是病毒性肝炎的致病因子。庚型肝炎病毒、输血传播病毒和 Sen 病毒是否引起肝炎尚未有定论。

（一）甲型肝炎病毒

甲型肝炎病毒（HAV）属于微小 RNA 病毒科中的嗜肝病毒属。HAV 呈球形，直径 27～32nm，无包膜，由 32 个壳粒组成 20 面对称体颗粒。在人体内，HAV 主要在肝细胞的胞质内复制，通过胆汁从粪便中排出。在潜伏期内，可在血液中检出 HAV，但维持时间甚短。HAV 只有 1 个血清型和 1 个抗原抗体系统。感染后早期产生 IgM 型抗体，是近期感染的标志，一般持续 8～12 周，少数可延续 6 个月；IgG 型抗体为保护性抗体，可长期存在，是既往感染的标志。

HAV 对外界抵抗力较强，耐酸碱，室温下可生存 1 周，在干粪中 25℃ 能存活 30d，在贝壳类动物、污水淡水、海水、泥土中能生存数月。能耐受 60℃ 30min，80℃ 5min 或煮沸 1min 能完全灭活。在－70～－20℃ 数年后仍有感染力。对紫外线、氯、甲醛等敏感。

（二）乙型肝炎病毒

乙型肝炎病毒（HBV）属于嗜肝 DNA 病毒科。在电镜下观察，HBV 存在三种形式的颗粒：①大球形颗粒，为完整的 HBV 颗粒，又名 Dane 颗粒，直径 42nm，由包膜与核心组成。包膜内含乙型肝炎表面抗原（HBsAg）、糖蛋白与细胞脂质。核心内含环状双股 DNA、DNA 聚合酶（DNAP）和核心抗原（HBcAg），是病毒复制的主体。②小球形颗粒，直径 22nm。③丝状或核状颗粒，直径 22nm，长 100～1000nm。后两种颗粒由 HBsAg 组成，为空心包膜，不含核酸，无感染性。一般情况下，血清中小球形颗粒最多，Dane 颗粒最少。

抗原抗体系统：

1.HBsAg与抗HBs

成人感染HBV后最早1～2周，最迟11～12周血中首先出现HBsAg。急性自限性HBV感染时血中HBsAg大多持续1～6周，最长可达20周。慢性患者和无症状携带者可持续存在多年，甚至终身。HBsAg本身只有抗原性，无传染性。抗HBs是一种保护性抗体，在急性感染后期，HBsAg转阴后一段时间开始出现，在6～12个月内逐步上升至高峰，可持续多年，但滴度会逐步下降。约半数病例抗HBs在HBsAg转阴后数月才可检出。抗HBs阳性表示对HBV有免疫力，见于乙型肝炎恢复期、既往感染及乙肝疫苗接种后。

2.HBcAg与抗HBc

血液中HBcAg主要存在于Dane颗粒核心，游离的HBcAg极少，故较少用于临床常规检测。肝组织中HBcAg主要存在于受感染的肝细胞核内。抗HBcIgM是HBV感染后较早出现的抗体，绝大多数出现在发病第一周，多数在6个月内消失，抗HBc IgM阳性提示急性期和慢性肝炎急性发作。抗HBe IgG出现较迟，但可保持多年甚至终身。

3.HBeAg与抗HBe

HBeAg是一种可溶性蛋白，一般仅见于HBsAg阳性血清。急性HBV感染时HBeAg的出现略晚于HBsAg，在病变极期后消失，如果HBeAg持续存在预示趋向慢性。在慢性HBV感染时HBeAg是重要的免疫耐受因子，大部分情况下其存在表示患者处于高感染低应答期。HBeAg消失而抗HBe产生称为血清转换。抗HBe转阳后，病毒复制多处于静止状态，传染性降低。部分患者仍有病毒复制、肝炎活动，称为HBeAg阴性慢性肝炎。

HBV DNA：血液中HBV DNA主要存在于Dane颗粒内，检测前必须裂解病毒。HBV DNA是病毒复制和传染性的直接标志。定量检测HBV DNA对于判断病毒复制程度、传染性大小、抗病毒药物疗效等有重要意义。

HBV的抵抗力很强，对热、低温、干燥、紫外线及一般浓度的消毒剂均能耐受。在37℃可存活7d，在血清中30～32℃可保存6个月，－20℃可保存15年。煮沸10min、65℃ 10h或高压蒸汽消毒可被灭活，对0.2%苯扎溴铵及0.5%过氧乙酸敏感。

(三)丙型肝炎病毒

丙型肝炎病毒(HCV)属于黄病毒科丙型肝炎病毒属。HCV呈球形颗粒，直径30～60nm，外有脂质外壳、囊膜和棘突结构，内有核心蛋白和核酸组成的核衣壳。HCV基因组为单股正链RNA，具有显著的异质性，同一基因组不同区段变异程度有显著差别。目前可将HCV分为6个不同的基因型，同一基因型可再分为不同亚型。基因型分布有显著的地区性差异，我国以1b型为主。

抗原抗体系统：

1.HCVAg与抗HCV

血清中HCVAg含量很低，检出率不高。抗HCV不是保护性抗体，是HCV感染的标志。在发病后即可检测到抗HCV IgM，一般持续1～3个月。如果抗HCV IgM持续阳性，提示病毒持续复制，易转为慢性。

2.HCV RNA

感染HCV后第1周即可从血液或肝组织中用反转录-聚合酶链反应法(RT-PCR)检出

HCV RNA，但其含量少，并随病情波动。HCV RNA 阳性是病毒感染和复制的直接标志。HCV RNA 定量测定有助于了解病毒复制程度、抗病毒治疗的选择及疗效评估等。HCV 对有机溶剂敏感，10%氯仿可杀灭 HCV。煮沸、紫外线等亦可使 HCV 灭活。血清经 60℃ 10h 或 1∶1000 福尔马林 37℃ 6h 可使 HCV 传染性丧失。血制品中的 HCV 可用干热 80℃ 72h 或加变性剂使之灭活。

（四）丁型肝炎病毒

丁型肝炎病毒（HDV）是一种缺陷病毒，在血液中由 HBsAg 包被，其复制、表达抗原及引起肝损害须有 HBV 或其他嗜肝 DNA 病毒的辅佐。但细胞核内的 HDV RNA 无须 HBV 的辅助能自行复制。HDV 可与 HBV 同时感染人体，但大部分情况下是在 HBV 感染的基础上引起重叠感染。当 HBV 感染结束时，HDV 感染亦随之而结束。

（五）戊型肝炎病毒

戊型肝炎病毒（HEV）属 α 病毒亚组，为二十面对称体圆球形颗粒，无包膜，直径 27～34nm。基因组为单股正链 RNA。HEV 主要在肝细胞内复制，通过胆道排出。血液中检测不到 HEVAg。抗 HEV IgM 在发病初期产生，多数在 3 个月阴转。因此，抗 HEV IgM 阳性是近期感染的标志。抗 HEV IgG 持续时间在不同病例差异较大，多数于发病后 6～12 个月阴转。HEV 在碱性环境下较稳定，对高热、氯仿、氯化铯敏感。

二、流行病学

我国是病毒性肝炎的高发区。全世界约有 HBsAg 携带者 3.5 亿，其中我国有 1 亿左右。全球 HCV 感染者约有 1.7 亿，我国人群抗 HCV 阳性者占 1%～3%，约 3000 万。丁型肝炎人群流行率约 1%。戊型肝炎约 20%。

（一）传染源

1.甲型与戊型肝炎

为急性期患者和隐性感染者。甲型肝炎在起病前 2 周至病后 1 周从粪便中排出病毒的数量最多，少数患者可延长至其病后 30d。

2.乙、丙、丁型肝炎

3 种肝炎都有急性患者、慢性患者和病毒携带者，其传染性贯穿整个病程。急性患者的传染性可从起病前数周开始，并持续于整个急性期。慢性患者和 HBV 携带者，是乙型肝炎最主要的传染源。急性丙型肝炎以无黄疸者多见，且 50%以上可转变为慢性，故慢性患者是丙型肝炎的主要传染源。丁型肝炎患者发生于 HBV 感染的基础上，也以慢性患者和携带者为主要传染源。

（二）传播途径

1.粪-口传播

粪-口传播是甲型和戊型肝炎的主要传播途径。水源污染可引起戊型肝炎暴发流行；食物污染，如毛蚶、生蚝等贝壳类食物受污染，可引起甲型肝炎暴发流行。

2.血液、体液传播

血液、体液传播是乙、丙、丁型肝炎的主要传播途径。含有肝炎病毒的体液、血液可通过输血及血制品、注射、手术、针刺、共用剃刀和牙刷、血液透析、器官移植等方式传播。生活上的密切接触是次要的传播方式，主要与各种体液和分泌物的接触有关，如唾液、精液和阴道分泌物等。

3.母婴传播

由母亲传给婴儿，亦是HBV感染的一种重要传播途径，主要经胎盘、产道分娩、哺乳和喂养等方式传播。

4.其他传播途径

虽然经破损的消化道、呼吸道黏膜或昆虫叮咬在理论上有可能，但实际意义未必重要。

(三)易感人群

1.甲型肝炎

抗HAV阴性者。6个月以下儿童有来自母亲的抗HAV而不易感，6个月后，血中抗HAV逐渐消失而成为易感者。在我国，大多在幼儿、儿童、青少年时期获得感染，以隐性感染为主，成人抗HAV IgG的检出率达80%。

2.乙型肝炎

抗HBs阴性者。新生儿普遍易感，随着年龄的增长，通过隐性感染获得免疫的比例亦随之增加。感染后或疫苗接种后出现抗HBs者有免疫力。

3.丙型肝炎

人类对HCV普遍易感。

4.丁型肝炎

人类对HDV普遍易感。

5.戊型肝炎

人类对HEV普遍易感，显性感染主要发生于成年人。

三、临床表现

不同类型病毒引起的肝炎潜伏期不同，甲型肝炎2～6周，平均4周；乙型肝炎1～6个月，平均3个月；丙型肝炎2周～6个月，平均40d；丁型肝炎4～20周；戊型肝炎2～9周，平均6周。

(一)急性肝炎

包括急性黄疸型肝炎和急性无黄疸型肝炎。各型病毒均可引起。

1.急性黄疸型肝炎

临床经过的阶段性较为明显，可分为3期。

(1)黄疸前期：甲、戊型肝炎起病较急，约80%患者有畏寒、发热。乙、丙、丁型肝炎起病相对较缓，仅少数有发热。此期主要症状有全身乏力、食欲减退、厌油、恶心、呕吐、腹胀、肝区痛、尿色加深等，肝功能改变主要为丙氨酸氨基转移酶(ALT)升高，本期持续5～7d。

(2)黄疸期：自觉症状好转，发热消退，但尿色继续加深，巩膜和皮肤出现黄疸，1～3周内黄疸达高峰。部分患者可有一过性大便颜色变浅、皮肤瘙痒、心动过缓等梗阻性黄疸表现。肝大，质软、边缘锐利，有压痛及叩痛。部分病例有轻度脾大。本期持续2～6周。

(3)恢复期：黄疸消退，症状逐渐消失，肝、脾回缩，肝功能逐渐恢复正常。本期持续1～2个月。总病程2～4个月。

2.急性无黄疸型肝炎

除无黄疸外,其他临床表现与黄疸型相似。无黄疸型发病率远高于黄疸型。起病较缓慢,症状较轻,主要表现为全身乏力、食欲下降、恶心、腹胀、肝区痛、肝大、有轻压痛及叩痛等。恢复较快,病程多在3个月内。有些病例无明显症状,易被忽视。

急性丙型肝炎的临床表现一般较轻,多无明显症状,少数病例有低热,血清ALT轻中度升高。无黄疸型占2/3以上,即使是急性黄疸型病例,黄疸亦属轻度。

急性丁型肝炎可与HBV感染同时发生(同时感染)或继发于HBV感染中(重叠感染)。其临床表现部分取决于HBV感染状态。同时感染者临床表现与急性乙型肝炎相似,大多数表现为黄疸型,有时可见双峰型ALT升高,分别表示HBV和HDV感染,预后良好,极少数可发展为重型肝炎。重叠感染者病情常较重,ALT升高可达数月之久,部分可进展为急性重型肝炎,此种类型大多会向慢性化发展。

戊型肝炎与甲型肝炎相似,但黄疸前期较长,平均10d。晚期妊娠妇女患戊型肝炎时,容易发生肝衰竭。HBV慢性感染者重叠感染HEV时病情较重,病死率增高。老年患者通常病情较重,病程较长,病死率较高。

(二)慢性肝炎

急性肝炎病程超过半年,或原有乙、丙、丁型肝炎或有HBsAg携带史而因同一病原再次出现肝炎症状、体征及肝功能异常者。依据病情轻重可分为轻、中、重三度。

轻度:病情较轻,可反复出现乏力、头晕、食欲有所减退、厌油、尿黄、肝区不适、睡眠欠佳、肝稍大有轻触痛,可有轻度脾大。部分病例症状、体征缺如。肝功能指标仅1或2项轻度异常。

中度:症状、体征、实验室检查居于轻度和重度之间。

重度:有明显或持续的肝炎症状,如乏力、食欲缺乏、腹胀、尿黄、便溏等,伴肝病面容、肝掌、蜘蛛痣、脾大,ALT和(或)天冬氨酸氨基转移酶(AST)反复或持续升高,清蛋白降低,丙种球蛋白明显升高。

(三)重型肝炎(肝衰竭)

病因及诱因复杂,包括重叠感染、机体免疫状况、妊娠、过度疲劳、精神刺激、饮酒、应用肝损害药物、合并细菌感染、伴有其他疾病(如甲状腺功能亢进症、糖尿病)等。表现一系列肝衰竭表现:极度乏力,严重消化道症状,神经、精神症状(嗜睡、性格改变、烦躁不安、昏迷等),有明显出血现象,凝血酶原时间(PT)显著延长及凝血酶原活动度(PTA)$<40\%$。黄疸进行性加深,血总胆红素(TBil)每天上升$\geq 17.1\mu mol/L$或大于正常值10倍。可出现中毒性鼓肠、肝臭、肝肾综合征等。可见扑翼样震颤及病理反射、肝浊音界进行性缩小、胆酶分离、血氨升高等。

1.分类

根据病理组织学特征和病情发展速度,肝衰竭可分为四类。

(1)急性肝衰竭:亦称暴发型肝炎,特征是起病急,发病2周内出现以Ⅰ度以上肝性脑病为特征的肝衰竭症状。发病多有诱因。本型病死率高,病程不超过3周。

(2)亚急性肝衰竭:亦称亚急性肝坏死。起病较急,发病15d～26周内出现肝衰竭症状。

首先出现Ⅱ度以上肝性脑病者，称为脑病型；首先出现腹腔积液及其相关症候（包括胸腔积液等）者，称为腹腔积液型。晚期可有难治性并发症，如脑水肿、消化道大出血、严重感染、电解质紊乱及酸碱平衡失调。白细胞升高，血红蛋白下降，低血糖，低胆固醇，低胆碱酯酶。一旦出现肝肾综合征，预后极差。本型病程较长，常超过3周至数月。容易转化为慢性肝炎或肝硬化。

（3）慢加急性肝衰竭：是在慢性肝病基础上出现的急性肝功能失代偿。

（4）慢性肝衰竭：是在肝硬化基础上，肝功能进行性减退导致的以腹腔积液或门脉高压、凝血功能障碍和肝性脑病等为主要表现的慢性肝功能失代偿。

2.分期

根据临床表现的严重程度，亚急性肝衰竭和慢加急性肝衰竭可分为早期、中期和晚期。

（1）早期：①极度乏力，并有明显厌食、呕吐和腹胀等严重消化道症状。②黄疸进行性加深（血清 TBil≥171pmol/L 或每日上升≥17.1pmol/L）。③有出血倾向，PTA≤40％。④未出现肝性脑病或明显腹腔积液。

（2）中期：在肝衰竭早期表现基础上，病情进一步发展，出现以下两条之一者：①出现Ⅱ度以上肝性脑病和（或）明显腹腔积液。②出血倾向明显（出血点或瘀斑），20％＜PTA≤30％。

（3）晚期：在肝衰竭中期表现基础上，病情进一步加重，出现以下三条之一者：①有难治性并发症，如肝肾综合征、上消化道大出血、严重感染和难以纠正的电解质紊乱等。②出现Ⅲ度以上肝性脑病。③有严重出血倾向（注射部位瘀斑等），PTA≤20％。

（四）淤胆型肝炎

以肝内淤胆为主要表现的一种特殊临床类型，亦称毛细胆管炎型肝炎。急性淤胆型肝炎起病类似急性黄疸型肝炎，大多数患者可恢复。在慢性肝炎或肝硬化基础上发生上述表现者，为慢性淤胆型肝炎。有梗阻性黄疸临床表现：皮肤瘙痒，大便颜色变浅，肝大。肝功能检查血清 TBi 明显升高，以直接胆红素为主，γ-谷氨酰转肽酶（γ-GT），碱性磷酸酶（ALP 或 AKP），总胆汁酸，胆固醇等升高。有黄疸深，消化道症状较轻，ALT、AST 升高不明显，PT 无明显延长，PTA＞60％。

（五）肝炎肝硬化

根据肝脏炎症情况分为活动性与静止性两型。

1.活动性肝硬化

有慢性肝炎活动的表现，乏力及消化道症状明显，ALT 升高，黄疸，清蛋白下降。伴有腹壁、食道静脉曲张，腹腔积液，肝缩小质地变硬，脾进行性增大，门静脉、脾静脉增宽等门脉高压症表现。

2.静止性肝硬化

无肝脏炎症活动的表现，症状轻或无特异性，可有上述体征。几种特殊人群的肝炎：①小儿病毒性肝炎。小儿急性肝炎多为黄疸型，以甲型肝炎为主。小儿慢性肝炎以乙型和丙型多见，病情大多较轻。因小儿免疫系统发育不成熟，感染 HBV 后易形成免疫耐受状态，多无症状而成为隐性感染，或成为无症状 HBV 携带者。②老年病毒性肝炎。老年急性病毒性肝炎以戊型肝炎较多见，黄疸型为主。老年慢性肝炎较急性者为多，特点是黄疸较深，持续时间较长，易发生淤胆，肝衰竭发生率高，预后较差。③妊娠期合并肝炎。病情常较重，尤其以妊娠后期为严重，产后大出血多见，较易发展为肝衰竭，病死率较高。妊娠合并戊型肝炎时病死率可高达30%以上。

四、辅助检查

(一)肝功能检查

1.血清酶测定

ALT在肝细胞损伤时释放入血，是目前临床上反映肝细胞功能的最常用指标。急性肝炎时ALT明显升高，慢性肝炎和肝硬化时ALT轻度至中度升高或反复异常。重型肝炎患者可出现ALT快速下降，胆红素不断升高的“胆酶分离”现象，提示肝细胞大量坏死。

2.血清蛋白

急性肝炎时，血清蛋白质和量可在正常范围内。慢性肝炎中度以上、肝硬化、重型肝炎时清蛋白下降，γ-球蛋白升高，清蛋白/球蛋白(A/G)下降甚至倒置。

3.胆红素

急性或慢性黄疸型肝炎时血清胆红素升高，活动性肝硬化时亦可升高且消退缓慢，重型肝炎时TBil常超过171μmol/L。胆红素含量是反映肝细胞损伤严重程度的重要指标。

4.PTA

PTA高低与肝损程度成反比。PTA＜40%是诊断重型肝炎的重要依据，亦是判断重型肝炎预后的最敏感的实验室指标。

5.血氨

肝衰竭时清除氨的能力减退或丧失，导致血氨升高，常见于重型肝炎、肝性脑病患者。

6.血糖

超过40%的重型肝炎患者有血糖降低。

7.血浆胆固醇

60%～80%的血浆胆固醇来自肝脏。肝细胞严重损伤时，胆固醇在肝内合成减少，故血浆胆固醇明显下降，胆固醇愈低，预后愈险恶。梗阻性黄疸时胆固醇升高。

8.甲胎蛋白(AFP)

检测AFP含量是早期诊断肝癌的常规方法。肝炎活动和肝细胞修复时AFP有不同程度的升高，应动态观察。急性重型肝炎AFP升高时，提示有肝细胞再生，对判断预后有帮助。

(二)病原学检查

1.甲型肝炎

抗HAV IgM阳性是近期感染的证据，是早期诊断的指标；抗HAV IgG为保护性抗体，见于甲型肝炎疫苗接种后或既往感染HAV的患者。

2.乙型肝炎

(1)HBsAg与抗HBs：HBsAg阳性反映现症HBV感染；抗HBs阳性表示对HBV有免疫力。

(2)HBeAg与抗HBe：HBeAg阳性提示HBV复制活跃，传染性较强。抗HBe阳转后，病毒复制多处于静止状态，传染性降低。长期抗HBe阳性者并不代表病毒复制停止或无传染性，可能由于HBV前C区基因变异，导致不能形成HBeAg。

(3)HBcAg与抗HBc:血清中HBcAg主要存在于HBV完整颗粒的核心,游离的极少,常规方法不能检出。抗HBc IgM存在于急性期或慢性乙型肝炎急性发作期;抗HBc IgG是既往感染的标志,可保存多年。

(4)HBV DNA:是病毒复制和传染性的直接指标。

3.丙型肝炎

(1)抗HCV IgM和抗HCV IgG:HCV抗体不是保护性抗体,是HCV感染的标志。抗HCV IgM在发病后即可检测到,一般持续1～3个月,因此抗HCV IgM阳性提示现症HCV感染。抗HCV IgG阳性提示现症感染或既往感染。

(2)HCV RNA:常用PCR方法检测,HCV RNA阳性是病毒感染和复制的直接指标。

4.丁型肝炎

(1)HDAg、抗HD IgM及抗HD IgG:HDAg是HDV颗粒内部成分,阳性是诊断急性HDV感染的直接证据。抗HD IgM阳性是现症感染的标志,抗HD IgG不是保护性抗体,高滴度抗HD IgG:提示感染持续存在,低滴度提示感染静止或终止。

(2)HDV RNA:血清或肝组织中HDV RNA是诊断HDV感染最直接的依据。可采用分子杂交和RT-PCR方法检测。

5.戊型肝炎

(1)抗HEV IgM和抗HEV IgG:抗HEV IgM在发病初期产生,是近期感染的标志,大多数在3个月内阴转。抗HEV IgG在急性期滴度较高,恢复期明显下降。两者均可作为近期感染的指标。

(2)HEV RNA:采用RT-PCR法在粪便和血液标本中检测到HEV RNA,可明确诊断。

(三)影像学检查

B超有助于鉴别阻塞性黄疸、脂肪肝及肝内占位性病变。对肝硬化有较高的诊断价值,能反映肝脏表面变化,门静脉、脾静脉直径,脾脏大小,胆囊异常变化,腹腔积液等。在重症肝炎中可动态观察肝脏大小变化等。CT、MRI的应用价值基本同B超,但价格较昂贵,如应用增强剂,可加重病情。

(四)肝组织病理检查

对明确诊断、衡量炎症活动度、纤维化程度及评估疗效具有重要价值。还可在原位检测病毒抗原或核酸,以助确定病毒复制状态。

五、诊断要点

有进食未煮熟的海产品的病史,如贝壳类食物等,或食用其他不洁食物和饮用受污染的水,有助于甲、戊型肝炎的诊断;有注射史、输血和血制品史、肝炎密切接触史等,有助于乙、丙、丁型肝炎的诊断;临床表现为食欲减退、恶心、呕吐等消化道症状,肝脾大,肝功能损害者应注意本病的诊断。确诊有赖于病原学的检查。

六、治疗要点

病毒性肝炎的治疗应根据不同病原、不同临床类型及组织学损害区别对待。各型肝炎的治疗原则均以充足的休息、营养为主,辅以适当药物,避免饮酒、过度劳累和使用损害肝脏的药物。

(一)急性肝炎

急性肝炎一般为自限性,多可完全康复。以一般治疗及对症支持治疗为主。一般不采用抗病毒治疗,急性丙型肝炎则例外,因其容易转为慢性,早期应用抗病毒治疗可降低患者转化为慢性的概率,可选用普通干扰素或聚乙二醇化干扰素(PEG IFN),疗程24周,同时加用利巴韦林治疗。

(二)慢性肝炎

根据患者具体情况采用综合性治疗方案,包括合理的休息和营养,心理辅导,改善和恢复肝功能,调节机体免疫,抗病毒,抗纤维化等治疗。

1.一般治疗

适当休息,合理饮食,心理辅导。

2.药物治疗

(1)改善和恢复肝功能:①非特异性护肝药。维生素类,还原型谷胱甘肽,葡萄糖醛酸内酯(肝泰乐)等。②降酶药。五味子类(联苯双酯等),甘草提取物(甘草酸等)。部分患者停药后有ALT反跳现象,故显效后逐渐减量至停药为宜。③退黄药物。丹参、门冬氨酸钾镁等。

(2)免疫调节:如胸腺肽、胸腺素、转移因子、特异性免疫核糖核酸等。

(3)抗肝纤维化:主要有丹参、冬虫夏草、γ干扰素等。

(4)抗病毒治疗:目的是抑制病毒复制,减少传染性;改善肝功能;减轻肝组织病变;提高生活质量;减少或延缓肝硬化、肝衰竭和肝细胞癌的发生,延长存活时间。

抗病毒治疗的一般适应证包括:①HBV DNA≥10^5拷贝/mL。②ALT≥2×正常上限(ULN);如用干扰素治疗,ALT应≤10×ULN,血中TBil<2×ULN。③如ALT<2×ULN,但肝组织学显示Knodell HAI≥4,或≥G2炎症坏死。④丙型肝炎HCV RNA阳性。

抗病毒治疗疗效判断:一是完全应答。HBV DNA或HCV RNA阴转,ALT正常,HBeAg血清转换。二是部分应答。介于完全应答和无应答之间者。三是无应答。HBV DNA或HCV RNA、ALT、HBeAg均无应答者。

1)干扰素α(IFN-α):可用于慢性乙型肝炎和丙型肝炎抗病毒治疗,它主要通过诱导宿主产生细胞因子起作用,在多个环节抑制病毒复制。①干扰素治疗慢性乙型肝炎:普通干扰素每次3~5MU,每周3次,皮下或肌内注射,疗程1年。PEG IFN每周1次,疗程1年。②干扰素治疗慢性丙型肝炎:只要血清HCV RNA阳性,无论ALT升高与否,均应给予IFN-α治疗,联合利巴韦林可提高疗效。普通干扰素3~5MU或复合干扰素9~15μg,皮下或肌内注射,每周3次;或每次PEGIFNα-2a 135~180μg,皮下或肌内注射,每周1次。疗程6~12个月,应同时服用利巴韦林800~1000mg/d。

2)核苷(酸)类似物:包括拉米夫定、阿德福韦酯、恩替卡韦和替比夫定等。有较好的抗HBV作用,抑制HBV DNA复制,为目前抗病毒治疗研究的热点。

七、常见护理诊断

(一)活动无耐力

活动无耐力与肝功能受损、能量代谢障碍有关。

(二)营养失调

低于机体需要量,与食欲下降、呕吐、腹泻、消化和吸收功能障碍有关。

(三)焦虑

焦虑与隔离治疗、病情反复、久治不愈、担心预后有关。

(四)潜在并发症

出血、体液过多、肝性脑病,干扰素治疗的不良反应。

八、护理措施

(一)一般护理

急性期患者应绝对卧床休息,待症状好转、黄疸减轻、肝功能改善后,逐渐增加活动量,以不觉疲劳为度。急性期患者宜进食清淡、易消化、含维生素丰富的饮食,多吃蔬菜水果。慢性肝炎的患者宜进食高维生素、优质蛋白质、适量脂肪饮食。体液过多者给高蛋白质低盐饮食。血氨升高时,给低蛋白质或禁蛋白质饮食。

(二)病情观察

观察患者乏力是否减轻,皮肤巩膜黄染的消退情况及尿便颜色的变化。体液过多者,注意观察腹腔积液的消长情况,水肿的消退情况。观察有无皮肤黏膜出血,如鼻衄、齿龈出血、呕血、便血、血尿及注射部位渗血。观察患者意识和神志的变化,有无性格改变、精神错乱、意识模糊、睡眠障碍、行为异常、昏睡,有无计算力、定向力障碍、扑翼样震颤及血氨升高等肝性脑病表现。

(三)对症护理

1.黄疸

因黄疸患者可有皮肤瘙痒,给剪短指甲,勤换内衣,穿布制纯棉宽松内衣,每日用温水擦洗皮肤 2 次,不用肥皂和化妆品,瘙痒重者可局部涂擦止痒剂。

2.体液过多

给高蛋白质低盐饮食,记 24h 尿量,按医嘱给予利尿剂,大量腹腔积液影响呼吸时给半卧位吸氧,放腹腔积液后观察有无不良反应。

3.有出血倾向

嘱患者用软毛牙刷刷牙,避免碰撞和损伤,鼻出血时用 0.1%肾上腺素棉球压迫止血或局部冷敷,穿刺、注射后延长局部压迫时间。

4.肝性脑病

给予低蛋白质饮食,口服乳果糖(每日 30～60mL),以酸化肠道,抑制氨的生成,促进排便,必要时用 3%醋盐水清洁洗肠(减少氨的吸收)。

(四)用药护理

遵医嘱使用抗病毒药物,在用药前应向患者交代这类药物的疗效、疗程、不良反应、停药标准和停药后可能出现的问题。

1.干扰素治疗的不良反应及处理

①类流感综合征:通常在注射后 2～4h 发生,低热至高热不等,可伴有头痛,肌肉、关节、骨骼酸痛,疲倦无力等,反应随治疗次数增加逐渐减轻。可给予解热镇痛药等对症处理。②骨髓

抑制:表现为粒细胞及血小板计数减少,一般停药后可自行恢复。当白细胞计数<3.0×10^9/L或中性粒细胞<1.5×10^9/L,或血小板<40×10^9/L时,应停药。血常规恢复后可重新恢复治疗,但需密切观察。③神经精神症状:如焦虑、抑郁、兴奋、易怒、精神病。出现抑郁及精神症状应停药。④食欲减退、失眠、ALT增高、黄疸、轻度皮疹、脱发等,根据情况可不停药,待治疗停止后,症状可逐渐好转,肝功能恢复。⑤诱发自身免疫性疾病:如甲状腺炎、血小板减少性紫癜、溶血性贫血、风湿性关节炎、1型糖尿病等,亦应停药。

2.核苷(酸)类似

①拉米夫定:每日必须按时、按量服用,不得擅自减量或停药。少数病例有头痛,全身不适,疲乏,胃痛及腹泻,个别可能出现过敏反应。随用药时间的延长患者可发生耐药和病毒变异,须停药或更换药物。②阿德福韦酯:在较大剂量时有一定的肾毒性,表现为血清肌酐的升高和血磷的下降,对应用者应定期监测。

(五)健康教育

1.疾病知识指导

向患者及家属介绍病毒性肝炎有关知识,如本病的病因、诱因及自我护理常规等。指导患者合理饮食,适当休息,避免劳累和剧烈运动,保障充足睡眠。如肝功能正常,病情稳定,可根据个人的体力及工作性质,从事半日或全日工作。保持情绪稳定,生活要有规律,戒烟酒,养成良好的卫生习惯,如患者的食具用具和洗漱用品应专用,定期消毒,避免各种感染,定期复查。

2.生活指导

急性期患者应进食清淡易消化含维生素丰富饮食,多食蔬菜、水果。恢复期应注意营养,适当进食优质蛋白质食物,如豆制品、牛奶、鸡蛋、鱼、鸡肉、瘦肉等。有糖尿病倾向和肥胖者不宜长期摄入高热量、高脂肪食物,以防诱发糖尿病和脂肪肝。肝硬化患者饮食的质地应细软,避免一切生冷、硬、脆、粗糙的食物。

3.用药指导

指导患者按医嘱用药,尽量不用或少用对肝脏有损害的药物,如镇静安眠类、大环内酯类、抗结核类、磺胺类等,以免加重肝损害。抗病毒药物治疗期间,患者一定要按时、按量应用,不得擅自加减量或停药,定期复查血常规肝功能及病毒血清学指标。停药后应随访观察1年。

4.自我监测

教会患者及家属注意观察有无心慌、头晕、出汗、饥饿等低血糖症状,常备糖果、饼干。重症患者应注意观察有无性格改变、精神错乱、行为异常、睡眠障碍、昏睡等肝性脑病症状,给予及时处理。

5.预防指导

甲型和戊型肝炎患者应按消化道隔离,隔离期为发病后21d。预防重点在于加强食品卫生和餐具消毒,保护水源,严格饮用水的消毒,加强粪便管理。乙、丙、丁型肝炎应按血液、体液隔离,避免不必要或不恰当的输血、血制品,严格筛查献血员,使用一次性注射用具,医疗器械及用具须严格消毒灭菌,生活用具应专用,接触患者后用肥皂和流动水洗手。

第三节 麻疹

麻疹是由麻疹病毒引起的急性呼吸道传染病，主要的临床表现有发热、咳嗽、流涕、眼结膜炎、口腔麻疹黏膜斑及皮肤斑丘疹。在我国自从婴幼儿广泛接种麻疹疫苗以来，该病的发展已经基本得到了控制。

一、病原学

麻疹病毒属于副黏病毒科麻疹病毒属，与其他副黏液病毒不同之处是该病毒无特殊的神经氨酸酶。电镜下病毒呈球形或丝状，直径150～200nm，中心为单链RNA，其基因组有16000个核苷酸，外有脂蛋白包膜，包膜有3种结构蛋白。麻疹病毒主要蛋白质的抗原性稳定，只有一个血清型。分离病毒最好的方法是组织培养。麻疹病毒在外界抵抗力弱，对热、紫外线及一般消毒剂敏感，56℃ 30min即可灭活。但病毒耐寒及耐干燥，室温下可存活数日，－70℃可存活数年。

二、流行病学

(一)传染源

患者是唯一的传染源，传染期自发病前2d至出疹后5d内，眼结膜、鼻、口咽、气管的分泌物中都含有病毒，具有传染性，恢复期不携带病毒。

(二)传播途径

经呼吸道飞沫传播。患者咳嗽、打喷嚏时，病毒随排出的飞沫经口、咽、鼻部或眼结膜侵入易感者。密切接触者亦可经污染病毒的手传播，通过第三者或衣物间接传播甚少见。

(三)人群易感性

人群普遍易感，易感者接触患者后90%以上发病，病后可获持久免疫力。6个月内婴儿因从母体获得抗体很少患病，该病主要在6个月至5岁小儿间流行。近些年在年长儿和成人中也可见一些轻型麻疹病例，其主要原因为婴幼儿时未接种过麻疹疫苗或未再复种，使体内抗体的水平降低而成为易感者。

(四)流行特征

麻疹是一种传染性很强的传染病，发病季节以冬春季为多，但全年均可发生。20世纪前50年，世界各地均有麻疹流行。

三、临床表现

潜伏期约10d(6～21d)，曾接受被动或自动免疫者可延长至3～4周。

(一)典型麻疹

典型麻疹的临床过程可分为三期：

1.前驱期

从发热到出疹一般3～4d，起病急。主要表现：①发热。体温一般逐渐升高，伴毒血症症状。②上呼吸道炎。发热同时出现咳嗽、喷嚏、流涕、咽部充血等卡他症状。③眼结膜充血、畏光流泪、眼睑水肿。④麻疹黏膜斑，见于90%以上的患者，具有早期诊断价值，发生在病程2～

3d,此斑位于双侧第二磨牙对面的颊黏膜上,为 0.5～1mm 大小灰白色小点,周围有红晕,初起时仅数个,1～2d 内迅速增多融合,扩散至整个颊黏膜,形成表浅的糜烂,似鹅口疮,2～3d 内消失。

2.出疹期

病程第 3～4d 时发热,呼吸道症状明显加重,此时开始出现皮疹。首先见于耳后、发际,渐及额、面、颈,自上而下蔓延到胸、背、腹及四肢,最后达手掌与足底,2～3d 遍及全身。皮疹初为淡红色斑丘疹,大小不等,高出皮肤,呈充血性皮疹,压之退色,初发时稀疏,色较淡,以后部分融合成暗红色,少数病例可呈现出血性皮疹,疹间皮肤正常。皮疹高峰时全身毒血症状加重,高热可达 40℃,伴嗜睡,重者有谵妄、抽搐、咳嗽频繁。常有结膜红肿,畏光,舌乳头红肿,全身浅表淋巴结及肝脾轻度肿大。

3.恢复期

皮疹达高峰后,常于 1～2d 内迅速好转,体温下降,全身症状明显减轻,皮疹按出疹的先后顺序消退,留有浅褐色色素沉着斑,伴糠麸样脱屑,历时 1～2 周。无并发症者整个病程为 10～14d。

(二)非典型麻疹

由于感染者的年龄不同、机体的免疫状态不同、病毒毒力的强弱不一、侵入人体数量的不同等因素,临床上可出现非典型麻疹,包括:

1.轻型麻疹

轻型麻疹多见于对麻疹具有部分免疫力者,如 6 个月前婴儿,近期接受过被动免疫,或曾接种过麻疹疫苗。表现为发热程度低、发热时间短,皮疹稀疏色淡,无麻疹黏膜斑或不典型,呼吸道症状轻等。一般无并发症,病程在 1 周左右。

2.重型麻疹

重型麻疹多见于全身情况差、机体免疫力低下,或继发严重感染者,死亡率高。

(三)并发症

1.喉炎

喉炎以 2～3 岁以下小儿多见,因小儿喉腔狭小,并发细菌感染时喉部组织水肿,分泌物增多,极易造成喉梗阻,表现为声音嘶哑、犬吠样咳嗽、“三凹征”(即锁骨上窝、胸骨上窝及肋间隙向内凹陷)等,如不及时抢救可因窒息致死。

2.肺炎

肺炎为麻疹最常见的并发症,多见于 5 岁以下小儿,在出疹期一周内发生,占麻疹患儿死因的 90%以上。由麻疹病毒引起的肺炎多不严重,主要为继发肺部感染,病原体可为细菌或病毒,也可为多种菌混合感染。主要表现为高热、咳嗽、咳痰、气促、鼻翼扇动、口唇发绀等,肺部有明显的啰音。

3.心肌炎

心肌炎多见于 2 岁以下患重型麻疹或并发肺炎和营养不良的小儿,表现为气促、烦躁、面色苍白、发绀,听诊心音低钝、心率快。皮疹不能诱发或突然隐退。心电图示 T 波和 S-T 段改变。

4.脑炎

麻疹脑炎的发生率为0.01%～0.5%,多发生于出疹后2～6d,也可发生于出疹后3周内,与麻疹病情轻重无关。临床表现与其他病毒性脑炎相似,病死率约15%。

5.亚急性硬化性全脑炎

亚急性硬化性全脑炎是麻疹病毒所致远期并发症,属亚急性进行性脑炎,少见,病理变化主要为脑组织退行性病变。患者多患过麻疹,其潜伏期2～17年,表现为进行性智力减退,性格改变,肌痉挛,视听障碍,脑脊液麻疹抗体持续强阳性。病情发展,最后因昏迷、强直性瘫痪死亡。

四、辅助检查

(一)血常规

外周血白细胞和中性粒细胞减少,淋巴细胞相对增多。若白细胞增多提示继发细菌感染。若淋巴细胞严重减少,常提示预后不良。

(二)血清学检查

酶联免疫吸附试验(ELISA)测定血清特异性抗体IgM和IgG,敏感性和特异性好,具有早期诊断价值。

(三)病原学检查

1.病毒分离

取早期患者眼、鼻、咽分泌物或血、尿标本接种于原代人胚肾细胞,分离麻疹病毒,但不作为常规检查。

2.病毒抗原检测

检查取早期患者鼻咽分泌物、血细胞及尿沉渣细胞,用免疫荧光法(IFA)或免疫酶法查麻疹病毒抗原,如阳性,可早期诊断。

五、诊断要点

根据当地有麻疹流行,患者有麻疹接触史,典型临床表现,如急起发病、上呼吸道卡他症状、结膜充血、畏光、口腔麻疹黏膜斑及典型的皮疹等即可诊断。

六、治疗要点

对麻疹病毒尚无特效抗病毒药物,主要为对症治疗,加强护理,预防和治疗并发症。

(一)对症治疗

体温超过40℃者酌情给予小量(常用量的1/3～1/2)退热剂,伴有烦躁不安或惊厥者给予镇静剂,咳嗽重者可服镇咳剂并行超声雾化吸入。体弱病重患儿可早期注射丙种球蛋白。

(二)并发症治疗

有并发症者给予相应治疗。

七、常见护理诊断

(一)体温过高

体温过高与病毒血症、继发感染有关。

(二)皮肤完整性受损

皮肤完整性受损与病毒或免疫损伤导致皮肤浅表毛细血管炎症有关。

(三)营养失调

低于机体需要量。与食欲下降、高热消耗增加有关。

(四)有传播感染的危险

有传播感染的危险与呼吸道排出病毒有关。

(五)潜在并发症

肺炎、心肌炎、喉炎、脑炎。

(六)知识缺乏

缺乏麻疹隔离及护理知识。

八、护理措施

(一)一般护理

急性期应卧床休息,保持室内安静、清洁、空气新鲜,定时通风换气,但避免直接吹风,室内应有有色窗帘、灯罩,防止强光刺激眼睛引起不适。出疹前期及出疹期鼓励患者多饮水,给清淡易消化的流质或半流质,禁食辛辣刺激性食物及鱼虾等海产品。

(二)病情观察

观察患者是否出现高热不退、咳嗽加剧、呼吸困难及肺部细湿啰音等并发肺炎的表现。患儿有无声嘶、气促、吸气性呼吸困难、三凹征等喉炎的表现。患儿有无抽搐、嗜睡、脑膜刺激征等脑炎的表现。

(三)对症护理

体温不超过39℃可不必处理。如过高热,可给温水擦浴或小剂量退热药,忌用大剂量退热药和酒精擦浴,避免体温骤降引起末梢循环障碍。出疹期宜保持皮肤温暖潮湿或微汗为宜,勤换内衣,切忌"捂汗发疹",对皮肤灼热无汗、高热及皮疹迟迟不出者,行温水擦浴,防止着凉。如有口腔黏膜疹,应用温水或生理盐水勤漱口,保持口腔清洁。若有眼结膜充血、水肿、炎症,应注意保护眼睛,可用生理盐水冲洗眼部,滴0.25%氯霉素眼药水,每日2～4次,晚间涂以抗生素眼膏。

(四)健康教育

1.疾病知识指导

向患者及家属介绍麻疹有关知识,指导患者适当休息,合理饮食,做好消毒隔离、皮肤护理以及病情观察等,防止继发感染。

2.预防指导

采用预防接种为主的综合性措施。

(1)管理传染源:患者按呼吸道隔离至出疹后5d,伴有呼吸道并发症者应延长到出疹后10d。对接触麻疹的易感儿童应隔离检疫3周,若曾作被动免疫者应延长至4周。流行期间,儿童集体机构应加强晨间检查,及时发现患者,暂不接收易感儿童入托,做好疫情报告。

(2)切断传播途径:流行期间避免易感儿童到公共场所或探亲访友。无并发症的患儿在家中隔离,以减少传播和继发医院内感染。

(3)保护易感人群:①主动免疫。未患过麻疹的小儿均应接种麻疹减毒活疫苗,我国计划免疫定于8个月龄初种,7岁时复种。应急接种时最好于麻疹流行季节前1个月。易感者在接触患者后2d内若接种疫苗仍可防止发病或减轻病情。②被动免疫。年幼、体弱患病的易感儿童接触麻疹后,可采用被动免疫。在接触患者后5d内注射人血丙种球蛋白3mL(或每次0.25mL/kg)可防止发病。在接触患者6d后注射,可减轻症状。免疫有效期3～8周。

第四节　水痘

水痘及带状疱疹是由同一病毒,即水痘-带状疱疹病毒感染所引起的、临床表现不同的两种疾病。原发感染为水痘,潜伏在感觉神经节的水痘-带状疱疹病毒再激活引起带状疱疹。水痘为小儿常见急性传染病,临床特征是分批出现的皮肤黏膜的斑疹、丘疹、疱疹及结痂,全身症状轻微。

一、病原学

水痘-带状疱疹病毒属疱疹病毒科,仅有一个血清型。病毒呈球形,直径150～200nm。病毒衣壳是由162个壳粒排成的对称20面体,外层为脂蛋白包膜,核心为双链DNA。病毒含有DNA聚合酶和胸腺嘧啶激酶,前者为合成DNA所必需,是疱疹病毒共有,后者仅存在于单纯疱疹病毒和水痘-带状疱疹病毒。水痘-带状疱疹病毒在体外抵抗力弱,不耐酸和热,对乙醚敏感,在痂皮中不能存活,但在疱液中－65℃可长期存活。人是该病毒唯一已知自然宿主。

二、流行病学

(一)传染源

患者为唯一传染源。病毒存在于患者上呼吸道和疱疹液中,发疹前1～2d至皮疹完全结痂为止均有传染性。易感儿童接触带状疱疹患者后,也可发生水痘。

(二)传播途径

主要通过呼吸道飞沫和直接接触传播,亦可通过接触被污染的用具传播,处于潜伏期的供血者可通过输血传播。

(三)人群易感性

水痘传染性很强,人群对水痘普遍易感。易感儿童接触后90%发病,6个月以下婴儿较少见。孕妇分娩前6d患水痘可感染胎儿,出生后10～13d内发病。病后可获持久免疫。水痘全年均可发生,冬春季节高发。

三、临床表现

潜伏期为10～24d,平均14～16d。临床上可分为前驱期和出疹期。

(一)前驱期

可无症状或仅有轻微症状,如低热或中等度发热及头痛、全身不适、乏力、食欲减退、咽痛、咳嗽等,持续1～2d即迅速进入出疹期。

(二)出疹期

1.皮疹形态

初为红斑疹、数小时后变为红色丘疹,再经数小时发展为疱疹。位置表浅,形似露珠水滴,椭圆形,3～5mm大小,壁薄易破,周围有红晕。疱液初透明、数小时后变为混浊,若继发化脓性感染则成脓疱，常因瘙痒使患者烦躁不安。1～2d 后疱疹从中心开始干枯结痂，周围皮肤红晕消失，再经数日痂皮脱落，一般不留瘢痕，若继发感染则脱痂时间延长，甚至可能留有瘢痕。

2.皮疹分布

水痘皮疹先后分批陆续出现，每批历时 1～6d，皮疹数目为数个至数百个不等，皮疹数目愈多，则全身症状亦愈重。呈向心分布，先出现于躯干和四肢近端，躯干皮疹最多，次为头面部，四肢远端较少，手掌、足底更少，部分患者鼻、咽、口腔、结膜和外阴等处黏膜可发疹，黏膜疹易破，形成溃疡，常有疼痛。

3.发展过程

一般水痘皮疹经过斑疹、丘疹、疱疹、结痂四阶段，但最后一批皮疹可在斑丘疹期停止发展而消退，发疹 2～3d 后，同一部位常可见斑疹、丘疹、疱疹和结痂同时存在。水痘为自限性疾病，10d 左右自愈，儿童患者全身症状及皮疹均较轻，部分成人及婴儿病情较重，皮疹多而密集，病程可长达数周，婴幼儿易并发水痘肺炎。妊娠早期感染水痘可能引起胎儿畸形，孕期水痘较非妊娠妇女重，若发生水痘后数天分娩亦可出现新生儿水痘。

四、辅助检查

(一)血常规

血白细胞总数正常，或稍增高，淋巴细胞分数可以升高。

(二)疱疹刮片

刮取新鲜疱疹基底组织涂片，用瑞氏染色可见多核巨细胞，用苏木素-伊红染色可查见核内包涵体，可供快速诊断。

(三)血清学检查

常用 ELISA、补体结合试验等检测特异性抗体。抗体高滴度或双份血清抗体滴度 4 倍以上升高可明确病原。

(四)病毒分离

取病程 3～4d 疱疹液种于人胚成纤维细胞，分离出病毒后可作进一步鉴定。

五、诊断要点

典型水痘根据临床皮疹特点诊断多无困难，非典型患者须依赖于实验室检查明确诊断。

六、治疗要点

以对症治疗为主，可加用抗病毒药物，继发感染时给抗菌药物。

(一)对症治疗

皮肤瘙痒时可局部涂擦炉甘石洗剂或口服抗组胺药。疱疹破裂后可涂甲紫或抗生素软膏。发热时给予退热剂，有并发症时进行相应对症治疗。

(二)抗病毒治疗

早期应用阿昔洛韦已证明有一定疗效，是治疗水痘-带状疱疹病毒感染的首选抗病毒药物。2 岁以上儿童按体重每次 20mg/kg，每日 4 次，共 5d。成人常用量一次 0.8g，每日 5 次，共 7～10d。如皮疹出现 24h 内进行治疗，则能控制皮疹发展，加速病情恢复。

七、常见护理诊断

(一)皮肤完整性受损

皮肤完整性受损与水痘病毒引起的皮疹及继发感染有关。

(二)有传播感染的危险

有传播感染的危险与呼吸道及疱疹液排出病毒有关。

(三)潜在并发症

肺炎、喉炎、脑炎。

八、护理措施

(一)一般护理

急性期患者应卧床休息,保持室内温度湿度适宜,给高热量、高维生素易消化饮食,禁食辛辣刺激性食物及鱼虾等海产品,多饮水。

(二)对症护理

儿童可戴布质手套或剪短指甲,内衣应柔软、宽大、勤换洗,保持皮肤清洁,避免抓破疱疹引起感染,疱疹破裂处可涂甲紫或抗生素软膏。高热时多饮水,可给物理或药物降温,但禁用激素治疗,避免病毒播散。

(三)健康教育

1.疾病知识指导

向患者及家属介绍水痘有关知识,饮食宜清淡、富含营养,多饮水。做好消毒隔离、疱疹护理以及病情观察等,防止继发感染。

2.预防指导

(1)管理传染源:按呼吸道隔离,一般患者应在家隔离至出疹后21d。尽量避免易感儿童、孕妇与水痘患者接触,托幼机构应做好晨间检查。

(2)切断传播途径:病室应勤通风换气,患者的污染物、用具可用煮沸或日晒等消毒。

(3)保护易感人群:易感者可接种水痘减毒活疫苗,抗体可持续10年以上。

第五节　流行性腮腺炎

流行性腮腺炎是由腮腺炎病毒所引起的急性呼吸道传染病。以腮腺非化脓性炎症、腮腺区肿痛为临床表现。主要发生在儿童和青少年。腮腺炎病毒除侵犯腮腺外,尚能引起脑膜炎.脑膜脑炎、睾丸炎、卵巢炎和胰腺炎等。

一、病原学

腮腺炎病毒属于副黏病毒科副黏病毒属的单股RNA病毒。呈球形,大小悬殊,直径在100～200nm之间。该病毒抗原结构稳定,只有一个血清型。人感染腮腺炎病毒后,能诱导机体产生保护性抗体,一般感染后2～3周才出现,1～2周后达高峰,但其在体内存在时间长,可用补体结合法、血凝抑制法和中和抗体法进行检测,是检测感染后免疫应答的较好指标。人是腮腺炎病毒唯一的宿主。在体外腮腺炎病毒能在许多哺乳类动物细胞和鸡胚中培养生长。腮腺炎病毒抵抗力低，紫外线、甲醛和56℃均可灭活，但4℃时能存活数日。

二、流行病学

(一)传染源

早期患者及隐性感染者均为传染源。患者腮腺肿大前7d至肿大后9d内，能从唾液中分离出病毒，此时具有高度传染性。有脑膜炎表现者能从脑脊液中分离出病毒，无腮腺肿大的其他器官感染者亦能从唾液和尿中排出病毒。

(二)传播途径

病毒通过空气飞沫传播。

(三)易感人群

人群普遍易感，约90%病例为1～15岁的少年儿童，但近年来成人病例有增多的趋势。感染后一般可获较持久的免疫力。本病全年均可发病，但以冬春季节为主。

三、临床表现

潜伏期14～25d，平均18d。部分病例有发热、头痛、乏力、食欲缺乏等前驱症状，但大部分患者无前驱症状。发病1～2d后出现颧骨弓或耳部疼痛，然后出现唾液腺肿大，体温上升可达40℃。腮腺最常受累，通常一侧腮腺肿大后2～4d又累及对侧。双侧腮腺肿大者约占75%。腮腺肿大是以耳垂为中心，向前、后、下发展，使下颌骨边缘不清。覆盖于腮腺上的皮下软组织，由于水肿使局部皮肤发亮，疼痛明显。因唾液腺管的阻塞，当进食酸性食物促使唾液腺分泌时疼痛加剧。腮腺肿大2～3d达高峰，持续4～5d后逐渐消退。腮腺管口早期常有红肿。颌下腺或舌下腺可以同时受累，有时是单独受累。颌下腺肿大时颈前下颌处明显肿胀，可触及椭圆形腺体。舌下腺肿大时，可见舌下及颈前下颌肿胀，并出现吞咽困难。

有症状的脑膜炎发生占15%的病例，患者出现头痛、嗜睡和脑膜刺激征。一般发生在腮腺炎发病后4～5d，有的患者脑膜炎先于腮腺炎。一般症状在1周内消失，预后良好。脑膜脑炎患者常有高热、谵妄、抽搐、昏迷，重症者可至死亡。可遗留耳聋、视力障碍等后遗症。

睾丸炎常见于腮腺肿大开始消退时患者又出现发热，睾丸明显肿胀和疼痛，可并发附睾炎、鞘膜积液和阴囊水肿。睾丸炎多为单侧，约1/3的病例为双侧受累。急性症状持续3～5d，10d内逐渐好转。部分患者睾丸炎后发生不同程度的睾丸萎缩，这是腮腺炎病毒引起睾丸细胞破坏所致，但很少引起不育症。

卵巢炎发生于5%的成年妇女，可出现下腹疼痛。右侧卵巢炎患者可酷似阑尾炎。有时可触及肿大的卵巢。一般不影响生育能力。胰腺炎常于腮腺肿大数日后发生，可有恶心、呕吐和中上腹疼痛和压痛。由于单纯腮腺炎即可引起血、尿淀粉酶增高，因此需作脂肪酶检查，若升高则有助于胰腺炎的诊断。腮腺炎合并胰腺炎的发病率低于10%。

四、辅助检查

(一)血常规

白细胞计数和尿常规一般正常，有睾丸炎者白细胞可以增高。有肾损害时尿中可出现蛋白质和管型。

(二)血清淀粉酶、尿淀粉酶测定

90%患者血、尿淀粉酶增高。淀粉酶增高的程度往往与腮腺肿胀程度成正比。血脂肪酶增高，有助于胰腺炎的诊断。

（三）特异性抗体测定

血清特异性 IgM 抗体阳性提示近期感染。

（四）病毒分离

早期患者的唾液、尿或脑膜炎患者的脑脊液中可分离出病毒。

五、诊断要点

主要根据有发热和以耳垂为中心的腮腺肿大，结合流行情况和发病前 2～3 周有接触史，诊断一般不困难。没有腮腺肿大的脑膜脑炎、脑膜炎和睾丸炎等，确诊需依靠血清学检查和病毒分离。

六、治疗要点

流行性腮腺炎是自限性疾病，至今尚无特效抗病毒疗法。主要为对症及支持治疗，发病早期可试用利巴韦林 1g/d，儿童 15mg/kg 静脉滴注，疗程 5～7d。头痛和腮腺胀痛可应用镇痛药。睾丸胀痛可用棉花垫和丁字带托起。脑膜脑炎症状明显者给予镇静、降颅压等治疗。

七、常见护理诊断

（一）疼痛

腮腺肿痛，与腮腺非化脓性炎症有关。

（二）体温过高

体温过高与病毒感染有关。

（三）有传播感染的危险

有传播感染的危险与呼吸道排出病毒有关。

（四）潜在并发症

脑膜脑炎、睾丸炎、胰腺炎。

八、护理措施

（一）一般护理

急性期应卧床休息，保持病室空气清新，温度湿度适宜，定时通风，进食清淡易消化含维生素丰富的流质、半流质或软食，避免酸、辣、硬等刺激性食物，多饮水。

（二）病情观察

观察患者有无脑膜脑炎、睾丸炎、急性胰腺炎等并发症的临床征象，若有变化立即通知医生，给予相应治疗和护理。

（三）对症护理

高热时除用物理或药物降温外，可给小剂量激素治疗。常用盐水漱口，保持口腔清洁。剧烈头痛时可应用脱水剂及镇痛药。剧烈腹痛时可暂禁食水，静脉补充水、电解质和营养。睾丸胀痛可用棉花垫和丁字带托起，疼痛较重时，可在阴囊处间歇冷敷。

（四）健康教育

1.疾病知识指导

向患者及家属介绍流行性腮腺炎有关知识，在家隔离期间应做好隔离、饮食、用药指导，介绍减轻疼痛的方法，使患者及家属能配合治疗及护理。

2.预防指导

患者应按呼吸道隔离，隔离至腮腺肿大完全消退，需3周左右。由于潜伏期已开始排出病毒，因此预防的重点是应用疫苗对易感者进行预防接种。目前国内外应用腮腺炎减毒活疫苗皮下注射，90%以上可产生抗体。潜伏期患者接种可以减轻发病症状。由于有可能有致畸作用，故孕妇禁用。

第六节　流行性出血热

流行性出血热(EHF)，又称肾综合征出血热，是由汉坦病毒引起的，以鼠类为主要传染源的一种自然疫源性疾病。本病的主要病理变化是全身小血管广泛性损害，临床上以发热、休克、充血出血和肾损害为主要表现。我国为本病的高发区。

一、病原学

汉坦病毒属于布尼亚病毒科，为负性单链RNA病毒，呈圆形或卵圆形，有双层包膜，外膜上有纤突，平均直径120nm。其基因RNA可分为大、中、小3个片段，即L、M、S，其中S基因编码核衣壳蛋白，M基因编码膜蛋白，可分为G_1和G_2，L基因编码聚合酶。核衣壳蛋白是病毒主要结构蛋白之一，它包裹着病毒的各基因片段，G_1和G_2糖蛋白构成病毒的包膜。根据抗原结构的不同，汉坦病毒至少有20个以上血清型。在我国流行的主要是Ⅰ型汉坦病毒和Ⅱ型汉坦病毒。

汉坦病毒对乙醚、氯仿和去氧胆酸盐敏感，不耐热、不耐酸，温度高于37℃和pH 5.0以下易被灭活，56℃ 30min和100℃ 1min可被灭活。对紫外线、乙醇和碘酒等消毒剂敏感。

二、流行病学

(一)传染源

据国内外不完全统计，有170多种脊椎动物自然感染汉坦病毒，我国发现53种动物携带本病病毒，主要宿主动物是啮齿类，其他动物包括猫、猪、犬和兔等。在我国以黑线姬鼠、褐家鼠为主要宿主动物和传染源。林区则以大林姬鼠为主。由于流行性出血热患者早期的血液和尿液中携带病毒，虽然有个别病例接触后感染本病，但人不是主要传染源。

(二)传播途径

1.呼吸道传播

鼠类含病毒的排泄物如尿、粪、唾液等污染尘埃后形成的气溶胶能通过呼吸道而感染人体。

2.消化道传播

进食被鼠类含病毒的排泄物所污染的食物，可经口腔或胃肠黏膜而感染。

3.接触传播

被鼠咬伤或经破损伤口接触带病毒的鼠类血液或排泄物也可导致感染。

4.母婴传播

孕妇感染本病后，病毒可经胎盘感染胎儿。

5.虫媒传播

尽管我国从恙螨和柏次禽刺螨中分离到汉坦病毒，但其传播作用尚有待进一步证实。

(三)人群易感性

人群普遍易感，在流行区隐性感染率可达3.5%～4.3%，病后有较稳固的免疫力。

(四)流行特征

1.地区性

广泛流行于亚洲，其次为欧洲和非洲，美洲病例较少。我国疫情最重，其次为俄罗斯、韩国和芬兰。我国除青海和新疆外，其余29个省、市、自治区均有病例报告。目前我国的流行趋势是老疫区病例逐渐减少，新疫区则不断增加。

2.季节性

全年均可发病，但有明显高峰季节，其中黑线姬鼠传播者以11月份至翌年1月份为高峰，5～7月份为小高峰。家鼠传播者以3～5月份为流行高峰。林区姬鼠传播者以夏季为流行高峰。本病发病率有一定周期性波动，以姬鼠为主要传染源的疫区，一般相隔数年有一次较大流行，以家鼠为传染源的疫区周期性尚不明确。

3.人群分布

以男性青壮年农民和工人发病较高，其他人群亦可发病，不同人群发病的多少与接触传染源的机会多少有关。

三、临床表现

潜伏期为4～46d，一般为7～14d，以2周多见。典型病例病程中有发热期、低血压休克期、少尿期、多尿期和恢复期的五期经过。非典型和轻型病例可出现越期现象，而重症患者则可出现发热期、休克期和少尿期之间的互相重叠。

(一)发热期

1.发热

起病急骤，畏寒，发热，体温39～40℃，以稽留热或弛张热多见，持续3～7d，少数可达10d以上，体温越高，持续时间越长，病情越重。

2.全身中毒症状

①头痛、腰痛、眼眶痛(三痛)及关节肌肉酸痛，疼痛原因与相应部位充血和水肿有关。②多数患者出现食欲减退、恶心、呕吐、腹痛、腹泻等消化道症状。腹痛剧烈时腹部有压痛、反跳痛，易误诊为急腹症。③部分患者出现嗜睡、烦躁不安、谵妄、神志恍惚等神经症状。

3.毛细血管损伤表现

①充血性皮疹：多有颜面、颈部、胸部潮红(皮肤三红)，重者呈醉酒貌；眼结膜、软腭与咽部充血(黏膜三红)。②渗出与水肿：球结膜水肿。③出血：皮肤出血多在腋下和胸背部，呈搔抓样、条索点状瘀点；黏膜出血可见于软腭及眼结膜。少数患者内脏出血，表现为呕血、便血、咯血、血尿等。

此期肾损害主要表现在蛋白尿和镜检可发现管型等。

(二)低血压休克期

一般发生于第4～6病日，迟者8～9病日出现。多数患者在发热末期或热退同时出现血压下降，少数在热退后发生。轻型患者可不发生低血压或休克。本期持续时间短者数小时，长者可达6d以上，一般为1～3d。其持续时间长短与病情轻重、治疗措施是否及时和正确有关。一般血压开始下降时四肢尚温暖，当血容量继续下降则出现面色苍白、四肢厥冷、脉搏细弱或不能触及，尿量减少等。当大脑供血不足时，可出现烦躁、谵妄、神志恍惚。

(三)少尿期

常继低血压休克期而出现，亦可与低血压休克期重叠或由发热期直接进入本期。一般认为24h尿量少于400mL为少尿，少于50mL为无尿，少数患者无明显少尿而存在氮质血症，称为无少尿型肾功能不全，这是肾小球受损而肾小管受损不严重所致。

少尿期一般发生于第5～8病日，持续时间短者1d，长者10余天，一般为2～5d。少尿期的主要表现为少尿或无尿、尿毒症、水和电解质酸碱平衡紊乱。严重者可出现高血容量综合征和肺水肿。临床表现为厌食、恶心、呕吐、腹胀和腹泻等，常有顽固性呃逆，可出现头昏、头痛、嗜睡、烦躁、昏迷和抽搐。一些患者出血现象加重，表现为皮肤瘀斑增加、鼻出血、便血、呕血、咯血、血尿或阴道出血，少数患者可出现颅内出血或其他内脏出血。酸中毒表现为呼吸急促、深大或潮式呼吸。高血容量综合征表现为水肿、体表静脉充盈、脉搏洪大、脸部胀满、心率增快等。电解质紊乱主要是高血钾、低血钠和低血钙。严重者可有视力模糊和脑水肿。

(四)多尿期

多尿期多发生于病程的第9～14日，持续时间短者1d，长者可达数月之久。根据尿量和氮质血症情况可分为以下三期。

1.移行期

每日尿量由400增至2000mL，此期虽然尿量增加，但血BUN和肌酐等浓度反而高升，症状加重，不少患者因并发症而死于此期，应特别注意观察病情。

2.多尿早期

每日尿量超过2000mL，氮质血症未见改善，症状仍重。

3.多尿后期

尿量每日超过3000mL，并逐日增加，氮质血症逐步下降，精神食欲逐日好转。此期每日尿量可达4000～8000mL少数可达15000mL以上。此期若水和电解质补充不足或继发感染，可发生继发性休克，亦可发生低血钠、低血钾等症状。

(五)恢复期

经多尿期后，尿量逐步恢复为2000mL以下，精神食欲基本恢复。一般尚需1～3个月体力才能完全恢复。少数患者可遗留高血压、肾功能障碍、心肌劳损和垂体功能减退等症状。本病可出现以下并发症：内脏出血，如胃肠道大出血、咯血等；肺水肿、急性呼吸窘迫综合征(ARDS)、高血容量综合征；脑水肿、颅内出血、脑炎和脑膜炎；此外还有继发性呼吸系统和泌尿系统感染、自发性肾破裂、心肌损害和肝损害等。

四、辅助检查

(一)血常规

病程1～2d白细胞计数多属正常，第3病日后逐渐升高，可达(15～30)×10^9/L，少数重型患者可达(50～100)×10^9/L，早期中性粒细胞增多，核左移，有中毒颗粒，重症患者可见幼稚细胞呈类白血病反应。第4～5病日后，淋巴细胞增多，并出现较多的异型淋巴细胞。由于血浆外渗，血液浓缩，血红蛋白和红细胞数均升高，血小板从第2病日起开始减少，并可见异型血小板。

(二)尿常规

病程第2日即可出现尿蛋白，第4～6病日尿蛋白常为+++～++++，少数病例尿中出现膜状物，为大量蛋白质和脱落上皮细胞的凝聚物。尿镜检尚可发现管型和红细胞。

(三)血液生化检查

血BUN及肌酐多在低血压休克期开始上升。休克期及少尿期可出现代谢性酸中毒。血钾在发热期、休克期处于低水平，少尿期升高，多尿期又降低。但亦有少尿期低血钾。血清ALT约50%患者升高，少数患者血清胆红素也升高。

(四)凝血功能检查

发热期开始血小板减少，其黏附、凝聚和释放功能降低，若出现弥散性血管内凝血(DIC)，血小板常减少至$50\times10^9/L$以下，DIC的高凝期出现凝血时间缩短，消耗性低凝血期则纤维蛋白原降低，PT延长和凝血酶时间延长，进入纤溶亢进期则出现纤维蛋白降解物升高。

(五)免疫学检查

可用ELISA免疫荧光法检测尿沉渣及血清特异性抗原及血中特异性抗体IgM、IgG。IgM 1:20为阳性，IgG 1:40为阳性，1周后滴度上升4倍或以上有诊断价值。

(六)其他检查

心电图多数为窦性心动过缓，可有传导阻滞、心肌损害等表现；高血钾时出现T波高尖，低血钾时出现U波。眼压增高，脑水肿患者可见视神经盘水肿。胸部X线检查约30%患者有肺水肿表现，约20%出现胸腔积液和胸膜反应。

五、诊断要点

根据流行病学资料，如流行季节，有疫区野外作业及留宿史，或有与鼠类及其排泄物接触史；临床出现三大症状(发热、出血、肾脏损害)及五期经过(发热期、低血压休克期、少尿期、多尿期和恢复期)；实验室检查血白细胞计数增加，血小板减少，出现异型淋巴细胞，尿蛋白大量出现等可初步诊断。血清特异性抗体阳性可进一步明确诊断。

六、治疗要点

本病治疗以综合疗法为主，早期应用抗病毒治疗，中晚期则进行对症治疗。“三早一就”仍为本病治疗原则，即早期发现、早期休息、早期治疗和就近治疗。治疗中要注意防治出血、休克和肾衰竭。

(一)发热期

治疗原则为抗病毒、减轻外渗、改善中毒症状和预防DIC。

1.抗病毒

发热期患者可应用利巴韦林1g/d加入10%葡萄糖液500mL中静脉滴注，持续3～5d，能抑制病毒，减轻病情和缩短病程。

2.减轻外渗

早期卧床休息，为降低血管通透性可给予路丁、维生素C等，每日输注平衡盐溶液或葡萄糖盐水 1000mL 左右。高热、大汗或呕吐、腹泻者可适当增加。发热后期给予 20%甘露醇 125～250mL 静脉滴注,以提高血浆渗透压、减轻外掺和组织水肿。

3.改善中毒症状

高热以物理降温(冰敷)为主;不用酒精擦浴,以免加重毛细血管的损伤;忌用强烈发汗退热药,以防大汗而进一步丧失血容量。中毒症状重者可给予地塞米松 5～10mg 静脉滴注。呕吐频繁者给予甲氧氯普胺 10mg 肌内注射。

4.预防 DIC

适当给予低分子右旋糖酐或丹参注射液静脉滴注,以降低血液黏滞性。高热、中毒症状和渗出征严重者,应定期检测凝血时间,处于高凝状态时可给予小剂量肝素抗凝,一般用量0.5～1mL/kg 体重,每隔 6～12h 缓慢静脉注射。

(二)低血压休克期

治疗原则为积极补充血容量,注意纠正酸中毒和改善微循环。

1.补充血容量

争取 4h 内血压稳定。输液以早期、快速、适量为原则,先晶体后胶体,晶体液以平衡盐液为主,胶体可选用 10%低分子右旋糖酐、20%甘露醇、血浆、清蛋白。

2.纠正酸中毒

多用 5%碳酸氢钠,并以动态血气检测结果作为依据。

3.血管活性药物与肾上腺皮质激素的应用

经上述处理血压仍不稳定时,可选用血管活性药物,如多巴胺 100～200mg/L 静脉滴注。山莨菪碱具有扩张血管、解除血管痉挛,可酌情应用。亦可使用地塞米松 10～20mg 静脉滴注。

(三)少尿期

治疗原则为“稳、促、导、透”。

1.稳定内环境

①控制氮质血症:供给充分热量,减少蛋白质分解。②严格限制液体入量:如确定为肾实质损害所致少尿,入液量应为前一日尿量和呕吐量加上 500～700mL。③维持电解质和酸碱平衡:根据血生化结果,纠正酸中毒,纠正低钾或高钾血症。

2.促进利尿

可用呋塞米、20%甘露醇等利尿剂,亦可用血管扩张剂,如山莨菪碱。

3.导泻疗法

可用甘露醇、硫酸镁,中药大黄、番泻叶等口服导泻。

4.透析疗法

明显氮质血症、高血钾或高血容量综合征者,应进行血液透析或腹膜透析。

(四)多尿期

移行期和多尿早期的治疗同少尿期,多尿后期主要是维持水和电解质平衡,防治继发感染。

(五)恢复期

补充营养,逐步恢复活动与工作,出院后应休息1~2个月,定期复查肾功能,血压和垂体功能。

七、常见护理诊断

(一)体温过高

与病毒血症有关。

(二)疼痛

头痛、腰痛、眼眶痛与相应部位充血、水肿有关。

(三)组织灌注无效

组织灌注无效与全身广泛小血管损害、血浆外渗及DIC时合并内脏出血有关。

(四)体液过多

体液过多与肾脏损害导致少尿或无尿有关。

(五)营养失调

低于机体需要量,与发热、呕吐、进食减少、大量蛋白尿有关。

(六)潜在并发症

高血容量综合征、心力衰竭、肺水肿、出血等。

八、护理措施

(一)一般护理

患者应绝对卧床休息,病室环境应安静、舒适;发热期应进食清淡易消化流质、半流质,少量多餐;少尿期给高热量、高维生素、低盐、低蛋白质饮食;多尿期给高热量、营养丰富、含钾丰富饮食。

(二)病情观察

密切观察生命体征变化,注意尿液颜色、性状、量的变化,是否有头痛、腰痛、眼眶痛(三痛)表现,皮肤黏膜有无充血、出血、瘀点或瘀斑,有无呕血、便血、咯血、注射部位渗血等,观察患者有无厌食、恶心、呕吐、顽固性呃逆等症状,有无水肿、体表静脉充盈、脉搏洪大、脸部胀满、心率增快等高血容量综合征的表现,同时注意血、尿化验检查指标。

(三)对症护理

高热以物理降温(冰敷)为主,不用酒精擦浴,以免加重毛细血管的损伤;疼痛时可局部按摩止痛,剧烈疼痛可按医嘱给止痛药(如盐酸布桂嗪肌内注射);呕吐不止时静脉输液;顽固性呃逆可用针灸治疗;准确记录24h尿量,尿少时应严格控制入液量,按“量出为入,宁少勿多”的原则补液,输液速度要慢,同时要说服患者控制饮水量,患者烦渴可给温开水漱口或用棉棒蘸水湿润口腔,口唇干裂可涂液体石蜡。

(四)用药护理

向患者及家属讲解疾病各期药物治疗的作用、不良反应。如低血压休克期应迅速建立静脉通路,输液以早期、快速、适量为原则,先晶体后胶体。少尿期应严格控制输液量及速度,应用呋塞米利尿时,应注意观察是否出现水、电解质紊乱、胃肠道反应和耳毒性等不良反应。

(五)心理护理

患者可因起病急、病情进展快、症状明显、担心预后而出现恐惧、紧张心理，尤其危重患者，这种不良的心理将进一步降低机体的抗病能力，故应设法稳定患者及家属情绪，使之积极配合治疗。

(六)健康教育

1.预防指导

灭鼠和防鼠是预防本病的关键。野外作业、疫区工作时应加强个人防护，不用手接触鼠类，改善卫生条件，防止鼠类排泄物污染食物和水源。动物实验时要防止被大、小白鼠咬伤。重点人群可行流行性出血热灭活疫苗预防接种。

2.出院指导

因肾功能恢复需较长时间，故患者出院后仍需休息1～3个月。生活要有规律，保证足够睡眠，适当活动，定期复查肾功能、血压，若有异常，应及时就诊。

第七节　流行性乙型脑炎

流行性乙型脑炎简称乙脑，在国际上又称日本脑炎。是由乙型脑炎病毒引起的以脑实质炎症为主要病变的中枢神经系统急性传染病。本病经蚊虫传播，常流行于夏秋季。临床上以高热、意识障碍、抽搐、病理反射及脑膜刺激征为特征。重者伴有中枢性呼吸衰竭，病死率高，部分病例可留有严重后遗症。

一、病原学

乙型脑炎病毒(简称乙脑病毒)属虫媒病毒乙组的黄病毒科黄病毒属，呈球形，直径40～50nm，有包膜，其基因为含10976碱基对的单股正链RNA，RNA包被于单股多肽的核衣壳蛋白中组成病毒颗粒的核心。包膜中镶嵌有糖基化蛋白(E蛋白)和非糖基化蛋白(M蛋白)。其中E蛋白是病毒的主要抗原成分，由它形成的表面抗原决定簇，具有血凝活性和中和活性，同时还与多种重要的生物学活性密切相关。

乙脑病毒易被常用消毒剂所杀灭，不耐热，100℃ 2min或56℃ 30min即可灭活，对低温和干燥抵抗力较强，用冰冻干燥法在4℃冰箱中可保存数年。在蚊体内繁殖的适宜温度为25～30℃。

二、流行病学

(一)传染源

乙脑是人畜共患的自然疫源性疾病，人和许多动物(如猪、牛、马、羊、鸭、鹅、鸡等)都可成为本病的传染源。人感染后因血中病毒数量少，病毒血症期短，故人不是主要的传染源。其中猪(尤其幼猪)感染后因病毒血症期长、血中病毒数量多，且猪饲养面广、更新快，是本病最主要的传染源。

(二)传播途径

本病主要通过蚊虫叮咬而传播。库蚊、伊蚊和按蚊中的某些种都能传播本病，而三带喙库蚊为主要传播媒介。蚊感染后并不发病,但可携带病毒越冬或经卵传代,成为乙脑病毒的长期贮存宿主。

此外,受感染蝙蝠、蠛蠓亦是本病的越冬宿主。

(三)人群易感性

人对乙脑病毒普遍易感,感染后多数呈隐性感染。乙脑患者与隐性感染者之比为1∶(300～2000),感染后可获得持久免疫力。母亲传递的抗体对婴儿有一定的保护作用。病例主要集中在10岁以下儿童,以2～6岁儿童发病率最高。近年由于儿童和青少年广泛接种乙脑疫苗,成人和老年人的发病率相对增加,但总的发病率有较大幅度的下降。

(四)流行特征

东南亚和西太平洋地区是乙脑的主要流行区,我国除东北北部、青海、新疆及西藏外均有乙脑流行,发病农村高于城市。乙脑在热带地区全年均可发生,在温带和亚热带地区有严格的季节性,80%～90%的病例集中在7、8、9三个月,这主要与蚊虫繁殖、气温和雨量等因素有关。乙脑集中发病少,呈高度散发性,家庭成员中很少有多人同时发病者。

三、临床表现

潜伏期为4～21d,一般为10～14d。

(一)典型乙脑的临床表现

可分为4期。

1.初期

为病初的1～3d。起病急,体温在1～2d内高达39～40℃,伴头痛、精神倦怠、食欲差、恶心、呕吐和嗜睡,此期易误诊为上呼吸道感染。少数患者可出现神志淡漠和颈部强直。

2.极期

病程的第4～10日,初期症状逐渐加重。

(1)高热:体温常高达40℃,一般持续7～10d,重者可达3周以上。发热越高,热程越长,病情越重。

(2)意识障碍:表现为嗜睡、谵妄、昏迷、定向力障碍等。神志不清最早可见于病程第1～2日,但多见于第3～8日,通常持续1周左右,重者可长达4周以上。昏迷的深浅、持续时间的长短与病情的严重程度和预后呈正相关。

(3)惊厥或抽搐:可由于高热、脑实质炎症及脑水肿所致。多见于病程第2～5日,先见于面部、眼肌、口唇的小抽搐,随后呈肢体阵挛性抽搐,重者出现全身抽搐,强直性痉挛,历时数分钟至数十分钟不等,均伴有意识障碍。长时间或频繁抽搐可导致发绀、脑缺氧和脑水肿,甚至呼吸暂停。

(4)呼吸衰竭:主要为中枢性呼吸衰竭,多见于重症患者。表现为呼吸节律不规则及幅度不均,如呼吸表浅、双吸气、叹息样呼吸、潮式呼吸、抽泣样呼吸等,最后呼吸停止。脑疝患者除上述呼吸异常外,早期尚有其他临床表现,包括:①面色苍白,喷射性呕吐,反复或持续惊厥,抽搐,肌张力增高,脉搏转慢,过高热。②昏迷加重或烦躁不安。③瞳孔忽大忽小,对光反应迟钝。小儿可有前囟膨隆,视神经盘水肿。乙脑患者有时也可出现外周性呼吸衰竭。表现为呼吸先快后慢,胸式或腹式呼吸减弱,发绀,但呼吸节律整齐。

(5)其他神经系统症状和体征：多在病程10d内出现，第2周后就很少出现新的神经症状和体征。常有浅反射消失或减弱，膝、跟腱反射等深反射先亢进后消失，病理性锥体束征阳性，常出现脑膜刺激征。昏迷时，除浅反射消失外，可有肢体强直性瘫痪、偏瘫或全瘫，伴肌张力增高。此外，根据病变部位不同，还可出现相应的神经症状，如颞叶受损可有失语、听觉障碍，自主神经受累可有膀胱和直肠麻痹(大小便失禁或尿潴留)。

3.恢复期

体温逐渐下降，精神神经症状逐日好转，一般于2周左右可完全恢复。但重症患者可有神志迟钝、痴呆、失语、多汗、吞咽困难、颜面瘫痪、四肢强直性瘫痪或扭转痉挛等恢复期症状。经积极治疗后大多数患者于半年内恢复。

4.后遗症期

少数重症患者半年后仍有精神神经症状，称为后遗症。主要有意识障碍、痴呆、失语、肢体瘫痪、扭转痉挛和癫痫等。经积极治疗后可有不同程度的恢复。癫痫后遗症可持续终生。

(二)临床分型

1.轻型

体温在39℃以下，神志清楚，可有轻度嗜睡，无抽搐，脑膜刺激征不明显，约1周可恢复。

2.普通型

体温在39～40℃之间，嗜睡或浅昏迷，偶有抽搐，病理反射阳性，脑膜刺激征较明显。病程7～14d，多无恢复期症状。

3.重型

体温持续在40℃以上，昏迷，反复或持续抽搐，瞳孔缩小，浅反射消失，深反射先亢进后消失，病理反射阳性。常有神经系统定位症状和体征，可有肢体瘫痪或呼吸衰竭。病程多在2周以上，常有恢复期症状，部分患者留有精神异常、瘫痪、失语等后遗症。

4.极重型(暴发型)

起病急骤，体温于1～2d内升至40℃以上，反复或持续性强烈抽搐，伴深度昏迷，迅速出现中枢性呼吸衰竭及脑疝，多在极期中死亡，幸存者常有严重后遗症。

并发症发生率约10%，以支气管肺炎最常见，多因昏迷患者呼吸道分泌物不易咳出或应用人工呼吸器后引起。其次为肺不张、败血症、尿路感染、压疮等。重型患者要警惕应激性溃疡导致上消化道大出血。

四、辅助检查

(一)血常规

白细胞总数增高，一般在$(10～20)\times10^9/L$，中性粒细胞在80%以上，部分患者血常规始终正常。

(二)脑脊液检查

外观无色透明或微混，压力增高，白细胞计数多在$(50～500)\times10^6/L$，个别可高达$1000\times10^6/L$以上，早期以中性粒细胞为主，随后则淋巴细胞增多。蛋白质轻度增高，氯化物正常，糖正常或偏高。少数病例于病初脑脊液检查正常。

(三)血清学检查

1.特异性IgM抗体测定

该抗体一般在病后3～4d即可出现，脑脊液中最早在病程第2日可检测到，2周时达高峰，可作早期诊断。

2.其他抗体的检测

补体结合试验、血凝抑制试验、中和试验均能检测到相应的特异性抗体，主要用于乙脑的流行病学调查。

(四)病毒分离

病程第1周内死亡病例的脑组织中可分离到病毒，但脑脊液和血中不易分离到病毒。

五、诊断要点

根据夏秋季发病，患者多为10岁以下儿童等流行病学资料；临床表现为起病急、高热、头痛、呕吐、意识障碍、抽搐、病理反射及脑膜刺激征阳性等；实验室检查白细胞数及中性粒细胞均增高；脑脊液检查符合无菌性脑膜炎改变；血清学检查乙脑IgM抗体阳性可明确诊断。

六、治疗要点

目前尚无特效抗病毒药，早期可试用利巴韦林、干扰素等。应采取积极的对症治疗。重点做好高热、抽搐及呼吸衰竭等危重症状的抢救。

(一)对症治疗

1.高热

采用物理降温为主，药物降温为辅，同时降低室温，使肛温控制在38℃左右，包括冰敷额、枕部和体表大血管部位(腋下、颈部及腹股沟等)，酒精擦浴，冷盐水灌肠等。高热伴抽搐者可用亚冬眠疗法，以氯丙嗪和异丙嗪每次各0.5～1mg/kg肌内注射，每4～6h 1次，疗程3～5d。

2.惊厥或抽搐

去除病因及镇静止痉。①脑水肿所致者以脱水治疗为主。②高热所致者以降温为主。③呼吸道痰阻者，应及时吸痰、吸氧，必要时气管切开。④低血钠性脑病及低血钙者，应纠正电解质紊乱及代谢性酸中毒。⑤脑实质炎症应及时给予镇静止痉。首选地西泮，成人每次10～20mg，小儿每次0.1～0.3mg/kg(每次不超过10mg)，肌内注射或缓慢静脉注射；还可用水合氯醛鼻饲或灌肠，成人每次1～2g，儿童每次60～80mg/kg。苯巴比妥钠可用于预防抽搐。

3.呼吸衰竭

应根据引起呼吸衰竭的原因给予相应的治疗。由脑水肿所致者用脱水剂治疗；中枢性呼吸衰竭可用呼吸兴奋剂，如盐酸洛贝林、尼可刹米等；呼吸道分泌物梗阻所致者，应注意吸痰，体位引流，雾化吸入化痰药物，保持呼吸道通畅，吸氧，必要时使用人工呼吸器辅助呼吸。还可选用山莨菪碱及东莨菪碱改善脑内微循环、解痉及兴奋呼吸中枢。

(二)恢复期及后遗症治疗

应注意进行功能训练(包括吞咽、语言和肢体功能)，可行理疗、针灸、按摩、体疗、高压氧治疗等。

七、常见护理诊断

(一)体温过高

体温过高与病毒血症有关。

(二)意识障碍

意识障碍与中枢神经系统损害有关。

(三)躯体移动障碍

躯体移动障碍与昏迷、瘫痪有关。

(四)有皮肤完整性受损的危险

有皮肤完整性受损的危险与昏迷、长期卧床有关。

(五)有受伤的危险

有受伤的危险与惊厥、抽搐发作有关。

(六)潜在并发症

抽搐、呼吸衰竭。

(七)气体交换受损

气体交换受损与呼吸衰竭有关。

八、护理措施

(一)一般护理

患者应卧床休息,保持病室安静、光线柔和,防止声音、强光刺激。各种检查、治疗、护理操作集中进行,尽量减少对患者的刺激,避免诱发惊厥或抽搐。做好眼、鼻、口腔的清洁护理,防止压疮和泌尿道感染。有吞咽困难、昏迷者,给予鼻饲或静脉补充足够水分和营养。

(二)病情观察

密切观察患者的生命体征、意识状态、瞳孔大小、对光反射。观察患者有无烦躁不安、口角抽动、指(趾)抽动、两眼呆视、肌张力增高等惊厥先兆。有无烦躁、喷射性呕吐、双侧瞳孔大小不等、血压升高等脑疝的表现。

(三)对症护理

高热应给予降温处理,脑水肿、颅内压增高者应及时给予脱水剂,注意给药速度,准确记录出入水量。一旦出现惊厥或抽搐,患者取仰卧位,头偏向一侧,清除呼吸道分泌物,保持其通畅,吸氧,氧流量 4～5L/min,用缠有纱布的压舌板或开口器置于患者,上下臼齿之间,防止舌咬伤或用舌钳子拉出舌头,以防止舌后坠阻塞呼吸道,必要时用床档或约束带约束,防止坠床。

(四)用药护理

遵医嘱使用速效止惊药物,应注意此类药物对呼吸和咳嗽的抑制作用。使用甘露醇时要注意应在 15～30min 内快速静脉输入,避免药液外渗,以免引起组织坏死。大剂量呼吸兴奋剂可诱发惊厥,应注意避免。

(五)健康教育

1.疾病知识指导

对患者及家属介绍疾病有关知识,如患者出现肢体瘫痪时应将瘫痪肢体放于功能位,进行按摩及被动运动,防止肌肉挛缩和功能障碍;患者神志清醒后,早期因其思维能力及承受外界刺激能力较差,可有感情脆弱、易哭、易激动的表现,应多安慰、关心患者;恢复期后仍有瘫痪、失语、痴呆等神经精神症状者,应鼓励患者坚持康复训练和治疗,教会家属切实可行的护理措施及康复疗法,如针灸、按摩、语言训练等。

2.预防指导

(1)灭蚊:大力开展防蚊、灭蚊工作,冬春季以消灭冬蚊为主,夏秋季以消灭蚊虫孳生地为主。使用纱门、纱窗、蚊帐、驱蚊剂等防止蚊虫叮咬。

(2)家畜家禽管理:加强家畜家禽管理,尤其猪为主要传染源,可在流行季节前对猪进行疫苗接种,以降低发病率。

(3)保护易感人群:对10岁以下儿童和从非流行区进入流行区的人员进行乙脑疫苗接种,初次皮下注射2次,间隔7～10d,以后每年加强1次,连续3年可获得持久免疫力。

第八节　脊髓灰质炎

脊髓灰质炎是由脊髓灰质炎病毒引起的一种急性传染病。临床表现主要以发热、上呼吸道症状、肢体疼痛为主,部分患者可发生弛缓性神经麻痹并留下瘫痪后遗症,一般多感染5岁以下小儿,故俗称“小儿麻痹症”。

一、病原学

脊髓灰质炎病毒属于微小核糖核酸病毒科肠道病毒属,直径27～30nm,本病毒核衣壳是立体对称20面体,含60个壳微粒,无包膜,病毒核心为单股正链RNA。根据抗原型别不同可分为三个血清型,型间少有交叉免疫。脊髓灰质炎病毒在外界环境中有较强的生存力,在污水和粪便中可存活数月,冰冻条件下可保存数年,耐酸,不易被胃酸和胆汁灭活,对乙醚和乙醇不敏感,但加热到56℃以上、甲醛、2%碘酊、各种氧化剂如过氧化氢溶液、含氯石灰、高锰酸钾等,均能使其灭活。可利用人胚肾、人胚肺、猴肾、Hela、Vero等多种细胞培养来分离脊髓灰质炎病毒及制备疫苗。

二、流行病学

(一)传染源

人是脊髓灰质炎病毒的唯一自然宿主,本病的主要传染源为隐性感染者,轻症瘫痪型患者次之,尤其是隐性感染者即无症状病毒携带者作为传染源在流行病学上意义更加重要,其比例可约占90%以上。

(二)传播途径

本病主要经粪-口途径传播,在感染初期病毒可由感染者鼻咽部排出,随着病程进展,病毒可随粪便排出,粪便携带病毒时间长可达数月之久,通过污染的水、食物及日常用品可使之播散。口服减毒活疫苗的人也可能通过粪便向外排出减毒株,减毒株可在外界环境中恢复正常毒力,从而感染其他易感者。

(三)人群易感性

人群普遍易感。大多数人可通过隐性感染而获得免疫力,含特异性抗体的母亲可以通过胎盘传给胎儿,但这种被动免疫在出生后6个月中逐渐消失,使其再度成为易感儿童,易感儿童随着年龄的增长可通过隐性感染再度获得免疫力,到成人时多具有一定免疫力。本病感染后可获得持久免疫力并具有型特异性。

(四)流行特征

我国自20世纪60年代开展脊髓灰质炎减毒活疫苗计划免疫以来,脊髓灰质炎的发病率已经降至极低水平,但是与我国接壤的某些邻国仍有脊髓灰质炎的流行,可能会有输入性病毒株引起我国内部再次流行的危险。另外,近来有因为脊髓灰质炎疫苗衍生病毒引起的脊髓灰质炎流行,我国也发现了由脊骨灰质炎疫苗变异为病毒而导致的病例,这些对脊髓灰质炎的防控工作又提出了新的挑战。

三、临床表现

潜伏期为5～35d,一般9～12d。临床上可表现为多种类型:无症状型(隐性感染)、顿挫型、无瘫痪型、瘫痪型。

(一)无症状型

该型多见,达90%以上。隐性感染者无自觉症状,仅可从粪便或鼻咽部分泌物中分离出病毒,间隔2～4周的血清中可检测出特异性中和抗体增长4倍以上方可确诊。

(二)顿挫型

通常无特异性的临床表现,仅有发热、头痛、乏力、咽喉肿痛,或食欲缺乏、恶心、腹痛等消化道症状,一般不伴有神经系统的症状或体征。

(三)无瘫痪型

不仅具有顿挫型的临床表现,同时具有脑膜刺激征的表现,与其他肠道病毒引起的脑膜炎多难鉴别,另外全身症状也较顿挫型为重。

(四)瘫痪型

主要可分为以下几期:

1.前驱期

主要有发热、多汗、乏力等表现,可伴有咽痛、咳嗽等呼吸道症状或食欲下降、恶心、呕吐、腹痛等不适。

2.瘫痪前期

可由前驱期直接进入或前驱期症状消失后几日又再次出现体温上升、头痛、恶心、呕吐等表现,可有烦躁或嗜睡、感觉过敏、肢体强直或灼痛等神经系统的改变。体检可见脑膜刺激征阳性,患儿坐起时因颈背强直不能屈曲,需用双手向后支撑床面而呈“三脚架”样,为三脚架征,如果让患者坐起,弯颈时不能以颌抵膝,则称为“吻膝试验”阳性。某些患者可伴有交感神经功能紊乱的表现,如面色潮红、多汗、大小便失禁等,后期可有腱反射减弱或消失。

3.瘫痪期

通常于病后3～10d出现肢体瘫痪,多于体温开始下降时出现,瘫痪前可有肌力减弱,伴腱反射减弱或消失,并逐渐加重。患者无感觉障碍,在瘫痪早期可伴有发热或肌痛,多数患者体温下降后瘫痪停止进展。瘫痪期可分为以下几型。

(1)脊髓型:最常见,表现为不对称迟缓性瘫痪,肌张力减弱,腱反射消失,病变常以颈、腰部脊髓为重,所以表现为四肢瘫痪,尤以下肢瘫痪最常见。近端肌群受累较重,出现早。躯干肌群瘫痪时头不能直立,颈背无力,不能坐起和翻身。呼吸肌受累时可影响呼吸功能,表现为呼吸浅速、咳嗽无力等。

(2)延髓型:也叫球麻痹型,以延髓和脑桥受损时出现的症状和体征为主。呼吸中枢受累时表现为呼吸节律不规则、呼吸暂停,严重者出现呼吸衰竭。循环中枢受累时可出现血压和脉搏的变化,甚至循环衰竭。脑神经受累以面神经和迷走神经受损伤多见。

(3)脑型:表现为高热、头痛、烦躁、惊厥或嗜睡,可伴有神志的改变,脑型一般很少见。

(4)混合型:如果以上几型同时存在即为混合型。

4.恢复期

瘫痪常由远端肌群向近端肌群逐渐开始恢复,轻型病例1～3个月内可基本恢复,重者可能需要更长的时间,如果超过6个月瘫痪仍没有恢复,成为后遗症的可能性非常大。

5.后遗症期

如果瘫痪1～2年仍不恢复,即称为后遗症。肢体因长期瘫痪可发生肌肉萎缩、肢体变形,造成功能障碍,行动不便。

(五)并发症

呼吸系统并发症主要表现为肺炎、肺不张、急性肺水肿等;消化系统并发症主要表现为消化道出血、肠麻痹、急性胃扩张等;泌尿系统并发症主要表现为尿路感染、结石、肾衰竭等;其他并发症有压疮、负氮平衡、骨质疏松等。

四、辅助检查

(一)血常规

白细胞总数大多正常,早期或继发感染时可增高,以中性粒细胞增高为主。急性期1/3～1/2的患者血沉增快。

(二)脑脊液检查

脑脊液改变类似于其他病毒所致的脑膜炎,颅内压可略高,细胞数略高,早期以中性粒细胞为主,晚期以淋巴细胞为主。蛋白质可略增高。

(三)病原学检查

可用多种方法检测患者血清中特异性抗体的有无,或者对患者鼻咽部的分泌物、粪便、血液、脑脊液做病毒分离,多次送检可提高阳性率。

五、诊断要点

根据流行病学资料,当地有本病发生,未服用疫苗者接触患者后出现发热、多汗、感觉过敏、颈背疼痛、强直、腱反射消失等现象可考虑本病,出现弛缓性瘫痪有助于本病的诊断。如果在采集患者的标本中分离出脊髓灰质炎病毒或检测出相应抗体可确诊。

六、治疗要点

目前尚无特效抗病毒药物治疗,治疗原则主要是对症治疗、缓解症状、预防及处理并发症、康复治疗。

(一)前驱期和瘫痪前期

1.一般治疗

患者应按消化道隔离,隔离到至少发病后40d。急性期卧床休息,避免剧烈活动,供给身体代谢所需的营养及液体。

2.对症治疗

可适量应用解热镇静剂以缓解肢体疼痛和肌肉痉挛;或在局部作温湿敷,以增进血液循环。

(二)瘫痪期

患者应躺在有床垫的硬板床上,瘫痪肢体应保持在功能位置上,以避免产生垂腕垂足等现象。有便秘和尿潴留时,可适当给予灌肠和导尿。可使用神经细胞的营养药物如维生素B_1、维生素B_{12}及促进神经传导药物地巴唑;增进肌肉张力药物,如氢溴酸加兰他敏等,一般在急性期后使用。延髓型瘫痪者应保持呼吸道通畅,采用头低位,避免误吸,最初几日可静脉补充营养;若气管分泌物较多,应急时吸痰,防止气道梗阻;声带麻痹、呼吸肌瘫痪者,需行气管切开,必要时使用呼吸机辅助通气。

(三)恢复期及后遗症期

体温恢复正常、肌肉疼痛消失、瘫痪停止发展后,应积极进行康复治疗。可采用局部按摩、针刺、理疗、康复锻炼等方法以促进瘫痪肌肉的恢复。若肢体畸形较严重,可行外科矫形治疗。

七、常见护理诊断

(一)体温过高

体温过高与病毒感染有关。

(二)疼痛

肢体疼痛与肌肉强直痉挛有关。

(三)躯体移动障碍

躯体移动障碍与病毒感染所致弛缓性瘫痪有关。

(四)潜在并发症

压疮、足下垂。

(五)知识缺乏

缺乏脊髓灰质炎相关知识。

八、护理措施

(一)一般护理

急性期患者应绝对卧床休息,避免剧烈活动、肌内注射、手术等容易诱发瘫痪的因素。处置时动作轻柔,保持病室环境安静舒适,创造良好的睡眠环境。给予高蛋白质、高维生素、营养丰富的饮食,避免进食辛辣刺激性食物。长期卧床者应注意多饮水,预防尿路结石与感染。

(二)病情观察

监测患者生命体征,观察有无皮肤感觉过敏、肌肉强直、疼痛等瘫痪前期表现,观察患者神志、呼吸节律、吞咽功能及发音变化,发现异常及时通知医生。

(三)对症护理

发热时给予降温措施,以物理降温为主、药物降温为辅;瘫痪期注意保持皮肤清洁干燥、完整无破损,防止跌倒、坠床以免发生损伤,保持肢体处于功能位;恢复期及后遗症期应加强肢体功能锻炼,根据个人情况制订相应的康复计划。

(四)健康教育

1.疾病知识指导

向患者及家属介绍脊髓灰质炎疾病相关知识,指导患者家属做好患者的康复护理,出院后加强瘫痪肢体的被动运动、功能锻炼,防止肌肉挛缩和功能障碍,增加营养以促进患者的康复。

2.预防指导

我国较为普遍应用口服减毒活疫苗糖丸,一般首次免疫从 2 个月龄开始,连服 3 次,每次间隔 1 个月,4 岁时加强免疫一次,免疫期为 3～5 年。用冷开水吞服,服后半小时内不宜饮热水,以免影响疫苗效果。对于有免疫功能缺陷和使用免疫抑制剂者禁用。

第九节　获得性免疫缺陷综合征

获得性免疫缺陷综合征(AIDS)又称艾滋病,是由人类免疫缺陷病毒(HIV)感染引起的慢性传染病。主要通过性接触、血液及母婴传播,病毒主要侵犯和破坏辅助性 $CD4^+$ T 淋巴细胞,使机体细胞免疫功能受损,最后并发各种严重的机会性病原体感染和恶性肿瘤。

一、病原学

HIV 为单链 RNA 病毒,属于反(逆)转录病毒科慢病毒亚科中的人类慢病毒组。HIV 为直径 100～120nm 球形颗粒,由包膜和核心两部分组成。外层为类脂包膜,表面有锯齿样突起,内有圆柱状核心,由 RNA 反转录酶、DNA 多聚酶和结构蛋白等组成。病毒的包膜是糖蛋白 gp120 及 gp41。gp120 为外膜蛋白,gp41 为透膜蛋白,起协助 HIV 进入宿主细胞的作用。

根据 HIV 基因的差异,目前可将 HIV 分为两个型,即 HIV-1 和 HIV-2。包括我国在内,全球流行的主要毒株是 HIV-1。HIV-2 主要局限于非洲西部和西欧,北美也有少量报告,传染性和致病性均较低。HIV 是一种变异型很强的病毒,HIV-1 分为 3 个亚型组 13 个亚型。HIV-2 至少有 A、B、C、D、E、F、G 7 个亚型,我国以 HIV-1 为主要流行株。1999 年起在部分地区发现并证实我国有少数 HIV-2 型感染者。

HIV 对外界抵抗力低。对热敏感,56℃ 30min 能使 HIV 在体外对人的 T 淋巴细胞失去感染性,但不能完全灭活血清中的 HIV;100℃ 20min 可将 HIV 完全灭活。能被 75%乙醇、0.2%次氯酸钠及漂白粉灭活。但对 0.1%甲醛、紫外线和 γ 射线均不敏感。

二、流行病学

(一)传染源

HIV 感染者和艾滋病患者是本病的传染源,尤其是无症状 HIV 感染者具有更为重要的流行病学意义。从 HIV 感染人体开始至机体产生抗体之前的这段时间被称为 HIV 感染的窗口期,通常为 2～6 周,窗口期的感染者也具有传染性。

(二)传播途径

1.性接触传播

病毒主要存在于感染者的血液、精液和阴道分泌物当中，唾液、眼泪和乳汁中也含有病毒。主要通过性接触(包括同性、异性和双性性接触)摩擦所致的细微破损即可将病毒传染给他人。精液中所含 HIV 数量极高，故男传女高于女传男，同性性接触由于直肠黏膜薄弱易受损，提高了感染概率。

2.血液、体液传播

通过输入被 HIV 污染的血液和血制品或静脉药瘾者共用针头而受感染。

3.母婴传播

感染 HIV 的孕妇可通过胎盘将病毒传染给胎儿，也可以通过分娩时的产道、血性分泌物或哺乳传染。目前认为 HIV 阳性孕妇 11%～60%会发生母婴传播。

4.其他

器官移植、人工授精、使用受 HIV 污染的医疗器械进行侵入性操作、医务人员被受 HIV 污染的医疗锐器刺伤等都可能被感染。

尽管艾滋病的传播方式很多，目前还没有证据表明与 HIV 感染者共同进餐、握手等日常生活接触可以传播艾滋病。

(三)人群易感性

人群普遍易感。多数艾滋病患者为青壮年，15～49 岁发病者占 80%。男性同性恋者、静脉药瘾者、性乱交者、血友病、多次接受输血或血制品者、HIV 感染母亲所生婴儿为 HIV 感染的高危人群。

三、临床表现

本病潜伏期较长，平均 9 年，也有短至数月或长达 15 年以上者，一般认为 2～10 年左右可发展为艾滋病。根据我国有关艾滋病的诊疗标准和指南将其分为急性期、无症状期和艾滋病期。

(一)急性期

通常发生在初次感染 HIV 的 2～4 周，部分感染者出现 HIV 病毒血症和免疫系统急性损伤所产生的临床表现，可出现发热、全身不适、头痛、厌食、恶心、腹泻、咽痛、肌痛、关节痛、皮疹和淋巴结肿大等症状。大多数患者临床症状轻微，持续 1～3 周后缓解。此期可从被感染者血清中检出 HIV RNA 和 P24 抗原，抗体的出现需要再经过一段时间，$CD4^{+}$ T 淋巴细胞一过性减少，同时出现 CD4/CD8 比例倒置，部分患者可出现白细胞和(或)血小板减少或肝功能的异常。

(二)无症状期

无症状感染，很多感染者可直接进入此期或由急性感染症状消失后延伸而来。临床上没有任何症状，但血清中能检出特异性抗体，具有传染性。由于 HIV 在感染者体内不断复制，$CD4^{+}$ T 淋巴细胞计数逐渐下降。此阶段可持续 6～8 年，其时间长短与感染病毒的数量、病毒类别、感染途径、机体免疫状况的个体差异、营养、卫生条件及生活习惯等因素有关。

(三)艾滋病期

为感染 HIV 后的最终阶段。患者 $CD4^+$ T 淋巴细胞计数明显下降,多<200/mm^3,HIV 血浆病毒载量明显升高。此期主要的临床表现为 HIV 相关症状、各种机会性感染和肿瘤。

1.HIV 相关症状

主要表现为持续一个月以上的发热、盗汗、腹泻,体重减轻 10%以上,部分患者表现为神经精神症状,如记忆力减退、表情淡漠、性格改变、头痛、癫痫、进行性痴呆、下肢瘫痪等。另外还可出现持续性全身淋巴结肿大,主要表现为除腹股沟淋巴结以外,全身其他部位两处或两处以上淋巴结肿大。其特点是直径在 1cm 以上、质地柔韧、无压痛、无粘连、能自由活动。一般持续肿大 3 个月以上,部分患者肿大一年后逐步消散,亦有再次肿大者。

2.各种机会性感染和肿瘤

(1)呼吸系统:由肺孢子虫引起的肺孢子虫肺炎,表现为慢性咳嗽、发热、发绀、血氧分压降低。很少有肺部啰音。胸部 X 线显示间质性肺炎。念珠菌、疱疹和巨细胞病毒、结核菌、卡波西肉瘤均可侵犯肺部。

(2)消化系统:白念珠菌食管炎、巨细胞病毒性食管炎、肠炎、沙门氏菌、痢疾杆菌、空肠弯曲菌及隐孢子虫性肠炎;表现为鹅口疮、食管炎或溃疡,吞咽疼痛、胸骨后烧灼感;腹泻、体重减轻,感染性肛周炎、直肠炎,大便检查和内镜检查有助诊断;因隐孢子虫、肝炎病毒及巨细胞病毒感染致血清氨基转移酶升高。偶可有胆囊机会性感染及肿瘤等。

(3)中枢神经系统:隐球菌脑膜炎、结核性脑膜炎、弓形虫脑病、各种病毒性脑膜脑炎等。

(4)口腔:鹅口疮、舌毛状白斑、复发性口腔溃疡、牙龈炎等。

(5)皮肤:带状疱疹、传染性软疣、尖锐湿疣、真菌性皮炎和甲癣。

(6)眼部:巨细胞病毒性和弓形虫性视网膜炎,表现为眼底絮状白斑。眼睑、睑板腺、泪腺、结膜及虹膜等常受卡波西肉瘤侵犯。

(7)肿瘤:恶性淋巴瘤、卡波西肉瘤等。卡波西肉瘤侵犯下肢皮肤和口腔黏膜,可出现紫红色或深蓝色浸润斑或结节,融合成片,表面溃疡并向四周扩散。这种恶性病变可出现于淋巴结和内脏。

四、辅助检查

(一)常规检查

白细胞、血红蛋白、红细胞及血小板均可有不同程度的减少,尿蛋白呈阳性。

(二)免疫学检查

T 细胞总数降低,$CD4^+$ T 淋巴细胞减少。CD4/CD8≤1.0。链激酶、植物血凝素等皮试常阴性。免疫球蛋白、β_2 微球蛋白可升高。

(三)血生化检查

可有血清氨基转移酶升高及肾功能异常等。

(四)特异性抗体和抗原检测

用 ELISA 法测血清、尿液或脑脊液抗 HIV 可获阳性结果。采用流式细胞技术检测血或体液中 HIV 特异性抗原,对诊断有一定帮助。

(五)核酸检测

可用免疫印迹法或RT-PCR法测血清HIV RNA与HIV DNA。但试剂价格昂贵,并易出现假阳性。

(六)蛋白质芯片

近年蛋白质芯片技术发展较快,能同时检测HIV、HBV、HCV联合感染者血中HIV、HBV、HCV核酸和相应的抗体,有较好的应用前景。

(七)其他检查

X线检查有助于了解肺部并发肺孢子虫、真菌、结核杆菌感染及卡波西肉瘤等情况。痰、支气管分泌物或肺活检可找到肺孢子虫包囊、滋养体或真菌孢子。便涂片可查见隐孢子虫。弓形虫、肝炎病毒及巨细胞病毒感染可以用ELISA法测相应的抗原或抗体。组织活检可确诊卡波西肉瘤或淋巴瘤等。

五、诊断要点

(一)急性期

患者近期内有流行病学史和临床表现,结合实验室检查HIV抗体由阴转阳即可诊断,或者仅实验室检查HIV抗体由阴性转为阳性即可诊断。

(二)无症状期

有流行病学史,结合实验室检查HIV抗体阳性即可诊断,或仅实验室检查HIV抗体阳性即可诊断。

(三)艾滋病期

有流行病学史,实验室检查HIV抗体阳性,加以下各项中任意一项即可诊断为艾滋病。①原因不明的持续不规则发热1个月以上,体温高于38℃。②慢性腹泻1个月以上,次数大于每日3次。③6个月内体重下降10%以上。④反复发作的口腔白念珠菌感染。⑤反复发作的单纯疱疹病毒感染或带状疱疹感染。⑥肺孢子虫肺炎。⑦反复发生的细菌性肺炎。⑧活动性结核或非结核分枝杆菌病。⑨深部真菌感染。⑩中枢神经系统占位性病变。(11)中青年人出现痴呆。(12)活动性巨细胞病毒感染。(13)弓形虫脑病。(14)马尔尼菲青霉菌感染。(15)反复发生的败血症。(16)皮肤黏膜或内脏的卡波西肉瘤、淋巴瘤。

HIV抗体阳性,虽无上述表现,但$CD4^+$ T淋巴细胞数<200/mm^3,也可诊断为艾滋病。

六、治疗要点

(一)抗反转录病毒治疗

早期抗病毒治疗是关键,目标是最大限度的抑制病毒复制,保存和恢复免疫功能,降低病死率,提高生活质量,减少艾滋病的传播。

目前国内的抗反转录病毒药物有三类,分为核苷类反转录酶抑制剂(NRTD)、非核苷类反转录酶抑制剂(NNRTI)、蛋白酶抑制剂(PI)。

1.NRTI

选择性抑制HIV反转录酶,掺入正在延长的DNA链中,抑制HIV复制。常用药物有齐多夫定(AZT),去羟肌苷、拉米夫定等。

2.NNRTI

主要作用于 HIV 反转录酶某位点使其失去活性。常用药物有奈韦拉平,依非韦伦。与其他抗 HIV 药物联合使用。

3.蛋白酶抑制剂

抑制蛋白酶,阻断 HIV 复制和成熟过程中必需的蛋白质合成。主要药物有利托那韦,茚地那韦,沙奎那韦和奈非那韦等。仅用一种抗病毒药物易诱发 HIV 变异,产生耐药性,因而目前主张联合用药,称为高效抗反转录病毒治疗。

抗病毒治疗的时机:急性感染期无论 $CD4^+$ 细胞计数为多少,考虑治疗。无症状感染期 $CD4^+$ 细胞计数＞350 个/mm^3,无论血浆病毒载量的值为多少,定期复查,暂不治疗。若 $CD4^+$ 细胞计数在 200～300 个/mm^2,定期复查,出现以下情况之一即进行治疗:①$CD4^+$ 细胞计数1 年内下降＞30%。②血浆病毒载量＞100000/mL。③患者迫切要求治疗,且保证有良好的依从性。艾滋病期无论 $CD4^+$ 细胞计数为多少,均进行治疗。

(二)免疫治疗

采用白细胞介素-2 与抗病毒药物同时应用有助于改善患者免疫功能。

(三)并发症治疗

1.肺孢子虫肺炎

喷他脒每日 3～4mg/kg,肌内注射或静脉滴注,或加氨苯砜 100mg,每日 1 次,或复方磺胺甲噁唑,3 片,每日 3～4 次,疗程 2～3 周。

2.其他真菌感染

口腔及食管真菌感染用克霉唑 1.5g 或酮康唑 0.1g,每日 2 次;制霉菌素 2.5 万 U 涂抹黏膜病变处,每日 4 次;肺部念珠菌病等可用氟康唑或伊曲康唑治疗;新型隐球菌脑膜炎用两性霉素 B、氟胞嘧啶或氟康唑治疗等。

3.病毒感染

全身性巨细胞病毒、EB 病毒感染及带状疱疹可用阿昔洛韦 7.5～10mg/kg,或更昔洛韦 5mg,静脉滴注每日 2 次,疗程 2～4 周。

4.弓形虫病

螺旋霉素或克林霉素 0.6～1.2g/d,前两者常与乙胺嘧啶合用或交替应用。

5.卡波西肉瘤

抗病毒治疗同时使用干扰素治疗,也可用博来霉素,长春新碱和阿霉素联合化疗等。

(四)对症治疗

加强营养支持治疗,部分患者辅以心理治疗。

(五)预防性治疗

$CD4^+$ T 淋巴细胞＜0.2×10^9/L 者口服复方磺胺甲噁唑,每次 2 片,每日 1 次,预防肺孢子虫肺炎。医务人员被污染针头刺伤或实验室意外,根据职业暴露后预防程序进行评估和用药预防。

七、常见护理诊断

(一)恐惧

恐惧与艾滋病预后不良、疾病折磨和担心被歧视有关。

(二)有感染的危险

有感染的危险与免疫功能受损,机体抵抗力低下有关。

(三)营养失调

低于机体需要量,与进食量少、慢性腹泻、机体消耗增多有关。

(四)腹泻

腹泻与胃肠道机会性感染和肿瘤有关。

(五)活动无耐力

活动无耐力与病毒感染疾病消耗有关。

(六)社交孤立

社交孤立与人们对艾滋病患者的歧视有关。

八、护理措施

(一)一般护理

患者在急性感染期和艾滋病期应卧床休息,以减轻症状;无症状感染期可正常活动,但应避免劳累。给予高热量、高蛋白质、高维生素易消化饮食,以保证营养供给,增强机体抗病能力;对不能进食、吞厌困难者给予鼻饲或静脉补充营养和水分。保持口腔和皮肤清洁,防止继发感染;长期腹泻者应注意保护肛周皮肤,每次排便后用温水清洗局部,用软布轻轻擦干后涂油保护。

(二)病情观察

密切观察病情变化,初次感染 HIV 后,可完全没有自觉症状,部分患者可以出现发热、全身不适、头痛、厌食、肌肉关节疼痛、淋巴结肿大等类似血清病的症状。艾滋病期可出现持续性淋巴结肿大、疲乏、体重减轻、长期发热和夜间盗汗、口腔或阴道真菌感染,皮疹或皮肤脱落,反复发作的上呼吸道感染,短暂的记忆丧失,口腔、生殖器、肛门处疱疹等症状和体征,应及早发现、及时治疗。

(三)心理护理

多与患者沟通,运用倾听技巧,了解其心理状态。由于艾滋病缺乏特效治疗,预后不良,加之疾病的折磨,患者容易出现焦虑、抑郁、恐惧等心理障碍,部分患者可出现报复、自杀等行为。护士要真正关心、体贴患者,给予患者精神上的支持,目前许多疗法及药物正在积极研制中,使患者及家属树立战胜疾病的信心。保护患者的隐私,鼓励亲朋好友给患者以关怀、支持。帮助其适应患者的角色,并鼓励 HIV 感染者在身体条件允许的情况下,参加社会活动,维持正常的社会交往及融洽的社会关系。

(四)用药护理

早期抗病毒治疗可减少机会性感染。使用齐多夫定治疗者应注意其严重的骨髓抑制作用,早期可表现为巨幼细胞贫血,晚期可有中性粒细胞和血小板减少,亦可出现恶心、头痛和肌炎等症状。应化验血型,随时做好输血准备,并定期检查血常规,掌握血细胞和血小板变化情况。

(五)健康教育

1.疾病知识指导

向患者及家属介绍艾滋病有关知识,指导患者加强营养,生活规律,避免劳累,保持个人卫生,预防感染,定期复查,出现危急症状、并发感染或恶性肿瘤时应住院隔离治疗。

2.生活指导

慢性腹泻的患者应进食少渣、少纤维素、高蛋白质、高热量、易消化的流质或半流质,鼓励患者多饮水、果汁、肉汁等;忌食生冷及刺激性食物;对有鹅口疮、食管炎、溃疡、吞咽疼痛不能进食者给予鼻饲。

3.用药指导

指导患者按医嘱用药,抗病毒药物应按时、按量服用,不可擅自减量或停药,对出现食欲缺乏、恶心、呕吐、腹泻、头痛、疲倦、腹痛、肢体麻木等不良反应有心理准备,并告之如能坚持长期用药,这些症状会有所缓解。用药期间定期进行血常规、生化、$CD4^{+}$ T淋巴细胞计数检查。

4.自我监测

教会患者及家属注意观察有无咳嗽、发热、发绀等肺部感染的表现;观察有无口腔溃疡、吞咽疼痛和胸骨后烧灼感;有无记忆力减退、精神淡漠、性格改变、头痛、癫痫及痴呆等表现;皮肤黏膜有无机会性感染的发生,以便及早发现、及时治疗。

5.预防指导

加强艾滋病防治知识宣传教育。对高危人群指导其采纳健康的行为,避免感染HIV,如戒毒、不共用注射器针头、遵守性道德、洁身自爱,正确使用安全套。严格筛查血液及血制品,使用一次性无菌注射器,医疗器具需严格消毒灭菌。规范性病治疗。注意个人卫生,不共用牙具和剃须刀等。建立艾滋病监测网络,加强国境检疫。

第十节 人禽流感

人禽流感是由甲型流感病毒某些感染禽类亚型中的一些毒株引起的急性呼吸道传染病。通常情况下,禽流感病毒并不感染人类,但自1997年禽甲型流感病毒 H_5N_1 亚型感染人类以来,又相继有 H_9N_2、H_7N_7 等亚型感染人类的报道。人禽流感的主要临床表现为高热、咳嗽和呼吸急促,病情轻重不一,其中高致病性禽流感常由 H_5N_1 亚型引起,病情严重,可出现毒血症、感染性休克、多脏器功能衰竭以及瑞氏(Reye)综合征等多种并发症而致人死亡。

一、病原学

禽流感病毒属正黏病毒科甲(A)型流感病毒属。甲型流感病毒呈多形性,常见为球形,直径80~120nm,平均为100nm,有囊膜。病毒基因组为分节段单股负链RNA。依据外膜血凝素和神经氨酸酶蛋白抗原性的不同,可分出许多亚型,目前已鉴定出16个H亚型($H_1 \sim H_{16}$)和9个N亚型($N_1 \sim N_9$)。甲型流感病毒除感染人外,还可感染猪、马、海洋哺乳动物和禽类。感染禽类的甲型流感病毒称为禽流感病毒,其中的 H_5N_1 和 H_7N_7 能引起严重的禽类疾病,称为高致病性禽流感。人类对大多数 H 和 N 亚型病毒没有免疫力，一旦流行可迅速传播，造成极大危害。禽流感病毒对乙醚、氯仿、丙酮等有机溶剂均敏感。常用消毒剂如漂白粉、碘剂等容易将其灭活。病毒对低温抵抗力较强，不耐热，加热 56℃ 30min 或 100℃ 2min 可使其灭活。在自然条件下，存在于口腔、鼻腔和粪便中的病毒由于受到有机物的保护，具有较强的抵抗力。

二、流行病学

(一)传染源

主要为患禽流感或携带禽流感病毒的鸡、鸭、鹅等家禽，特别是鸡。其他禽类、野禽或猪也有可能成为传染源。患者是否为人禽流感的传染源尚有待进一步确定。

(二)传播途径

主要经呼吸道传播，通过密切接触感染的禽类及其分泌物、排泄物或受病毒污染的物品等也可被感染。目前尚缺乏人与人之间传播的确切证据。

(三)易感人群

禽流感病毒通常只在禽类间引起感染和传播，一般不会感染人类。但在已发现的感染病例中，12 岁以下儿童发病率较高，病情较重。与不明原因病死的家禽或感染、疑似感染禽流感的家禽密切接触人员为高危人群。

据世界卫生组织(WHO)2007 年 5 月 16 日公布的数据，1997 年以来，全球共报告经病原学检查确认为 H5N1 人禽流感 306 例，其中死亡 185 例。

三、临床表现

潜伏期一般在 7d 以内，通常为 2～4d。感染 H9N2 亚型的患者通常仅有轻微的上呼吸道感染症状，部分患者甚至没有任何症状。感染 H7N7 亚型的患者常表现为结膜炎。重症患者一般均为 H5N1 亚型病毒感染，患者呈急性起病，早期表现类似普通型流感，主要为发热，体温大多持续在 39℃以上，热程 1～7d，多为 3～4d，可伴有流涕、鼻塞、咳嗽、咽痛、头痛、肌肉酸痛和全身不适，部分患者可有恶心、腹痛、腹泻、稀水样便等消化道症状。常在发病 1～5d 后出现呼吸急促及明显的肺炎表现。重症患者病情发展迅速，发病 1 周内很快进展为呼吸窘迫，肺部出现实变体征，随即发展为呼吸衰竭，即使接受辅助通气治疗，大多数病例仍然死亡。还可出现肺出血、胸腔积液、全血细胞减少、肾衰竭、败血症、感染性休克及 Reye 综合征等多种并发症。

四、辅助检查

(一)血常规检查

外周血白细胞总数一般正常或降低，重症患者多有白细胞总数及淋巴细胞减少。

(二)病毒抗原及基因检测

取患者呼吸道标本，采用免疫荧光法或 ELISA，检测甲型流感病毒核蛋白抗原及禽流感病毒 H 亚型抗原。还可采用 RT-PCR 法，检测相应核酸。

(三)病毒分离

从患者呼吸道标本(如鼻咽分泌物、口腔含漱液、气管吸出物或呼吸道上皮细胞)中分离禽流感病毒。

(四)血清学检查

采集患者发病初期和恢复期双分血清，采用血凝抑制试验、补体结合试验或 ELISA，检测禽流感病毒抗体，如前后抗体滴度有 4 倍或以上升高，有助于回顾性诊断。

(五)影像学检查

X 线胸片可见肺内斑片状、弥散性或多灶性浸润，但缺乏特异性。重症患者肺内病变进展迅速，呈大片毛玻璃状或肺实变影像，少数可伴有胸腔积液。

五、诊断要点

根据流行病学史、临床表现及辅助检查结果，排除其他疾病后，可以做出人禽流感的诊断。流行病学史是指发病前 1 周内曾到过禽流感暴发疫点，或与病禽及其分泌物、排泄物等有密切接触者，或接触禽流感病毒的实验室工作人员。目前不排除与人禽流感患者有密切接触者有患病的可能。

1.医学观察病例

冬春季节、禽流感流行地区、与禽类或人禽流感患者有密切接触史，在 1 周内出现临床表现者。

2.疑似病例

有流行病学史和临床表现，采用甲型流感病毒 H 亚型单克隆抗体在患者呼吸道分泌物或尸检肺标本中查到相应特异性抗原，或用 RT-PCR 法检测到禽流感 H 亚型病毒基因。

3.确诊病例

有流行病学史和临床表现，从患者呼吸道分泌物或尸检肺标本中分离出特定病毒或采用 RT-PCR 法检测到禽流感 H 亚型病毒基因，且双份血清抗禽流感病毒抗体滴度恢复期较发病初期有 4 倍或以上升高者。

六、治疗要点

(一)隔离

对疑似病例和确诊病例均应进行隔离治疗。

(二)抗病毒治疗

应在发病 48h 内试用抗流感病毒药物。

1.神经氨酸酶抑制剂

通过抑制流感病毒的神经氨酸酶来抑制病毒复制，同时减弱病毒的致病力。磷酸奥司他韦(达菲)是目前 WHO 确认和推荐的新型抗流感病毒药物，对禽流感病毒 H_5N_1 和 H_9N_2 亚型均有抑制作用，成人剂量为每日 150mg，儿童每日 3mg/kg，均分 2 次口服，疗程 5d。本品能减轻流感症状、缩短病程、减少并发症，而且毒性低，不易引起抗药性，有较好的应用前景。

2.离子通道 M_2 阻滞剂

该类药物主要通过干扰病毒 M_2 离子通道活性来抑制流感病毒复制，早期应用可阻止病情发展、减轻病情、缩短病程、改善预后。金刚烷胺成人剂量为每日 100～200mg，儿童每日 5mg/kg，分 2 次口服，疗程 5d。金刚乙胺用量同金刚烷胺，但每日仅需服用 1 次，且神经系统不良反应比金刚烷胺少见。

3.其他

利巴韦林等药物经体外试验证实有抗流感病毒作用。

(三)对症治疗

可应用解热药、缓解鼻黏膜充血药、止咳祛痰药等。儿童避免使用阿司匹林等水杨酸类药物退热,以免引起 Reye 综合征。继发细菌感染时使用抗菌药物治疗。

(四)重症患者的治疗

治疗要点:①营养支持。②加强血氧监测和辅助呼吸。③防治继发细菌感染。④短期给予肾上腺皮质激素改善毒血症状及呼吸窘迫。

七、常见护理诊断

(一)体温过高

体温过高与病毒感染有关。

(二)气体交换受损

气体交换受损与肺炎或肺实变有关。

(三)潜在并发症

呼吸衰竭。

(四)知识缺乏

缺乏疾病相关知识。

八、护理措施

(一)一般护理

患者应卧床休息,保持室内空气新鲜、温度湿度适宜,给予营养丰富易消化的流质或半流质,伴呕吐或腹泻严重者,应适当静脉补充营养和水分。

(二)病情观察

观察患者有无高热不退、呼吸急促、发绀、血氧饱和度下降;有无咳嗽、咳痰、胸闷、呼吸困难等表现。

(三)对症护理

高热时可给予物理或药物降温,患者出现咳嗽、咳痰、胸闷、气促、发绀等肺炎表现时,应给予半卧位、吸氧,必要时吸痰,予以呼吸机辅助呼吸。

(四)用药护理

观察用药后的疗效和不良反应。儿童避免使用阿司匹林等水杨酸类药物退热,以免引起 Reye 综合征(临床表现为急性呼吸道感染热退后数日出现恶心、呕吐、嗜睡、昏迷和惊厥等神经系统症状,伴有肝大,肝功能轻度损害)。金刚烷胺在治疗过程中,少数人可出现中枢神经系统不良反应,如头痛、嗜睡、失眠和共济失调等,老年及有血管硬化者慎用,肝肾功能受损者酌减剂量,孕妇及癫痫者禁用。

(五)健康教育

1.疾病知识指导

向患者及家属介绍人禽流感的临床特点、传播途径及相关防治知识,病室应勤通风换气,加强营养,锻炼身体,增强机体抵抗力。

2.预防指导

(1)管理传染源:加强禽类疾病的监测,一旦发现禽流感疫情,动物防疫部门应立即封锁疫区,将高致病性禽流感疫点周围半径 3km 范围划为疫区,捕杀疫区内的全部家禽,并对疫区 5km 范围内的易感禽类进行强制性疫苗紧急免疫接种。此外,应加强对密切接触禽类人员的检疫。

(2)切断传播途径:发生禽流感疫情后,应对禽类养殖场、市售禽类摊档以及屠宰场进行彻底消毒,对死禽及禽类废弃物应销毁或深埋;医院诊室要彻底消毒,防止患者排泄物及血液污染院内环境及医疗用品;医护人员要做好个人防护。加强检测标本和实验室毒株的管理,进行禽流感病毒分离的试验室应达到 P3 级生物安全标准。严格执行操作规范,防止医院感染和实验室的感染及传播。保持室内空气清新流通;勤洗手,养成良好的个人卫生习惯。

(3)保护易感人群:因禽流感病毒高度易变,目前尚无商品化的人用 H5N1 疫苗。对密切接触者可试用抗流感病毒药物或按中医药辨证施治。

第十一节　传染性非典型肺炎

传染性非典型肺炎,又称严重急性呼吸综合征(SARS)是由 SARS 冠状病毒(SARS-CoV)引起的急性呼吸道传染病。主要通过短距离飞沫、接触患者呼吸道分泌物及密切接触传播。临床上以发热、头痛、肌肉酸痛、乏力、干咳少痰、腹泻等为主要表现,严重者出现气促或呼吸窘迫。

本病是一种新的呼吸道传染病,2002 年 11 月首先在我国广东省发现,其临床表现与其他非典型肺炎相似,但具有传染性强的特点。

一、病原学

SARS CoV 属于冠状病毒科,是一种单股正链 RNA 病毒。电镜下病毒颗粒直径 80～140nm,周围有鼓槌状冠状突起,突起之间的间隙较宽,病毒外形呈日冕状。该病毒很可能是一种来源于动物的病毒,由于生态环境的变化、人类与动物接触的增加及病毒的适应性改变,跨越种系屏障而传染给人类,并实现了人与人之间的传播。在狸猫、果子狸、家猫等动物中发现了类似 SARS-CoV 的病毒。果子狸与 SARS-CoV 的传播密切相关,但果子狸是否是 SARS-CoV 的自然储存宿主尚有待于进一步研究。

SARS-CoV 能在 Vero 细胞和猴肾细胞等多种细胞系中培养繁殖。在 Vero 细胞中培养 5d 便可出现细胞病变,在细胞的粗面内质网和囊泡内、质膜表面、细胞外均可见病毒颗粒。将 SARS 病毒接种猴子,可出现与人类相同的临床表现和病理改变。

SARS-CoV 特异性 IgM 抗体在起病后较早出现,在急性期或恢复早期达到高峰,约 3 个月后消失。IgG 抗体在起病后 2 周左右出现,在病程第 3 周即可达高滴度,12 个月后仍持续高效价。实验证明 IgG 抗体可以中和体外分离到的病毒颗粒,可能是保护性抗体。

SARS-CoV 对外界环境的抵抗力较其他冠状病毒强。在干燥物体表面或腹泻患者粪便中可存活 4d,尿液中可存活至少 1d,在 4℃ 培养中可存活 21d,－80℃ 可长期保存。56℃

90min 或 75℃ 30min 可灭活病毒。SARS-CoV 对乙醚、氯仿、甲醛和紫外线等均敏感。

二、流行病学

(一)传染源

患者是主要传染源。急性期患者体内病毒含量高，且症状明显，如打喷嚏、咳嗽等容易经呼吸道分泌物排出病毒；部分重型患者因为频繁咳嗽或需要气管插管、呼吸机辅助呼吸等，呼吸道分泌物多，传染性最强；个别患者可造成数十甚至上百人感染，被称为“超级传播者”。少数患者有腹泻，排泄物含有病毒。潜伏期患者传染性低或无传染性，作为传染源意义不大；康复患者无传染性；隐性感染者是否存在传染性未能肯定；本病未发现慢性患者。

有研究表明从果子狸、狸猫、貉等动物体内可分离出与 SARS-CoV 基因序列高度同源的冠状病毒，提示这些动物可能是 SARS-CoV 的储存宿主和本病的传染源，但有待证实。

(二)传播途径

1.呼吸道传播

短距离的飞沫传播是本病的主要传播途径。急性期患者咽拭子、痰标本中可以检测到 SARS-CoV。病毒存在于患者的呼吸道黏液或纤毛上皮脱落细胞内，当患者咳嗽、打喷嚏或大声讲话时，飞沫直接被易感者吸入而发生感染。飞沫在空气中停留的时间短，移动的距离 1～2m，故仅造成近距离传播。易感者也可通过吸入悬浮在空气中含有 SARS-CoV 的气溶胶而感染。

2.消化道传播

患者粪便中可检出病毒 RNA，带病毒的粪便污染食物可通过消化道传播。

3.直接传播

通过直接接触患者的呼吸道分泌物、消化道排泄物或其他体液，或者间接接触被污染的物品，亦可导致感染。实验室工作人员在处理或接触含 SARS-CoV 的标本时，未遵循严格的生物安全操作规程而感染。

4.其他

患者粪便中的病毒污染了建筑物的污水排放系统和排气系统造成环境污染，可能造成局部流行。虽然患者有短暂的病毒血症，但 SARS 通过血液传播尚有争议。

(三)易感人群

人群普遍易感，发病者以青壮年居多，儿童和老人少见。患者家庭成员和医务人员属高危人群。患病后可获得一定程度的免疫力，尚无再次发病的报告。

三、临床表现

潜伏期为 1～16d，通常为 3～5d。典型患者通常分为三期。

(一)早期

病初的 1～7d。起病急，以发热为首发症状，99.3%～100%患者有发热，体温常超过 38℃，呈不规则热、弛张热或稽留热等，偶有畏寒，可伴有头痛、肌肉关节酸痛、乏力、食欲缺乏、腹泻等，常无上呼吸道卡他症状。发病 3～7d 后出现下呼吸道症状，可有咳嗽、胸闷、少痰，偶有痰中带血丝。肺部体征不明显，部分患者可闻及少许湿啰音，或有肺实变体征。

(二)进展期

病情于10～14d达到高峰，发热、乏力等感染中毒症状加重，并出现频繁咳嗽，气促和呼吸困难，轻微活动则气喘、心悸、胸闷，被迫卧床休息。此时易发生呼吸道的继发性感染。

(三)恢复期

病程进入2～3周后，发热渐退，其他症状、体征减轻乃至消失。肺部炎症的吸收和恢复较为缓慢，体温正常后仍需要2周左右才能完全吸收恢复正常。

轻型患者临床症状轻，病程短，多见于儿童或接触时间较短的病例。

重型患者病情重，进展快，易出现ARDS。孕妇在妊娠早期患病易导致流产，妊娠晚期患病病死率增加。老年患者症状常不典型，例如不伴发热或同时合并细菌性肺炎等。

常见并发症包括肺部继发感染，肺间质改变，纵隔气肿、皮下气肿和气胸，胸膜病变，心肌病变，骨质缺血性改变等。

四、辅助检查

(一)血常规

起病早期到中期白细胞计数正常或下降，淋巴细胞计数绝对值常减少，部分病例血小板减少。$CD4^+$和$CD8^+$ T淋巴细胞均减少，尤以$CD4^+$亚群减低明显。疾病后期多能恢复正常。

(二)血液生化检查

多数患者出现肝功能异常，ALT、乳酸脱氢酶(LDH)及其同工酶等均有不同程度升高，少数患者清蛋白降低。血气分析可发现血氧饱和度降低。

(三)血清学检查

常用ELISA和免疫荧光法检测血清中的SARS-CoV特异性抗体。IgG抗体在起病后第1周检出率低或检测不到，第2周末检出率80%以上，第3周末95%以上，且效价持续升高，在病后第6个月仍保持高滴度。IgM抗体发病1周出现，在急性期和恢复早期达高峰，3个月后消失。另外，也可采用单克隆抗体技术检测样本中的SARS-CoV特异性抗原，可用于早期诊断，特异性与敏感性超过90%。

(四)分子生物学检测

以RT-PCR检测患者呼吸道分泌物、血液、大便等标本中的SARS-CoV的RNA。

(五)病毒分离

将患者呼吸道分泌物、血液等标本接种到Vero细胞中进行培养，分离到病毒后用RT-PCR或IFA进行鉴定。

(六)影像学检查

胸部X线、CT检查见肺部以间质性肺炎为主要特征。绝大多数患者在起病早期胸部X线检查多呈斑片状或网状改变，常呈单病灶改变，短期内病灶迅速增多，常累及双肺或单肺多叶。部分患者进展迅速，呈大片状阴影。双肺周边区域累及较为常见，而胸腔积液、空泡形成以及肺门淋巴结增大等表现则较少见。胸部CT检查可见局灶性实变，毛玻璃样改变最多见。肺部阴影吸收、消散较慢，阴影改变程度范围可与临床症状体征不一致。

五、诊断要点

与SARS患者有密切接触史，生活在流行区或发病前2周曾到过疫区。起病急，以发热为首发症状，体温一般>38℃，偶有畏寒；可伴有头痛、肌肉关节酸痛、乏力、腹泻；咳嗽，多为干咳、少痰，偶有血丝痰；可有胸闷，严重者出现呼吸急促或明显呼吸窘迫。部分患者可闻及少许湿啰音或有肺实变体征。外周血白细胞计数正常或降低，常有淋巴细胞计数减少。肺部X线检查有不同程度的片状、斑片状浸润性阴影或呈网状改变。部分患者进展迅速，呈大片状阴影。血清特异性IgM抗体阳性，或特异性IgG抗体急性期和恢复期抗体滴度升高4倍或以上时，可作为确诊依据。

六、治疗要点

该病目前还缺乏特异性治疗手段，以综合治疗为主。

(一)一般治疗

早发现、早隔离、早治疗有助于控制病情发展，卧床休息，避免劳累，适当补充营养和水分。

(二)对症治疗

1.早期抗病毒治疗：目前尚无针对SARS-CoV的特异性抗病毒药物。早期可试用蛋白酶类抑制剂药物洛匹那韦及利托那韦等。利巴韦林的疗效仍不确切。

2.咳嗽剧烈者给予镇咳，咳痰者给予祛痰药。

3.体温>38.5℃者，可给予物理降温，如冰敷、乙醇擦浴等，并酌情使用解热镇痛药。

4.有心、肝、肾等器官功能损害者，应给予相应的处理。

5.加强营养支持，注意水电解质、酸碱平衡。

6.出现气促或 PaO_2<70mmHg或 SpO_2<93%给予持续鼻导管或面罩吸氧。

7.糖皮质激素的应用：有以下指征之一即可早期应用：①有严重中毒症状，高热3d不退。②48h内肺部阴影进展超过50%。③有急性肺损伤或出现ARDS。

可选用甲泼尼龙，一般成人剂量为每日80～320mg，必要时可适当增加剂量，大剂量应用时间不宜过长。具体剂量及疗程根据病情来调整，待病情缓解或胸片上阴影有所吸收后逐渐减量停用。

一般每3～5d减量1/3，通常静脉给药1～2周后可改为口服泼尼松或泼尼松龙。一般不超过4周。

应用激素的目的在于抑制异常的免疫病理反应，减轻全身炎症反应状态，从而改善机体的一般状况，减轻肺的渗出、损伤，防止和减轻后期的肺纤维化。建议采用半衰期短的激素。

8.预防和治疗继发感染：主要用于治疗和控制继发细菌或真菌感染。根据临床情况，可选用喹诺酮类等适当的抗感染药物。

9.增强免疫功能：重型患者可使用已康复患者的血清进行治疗；也可使用免疫增强的药物，如胸腺肽、丙种球蛋白等。

10.中药辅助治疗：本病属于中医学瘟疫、热病的范畴，治疗原则为：温病，卫、气、营、血和三焦辨证论治。

(三)重型病例的治疗

必须严密动态观察，加强监护，及时给予呼吸支持，合理使用糖皮质激素，加强营养支持和器官功能保护，注意水电解质和酸碱平衡，预防和治疗继发感染，及时处理并发症。

1.无创正压机械通气(NPPV)应用指征为：呼吸频率>30次/min；吸氧5L/min条件下，

SpO_2<93%。禁忌证为:①有危及生命的情况,需要紧急气管插管。②意识障碍。③呕吐、上消化道出血。④气道分泌物多和排痰障碍。⑤不能配合 NPPV 治疗。⑥血流动力学不稳定和有多器官功能损害。

模式通常使用持续气道正压通气(CPAP),压力水平一般为 4~10cmH_2O;吸入氧流量一般为 5~8L/min,维持血氧饱和度>93%;或压力支持通气+呼气末正压(PSV+PEEP),PEEP 水平一般为 4~10cmH_2O,吸气压力水平一般为 10~20cmH_2O。NPPV 应持续应用(包括睡眠时间),暂停时间不宜超过 30min,直到病情缓解。

2.若患者不耐受 NPPV 或氧饱和度改善不满意,应及时进行有创正压机械通气治疗。具体插管通气的指征为:①经无创通气治疗病情无改善,表现为 SpO_2<93%,面罩氧浓度 5L/min,肺部病灶仍增加。②不能耐受无创通气,明显气促。③中毒症状明显,病情急剧恶化。

使用呼吸机通气,极易引起医务人员被 SARS-CoV 感染,故务必注意医护人员的防护。谨慎处理呼吸机废气,吸痰、冲洗导管均应小心对待。

七、常见护理诊断

(一)体温过高

体温过高与病毒感染有关。

(二)气体交换受损

气体交换受损与肺炎和肺实变有关。

(三)营养失调

低于机体需要量,与发热、摄入量少、腹泻有关。

(四)焦虑或恐惧

焦虑或恐惧与严密隔离、担心疾病预后有关。

(五)有传播感染的危险

有传播感染的危险与呼吸道排出病毒有关。

(六)潜在并发症

急性呼吸窘迫综合征。

八、护理措施

(一)一般护理

急性期患者应卧床休息,减低机体消耗,给予高热量、高蛋白质、高维生素、易消化饮食。高热或进食量少者应静脉补充水、电解质及营养。

(二)病情观察

多数患者在发病后 14d 内都属于病情进展期,应密切观察病情变化,监测生命体征、出入液量,了解血气分析、血常规、心、肝、肾功能等情况。定期复查胸片(早期复查间隔时间不超过 3d)。

(三)对症护理

体温>38.5℃者,可给予物理降温,如冰敷、乙醇擦浴等,并酌情使用解热镇痛药。出现肺部病变时,及时吸氧,保持呼吸道通畅,痰液黏稠者给予雾化吸入及祛痰药。呼吸困难者应根据病情及患者的耐受情况，选择氧疗和无创正压机械通气。必要时予以气管插管或切开，呼吸机辅助呼吸。

（四）用药护理

由于治疗中使用糖皮质激素，应注意观察不良反应，如继发真菌感染、血糖升高和骨质疏松等。治疗的同时给予制酸剂和胃黏膜保护剂。有糖尿病、重度高血压、活动性胃炎、十二指肠溃疡、精神病、癫痫以及处于妊娠期的患者禁用。儿童忌用阿司匹林降温，以免引起 Reye 综合征。

（五）心理护理

由于对患者实施严密隔离，患者往往有孤独、恐惧感，以及对疾病不了解、担心预后可出现焦虑、抑郁心理。因此，应安慰患者，给予心理支持，帮助其树立战胜疾病的信心。

（六）健康教育

1.预防指导

(1)管理传染源：发现或怀疑本病患者时应尽快向卫生防疫机构报告，做到早发现、早隔离、早治疗。

(2)切断传播途径：流行期间减少大型集会或活动，避免去人多或相对密闭的地方，保持公共场所空气流通；外出时戴口罩，避免与人近距离接触；对患者用过的物品、诊疗器械以及分泌物、排泄物、住所分别进行彻底消毒；医院应设立发热门诊，建立专门通道，医护人员进入病区时，须戴 N95 口罩，戴帽子、眼防护罩以及手套、鞋套等，穿好隔离衣；接触患者或被污染的物品后应消毒双手。

(3)保护易感人群：均衡饮食，注意保暖，避免疲劳，睡眠充足，建立良好的生活习惯；我国已研制出对 SARS-CoV 的马抗毒血清和经鼻接种的灭活疫苗，其预防效果有待验证。

2.出院指导

患者出院后应定期复查肺、心、肝、肾及骨关节等功能。如出现异常应及时就诊。保持心情舒畅，加强营养，适当锻炼身体，但避免过于疲劳。

第十二节　狂犬病

狂犬病又名恐水症，是由狂犬病毒引起的一种侵犯中枢神经系统为主的急性人兽共患传染病。人狂犬病通常由病兽以咬伤方式传给人。临床表现为特有的恐水、恐声、怕风、恐惧不安、咽肌痉挛、进行性瘫痪等。病死率几乎达 100%。

一、病原学

狂犬病毒属弹状病毒科拉沙病毒属，形似子弹，大小约 75nm×180nm，病毒中心为单股负链 RNA，外绕以核衣壳和含脂蛋白及糖蛋白的包膜。病毒易为紫外线、苯扎溴铵(新洁尔灭)、碘酒、高锰酸钾、乙醇、甲醛等灭活。加热 100℃ 2min 可灭活。病毒可接种于鸡胚、鼠脑等，也可在地鼠肾细胞、人二倍体细胞中增生、传代。从患者或患病动物直接分离得到的病毒称为野毒株或街毒株，致病力强，能在唾液腺中繁殖。街毒株在动物脑内传代 50 代后其毒力减弱，对人和犬失去致病力，但仍然保持其免疫原性，可供制备疫苗，称为固定毒株。

狂犬病毒含5种主要蛋白质，即糖蛋白(G)、核蛋白(N)、转录酶大蛋白(L)、磷蛋白(P)和基质蛋白(M)。糖蛋白能与乙酰胆碱受体结合，决定了狂犬病毒的嗜神经性；能刺激机体产生保护性免疫反应。核蛋白是荧光免疫法检测的靶抗原，有助于临床诊断。

二、流行病学

(一)传染源

带狂犬病毒的动物是本病的传染源，我国以病犬为主要传染源，其次为猫、猪、牛、马等家畜。蝙蝠、浣熊、臭鼬、狼、狐狸等野生动物是发达国家和基本控制了犬的狂犬病地区的主要传染源。一些看似健康的犬或其他动物的唾液中也可带病毒，也能传播狂犬病。

一般来说，狂犬患者因其唾液中所含病毒量较少，故不是传染源，不形成人与人之间的传染。

(二)传播途径

病毒主要通过咬伤传播，也可由带病毒犬的唾液，经各种伤口和抓伤、舔伤的黏膜和皮肤入侵，少数可在宰杀病犬、剥皮、切割等过程中被感染。蝙蝠群居洞穴中的含病毒气溶胶也可经呼吸道传播。有报告角膜移植可传播狂犬病。

(三)易感人群

人群普遍易感，兽医与动物饲养员尤其易感。人被犬咬伤后狂犬病的发生率为15%～20%。被病兽咬伤后是否发病与下列因素有关：①咬伤部位：头、面、颈、手指处被咬伤后发病机会多。②咬伤的严重性：创口深而大者发病率高。③局部处理情况：咬伤后迅速彻底清洗者发病机会较少。④及时、全程、足量注射狂犬疫苗和免疫球蛋白者发病率低。⑤被咬伤者免疫功能低下或免疫缺陷者发病机会多。⑥衣着厚者受感染机会少。

三、临床表现

潜伏期长短不一，大多在1～3个月内发病，短者4d，长者可达10年以上，潜伏期长短与年龄、伤口部位、伤口深浅、入侵病毒数量和毒力等因素相关。典型临床经过可分为3期。

(一)前驱期

常有低热、倦怠、头痛、恶心、全身不适，继而恐惧不安，烦躁失眠，对声、光、风等刺激敏感而有喉头紧缩感。在愈合的伤口及其神经支配区有痒、痛、麻及蚁行等异样感觉，约发生于80%的病例，具有诊断意义。本期持续2～4d。

(二)兴奋期

表现为高度兴奋、极度恐怖表情、恐水、怕风。体温常在38～40℃。恐水为本病的特征，但不一定每例都有。典型患者虽渴极而不敢饮水，见水、闻流水声、饮水，或仅提及饮水时均可引起咽喉肌严重痉挛。外界多种刺激如风、光、声也可引起咽肌痉挛。常因声带痉挛伴声嘶、说话吐词不清，严重发作时可出现全身肌肉阵发性抽搐，因呼吸肌痉挛致呼吸困难和发绀。患者交感神经功能常呈亢进，表现为大量流涎、大汗淋漓、心率加快、血压增高。患者神志多清晰，可出现精神失常、幻视、幻听等。本期1～3d。

(三)麻痹期

患者肌肉痉挛停止，进入全身弛缓性瘫痪，由安静进入昏迷状态。最后因呼吸、循环衰竭死亡。本期持续时间较短，一般 6～18h。

本病全程一般不超过 6d。除上述狂躁型表现外，尚有以脊髓或延髓受损为主的麻痹型(静型)狂犬病。该型患者无兴奋期和典型的恐水表现，常见高热、头痛、呕吐、腱反射消失、肢体软弱无力，共济失调和大、小便失禁，呈横断性脊髓炎或上行性麻痹等症状，最终因瘫痪死亡。

四、辅助检查

(一)血、尿常规及脑脊液

外周血白细胞总数轻至中度增多，中性粒细胞一般占 80%以上。尿常规可发现轻度蛋白尿，偶有透明管型。脑脊液压力稍增高，细胞数轻度增高，一般不超过 200×10^6/L，以淋巴细胞为主，蛋白质轻度增高，糖及氯化物正常。

(二)病原学检查

1.抗原检查

可取患者的脑脊液或唾液直接涂片、角膜印片或咬伤部位皮肤组织或脑组织通过免疫荧光法检测抗原，阳性率可达 98%。此外，还可使用快速狂犬病 ELISA 检测抗原。

2.病毒分离

取患者的唾液、脑脊液、皮肤或脑组织进行细胞培养或用乳小白鼠接种法分离病毒。

3.核酸测定

采用 RT-PCR 法测定狂犬病毒 RNA。

4.内基小体检查

动物或死者的脑组织作切片染色，镜检找内基小体，阳性率 70%～80%。

(三)抗体检查

存活 1 周以上者做血清中和试验或补体结合试验检测抗体、效价上升者有诊断意义。此外，中和抗体还是评价疫苗免疫力的指标。国内多采用 ELISA 检测血清中特异性抗体，该抗体仅在疾病晚期出现。

五、诊断要点

根据有被狂犬或病兽咬伤或抓伤史。临床上出现典型症状如恐水、怕风、咽喉痉挛，或怕光、怕声、多汗、流涎和咬伤处出现痒、痛、麻木及蚁行等异常感觉等即可做出临床诊断。确诊有赖于检查病毒抗原、病毒核酸、尸检脑组织中的内基小体或病毒分离。

六、治疗要点

狂犬病发病以后以对症综合治疗为主。

(一)一般及对症治疗

患者应住单间严格隔离，防止唾液污染，尽量保持患者安静，减少声、光、风等刺激。加强监护，镇静，解除痉挛，给氧，必要时气管切开，补液，维持水电解质及酸碱平衡，纠正心律失常，稳定血压，出现脑水肿时给予脱水剂治疗等。

(二)抗病毒治疗

临床上曾应用 α-干扰素、阿糖腺苷、转移因子及大剂量人抗狂犬病免疫球蛋白治疗，均未获成功，其病死率达 100%。故强调在咬伤后及时预防性治疗。

七、常见护理诊断

(一)皮肤完整性受损

皮肤完整性受损与病犬、病畜等动物咬伤或抓伤有关。

(二)恐惧

恐惧与疾病引起死亡的威胁有关。

(三)有受伤的危险

有受伤的危险与患者高度兴奋、狂躁、出现幻觉及抽搐有关。

(四)有窒息的危险

有窒息的危险与咽喉肌、呼吸肌痉挛有关。

(五)营养失调

低于机体需要量,与吞咽困难、不能进食有关。

八、护理措施

(一)一般护理

患者应住单间严格隔离,病室应安静、避光,周围不要有噪声、流水声。护理人员应做到走路轻,开、关门轻,说话轻,操作轻。病床应加床档或适当约束患者,以防坠床或外伤。避免一切不必要的刺激。

(二)病情观察

注意观察患者有无高度兴奋、恐水、怕风等表现,痉挛发作的部位、持续时间,发作时有无出现幻觉、精神异常。严密观察生命体征、意识及瞳孔变化,尤其是呼吸频率、节律的变化,注意有无发绀、呼吸困难,监测水电解质及酸碱平衡,记录出入水量。

(三)对症护理

1.伤口处理

被狂犬或病兽咬伤后迅速应用20%肥皂水或0.1%苯扎溴铵(新洁尔灭)彻底冲洗伤口至少半小时,力求去除狗涎,挤出污血,彻底冲洗后用2%碘酊或70%乙醇涂擦伤口,伤口一般不予缝合或包扎,以便排血引流。伤口较深者,清创后应在伤口底部和周围行抗狂犬病免疫球蛋白或免疫血清局部浸润注射。此外,还需预防破伤风及细菌感染。

2.保持呼吸道通畅

及时清除口鼻及呼吸道分泌物,保持呼吸道通畅,咽喉肌或呼吸肌痉挛发作时,给予吸氧和镇静止痉剂。抽搐发作时用缠有纱布的压舌板或开口器置于患者上下臼齿之间,防止舌咬伤。若有严重呼吸衰竭、不能自主呼吸者,应配合医生行气管插管、气管切开或使用呼吸机辅助呼吸。

(四)心理护理

患者因恐水、怕风、咽喉肌和呼吸肌痉挛,担心预后而异常痛苦,恐惧不安,应安慰患者,尽量使患者有安全感。

(五)预防指导

1.管理传染源

严格犬的管理,捕杀野犬、狂犬,管理和免疫家犬,并实行进出口动物检疫等措施。病死动物应给予焚烧或深埋处理。

2.预防接种

(1)疫苗接种:可用于暴露后预防,也可用于暴露前预防。我国为狂犬病流行地区,凡被犬咬伤者,或被其他可疑动物咬伤、抓伤者,或医务人员的皮肤破损处被狂犬病患者唾液沾污时均需作暴露后预防接种。暴露前预防主要用于高危人群,即兽医、山洞探险者、从事狂犬病毒研究人员和动物管理人员。我国主要采用地鼠肾细胞疫苗,暴露前预防:接种3次,每次2mL,肌内注射,于0、7、28d进行;1～3年加强注射一次。暴露后预防:接种5次,每次2mL,肌内注射,于0、3、7、14和28d完成,如严重咬伤,可全程注射10针,于当日至第6日每日一针,随后于10、14、2、90d各注射一针。

(2)被动免疫:常用的制品有人抗狂犬病毒免疫球蛋白和抗狂犬病马血清两种,以人抗狂犬病免疫球蛋白为佳。抗狂犬病马血清使用前应作皮肤过敏试验。

第十三节　登革病毒感染

一、登革热

登革热是由登革病毒引起的由伊蚊传播的急性传染病。临床特点为突起发热,全身肌肉、骨、关节痛,极度疲乏,皮疹,淋巴结肿大及血液白细胞、血小板减少。

(一)病原学

登革病毒属于黄病毒科黄病毒属。病毒颗粒呈哑铃状、棒状或球形,直径40～50nm。基因组为单股正链RNA,长约11kb,编码3个结构蛋白和7个非结构蛋白,基因组与核心蛋白一起装配成20面对称体的核衣壳。外层为脂蛋白组成的包膜,包膜含有型和群特异性抗原。根据抗原性的差异,登革病毒可分为4个血清型,各型之间及与乙型脑炎病毒之间有部分交叉免疫反应。初次感染者自病程第4～5日出现红细胞凝集抑制抗体,2～4周达高峰,低滴度可长期存在;第8～10日出现中和抗体,2个月达高峰,在低滴度维持数年以上;第2周出现补体结合抗体,1～2个月达高峰,3个月后降至较低水平,维持时间较短。

登革病毒在伊蚊胸肌细胞、猴肾细胞及新生小白鼠脑中生长良好,病毒在细胞质中增生,可产生恒定的细胞病变。目前最常用C6/36细胞株来分离登革病毒。

登革病毒不耐热,60℃ 30min或100℃ 2min即可灭活,但耐低温,在人血清中保存于－20℃可存活5年,－70℃存活8年以上。登革病毒对酸、乙醚、紫外线、0.65%福尔马林敏感。

(二)流行病学

1.传染源

患者和隐性感染者是主要传染源。患者在潜伏期末及发热期内有传染性,主要局限于发病前6～18h至发病后第3日,少数患者在病程第6日仍可在血液中分离出病毒。在流行期间,轻型患者和隐性感染者占大多数,可能是更重要的传染源。本病尚未发现慢性患者和病毒携带者。在野外捕获的猴子、蝙蝠等动物体内曾分离出登革病毒,但作为传染源的作用还未肯定。

2.传播途径

埃及伊蚊和白纹伊蚊是本病的主要传播媒介。在东南亚和我国海南省,以埃及伊蚊为主;在太平洋岛屿和我国广东、广西,则以白纹伊蚊为主。伊蚊吸入带病毒血液后,病毒在其唾液腺和神经细胞内复制,吸血后10d伊蚊即有传播能力,传染期可长达174d。在非流行期间,伊蚊可能是病毒的储存宿主。曾经在致乏库蚊和三带喙库蚊中分离出登革病毒,但其密度高峰与登革热流行高峰不一致,因此,可能不是登革热的重要传播媒介。

3.易感人群

在新流行区,人群普遍易感,但发病以成人为主。在地方性流行区,当地成年居民,在血清中几乎都可检出抗登革病毒的中和抗体,故发病以儿童为主。

感染后对同型病毒有巩固免疫力,并可维持多年,对异型病毒也有一年以上的免疫力。对其他黄病毒属成员,如乙型脑炎病毒和圣路易脑炎病毒,有一定的交叉免疫力。

(三)临床表现

潜伏期为3~15d,通常为5~8d。登革病毒感染后,可导致隐性感染、登革热和登革出血热。临床上将登革热分为典型、轻型与重型。

1.典型(普通型)登革热

(1)发热:成人病例通常起病急骤,畏寒或寒战,高热,24~36h内体温升高达39~40℃,多数患者表现为稽留热或弛张热。大部分患者经治疗5~7d后,体温逐渐恢复至正常水平。少数患者于发热3~5d后体温降至正常,1d后再度上升,称为双峰热或马鞍热。发热时常伴较剧烈头痛、眼眶痛,肌肉、骨及关节疼痛,极度乏力,可有恶心、呕吐、腹痛、腹泻或便秘等胃肠道症状。患者在发热期的呼吸、脉搏加快。早期体征有颜面颈、胸部皮肤潮红,眼结膜充血及浅表淋巴结肿大。恢复期常因显著衰弱而需数周后才能完全恢复正常。儿童病例起病较慢,体温较低,毒血症状较轻,恢复较快。

(2)皮疹:常于病程的第3~6日出现,多为斑丘疹,可呈麻疹样皮疹,也有猩红热样皮疹、红斑疹及出血性皮疹(瘀点)等。在同一患者身上可同时出现两种或多种皮疹。皮疹多先见于躯干,然后逐渐向四肢、头面部蔓延,最后分布于全身皮肤。皮疹多有痒感,大部分不脱屑,持续3~4d后逐渐消退。

(3)出血:出血多发生于病程的第5~8日。25%~50%的典型病例有不同程度的出血现象,如皮下出血、牙龈出血、鼻出血等。皮肤、黏膜下出血等,出血范围的大小与疾病的严重程度成正相关。皮肤或黏膜下出血范围的直径不超过2mm者称为出血点,直径为3~5mm者称为紫癜,直径为5mm以上者称为瘀斑。当出血灶的皮肤明显隆起时称为血肿,可见于严重出血的病例。束臂试验亦称毛细血管脆性试验,可用于疑似本病病例检查。检查方法是在前臂屈侧面肘弯下4cm处画一直径为5cm的圆圈,仔细观察圆圈皮肤有无出血点,如果发现出血点则用墨水笔标出。然后用血压计的袖带束于该侧上臂,先测定血压,再使其保持于收缩压与舒张压之间维持8min后解除压力。待皮肤颜色恢复正常(约2min)后,计算圆圈内皮肤出血点的数目,减去原有出血点的数目。若两者之差大于10则为阳性。登革热患者的束臂试验常呈阳性。由于束臂试验有可能使存在严重出血倾向患者的试验前臂出现瘀斑的可能性。因此，本试验不宜过多施行。

（4）其他：约 1/4 病例有轻度肝大，个别病例可有黄疸，但脾大少见。

2.轻型登革热

症状和体征较典型登革热轻，表现为发热较低，全身疼痛较轻，皮疹稀少或不出疹，无出血倾向，但浅表淋巴结亦常肿大，病程常短于 5d。流行期间轻型病例较多，由于其临床表现类似流行性感冒或急性上呼吸道炎，症状较轻，故较易被忽视而漏诊。

3.重型登革热

早期临床表现类似典型登革热，但发热 3～5d 后病情突然加重。表现为脑膜脑炎，出现剧烈头痛、呕吐、谵妄、狂躁、昏迷、抽搐、大量出汗、血压骤降、颈强直、瞳孔缩小等。此型病情凶险，进展迅速，多于 24h 内死于中枢性呼吸衰竭或出血性休克。本型罕见，但死亡率很高。

（四）辅助检查

1.常规检查

外周血白细胞总数减少，发病第 2 日开始下降，第 4～5 日降至最低点，可低至 $2\times10^9/L$，分类显示中性粒细胞减少，淋巴细胞和单核细胞相对增多。1/4～3/4 病例出现血小板减少。部分病例有蛋白尿，尿中出现红细胞。约半数病例有 ALT 轻度升高。脑型病例脑脊液压力升高，白细胞和蛋白质正常或稍增加，糖和氯化物正常。

2.血清学检查

单份血清补体结合试验滴度超过 1∶32，红细胞凝集抑制试验滴度超过 1∶1 280 有诊断意义。双份血清，恢复期特异性 IgG 抗体滴度比急性期有 4 倍或 4 倍以上增高者，可作为明确诊断依据。用 ELISA 检测患者血清中特异性 IgM 抗体，阳性有助于登革热的早期诊断。若在患者的血清中检出登革病毒抗原，亦可作为明确诊断依据。

3.病毒分离

将急性发热期患者的血清接种于乳鼠脑内或 C6/36 细胞系，经培养后可分离出登革病毒。目前，较常应用 C6/36 细胞系作登革病毒分离，其分离阳性率随病程的延长而降低。发病 3d 内多可分离出登革病毒，但第 1 日的分离阳性率最高，可达 70%～85%，第 2 日为 40%～65%，第 3 日为 20%～35%。少数患者于病程的第 5 日仍可分离出登革病毒。

4.反转录聚合酶链反应

检测患者血清中登革病毒 RNA，其敏感性高于病毒分离，可用于早期快速诊断及血清型鉴定，但技术要求较高。

（五）诊断要点

根据患者是否生活在登革热流行区或发病前 15d 内曾去过登革热流行区，夏秋雨季，发病前 3～15d 曾有被伊虫叮咬史。特别是当某地于短期间内出现大量高热病例时，应想到本病的可能性。临床特征为突然起病，畏寒，发热，伴全身疼痛，明显乏力，恶心，呕吐，出皮疹，皮下出血，浅表淋巴结肿大，束臂试验阳性。血清中抗登革病毒 IgM 抗体阳性，或双份血清，恢复期特异性 IgG 抗体滴度比急性期有 4 倍或 4 倍以上增高，或在血清中分离出登革病毒，可明确诊断。

(六)治疗要点

应尽可能做到早发现、早隔离、早就地治疗。目前对本病尚无特殊治疗药物,主要采取支持及对症治疗。

1.一般及支持治疗

急性期应卧床休息,给予清淡的流质或半流质饮食,防蚊隔离至完全退热或病程的第7日。对典型和重型病例应加强护理,注意口腔和皮肤清洁,保持大便通畅。

2.对症治疗

(1)降低体温:对高热患者宜先用物理降温,如冰敷、温水擦浴,慎用止痛退热药物,以免在G6-PD缺陷患者中诱发急性血管内溶血或因大量出汗而引起虚脱。对高热不退及毒血症状严重者,可短期应用小剂量肾上腺皮质激素,如口服泼尼松5mg,每日3次。

(2)补液:对出汗多、呕吐或腹泻者,应及时口服补液,注意水、电解质与酸碱平衡。必要时应采用静脉补液,但应时刻警惕诱发脑水肿、颅内高压症、脑疝的可能性。

(3)有出血倾向者,可用卡巴克络(安络血)、酚磺乙胺(止血敏)、维生素C及维生素K等一般止血药物;出血量大时,可输新鲜全血或血小板;严重上消化道出血者,可口服冰盐水或去甲肾上腺素,静脉给予奥美拉唑。

(4)重型病例:及时应用20%甘露醇注射液250~500mL快速静脉滴注,必要时于6~8h后重复应用。同时静脉滴注地塞米松,10~40mg/d,有助于减轻脑水肿、降低颅内压。对呼吸中枢受抑制的患者,应及时应用人工呼吸机治疗。

(七)常见护理诊断

1.体温过高

体温过高与登革病毒感染有关。

2.皮肤完整性受损

皮肤完整性受损与登革病毒感染导致皮肤黏膜损伤有关。

3.体液不足

体液不足与高热、多汗、血管通透性增强导致血浆外渗有关。

4.疼痛

头、全身骨骼、肌肉、关节疼痛与病毒血症有关。

5.潜在并发症

DIC、休克。

6.有感染的危险

有感染的危险与机体抵抗力低下、营养失调等因素有关。

(八)护理措施

1.一般护理

早期患者应卧床休息,减低机体消耗,给予高热量、高蛋白质、高维生素、易消化的流质或半流质,嘱患者多饮水,昏迷患者可给予鼻饲。高热或进食量少者应静脉补充水、电解质及营养。恢复期患者亦不宜过早活动,待体温正常,无出血倾向,方可适当活动。

2.病情观察

监测生命体征,观察发热的持续时间、热型特点、退热后其他伴随症状是否缓解。如患者出现高热骤退,脉搏细速,大汗淋漓,应注意出血性休克或登革休克综合征。记录24h出入水量,监测水、电解质平衡情况。严密观察出血征象,如有无皮肤黏膜瘀点、瘀斑或鼻出血、牙龈出血、注射部位出血,以及便血、血尿等。

3.对症护理

高热患者不宜全身使用冰袋,以防受凉发生并发症,但可头置冰帽以保护脑细胞。应避免酒精擦浴,以免皮肤血管扩张加重出血。降温速度不宜过快,以降至38℃为宜。大量出汗或腹泻者应鼓励患者尽可能口服补液,对频繁呕吐不能进食者或潜在有血容量不足者,可静脉补液,但要控制入液量及补液速度,以防脑水肿发生。有出血倾向者应做好配血。

4.心理护理

重型登革热患者可因起病急、病情发展迅速、自觉症状重,再加上有明显的出血倾向,担心预后等而出现恐惧和紧张心理,故医护人员应设法稳定患者及家属情绪,在执行医疗护理操作过程中表现沉着、冷静,以增强患者的治愈信心。

5.预防指导

(1)管理传染源:在地方性流行区或可能流行地区要做好登革热疫情监测预报工作,早发现、早诊断、及时隔离与治疗患者。同时,对可疑病例应尽快进行特异性实验室检查,识别轻型患者。加强国境卫生检疫。

(2)切断传播途径:防蚊、灭蚊是预防本病的根本措施。改善卫生环境,消灭伊蚊孳生地,清除积水。可喷洒杀蚊剂消灭成蚊。

(3)提高人群抗病能力:注意饮食,均衡营养,劳逸结合,适当锻炼,增强体质。登革疫苗仍处于研制、试验阶段,已研制出登革病毒1型和2型的蛋白和DNA基因疫苗,正在进行动物试验,但尚未能在人群中推广应用。

二、登革出血热

登革出血热是登革热的一种严重类型。起病类似典型登革热,发热2～5d后病情突然加重,多器官较大量出血和休克,血液浓缩,血小板减少,白细胞增多,肝大。多见于儿童,病死率高。

1950年在泰国首先发现登革出血热,以后在东南亚、太平洋岛屿及加勒比海地区相继发生本病流行。

(一)病原学

4型登革热病毒均可引起登革出血热,而以第2型最常见。

(二)流行病学

登革出血热多发生于登革热地方性流行区的当地居民之中,外来人很少发生,可能由于多数当地居民血液中存在促进性抗体之故。在东南亚,本病好发于1～4岁儿童,在我国海南省则以15～30岁占多数。

(三)临床表现

潜伏期同登革热,根据临床表现可分为较轻无休克的登革出血热及较重的登革休克综合征两型。病程早期的2～5d,可有典型登革热临床表现。在发热过程中或热退后,病情突然加重,表现为皮肤变冷、脉速、昏睡或烦躁、出汗、瘀斑、消化道或其他器官出血、肝大、束臂试验阳性。部分病例脉压进行性下降,如不治疗,即进入休克,可于4～6h内死亡。仅有出血者为登革出血热,同时有休克者为登革休克综合征。

(四)辅助检查

可发现血液白细胞总数和中性粒细胞均增加,血小板减少,可低至10×10^9/L以下。血液浓缩,红细胞容积增加。凝血因子减少,补体水平下降,纤维蛋白降解物升高。血浆蛋白降低,血清氨基转移酶升高,PT延长,纤维蛋白原下降。血清学检查和病毒分离同登革热。

(五)诊断要点

登革出血热的诊断标准:①早期有典型登革热临床表现,高热2～5d。②肝大。③多器官较大量出血。具备其中2～3项,同时血小板在100×10^9/L以下,血细胞容积增加20%以上者,为登革出血热。同时伴有休克者,为登革休克综合征。病毒分离、登革病毒特异性抗体检测有助于诊断。

(六)治疗要点

以支持疗法为主,注意水电解质平衡,纠正酸中毒。休克患者应尽快输液以扩张血容量,加用血浆或血浆代用品,但不宜输全血,以免加重血液浓缩。严重出血者,可输新鲜全血或血小板。中毒症状严重及休克患者,可用肾上腺皮质激素静脉滴注。有DIC证据者按DIC治疗。

常见护理诊断及护理措施同登革热。

第十四节　伤寒

伤寒是由伤寒沙门杆菌感染人体所引起的急性消化道传染病。临床上以持续高热、表情淡漠、相对缓脉、玫瑰疹、肝脾肿大和白细胞减少为主要特征。有时可出现肠出血、肠穿孔等严重并发症。

一、病原学

伤寒杆菌属于肠杆菌科沙门菌属D组,革兰染色阴性,呈短杆状,不形成芽孢,菌体外无荚膜,有鞭毛。伤寒杆菌在普通培养基中即可生长,在含有胆汁的培养基中则更易生长,为需氧及兼性厌氧菌。

伤寒杆菌具有脂多糖菌体抗原("O"抗原)和鞭毛抗原("H"抗原),可刺激机体产生特异性、非保护性IgM和IgG抗体,此外,伤寒杆菌还有多糖毒力抗原("Vi"抗原),"Vi"抗原的抗原性较弱,当伤寒杆菌从人体中被清除,"Vi"抗体也即随着消失。伤寒杆菌不产生外毒素,其菌体裂解所释放的内毒素在发病机制中起着重要作用。

二、流行病学

(一)传染源

伤寒的传染源为伤寒患者和带菌者。患者在病程的2～4周排菌量最大,传染性很强。带菌者可分为潜伏期带菌者、恢复期带菌者及慢性带菌者。原有胆石症或慢性胆囊炎等胆道疾患的女性和老年患者容易变为慢性带菌者,少数患者可终身向外排菌。轻型患者和慢性带菌者由于不易被发现,成为伤寒不断传播和流行的重要传染源。

(二)传播途径

本病主要经消化道传播。经伤寒杆菌污染的水源传播是重要的传播途径,往往引起暴发流行。经食物传播是伤寒主要的传染途径,有时也可出现因食物受污染引起的暴发流行。日常生活的密切接触可引起伤寒散发病例。同时苍蝇、蟑螂等媒介可机械性携带伤寒杆菌传播本病引起散发。

(三)人群易感性

人群普遍易感,病后可产生持久免疫力,再次发病者少见。免疫水平与体内“O”抗体、“H”抗体、“Vi”抗体效价无关。伤寒、副伤寒之间没有交叉免疫。

(四)流行特征

伤寒可常年发病,但以夏秋季多见,热带、亚热带多见,通常散发。在发达国家,伤寒的发病率持续在较低水平,而在发展中国家,尤其是卫生条件较差的地区,伤寒仍是比较常见的传染病。本病好发于学龄期儿童和青年。

三、临床表现

潜伏期一般为 7～14d,少则 3d,多则 60d。潜伏期长短与伤寒杆菌的感染数量以及感染者机体的免疫状态有关。

(一)典型伤寒的临床表现

典型伤寒可分为四期表现,初期、极期、缓解期、恢复期。初期相当于传染病病程发展阶段中的前驱期,极期则相当于症状明显期。

1.初期

为病程的第 1 周。该病起病缓慢,可先出现发热,发热前可伴畏寒,但少有寒战。热度呈阶梯形上升,3～7d 后逐步达到高峰,体温可达到 39～40℃,同时可能伴有全身疲倦、乏力、头痛、恶心呕吐、厌食、腹痛、腹泻或便秘等表现。由于伤寒杆菌主要侵犯回肠下段,引发全身单核吞噬细胞系统的增生性反应,查体时右下腹可有轻压痛,部分患者可扪及增大的肝脏和脾脏。

2.极期

在病程的 2～3 周,出现伤寒特有的临床症状与体征,同时肠出血、肠穿孔等并发症也多在此期出现。

(1)持续高热:在体温稳步上升到一定水平(通常呈高热状态)以后,若不给予降温措施,呈稽留热型,24h 体温波动不超过 1℃。发热时间越长,热度越高提示病情越严重。

(2)神经系统中毒症状:主要表现为表情淡漠、呆滞、反应迟钝,此外还可以出现耳鸣、重听或听力下降等,严重者会出现谵妄、抽搐、嗜睡、昏迷等表现,是由于内毒素的致热作用和毒性作用引起。

(3)循环系统的症状:主要表现为相对缓脉,当并发心肌炎时,相对缓脉不明显。重症患者可能出现循环衰竭,表现为脉搏细速、血压下降、烦躁不安、四肢厥冷等。

(4)玫瑰疹:出现在病程的7～14d,常分布在患者的胸腹部、肩背部,四肢少见,数量可数,多在10个以下,形态为直径为2～4mm的斑丘疹,淡红色,压之褪色。一般在2～4d内变淡、消失,有时可分批出现或演变成压之不褪色的小出血点。约半数以上的患者可以出现玫瑰疹。

(5)消化系统症状:可出现腹痛、腹胀,多数患者表现为便秘,少数患者出现腹泻,查体时右下腹可有深压痛。如果病变侵犯肠壁血管或穿透肠壁,可引起肠出血、肠穿孔等并发症的发生。

(6)肝脾肿大:多数患者可出现脾肿大,质软,有压痛。部分患者有质软,有轻压痛。如果实验室检查提示肝功异常,有并发中毒性肝炎的可能。

(7)其他:高热期间可有蛋白尿,高热大汗的患者可形成水晶型汗疹(白痱),后期可有消瘦、脱发。

3.缓解期

为病程的第4周。体温逐渐下降,神经系统、消化系统症状逐渐减轻,肿大的肝脏开始回缩,各项指标趋向好转。但由于此时肠道内病理变化进展为溃疡期,所以此期仍有发生肠出血、肠穿孔的可能。

4.恢复期

为病程第5周。患者体温降至正常,各种症状消失,肝脾恢复正常大小,约一个月左右完全恢复健康。体弱、原有慢性疾患或有并发症者病程较长。由于实行预防接种以及多数患者能够得到及时有效的抗菌治疗,所以目前典型伤寒已不多见。

(二)其他类型的伤寒

1.轻型

轻型多见于儿童、早期接受了有效抗菌治疗的患者或曾经接种过伤寒菌疫苗的人。临床表现轻微,病程短,1～2周即可恢复健康。轻型患者由于临床症状不典型,往往容易漏诊或误诊。

2.暴发型

暴发型起病急骤,体温可迅速上升或持续不升,全身中毒症状严重,常并发中毒性脑病、中毒性肝炎、中毒性心肌炎、肠麻痹、休克等,病情危重,随时有生命危险。

3.迁延型

迁延型多见于原有消化系统基础疾患的人,病初和典型伤寒的表现相似,但发热主要为间歇热、弛张热热型,并且持续时间较长,肝脾肿大也较为明显。

4.逍遥型

患者无自觉症状,正常生活和工作,常因肠道并发症而就诊。

(三)特殊人群发生伤寒的临床特点

1.老年伤寒

老年人感染出现临床症状往往不典型,因机体反应能力较差,感染重反而发热不高,多汗时容易出现虚脱。病程迁延,恢复期较长,出现呼吸系统、循环系统的并发症概率高,病死率较高。

2.小儿伤寒

一般起病比较急,热型不规则,呕吐和腹泻等胃肠道症状明显,肝脾肿大明显,外周白细胞计数可不减少,容易并发支气管炎和肺炎。年龄越小临床表现越不典型,多数无相对缓脉,玫瑰疹出现概率低,肠出血和肠穿孔少见。

(四)复发与再燃

1.复发

伤寒患者经治疗热退后1～3周,由于病灶中的病原体未被完全清除,可再度繁殖入血,引起临床症状再度出现,称为复发。复发时血培养可再度获得阳性结果。

2.再燃

部分患者于缓解期或恢复期体温还未完全降至正常又再度升高,持续5～7d后退热,称为再燃。可能与血中的病原体尚未完全清除有关,再燃时血培养也可再度阳性。

(五)并发症

1.肠出血

为最常见的并发症。多发生在病程的2～3周,发生率为2%～15%,多发生于成人,可有饮食不当、活动过多、腹泻、排便用力、高压灌肠等诱发因素。大量出血时,患者常表现为体温突然下降、头晕、口渴、恶心和烦躁不安等症状,有面色苍白、四肢冰冷、呼吸急促、脉搏细速、血压下降等休克体征。

2.肠穿孔

为最严重的并发症。多发生在病程的2～3周,发生率为1%～4%,成人多见,诱因与肠出血相同,也可突然发生,穿孔部位多见于回肠末段。临床表现为突然右下腹疼痛,伴恶心、呕吐,以及四肢冰冷、脉搏细速、体温和血压下降、呼吸急促等休克表现(休克期),经过1～2h后,前述症状可有所缓解(平静期),不久体温又再度上升,腹痛持续并加剧,出现腹壁紧张、压痛和反跳痛等腹膜炎征象,肠鸣音减弱或消失,移动性浊音阳性,腹部X线检查可见膈下有游离气体,提示穿孔存在(腹膜炎期)。

3.中毒性肝炎

常发生于病程的1～3周,发生率为10%～50%。体检可扪及肿大的肝脏并有触痛,实验室检查可见血清ALT有不同程度的升高,部分患者还可有血清胆红素的升高,出现肝功能异常。

4.中毒性心肌炎

常发生于病程的2～3周。患者有严重的毒血症状,脉搏增快、血压下降、第一心音低钝、心律失常、心肌酶谱异常。心电图检查可见P-R间期延长、ST段下降或平坦、T波改变等异常情况。

5.溶血性尿毒综合征

常发生在病程的1～3周,考虑与伤寒杆菌内毒素引发肾小球微血管凝血、促使红细胞破裂导致肾血流受阻有关。临床表现为进行性贫血、黄疸逐渐加深,接着出现少尿、无尿,严重者可发生急性肾衰竭。

6.其他并发症

支气管炎及肺炎、急性胆囊炎、骨髓炎、肾盂肾炎、中毒性脑病、血栓性静脉炎等,孕妇可发生流产或早产。

四、辅助检查

(一)常规检查

1.血常规

白细胞总数在(3～5)×10^9/L。中性粒细胞减少,可能与骨髓的粒细胞系统受到细菌毒素抑制有关。嗜酸性粒细胞减少或消失,病情恢复后可逐渐恢复至正常,嗜酸性粒细胞计数对诊断和评估病情具有重要的参考意义。出现溶血性尿毒综合征或DIC时,血小板计数可减少。

2.尿常规

可有轻度蛋白尿或少量管型。

3.便常规

腹泻时便中可见少量白细胞,出现肠出血时粪便潜血试验可阳性甚至出现肉眼血便。

(二)细菌学检查

1.血培养

病程1～2周阳性率最高,可达80%～90%,具有早期诊断价值。第2周后逐渐下降,第3周末的阳性率降达30%～50%,第4周常不易检出伤寒杆菌。但在一些发热迁延不退,病程较长的患者,血培养仍有机会获阳性结果。患者血液中的伤寒杆菌一般含量不多,采集血培养的标本时,血量要足够,通常最好为10mL,以提高阳性机会。此外,尽可能在应用抗菌药物前采血。在体温上升阶段时采集标本,有助于提高阳性率。

2.骨髓培养

在病程中出现阳性率的时间与血培养相仿。由于骨髓中的单核吞噬细胞吞噬伤寒杆菌较多,伤寒杆菌存在的时间也较长,较少受血液中抗菌药物的影响,阳性率较血培养为高,可达80%～95%。对血培养阴性或使用过抗菌药物诊断有困难的疑似患者,骨髓培养更有助于诊断。

3.粪便培养

患者从潜伏期开始就可以向外排菌,在任何疾病阶段进行粪便培养都有可能检出伤寒杆菌。但阳性率不如血培养高。通常在病程第2周阳性率,上升,第3～4周达高峰,阳性率可高达75%。为提高检出率,应采集新鲜粪便标本,并先作增菌培养处理。应注意的是,粪便培养阳性只说明粪便排菌,有传染性,不能确定现症伤寒的诊断,须除外伤寒带菌者合并其他发热性疾病的可能。

4.尿培养

伤寒杆菌在尿中排出不稳定。早期尿培养多为阴性,病程第3～4周的阳性率亦仅25%左右。

5.其他

玫瑰疹刮出物培养,十二指肠引流胆汁培养等。

(三)血清学检查

肥达试验,利用伤寒杆菌菌体“O”抗原,鞭毛“H”抗原,副伤寒甲、乙、丙杆菌鞭毛抗原等五种抗原成分,通过凝集试验,测定患者血清中相应的凝集抗体效价,协助本病的诊断。本试验在病程第1周常呈阴性反应,第2周开始阳性率上升,第3周阳性率大约50%,第4~5周阳性率可高达80%,病情恢复后仍可持续阳性达数月之久。肥达试验的结果,一般不作为确诊的直接证据。

此试验应进行动态观察,评价检测结果应注意下列几点。

(1)伤寒流行区的正常人群中,部分个体可能有低效价的凝集抗体存在,因此,当“O”抗体效价在1∶80以上,“H”抗体效价在1∶160以上;或者“O”抗体效价有4倍以上升高,才有辅助诊断意义。

(2)伤寒与副伤寒甲、乙杆菌等沙门氏菌具有部分共同的“O”抗原成分,能刺激机体产生相同的“O”抗体,所以,“O”抗体升高只能支持沙门氏菌感染,不能区分伤寒或副伤寒。

(3)试验必须动态观察,一般5~7d复查1次,抗体效价逐渐升高,有辅助诊断意义则较大。

(4)某些疾病如结核病、结缔组织病等疾病在发热过程中出现肥达反应阳性,也不能因此而误诊为伤寒。

(5)伤寒、副伤寒患者的Vi抗体效价一般不高。但是,带菌者常有高水平的Vi抗体,并且持久存在,对慢性带菌者的调查有一定的意义,效价>1∶40时有诊断参考价值。

五、诊断要点

根据当地的伤寒疫情,是否曾去过流行地区,最近是否接触过伤寒患者,既往有无伤寒病史,是否进行过预防接种等。临床上出现持续高热,伴全身中毒症状,表情淡漠,食欲下降、腹胀、腹痛、腹泻或便秘等消化道症状,以及相对缓脉、玫瑰疹、肝脾肿大等体征,血和骨髓培养阳性可确诊。外周血白细胞数减少、嗜酸性粒细胞数减少或消失、肥达试验阳性有辅助诊断意义。

六、治疗要点

(一)一般治疗

1.隔离与休息

患者按消化道传染病隔离,临床症状消失后每隔5~7d送便培养,连续2次阴性可解除隔离。发热期患者必须卧床休息,退热后2~3d可在床上稍坐,退热后1周左右可逐步增加活动量。

2.饮食

应给予高热量、高维生素、营养丰富、清淡易消化的流质、半流质或软食,少量多餐。

(二)对症治疗

发热可采取物理降温或药物降温措施。便秘可用生理盐水300~500mL低压灌肠,禁用高压灌肠和泻剂。腹胀可用松节油涂擦腹部或肛管排气,禁用新斯的明等促进肠蠕动的药物。腹泻时可调节饮食,宜少糖少脂肪,可对症处理。不用鸦片制剂,以免减低肠蠕动而引起鼓肠。有明显毒血症者,可在足量有效抗菌治疗药物配合下使用激素。可选择地塞米松,2~4mg静脉滴注，每日1次。或氢化可的松，50～100mg静脉滴注，每日1次。疗程一般为3d。对显著鼓肠或腹泻的患者，激素的使用宜慎重，以免发生肠出血及肠穿孔。

(三)病原治疗

目前治疗的首选药物推荐使用第三代喹诺酮类药物，儿童和孕妇伤寒患者宜首选第三代头孢菌素。

1.第三代喹诺酮类药物

如诺氟沙星、左氧氟沙星、氧氟沙星、环丙沙星等，对伤寒杆菌(包括耐氯霉素株)有强大抗菌作用，胆汁中其浓度也较高，能口服或静脉注射，临床疗效好，复发率较低，病后带菌者少，尤其对多重耐药菌株所致伤寒的治疗有效。儿童慎用，孕妇不宜使用。诺氟沙星每次400mg口服，每日3～4次，疗程14d。左氧氟沙星每次200～400mg口服，每日2～3次，疗程14d。氧氟沙星每次200mg口服，每日3次，疗程14d。对于重型或有并发症者，每次200mg静脉滴注，每日2次，症状控制后改为口服，疗程14d。环丙沙星每次500mg口服，每日2次，疗程14d。对于重型或有并发症者，每次200mg静脉滴注，每日2次，症状控制后改为口服，疗程14d。

2.第三代头孢菌素

有抗伤寒杆菌作用，尤其是头孢噻肟、头孢哌酮、头孢他啶、头孢曲松等，抗菌活性强，体内分布广，组织与体液以及胆汁中的药物浓度高，不良反应少，临床疗效良好。一般剂量为每日2～4g，分2次或3次静脉注射，疗程大约14d。通常用药5～7d退热。由于需要静脉给药，价格高，不作首选药物。

3.氯霉素

氯霉素用于氯霉素敏感菌株的治疗。每次0.5g口服，每日4次；重型患者每次0.75～1g静脉滴注，每日2次，退热后剂量减半，疗程10～14d。新生儿、孕妇和肝功能明显异常者忌用。

4.阿莫西林

成人每日2～4g，分次口服，疗程为2～3周，对非耐药菌株感染有一定疗效。

5.复方磺胺甲噁唑

对非耐药菌株感染有一定疗效。成人剂量为每次2片，口服，每日2次，疗程14d。

(四)并发症的治疗

1.肠出血

严格卧床休息，暂时禁食。严密观察血压、脉搏、神志变化与便血情况。补充血容量，维持水、电解质和酸碱平衡。烦躁不安者应给予地西泮或苯巴比妥等镇静剂。可使用止血药物，并应视出血量之多少、贫血严重程度，适量输血。大量出血在积极的内科处理无效时，可考虑手术治疗。

2.肠穿孔

应早期诊断，及早处理。患者应予禁食、经鼻胃肠减压；选用有效抗菌药物，加强抗菌治疗，控制腹膜炎及原发病。警惕感染性休克的发生。积极加强全身支持治疗，静脉输液维持水电解质平衡与热量供给。肠穿孔并发腹膜炎的患者，应及时进行手术治疗。

3.中毒性心肌炎

严格卧床休息,在足量有效抗菌药物治疗的同时,可应用肾上腺皮质激素。应用改善心肌营养状态的药物。如出现心功能不全,可在严密观察下应用小剂量洋地黄制剂。

4.溶血性尿毒综合征

加强抗菌治疗,控制好伤寒杆菌感染的原发病。应予输液、输血,并可应用肾上腺皮质激素、小剂量肝素、低分子右旋糖酐静脉滴注。必要时可作腹膜透析或血液透析。

5.其他并发症

如并发中毒性肝炎、胆囊炎、肺炎,甚至DIC等,应按相应疾病的治疗方法处理。

七、常见护理诊断

(一)体温过高

体温过高与伤寒杆菌感染、释放大量内源性致热原有关。

(二)营养失调

低于机体需要量,与高热、食欲缺乏、腹胀、腹泻有关。

(三)便秘或腹泻

便秘或腹泻与伤寒杆菌感染致肠道功能紊乱有关。

(四)有感染的危险

有感染的危险与长期卧床及机体抵抗力低下有关。

(五)潜在并发症

肠出血、肠穿孔。

(六)知识缺乏

缺乏对伤寒有关知识的了解。

八、护理措施

(一)一般护理

发热期间必须卧床休息,以减少机体消耗,保持室内空气新鲜,限制探视,以免引起继发感染。退热后2～3d可在床上稍坐,退热后1周左右可逐步增加活动量。加强口腔和皮肤护理,预防并发症的发生。

(二)饮食护理

疾病进展期禁食生冷、过硬、刺激性强及多渣的食物或进食过饱,以免诱发肠道并发症。极期给予患者营养丰富、清淡的流质饮食,少量多餐。有肠出血时应禁食,静脉补充营养。缓解期可给予易消化的高热量、高蛋白质、高维生素、少渣或无渣的流质或半流质,避免刺激性和产气的食物,并观察进食后的胃肠道反应。恢复期患者食欲好转,可逐渐恢复到正常饮食,但此时仍可能发生肠道并发症,应节制饮食,密切观察进食后的反应。腹胀者给予少糖低脂食物,禁食牛奶,注意补充钾盐。

(三)病情观察

观察患者发热情况,包括发热程度、热型、热程及有无伴随症状等,定期测量生命体征及意识状态,密切观察有无血压下降、脉搏增快、出冷汗、便血、腹部压痛、腹肌紧张等并发症征象,发现异常时及时通知医生并配合处理。

(四)便秘、腹泻和腹胀的护理

便秘患者排便时切忌过分用力,必要时用开塞露或生理盐水低压灌肠,忌用泻药。腹泻患者腹部血液充盈,可施行腹部冷敷,以减轻腹部充血,但应避免腹部施压,排便后及时清洗肛周皮肤,保持干燥,必要时可在肛周涂爽身粉或氧化锌软膏。腹胀患者除调节饮食外,可用松节油进行腹部热敷或肛管排气,禁用新斯的明。

(五)用药护理

遵医嘱应用抗生素,观察用药后的疗效及不良反应。应用喹诺酮类抗生素时应注意观察血常规变化、有无胃肠不适及失眠等不良反应的发生。氯霉素使用期间应监测血常规变化,注意骨髓抑制的发生。应用激素类药物时应警惕应激性溃疡等不良反应的发生。

(六)肠出血、肠穿孔的护理

过早下床活动或随意起床,过量饮食、食物中含固体成分或纤维渣滓较多,排便时用力过度,腹胀、腹泻、高压灌肠或用药不当等是较常见的诱发因素,应注意避免。出现肠出血时应绝对卧床休息,保持安静,必要时可给予镇静剂,密切观察患者的脉搏、血压、面色及每次排便的性状、颜色和量。小量出血时粪便隐血试验可呈阳性反应或粪便呈深褐色,中等量出血时粪便呈柏油样,大量出血时粪便可呈暗红色甚至鲜红色,患者可表现为休克状态。肠穿孔在密切监测患者生命体征的同时,积极准备手术治疗。

(七)健康教育

1.对患者的指导

向患者及家属介绍伤寒疾病相关知识,教育患者养成良好的卫生与饮食习惯,坚持饭前、便后洗手,不饮生水,不吃不洁食物等。伤寒有复发的可能,恢复期若有发热等不适应及时复诊。若有便培养持续阳性达1年或1年以上者,不可从事饮食服务业,且仍需抗生素治疗。对居家治疗的患者,家中和临时治疗点被污染的厕所、地面、食具、衣物、用品等实施随时消毒,患者的排泄物等要严格消毒。

2.预防指导

严格执行三管一灭,加强食品卫生、水源和粪便的管理,消灭苍蝇、蟑螂等。个人要养成良好的卫生习惯、饮食习惯。高危人群应定期普查。与带菌者一起生活,或在进入伤寒流行区域之前,可进行伤寒菌苗的注射,增加对伤寒的抵抗力,或者可进行预防性服药。近年口服减毒活菌苗亦证明有效。

第十五节 霍乱

霍乱是由霍乱弧菌引起的烈性肠道传染病,属国际检疫传染病,经污染的水和食物传播。发病机制主要是由霍乱肠毒素引起的分泌性腹泻。临床表现轻重不一,一般以轻症多见。典型的临床表现为:起病急,剧烈的腹泻和呕吐,可引起脱水、肌肉痉挛、电解质及酸碱失衡,严重者导致周围循环衰竭和急性肾衰竭。

一、病原学

霍乱的病原体是霍乱弧菌，WHO腹泻控制中心根据弧菌的生化性状，O抗原的特异性和致病性等不同，将霍乱弧菌分为三群：即On群霍乱弧菌、非O_1群霍乱弧菌、不典型O_1群霍乱弧菌。其中O群霍乱弧菌是霍乱的主要致病菌，包括古典生物性和埃尔托生物型。非O_1群霍乱弧菌可分为200个以上血清型，一般无致病性，但其中的O_{139}血清型具有特殊性，它是1992年孟加拉霍乱流行时发现的新的血清型，能引起流行性腹泻。不典型O_1群霍乱弧菌因在体内外均不产生肠毒素，因此没有致病性。

O群霍乱弧菌革兰染色阴性，菌体短小呈逗点状，菌体尾端有一根鞭毛，长度可达菌体4～5倍，运动极为活泼，在暗视野悬滴镜检时可见其穿梭状运动，粪便直接涂片染色弧菌呈“鱼群状”排列。O_{139}血清型霍乱弧菌形态，运动与O_1群霍乱弧菌相似，在电镜下可见菌体外较薄的荚膜。O_1群与O_{139}血清型霍乱弧菌在普通培养基中生长良好，属兼性厌氧菌，耐碱不耐酸。在37℃、pH 8.4～8.6的碱性蛋白胨水或碱性琼脂平板中，可以快速增菌，并抑制其他细菌生长。霍乱弧菌能产生肠毒素、神经氨酸酶、血凝素及菌体裂解时释放内毒素。

霍乱弧菌对干燥、热、酸及一般消毒剂均敏感。干燥2h或加热55℃ 10min，弧菌即可死亡，煮沸或0.2%～0.5%过氧乙酸溶液可立即将其杀死。正常胃酸中仅能存活5min。但在自然环境中存活时间较长，如在江、河、井或海水中埃尔托生物型霍乱弧菌能生存1～3周，在藻类或甲壳类动物中的存活期还可延长。

二、流行病学

(一)传染源

主要是患者和带菌者。其中轻型患者和无症状带菌者不易被发现，往往不能及时隔离和治疗，因而成为重要的传染源。

(二)传播途径

霍乱是胃肠道传染病。患者及带菌者的粪便或排泄物污染水源或食物后引起传播，其中经水传播是最主要的传播途径，常呈暴发流行。其次，日常的生活接触和苍蝇也起着传播作用。

(三)人群易感性

人群普遍易感，本病隐性感染多，而显性感染较少。病后可获一定的免疫力，能产生抗菌抗体和抗肠毒素抗体，持续时间短，可再次感染。

(四)流行特征

霍乱在热带地区全年均可发生，但在我国仍以夏秋季为流行季节，高峰期在7～10月之间，沿海一带如广东、广西、浙江、江苏、上海等省份为多。

三、临床表现

潜伏期1～3d(数小时～5d)。典型霍乱的病程可分为三期。

(一)泻吐期

最主要表现为无痛性剧烈腹泻，不伴里急后重，起初大便含粪质，后为黄色水样便或“米泔水”样便，有肠道出血者排出洗肉水样便，无粪质。大便量多次频，每日可达数十次，甚至排便失禁。呕吐多在腹泻后出现，常为喷射性，呕吐物初为胃内容物，继而呈“米泔水”样液体，偶有恶心,成人一般无发热。此期持续数小时至1～2d。

(二)脱水期

频繁的泻吐使机体丧失大量水分和电解质,导致脱水、电解质紊乱和代谢性酸中毒,严重者出现循环衰竭。此期一般为数小时至2～3d。

1.脱水

患者可有烦躁不安,表情恐慌或神志淡漠,音哑,口渴,皮肤干燥、无弹性,眼窝凹陷,指纹皱瘪,舟状腹;极度脱水时血压下降,尿量减少。

2.肌肉痉挛

严重泻吐,使大量钠盐丢失,低钠导致腓肠肌和腹直肌痉挛,表现为痉挛部位的疼痛和肌肉呈强直状态。

3.低血钾

频繁腹泻使钾盐大量丢失,低血钾可引起肌张力减弱,腱反射减弱或消失,鼓肠,甚至心律失常。

4.尿毒症、酸中毒

临床表现为呼吸增快,严重者除出现深大呼吸外,可有意识障碍,如嗜睡、感觉迟钝甚至昏迷。

5.循环衰竭

大量失水导致低血容量性休克,患者表现为四肢厥冷,脉搏细数,血压下降甚至测不出;继而可引起少尿或无尿,尿比重增高,血中尿素氮,肌酐增高,二氧化碳结合力下降,出现肾前性氮质血症。由于脑供血不足,脑缺氧而出现意识障碍,由烦躁不安,继而转为呆滞、嗜睡甚至昏迷。

(三)恢复及反应期

腹泻停止,脱水纠正后,症状逐渐消失,体温、脉搏、血压恢复正常,尿量增多,体力逐步恢复。少数患者可有反应性低热,可能是循环改善后肠毒素吸收增加所致,一般持续1～3d后自行消退。除了典型病例外,临床上尚有一种罕见的中毒型霍乱,又称“干性霍乱”,起病急骤,发展迅速,尚未出现明显的泻吐症状即进入中毒性休克而死亡。

四、辅助检查

(一)一般检查

1.血常规及生化检查

失水可引起血液浓缩,红细胞计数和白细计数均升高,血尿素氮、肌酐升高,而碳酸氢离子下降。治疗前由于细胞内钾离子外移,血清钾可在正常范围,当酸中毒纠正后,钾离子移入细胞内而出现低钾血症。

2.尿常规

可有少量蛋白质,镜检有少许红细胞、白细胞和管型。

3.便常规

可见黏液和少许红细胞、白细胞。

(二)血清学检查

霍乱弧菌感染后,能产生抗菌抗体和抗肠毒素抗体,前者一般在发病第5病日出现,8～21d达高峰。血清学检查主要用于流行病学的追溯诊断和粪便培养阴性的可疑患者的诊断。

(三)病原学检查

1.粪便涂片染色

取粪便黏液絮片直接涂片,革兰染色后镜下见革兰阴性弧菌,呈鱼群状排列。

2.动力试验和制动试验

将新鲜粪便悬滴于玻片上,作暗视野镜检,可见运动活泼呈穿梭状的弧菌,即为动力试验阳性。随后加上1滴O群抗血清,如细菌停止运动,提示标本中有O_1群霍乱弧菌;如细菌仍活动,再加1滴O_{139}抗血清,细菌活动消失,则证明为O_{139}霍乱弧菌。上述检查可作为霍乱流行期间的快速诊断方法。

3.增菌培养

将粪便接种于pH8.4的碱性蛋白胨水中增菌,在36～37℃下培养6～8h,表面形成菌膜,再分离培养,并进行动力观察和制动试验。增菌培养能提高霍乱弧菌的检出率,有助于早期诊断。

五、诊断要点

符合下列各项之一者即可诊断为霍乱:①凡有泻吐症状,粪便培养霍乱弧菌阳性者。②流行区人群,有典型症状,但粪便培养无霍乱弧菌生长者,经血清凝集抗体测定效价呈4倍或4倍以上增长。③疫源检索中发现粪便培养阳性前5d内有腹泻症状者,可诊断为轻型霍乱。

符合以下两项中一项者为疑似诊断:有典型症状,但病原学检查尚未肯定前;霍乱流行期间有明显接触史,且发生腹泻、呕吐症状,不能以其他原因可查者。凡疑似病例应填写疑似霍乱报告,隔离、消毒处理。并每日作粪便培养,如连续2次粪便培养阴性,可做否定诊断并做更正报告。

六、治疗要点

治疗本病的关键是及时足量的补液,纠正脱水、酸中毒及电解质失衡,使心功能改善。

(一)补液治疗

1.静脉输液

原则是早期、快速、足量,先盐后糖,先快后慢,纠酸补钙,见尿补钾。静脉补液的种类:541液、腹泻治疗液、2∶1溶液及乳酸钠林格溶液等。国内广泛应用541液(每1000mL中含氯化钠5g、碳酸氢钠4g、氯化钾1g),其配制可按以下比例组合:0.9%氯化钠550mL、1.4%碳酸氢钠300mL、10%氯化钾10mL以及10%葡萄糖140mL。输液量及速度应根据失水程度决定。

2.口服补液

适用于轻、中度脱水患者,重度脱水患者在纠正低血容量性休克后,也可给予口服补液。口服补液盐配方为葡萄糖20g,氯化钠3.5g,碳酸氢钠2.5g,氯化钾1.5g,溶于1000mL可饮用水内。口服剂量,最初6h,成人750mL/h,小儿250mL/h,以后每6h口服量为前6h泻吐量的1.5倍。

(二)抗菌治疗

抗菌药物有可能缩短病程、减少腹泻次数和迅速从粪便中清除病原菌。但仅作为液体治疗的辅助治疗。常用药物有环丙沙星、诺氟沙星、复方磺胺甲基异噁唑。

(三)对症治疗

重症患者经补液后,血压仍较低,可加用血管活性药物,如多巴胺、间羟胺,直至血压恢复正常并维持稳定。对急性肺水肿及心力衰竭应暂停输液,给予强心剂、利尿剂、镇静剂治疗。对低钾血症,轻者口服氯化钾或枸橼酸钾,重者静脉滴注氯化钾。对急性肾衰竭者应纠正酸中毒及电解质紊乱,对伴有高血容量、高血钾、严重酸中毒者,采用透析治疗。

七、常见护理诊断

(一)腹泻

与霍乱肠毒素作用于肠道有关。

(二)组织灌注无效

外周组织。与频繁剧烈的泻吐导致严重脱水、循环衰竭有关。

(三)恐惧

与突然起病、病情发展迅速、严重脱水导致极度不适,实施严密隔离有关。

(四)营养失调

低于机体需要量,与剧烈泻吐导致营养物质丢失有关。

(五)疼痛

腹痛、腓肠肌痛,与低钠血症导致肌肉痉挛有关。

(六)潜在并发症

急性肾衰竭、电解质紊乱、急性肺水肿。

八、护理措施

(一)一般护理

严格卧床休息,协助床边排便,便后注意肛周皮肤的保护,及时清除排泄物,更换污染的床单,创造清洁舒适的环境;剧烈泻吐时应暂禁食,当症状逐渐好转,可给予少量多次饮水。病情控制后逐步过渡到温热低脂流质饮食,如果汁、米汤、淡盐水等,尽量避免饮用牛奶、豆浆等不易消化又加重肠胀气食物。

(二)病情观察

密切观察生命体征和神志的变化,每小时记录1次;观察并记录呕吐物及排泄物的颜色、性质、量、次数;严格记录24h出入量;根据皮肤黏膜弹性、尿量、血压、神志等的变化判断脱水程度;结合实验室检查如钠、钾、氯、钙、CO_2CP、BUN等,评估水、电解质和酸碱平衡情况。

(三)液体治疗的护理

迅速建立至少两条静脉通道,可作中心静脉穿刺,输液的同时监测中心静脉压的变化;制订周密的输液计划;大量或快速输入溶液时应加温至37～38℃,以免因快速输入大量液体出现不良反应;可应用输液泵以保证液体及时准确地输入;观察输液效果及并发症,快速补液期间,如患者出现烦躁、胸闷咳嗽、心悸、颈静脉充盈、肺部出现湿啰音等,提示发生急性肺水肿,应及时做出相应的处理。若患者循环好转后出现四肢无力、鼓肠、脉搏不整等情况,提示发生低血钾,做好补钾准备。

(四)对症护理

因腓肠肌和腹直肌痉挛引起的疼痛,可给予局部热敷、按摩等方法止痛;有循环衰竭者,应注意保暖。

(五)心理护理

向患者及家属说明严密隔离的重要性及隔离期限。隔离期间帮助患者尽快熟悉和适应陌生的环境,缓解恐惧情绪。护士应对患者积极、主动、热情、不嫌弃,从而帮助患者树立信心和增强安全感。与患者进行有效沟通,让患者充分表达自己的情感,以了解患者的顾虑、困难,满足合理需要。

(六)健康教育

1.预防指导

(1)执行《中华人民共和国传染病防治法》有关甲类传染病的管理规定,对患者进行严密隔离,隔离期为症状消失后 6d,并隔日粪便培养 1 次,连续 3 次阴性。对密切接触者应严格检疫 5d,并给予预防性服药。

(2)加强对饮水、饮食、粪便的管理和灭蝇工作,改善环境卫生。

(3)教育人们养成良好个人卫生习惯,不吃生或半熟水产品,不喝生水,饭前便后要洗手;被污染的衣物用具等应严格消毒处理,做好随时消毒和终末消毒,并严格禁用新粪施肥。为疫区人群接种霍乱菌苗,可减少急性病例、对控制流行有一定意义。

2.出院指导

出院后应继续休息,加强营养,饮食量要逐渐增加,勿暴饮暴食。重症患者并发急性肾衰竭者应定期复查肾功能。

第十六节　细菌性痢疾

细菌性痢疾简称菌痢,是由志贺菌属引起的肠道传染病。其主要病理变化为直肠、乙状结肠的炎症与溃疡,主要表现为腹痛、腹泻、排黏液脓血便以及里急后重等,可伴有发热及全身毒血症状,严重者可出现感染性休克和(或)中毒性脑病。

一、病原学

痢疾杆菌属于肠杆菌科志贺菌属,革兰阴性杆菌,有菌毛,无鞭毛、荚膜及芽孢,无动力,兼性厌氧,但最适宜于需氧生长。按抗原结构和生化反应不同将志贺菌分为 4 群和 40 个血清型,A 群痢疾志贺菌、B 群福氏志贺菌、C 群鲍氏志贺菌、D 群宋内志贺菌。我国目前以福氏和宋内志贺菌占优势,某些地区仍有痢疾志贺菌流行。福氏志贺菌感染易转为慢性,宋内志贺菌感染引起症状轻,多呈不典型发作,痢疾志贺菌的毒力最强,可引起严重症状。

志贺菌侵入上皮细胞后,可在细胞内繁殖并播散到临近细胞,由毒素作用引起细胞死亡。志贺菌所有菌株都能产生内毒素,内毒素是引起全身反应如发热、毒血症及休克的重要因素。痢疾杆菌还可产生外毒素(志贺毒素),有肠毒性、神经毒性和细胞毒性,分别导致相应的临床表现。志贺菌存在于患者与带菌者的粪便中，抵抗力弱，加热 60℃ 10min，煮沸 2min 可被杀死，对酸和一般消毒剂敏感。在粪便中数小时内死亡，但在污染物品、瓜果及蔬菜上可存活 10～20d。

二、流行病学

(一)传染源

为急、慢性菌痢患者和带菌者。非典型患者、慢性菌痢患者及无症状带菌者由于症状不典型而容易误诊或漏诊，且管理困难，故在流行病学中具有重要意义。

(二)传播途径

主要经消化道传播。志贺菌随患者粪便排出后，通过手、苍蝇、食物和水，经口使人感染。如食物或饮用水被污染，则可引起食物型或水型暴发流行。另外，还可通过生活接触传播，即接触患者或带菌者的生活用具而感染。

(三)人群易感性

人群普遍易感，病后可获得一定的免疫力，但持续时间短，且不同菌群及血清型之间无交叉免疫，故易反复感染。

(四)流行特征

菌痢全年散发，但以夏秋季高发，可能与降雨量多、苍蝇孳生及细菌繁殖，且人们喜食生冷食物有关。发病年龄以学龄前儿童和青壮年为多。

三、临床表现

潜伏期一般为 1～4d，短者可为数小时，长者可达 7d。菌痢患者潜伏期长短和临床表现的轻重取决于患者的年龄、抵抗力、细菌的数量、毒力及菌型等因素。根据病程长短和病情轻重可分为下列各型。

(一)急性菌痢

1.普通型(典型)

起病急，有畏寒、发热，体温可达 39℃，伴头痛、乏力、食欲减退，并出现腹痛、腹泻，多先为稀水样便，1～2d 后转为黏液脓血便，每日 10 余次至数十次，便量少，有时为脓血便，此时里急后重明显。常伴肠鸣音亢进，左下腹压痛。病程为 1～2 周，多数可自行恢复，少数转为慢性。

2.轻型(非典型)

全身毒血症状轻微，可无发热或仅低热。每日数次腹泻，稀便中有黏液无脓血。有轻微腹痛及左下腹压痛，里急后重较轻或缺如，易误诊为肠炎，大便培养有志贺菌生长则可确诊。病程短，3～7d 可自愈，少数亦可转为慢性。

3.重型

重型多见于老年、体弱、营养不良患者，急起发热，腹泻每日 30 次以上，为稀水脓血便，偶尔排出片状假膜，甚至大便失禁，腹痛、里急后重明显。后期可出现严重腹胀及中毒性肠麻痹，常伴呕吐，严重失水可引起外周循环衰竭。部分病例表现为中毒性休克，体温不升，常有酸中毒和水、电解质平衡失调，少数患者可出现心、肾功能不全。

4.中毒型

以 2～7 岁儿童多见，成人偶有发生。起病急骤，病势凶险，突起畏寒、高热，有严重的全身毒血症状，精神萎靡嗜睡、昏迷及抽搐，可迅速发生循环和呼吸衰竭。临床以严重毒血症状、休克和(或)中毒性脑病为主，而局部肠道症状较轻或缺如。开始时可无腹痛及腹泻症状，但 24h 内可出现痢疾样大便。根据临床表现可分为以下 3 型。

(1)休克型(周围循环衰竭型)：较常见，以感染性休克为主要表现。患者面色苍白、四肢厥冷、皮肤出现花纹、发绀、心率加快、脉搏细速甚至触不到，血压逐渐下降甚至测不出，并可出现心、肾功能不全及意识障碍等症状。

(2)脑型(呼吸衰竭型)：中枢神经系统症状为其主要表现。由于脑血管痉挛引起脑缺血、缺氧，导致脑水肿、颅内压升高，甚至脑疝。患者可出现剧烈头痛、频繁呕吐、烦躁、惊厥、昏迷、瞳孔不等大、对光反射消失等。严重者可出现中枢性呼吸衰竭。此型较为严重，病死率高。

(3)混合型：兼有以上两型的表现，病情最为凶险，病死率很高(90%以上)。该型实质上包括循环系统、呼吸系统及中枢神经系统等多脏器功能损害与衰竭。

(二)慢性菌痢

菌痢病程反复发作或迁延不愈达 2 个月以，上者，即为慢性菌痢。导致菌痢慢性化的原因大致包括两方面：①人体因素。如原有营养不良、胃肠道慢性疾病、肠道分泌性 IgA 减少导致的抵抗力下降或急性期未获有效治疗。②细菌因素。如福氏志贺菌易致慢性感染，有些耐药菌株感染也可引起慢性痢疾。根据临床表现可分为以下 3 型。

1.慢性迁延型

主要表现为长期反复出现的腹痛、腹泻，大便常有黏液及脓血，伴有乏力、营养不良、贫血等症状。亦可腹泻与便秘交替出现。

2.急性发作型

有慢性菌痢史，因进食生冷食物或受凉、过度劳累等因素诱发急性发作，可出现腹痛、腹泻、脓血便，但发热等全身毒血症状不明显。

3.慢性隐匿型

有急性菌痢史，无明显临床症状，但大便培养可检出志贺菌，结肠镜检可发现肠黏膜有炎症或溃疡等病变。

四、辅助检查

(一)血常规

急性菌痢白细胞总数可轻至中度增多，以中性粒细胞为主，多达$(10\sim20)\times10^9/L$。慢性患者可有贫血表现。

(二)粪便检查

1.便常规

外观多为黏液脓血便，镜检可见白细胞(≥15 个/高倍视野)、脓细胞和少量红细胞、如有巨噬细胞则有助于诊断。

2.粪便培养

粪便培养出痢疾杆菌可以确诊。在抗菌药物使用前采集新鲜粪便，取脓血部分及时送检和早期多次送检均有助于提高细菌培养阳性率。粪便培养同时可做药物敏感试验以指导临床合理选用抗菌药物治疗。

五、诊断要点

发病多在夏秋季，有进食不洁食物或与菌痢患者接触史。急性期临床表现为发热、腹痛、腹泻、黏液脓血便及里急后重，左下腹有明显压痛。慢性菌痢患者则有急性菌痢史，病程迁延不愈达2个月以上。中毒型菌痢以儿童多见，急起高热、惊厥、意识障碍及呼吸、循环衰竭，起病时胃肠道症状轻微，甚至无腹痛、腹泻，常需盐水灌肠或肛拭子行粪便检查方可诊断。粪便镜检有大量白细胞(≥15个/高倍视野)、脓细胞及红细胞即可临床诊断。确诊有赖于粪便培养出志贺菌。

六、治疗要点

(一)急性菌痢

1.一般治疗

消化道隔离至临床症状消失、粪便培养连续2次阴性。注意饮食，补充水分，维持水、电解质及酸碱平衡。

2.抗菌治疗

用药时应注意参考当前菌株药物敏感情况，选择易被肠道吸收的口服药物，病重或口服吸收不良时静脉滴注抗生素；原则上疗程不宜短于5d，以减少恢复期带菌。

(1)喹诺酮类：抗菌谱广，口服吸收好，耐药菌株相对较少，不良反应小，可作为首选药物。常用诺氟沙星、环丙沙星、左氧氟沙星等，因影响骨骺发育，故孕妇、儿童及哺乳期妇女不宜使用。

(2)其他：匹美西林和头孢曲松可应用于任何年龄组，同时对多重耐药菌株有效。阿奇霉素也可用于成人患者治疗。

(3)小檗碱(黄连素)：因其有减少肠道分泌的作用，故在使用抗生素时可同时使用。

3.对症治疗

只要有水、电解质丢失，无论有无脱水表现，均应口服补液(ORS)，补液量为丢失量加上生理需要量。只有对严重脱水者，才可考虑先静脉补液，然后尽快改为口服补液。高热以物理降温为主，必要时适当使用退热药；腹痛剧烈者可用解痉药如阿托品、颠茄合剂等。毒血症状严重者，在强有力的抗菌治疗基础上，可酌情应用小剂量肾上腺皮质激素。

(二)中毒型菌痢

本病病势凶险，应早期诊断，及时采用综合措施抢救治疗。

1.对症治疗

(1)降温止惊：高热可引起惊厥而加重脑缺氧及脑水肿，应积极给予物理降温，必要时给予退热药，将体温降至38.5℃以下；如高热伴烦躁及反复惊厥者，可采用亚冬眠疗法，给予氯丙嗪和异丙嗪各1～2mg/kg肌内注射；反复惊厥者可给予镇静剂，如地西泮、苯巴比妥钠肌内注射或水合氯醛灌肠等。

(2)应积极抗休克治疗：①迅速扩充血容量纠正酸中毒。可快速静脉滴入葡萄糖盐水、5%碳酸氢钠及低分子右旋糖酐等液体，补液量及成分视脱水情况而定，休克好转后则继续静脉输液维持。②改善微循环。在扩充血容量的基础上，应用山莨菪碱(654-2)解除微血管痉挛；如血压仍不回升，则可加用升压药多巴胺、酚妥拉明，以增加心肌收缩力，降低周围血管阻力及改善重要脏器的血液灌注。③保护重要脏器功能。主要是心、脑、肾等重要脏器的功能。④其他。短期应用肾上腺皮质激素,有早期 DIC 表现者可给予肝素抗凝等治疗。

抗休克治疗有效的指征:患者面色转红,发绀消失,肢端转暖,血压渐上升,提示组织灌注良好;收缩压维持在 80mmHg 以上,脉压差>30mmHg,脉搏<100 次/min、充盈有力,尿量>30mL/h,表示肾血液灌注良好。

(3)脑型:①脑水肿。可用 20%甘露醇每次 1~2g/kg 快速静脉滴注,每 4~6h 滴注一次,以减轻脑水肿。应用血管活性药物以改善脑血管痉挛,亦可应用肾上腺皮质激素改善病情。②防治呼吸衰竭。保持呼吸道通畅、吸氧,如出现呼吸衰竭可使用洛贝林等呼吸兴奋剂,必要时应用人工呼吸器。

2.抗菌治疗

应用有效的抗菌药物静脉滴注,如选用环丙沙星、左氧氟沙星等喹诺酮类或三代头孢菌素。病情好转后改为口服,剂量和疗程同急性菌痢。

(三)慢性菌痢

由于慢性菌痢病因复杂,可采用全身与局部治疗相结合的原则。

1.一般治疗

注意休息与饮食,生活规律,积极治疗可能并存的慢性消化道疾病或肠道寄生虫病。

2.病原治疗

根据病原菌药敏结果选用有效的抗菌药物。通常联合应用 2 种不同类型药物,疗程延长到 10~14d,必要时可重复 1~3 个疗程。亦可应用药物保留灌肠疗法,选用 0.3%黄连素液、5%大蒜素液或 2%磺胺嘧啶银悬液等灌肠,每次 100~200mL,每晚 1 次,10~14d 为 1 个疗程,灌肠液内添加小剂量肾上腺皮质激素可提高疗效。

3.对症治疗

有肠道功能紊乱者可采用镇静或解痉药物。出现肠道菌群失调引起慢性腹泻可用微生态制剂,如益生菌和益生元。

七、常见护理诊断

(一)体温过高

体温过高与痢疾杆菌释放内毒素,作用于体温中枢导致体温升高有关。

(二)腹泻

腹泻与胃肠道炎症、广泛浅表性溃疡导致胃肠蠕动增强、肠痉挛有关。

(三)组织灌注无效

外周组织。与内毒素导致微循环障碍有关。

(四)疼痛:腹痛

疼痛:腹痛与细菌毒素作用于肠壁自主神经,引起肠痉挛有关。

(五)营养失调

低于机体需要量,与发热、腹泻导致体液丢失过多,食欲下降导致摄入不足有关。

(六)有体液不足的危险

有体液不足的危险与高热、腹泻、摄入不足有关。

(七)潜在并发症

中枢性呼吸衰竭、惊厥、脑疝。

八、护理措施

(一)一般护理

1.休息

急性期患者应卧床休息,频繁腹泻伴发热、疲乏无力、严重脱水者应协助患者床边排便,以减少体力消耗。

2.饮食护理

严重腹泻伴呕吐者可暂禁食,静脉补充所需营养。能进食者,给高热量、少渣、少纤维素易消化的流质或半流质,避免生冷、多渣、油腻及刺激性食物,少量多餐。

3.排便护理

每次排便后用温水清洗肛周,并涂油保护。伴明显里急后重者,嘱患者排便时不要过度用力,以免脱肛。发生脱肛时,可戴橡胶手套助其回纳。

(二)病情观察

观察排便次数、量、性状及伴随症状,注意腹痛的性质及持续时间,如患者出现生命体征及神志的变化,有循环衰竭、呼吸衰竭的征象时,立即通知医生并配合抢救。慢性菌痢者应注意观察有无乏力、营养不良、贫血等症状。

(三)对症护理

高热时给物理或药物降温。腹痛时,给予腹部热敷,腹痛剧烈者可用解痉药物如654-2、阿托品等,以缓解疼痛。

(四)用药护理

使用抗菌及解痉药物,注意观察疗效和不良反应。喹诺酮类药物偶有恶心、头昏、头痛、皮疹、血尿、血尿素氮增高、白细胞降低等;头孢菌素类偶有胃肠道反应、皮疹、白细胞减少和ALT升高等,应慎用。使用654-2或阿托品等解痉药物,应注意观察口干、腹胀、尿潴留、心动过速等表现。早期禁用止泻药,以便于毒素排出。

(五)健康教育

1.疾病知识指导

向患者及家属介绍本病的病因及诱因,慢性菌痢患者可因进食生冷食物、暴饮暴食、过度紧张和劳累、受凉、情绪波动等诱发急性发作,应注意避免。加强体育锻炼,保持生活规律,复发时及时治疗。

2.生活指导

腹泻次数较多者,给高热量、少渣、易消化的流质或半流质,不宜进食牛奶、鸡蛋及高脂肪食物,以免增加腹泻次数,禁食香蕉及蜂蜜等含果胶的润肠食物及水果。病情稳定,腹泻次数减少后可由少渣、少油半流质过渡到软食,少量多餐。老年人因胃肠功能恢复较慢,饮食要掌握循序渐进的原则,切不可操之过急。恢复期饮食种类及食量逐渐增加,避免暴食,以免引起消化不良。

3.用药指导

教会患者遵医嘱按时、按量、按疗程坚持服药，争取急性期彻底治愈，以防转为慢性菌痢。

4.自我监测

教会患者及家属观察排便次数、量、性状，正确采集便标本，及时送检；观察腹痛的性质及持续时间；观察肛周黏膜有无糜烂破溃，注意保护；注意生命体征及神志的变化；慢性菌痢患者应注意观察乏力、营养不良、体重减轻等表现。

5.预防指导

患者应按消化道隔离至粪便培养连续 2 次阴性。做好饮水、食品卫生及粪便的管理，消灭苍蝇。养成良好的个人卫生习惯，餐前便后洗手，不饮生水，不吃不洁食物及腐败食物，把住“病从口入”。慢性菌痢患者及带菌者在未治愈前一律不得从事炊事、加工或生产食品、饮食服务或托幼机构等行业。在痢疾流行期间，可口服活菌苗，提高机体免疫力。

第十七节　流行性脑脊髓膜炎

流行性脑脊髓膜炎简称流脑，是由脑膜炎奈瑟菌引起的经呼吸道传播所致的一种急性化脓性脑膜炎。其主要临床表现为突发高热、剧烈头痛、频繁呕吐、皮肤黏膜瘀点、瘀斑及脑膜刺激征，严重者可有败血症休克和脑实质损害，脑脊液呈化脓性改变。

一、病原学

脑膜炎奈瑟菌(又称脑膜炎球菌)属奈瑟菌属。为革兰阴性双球菌，呈肾形或卵圆形，直径 0.6～0.8pum，凹面相对成双排列，也可四个菌相联。有荚膜，无芽孢，不活动。该菌仅存在于人体，可从带菌者鼻咽部及患者血液、脑脊液、皮肤瘀点中发现。在脑脊液及皮肤瘀点涂片中，该菌多见于中性粒细胞内，仅少数在细胞外。本菌裂解可释放毒力较强的内毒素，为其致病的重要因素。

本菌按其表面特异性多糖抗原之不同，可分为 A、B、C、D、E、X、Y、Z、W135、H、I、K、L 13 个亚群，90%以上为 A、B、C 3 个亚群。

本菌为专性需氧菌，其生长营养要求较高，在普通培养基上不能生长，在巧克力、血培养基或卵黄培养基上生长良好。本菌体外生活力及抵抗力均很弱，对干燥、寒冷、湿热、阳光、紫外线及一般消毒剂均极敏感，在体外易自溶而死亡。

二、流行病学

(一)传染源

为带菌者和患者。本病隐性感染率高，流行期间人群带菌率高达 50%，感染后细菌寄生于正常人鼻咽部，不引起症状而成为带菌者，且不易被发现，而患者经治疗后细菌很快消失，故带菌者作为传染源的意义更重要。

(二)传播途径

病原菌主要经咳嗽、打喷嚏借飞沫经呼吸道直接传播。因本菌在外界生活力极弱，故很少间接传播。但密切接触如同睡、怀抱、亲吻等对 2 岁以下婴幼儿传播有重要意义。

(三)人群易感性

人群普遍易感,本病隐性感染率高。人群感染后仅约1%出现典型临床表现。新生儿自母体获得的IgG抗体而很少发病,6个月至2岁时抗体水平最低,故发病率最高,以后随年龄增长发病率逐渐下降。人感染后产生持久免疫力。

(四)流行特征

本病呈全球分布,在温带地区可出现地方性流行,全年散发,但在冬春季节会出现季节性发病高峰。近几年有上升趋势,以往流行菌株以A群为主,近些年B群和C群有增多的趋势。

三、临床表现

潜伏期为1~7d,一般为2~3d。按病情可分为以下各型各期。

(一)普通型

最常见,占全部病例的90%。

1.前驱期(上呼吸道感染期)

主要表现为上呼吸道感染症状,如低热、鼻塞、咽痛、咳嗽等,持续1~2d,但因发病急,进展快,此期易被忽视。

2.败血症期

多数起病后迅速出现此期表现,突发寒战、高热,伴头痛、肌肉酸痛、食欲减退及精神萎靡等毒血症症状。70%以上患者于发病后数小时出现皮肤黏膜瘀点或瘀斑,大小1~2mm至1~2cm,开始为鲜红色,以后为紫红色,严重者瘀斑迅速扩大,中央呈紫黑色坏死或大疱。少数患者伴有关节痛、脾肿大。本期持续1~2d后进入脑膜炎期。

3.脑膜脑炎期

除败血症期高热及中毒症状外,同时伴有剧烈头痛、喷射性呕吐、烦躁不安,以及颈项强直、凯尔尼格征和布鲁津斯基征阳性等脑膜刺激征。重者有谵妄、意识障碍及抽搐。通常在2~5d内进入恢复期。

4.恢复期

体温逐渐下降至正常,瘀点和瘀斑消失,大瘀斑也逐渐结痂愈合。症状好转,神志趋于清醒,神经系统也渐恢复正常。约10%患者可出现口周疱疹。一般在1~3周内痊愈。

(二)暴发型

起病急骤,病势凶险,如不及时治疗可于24h内危及生命,病死率高。儿童多见。

1.败血症休克型

除普通型败血症期表现外,短期内出现广泛皮肤黏膜瘀点、瘀斑,且迅速扩大融合成大片,伴中央坏死。循环衰竭为本型的特征,如面色苍白、四肢厥冷、口周发绀、皮肤呈花斑状、脉搏细速甚至触不到,血压下降甚至测不出。可有呼吸急促,易并发DIC。但脑膜刺激征大都缺如,脑脊液大多澄清。

2.脑膜脑炎型

主要表现为脑膜及脑实质损害。常于1~2d内出现严重的神经系统症状,患者高热、头痛、呕吐,意识障碍加深,并迅速进入昏迷,反复或持续惊厥,颅内压增高,脑膜刺激征阳性,锥体束征阳性,严重者可发生脑疝。

3.混合型

可同时或先后出现败血症休克型和脑膜脑炎型的症状，病情极严重，病死率高。

(三)轻型

多发生于流行后期，病变轻微，临床表现为低热，轻微头痛及咽痛等上呼吸道感染症状，皮肤少量细小出血点及脑膜刺激征，无意识改变。脑脊液多无明显变化，咽拭子培养可有脑膜炎奈瑟菌生长。

婴幼儿流脑的特点：婴幼儿因颅骨缝和囟门尚未完全闭合，中枢神经系统发育不成熟，临床表现往往不典型，除高热、呕吐、拒食、烦躁、啼哭外，还可表现为惊厥、尖叫、腹泻、囟门紧张隆起，而脑膜刺激征可缺如。

老年人流脑的特点：以上呼吸道感染症状多见，热程长，意识障碍明显，皮肤黏膜瘀点、瘀斑发生率高，暴发型多见，预后差，病死率高。

四、辅助检查

(一)血常规

白细胞总数明显升高，多在$(10\sim20)\times10^9/L$以上，中性粒细胞在80%以上，并发DIC时血小板减少。

(二)脑脊液检查

颅内压增高，脑脊液外观混浊，白细胞数明显升高至$1000\times10^9/L$以上，以多核细胞为主；蛋白质增高，糖和氯化物明显降低。但发病1～2d或败血症休克型患者，脑脊液检查除颅内压增高外，其他检查均可无明显改变。

(三)细菌学检查

细菌学检查是确诊的重要依据。应注意标本及时送检、保暖、及时检查。

1.涂片

取瘀斑处组织液或脑脊液离心沉淀物涂片染色镜检，可见革兰染色阴性球菌，有早期诊断价值；脑脊液的阳性率可达60%～80%，瘀斑涂片阳性率较低。

2.细菌培养

应在使用抗菌药物前收集标本，取血或脑脊液培养，阳性率较低；如阳性应进行菌株分型和药敏试验。

(四)免疫学检查

用ELISA或放射免疫等方法测定流脑患者脑脊液中脑膜炎球菌特异多糖抗原和血清特异抗体，是近年来开展的快速诊断方法，敏感性高，特异性强，适用于已用抗生素治疗、细菌学检查阴性者。

五、诊断要点

凡在流行季节突起高热、剧烈头痛、频繁呕吐、伴神志改变，皮肤黏膜瘀点瘀斑、脑膜刺激征阳性者，即可做出初步临床诊断；脑脊液检查可进一步明确诊断，确诊有赖于细菌学检查；免疫学检查有利于早期诊断。

六、治疗要点

(一)普通型

1.一般治疗

强调早期诊断,就地住院隔离治疗,密切监护,及时发现病情变化,做好护理,预防并发症,保证足够液体量及电解质。

2.病原治疗

尽早、足量应用细菌敏感并能透过血脑屏障的抗生素。

(1)青霉素:为高效、低毒及价廉的杀菌药物,尚无明显的耐药,缺点为不易透过血脑屏障,脑膜炎时脑脊液药物浓度仅为血液浓度的10%~30%,故需大剂量使用才能达到有效治疗浓度。成人剂量800万U,每8h 1次,儿童20万~40万U/kg,分3次静脉滴注,疗程5~7d。

(2)头孢菌素:第三代头孢菌素对脑膜炎球菌抗菌活性强,易透过血脑屏障,且毒性低。可选用头孢噻肟或头孢曲松静脉滴注。

(3)氯霉素:易透过血脑屏障,脑脊液药物浓度是血浓度的30%~50%,对脑膜炎球菌有良好的抗菌作用,适用于对青霉素过敏的患者。成人剂量为2~3g,儿童剂量为50mg/kg,分次加入葡萄糖溶液内静脉滴注,疗程5~7d。

3.对症治疗

高热时可用物理降温和药物降温;颅内压升高时可用20%甘露醇脱水降压,惊厥者适当应用镇静剂。

(二)暴发型

1.败血症休克型

(1)病原治疗:尽早使用有效抗生素,可联合用药,用法同前。

(2)抗休克治疗:①补充血容量。②纠正酸中毒。③应用血管活性药物。④短期应用肾上腺皮质激素。⑤抗DIC的治疗。⑥保护重要脏器功能,如心率明显增快可用强心剂。

2.脑膜脑炎型

减轻脑水肿,防治脑疝及呼吸衰竭是本型流脑的治疗重点。

(1)抗生素的应用,参见败血症休克型。

(2)防治脑水肿、脑疝:可静脉快滴20%甘露醇或与50%葡萄糖静脉推注交替使用进行脱水治疗。常用地塞米松静脉滴注,可减轻脑水肿和降低颅内压。

(3)防治呼吸衰竭:保持呼吸道通畅,吸痰,吸氧,应用呼吸兴奋剂。

(4)对症治疗:高热及惊厥者应用物理降温及镇静剂,如地西泮每次10mg肌内注射,或10%水合氯醛保留灌肠,必要时可用亚冬眠疗法。

七、常见护理诊断

(一)体温过高

体温过高与脑膜炎奈瑟菌感染导致败血症有关。

(二)组织灌注无效

外周组织,与内毒素导致微循环障碍有关。

(三)皮肤完整性受损

瘀点、瘀斑、大疱,与内毒素损伤皮肤小血管有关。

(四)疼痛

头痛,与内毒素引起脑血管微循环障碍,脑血管痉挛有关。

(五)意识障碍

意识障碍与脑实质损害有关。

(六)潜在并发症

惊厥、脑疝。

(七)有受伤的危险

有受伤的危险与意识障碍、惊厥有关。

八、护理措施

(一)一般护理

急性期患者应卧床休息,保持病室安静、舒适,治疗护理操作要集中进行,尽量减少刺激,给予营养丰富易消化流质或半流质饮食,鼓励患者多饮水;高热时给物理或药物降温,保持口腔、皮肤清洁;呕吐时头偏向一侧,昏迷患者给鼻饲。

(二)病情观察

密切观察生命体征,意识障碍是否迅速加重,有无抽搐先兆,瞳孔大小、对光反射,面色,注意全身皮肤黏膜有无瘀点、瘀斑及其发生部位、大小、进展情况(瘀点、瘀斑是否增加,融合成大片坏死或大疱)等,记录24h尿量。

(三)皮肤护理

1.重点保护瘀点、瘀斑、大疱部位,翻身时避免拖、拉、拽等动作,防止擦伤皮肤;尽量避免受压、摩擦,可用气垫、空心圈等加以保护;在大片瘀斑或大疱处局部消毒后,用无菌注射器抽出渗液后,碘仿凡士林油纱覆盖无菌纱布包扎。

2.破溃部位可用无菌生理盐水清洗,涂以抗生素软膏,以防止继发感染。

3.床褥保持清洁、平整,衣裤应柔软、宽松、勤换洗,大小便后及时清洗,防止浸渍。

4.昏迷患者应定时翻身、扣背,按摩受压部位,以防压疮发生。

(四)用药护理

向患者和家属讲述药物的作用、不良反应,指导患者正确用药,如使用青霉素,应注意观察有无过敏反应;应用氯霉素治疗,应注意有无胃肠道反应、骨髓抑制现象等;应用脱水剂时,应注意给药速度,防止药物外渗;使用强心剂时,严格掌握给药方法、剂量、间隔时间,观察心率、心律的变化。应用肝素治疗DIC时,要注意用药剂量、用法、间隔时间,观察有无过敏反应及出血情况。

(五)健康教育

1.疾病知识指导

(1)腰穿后去枕平卧4～6h,脑脊液立即送检,作细菌培养者应保温送检。

(2)教会患者家属观察病情变化,如婴幼儿有囟门膨满、拒乳、烦躁哭闹、尖叫、惊厥、双眼呆滞等抽搐先兆,应及时通知医生给予处置。

(3)少数患者可留有后遗症,如耳聋、肢体瘫痪等,应指导患者康复锻炼。

2.预防指导

(1)按呼吸道隔离,隔离期为症状消失后3d,但不少于发病后1周。病室应通风换气,每日3次,每次20～30min。尽量避免携带儿童到人多拥挤的公共场所,体质虚弱者做好自我保护,如外出时戴口罩等。

(2)流行季节前对流行区6个月～15岁的易感人群可应用脑膜炎球菌多糖体菌苗进行预防接种(剂量为0.5mL,皮下注射1次),可明显降低发病率。与患者密切接触者可用磺胺类药物预防。磺胺甲嗯唑成人剂量为每日2g,儿童50～100mg/kg,连用3d。

第七章　血液疾病的护理

第一节　溶血性贫血

一、概述

溶血性贫血（HA）是红细胞在体内破坏加速，寿命缩短，骨髓造血功能代偿不足所引起的一组贫血。

二、病因

（一）红细胞内在缺陷

1.遗传性缺陷

红细胞膜的异常、红细胞内酶的异常、珠蛋白合成异常。

2.获得性缺陷

如阵发性睡眠性血红蛋白尿（PNH）。

（二）红细胞外在因素

1.免疫性因素

如自身免疫性溶血性贫血、血型不合的输血反应及新生儿溶血症。

2.物理和机械损伤

如微血管病性溶血性贫血。

3.化学药物和生物因素

如服用磺胺类药物、溶血性链球菌感染及毒蛇咬伤等。

三、发病机制

不同病因的溶血，红细胞破坏的机制也不同。红细胞在血管中以溶血的方式被破坏，称为血管内溶血，如PNH、血型不合的输血反应等，血红蛋白直接释放入血，经尿排出，形成血红蛋白尿。红细胞有遗传性缺陷者，这些细胞易被单核—巨噬细胞系统（主要在脾脏）所识别、吞噬，称为血管外溶血，如自身免疫性溶血性贫血。当红细胞破坏后，刺激骨髓红系细胞代偿性增生以维持血红蛋白的稳定，如增生不足以代偿时，即发生溶血性贫血，出现血红蛋白的下降。

四、诊断要点

（一）临床表现

1.急性溶血

起病急骤，寒战、高热，头痛，腰背、四肢酸痛，腹痛时伴有恶心、呕吐和腹泻，迅速出现贫血、黄疸、胸闷、气促、心悸及血红蛋白尿，重者出现休克、心力衰竭和急性肾衰竭。

2.慢性溶血

起病缓慢，病程长，主要有以下表现。

(1)贫血:多为轻、中度贫血,仅表现面色苍白。

(2)黄疸:常伴有轻微黄疸,可持续存在。

(3)脾大:通常有轻、中度脾大,可伴左上腹隐约沉重感。

(二)辅助检查

1.红细胞破坏增多的检查

血红蛋白和红细胞计数下降;血清总胆红素增高,以间接胆红素增高为主;血清结合珠蛋白减少;尿胆原排出增多;血管内溶血的实验室证据为血浆游离血红蛋白增多,血红蛋白尿,含铁血黄素尿,微血管内溶血时血涂片可见红细胞碎片。

2.骨髓代偿增生的检查

网织红细胞增多;外周血出现幼红细胞;外周血涂片发现红细胞大小不等,红细胞多染性;骨髓幼红细胞增生;血清转铁蛋白受体增多。

(三)诊断标准

根据病史、临床表现及实验室检查首先确定是否为溶血性贫血,再进一步确定溶血的类型及病因。

1.自身免疫性溶血性贫血

分为温抗体型和冷抗体型。温抗体型 Coombs 试验阳性,冷抗体型冷凝集素试验阳性。

2.阵发性睡眠性血红蛋白尿

Ham 试验阳性,尿 Rous 试验阳性。

3.葡萄糖-6-磷酸脱氢酶(G-6-PD)缺乏症

G-6-PD 活性降低。

五、治疗要点

(一)去除病因和诱因,治疗原发病

1.冷抗体自身贼性溶血性贫血注意防寒保暖。

2.葡萄糖-6-磷酸脱氢酶缺乏症患者应避免食用蚕豆和具氧化性质的食物,以及避免接触樟脑制剂。

3.药物引起的溶血性贫血应立即停药。

4.感染引起的溶血性贫血应予以抗感染治疗。

(二)糖皮质激素及免疫抑制剂

糖皮质激素及免疫抑制剂主要用于治疗自身免疫性溶血性贫血,常用药物有泼尼松、环磷酰胺、硫唑嘌呤等。

(三)脾切除术

脾切除术适用于异常细胞主要在脾脏破坏者,如遗传性球形红细胞增多症。

(四)成分输血

从严掌握指征,贫血严重者可输注红细胞以改善贫血症状。

(五)利妥昔单抗注射液

利妥昔单抗注射液用于难治性自身免疫性溶血。

六、主要护理问题

(一)活动无耐力

活动无耐力与溶血、贫血有关。

(二)自我形象紊乱

自我形象紊乱与长期使用糖皮质激素有关。

(三)疼痛

红细胞破坏后分解产物对机体的毒副作用所致。

(四)知识缺乏

缺乏疾病的相关知识。

七、护理目标

1.患者贫血得到改善,体力得以增强,基本生活能够自理。

2.患者认识到自身贫血的原因、诱发因素及临床表现,知道如何避免及主动预防,减少疾病的发作。

3.患者学会疼痛时的自我护理方法,减轻疼痛。

4.患者了解疾病的基本治疗方法及药物的不良反应等,能够坚持治疗。

八、护理措施

(一)病情观察

密切观察患者的神志、生命体征、贫血进展的程度、皮肤及黏膜有无黄疸,患者的尿色、尿量;倾听患者主诉,有无头痛、恶心、呕吐、四肢酸痛等表现,及时汇报医生并做详细记录。慢性贫血常处于红细胞破坏过度与加速生成的脆弱平衡状态,若此状态失衡,患者突然出现血红蛋白尿、明显贫血及黄疸,突起寒战、高热、头痛时,则发生“溶血危象”,应高度警惕。对于慢性溶血性贫血的患者仍应注意观察病情的发展,经常询问患者有无异常及不适,以便及早处理。

(二)生活护理

对于急性溶血或慢性溶血合并“溶血危象”的患者应绝对卧床休息,保持病室的安静及床单元的舒适,护理人员应做好生活护理。对于慢性期及中度贫血的患者应增加卧床休息的时间,减少活动,与患者共同制订活动计划,量力而行,循序渐进,提高生活质量。

(三)治疗用药的观察及护理

1.由于溶血性贫血的患者使用糖皮质激素的时间长,应注意观察药物的不良反应,如电解质的紊乱、继发感染、上消化道出血等征象,应监测患者的血压、血糖。

2.反复向患者讲解用药的注意事项,必须按时按量服用,在停药过程中应逐渐减量,防止因突然停药出现的反跳现象。

3.向患者讲解激素治疗的重要性及不良反应,强调这些不良反应在治疗后可逐渐消失,鼓励患者正确对待形象的改变,必要时可给予一定的修饰。

(四)对症护理

1.急性肾衰竭

应绝对卧床休息,每日测量体重,记好出入量,监测电解质、血常规、尿素氮、肌酐等,在饮食上向患者讲解控制水分及钠盐摄入的重要性,给予患者高热量、高维生素、低蛋白的饮食,减轻肾脏的负担,促进血红蛋白的排泄,可使用干热疗法:将灌入60~70℃热水的热水袋用棉布包裹后置于双侧腰部,促进肾脏血管的扩张,缓解肾缺血、缺氧,延缓肾衰竭。

2.腰背疼痛

给予患者舒适的体位、安静的环境,利于患者的休息,向患者讲解疼痛的原因,鼓励多饮水,促进代谢物的排泄,教会患者使用精神转移法,转移对疼痛的关注,必要时遵医嘱使用镇痛剂。

3.冷凝集素综合征

冷凝集素综合征指最适反应温度在30℃以下的自身红细胞产生的抗体为冷抗体时所引起的自身免疫性溶血性贫血。此类患者保温尤为重要。因为冷抗体的患者在急性发作期会出现轻度黄染和肝脾大,受冷部位皮肤出现荨麻疹样的丘疹和风疹团块是血液黏滞的主要表现,所以应严密观察患者皮肤,注意皮肤末端保暖,如手、足、耳部。同时,此类患者交叉配血和输血、输液时也需特别注意保温:及时抽取交叉配血标本后放入温度保持在30~35℃保温盒内,立即送检,防止标本溶血;输血和输液都须在距离穿刺点20cm处夹恒温加热器将液体加温至35~37℃后输入患者体内,以免温度过低导致血管内凝血。

(五)心理护理

护士应耐心倾听患者的诉说,根据患者特定的自身需要对其进行心理上的指导,给予更多关怀,向患者讲解疾病的相关知识并明确告知患者一定会找到解决问题的方法,并且请已治愈的患者现身说法,增强患者战胜疾病的信心,在治疗结束后,适时可恢复患者的部分工作,让患者体会自身的社会价值,形成心理上的良性循环。

(六)输血的护理

1.严格掌握输血适应证

急性溶血性贫血和慢性溶血性贫血明显时,输血是一种非常重要的疗法,但输血也要根据患者具体情况而定。对于冷凝激素综合征的患者应该尽量避免输血,因为输血会为人体内带入新鲜补体,进而加重贫血。对于输血的患者要严格掌握输血的种类、剂量、时间、速度、方法,加强输血过程中的观察,输血的速度不宜过快,尤其在开始阶段,应警惕输血不良反应的出现,严密监测生命体征,观察黄疸、贫血、尿色,出现异常及时通知医生。在自身免疫性溶血性贫血输血过程中应用皮质激素,能减少溶血,使输血更加安全。

2.避免发生血型不合的输血

护士在输血过程中应本着高度负责的态度,一丝不苟,严格按照操作规程进行,切实"三查八对",认真核对患者的床号、姓名、住院号、血型、血袋号、剂量、交叉配型试验结果、血液成分,若血型不合,输血反应早期即可出现酱油色血红蛋白尿、血压下降、休克、急性肾衰竭,对患者主诉应高度重视,立即报告医生,同时停止输血。

(七)健康教育

1.做好卫生宣教工作,让患者学会自我照顾,向患者讲解疾病的相关知识,宣传有关饮食、药物及生活中一些可以成为溶血诱发因素的相关知识,使患者能提高警惕,主动预防,以减少疾病的发生,指导患者学会自我观察,如巩膜有无黄染及尿色加深,怀疑病情加重时应及时到医院做尿液检查。指导患者按时服药,定期复查,在活动上根据贫血的程度安排活动量,以不出现心悸、气短、过度乏力为标准，在饮食上给予高蛋白、高维生素的食物。

2.阵发性睡眠性血红蛋白尿的患者忌食酸性食物和药物，以减少溶血的发生。

3.对于冷凝集综合征的患者应给予日常的保温指导，在饮食上建议患者食用35℃左右、易消化的温软饮食，禁食生冷食物。气温低时注意增加衣物，注意保暖，必要时可使用热水袋及电热毯，禁止到气候严寒的区域。

4.G-6-PD缺乏症的患者应忌食蚕豆、蚕豆制品和氧化物的药物（如磺胺类奎宁、呋喃类、维生素K等）。

5.提高优生率，对遗传性溶血患者家庭进行优生学教育，若家族成员需要生育时最好进行筛查，必要时行遗传咨询及产前诊断，降低遗传性溶血性贫血患儿的出生率。

第二节　再生障碍性贫血

一、概述

再生障碍性贫血（AA），简称再障，是一组由于化学、物理、生物因素及不明原因所致的骨髓干细胞和（或）造血微环境损伤，以致红髓向心性萎缩，被脂肪髓所代替，从而导致骨髓造血功能衰竭。以造血干细胞损伤、外周血中全血细胞减少为特征，骨髓中无恶性细胞，无网状纤维增生。临床以贫血、反复感染和出血为主要表现。其分为重型再障（SAA）和非重型再障（NSAA）。

二、病因

（一）原因不明

体质性异常所引起的再障。

（二）药物与化学因素

抗生素（氯霉素、磺胺）抗肿瘤药（氮芥、环磷酰胺、氨甲蝶呤）、抗甲状腺药（甲巯咪唑、甲基硫氮嘧啶）及重金属（金化合物、铋、汞化合物）为药物诱发再障最常见原因。长期接触苯、染发剂等也可导致再障。

（三）物理因素

X线、镭、放射性核素等。

（四）生物因素

病毒性肝炎、各种严重感染等。

（五）免疫因素

造血调控因子及T淋巴细胞异常。

三、发病机制

（一）造血干细胞缺乏或缺陷

质量异常，$CD34^+$细胞减少。

（二）造血微环境异常

骨髓“脂肪化”，静脉窦壁水肿、出血、毛细血管坏死。

(三)免疫异常

T细胞亚群失衡，Th1、$CD8^{+}$ T、$CD25^{+}$ T增高，造血负调控因子增多，髓系细胞凋亡亢进。

四、诊断要点

(一)临床表现

1.贫血

患者面色苍白、头晕、乏力、耳鸣、活动后心悸、气短。

2.感染

感染为再障最常见的并发症。多数患者有发热，以呼吸道感染为主，其次是消化道、泌尿生殖系统及皮肤黏膜感染。

3.出血

以皮肤黏膜出血常见，内脏出血少见，表现为皮肤瘀斑、瘀点，牙龈出血，鼻腔出血。女性患者常有月经量多，经期延长和不规则的阴道出血。患者出现严重的鼻腔出血、头痛、恶心呕吐、视物模糊，是颅内出血的先兆表现。

(二)辅助检查

1.血常规

全血细胞减少，多数患者就诊时呈三系减少，但两系减少者不能排除再障诊断。红细胞一般呈正细胞正色素性，也可呈大细胞性。重型再障：①骨髓细胞增生程度＜正常的25%。②血常规，需具备下列三项中的两项。中性粒细胞绝对值(ANC)$<0.5\times10^{9}$/L；校正的网织红细胞比例＜1%或绝对值$<20\times10^{9}$/L；血小板计数(BPC)$<20\times10^{9}$/L。非重型再障诊断标准：未达到重型标准的再障。

2.骨髓象

骨髓增生低下，造血组织明显减少，非造血组织(如脂肪组织、淋巴细胞、浆细胞等)增多。造血细胞无明显病态造血。非重型再障患者骨髓可见灶性增生活跃。

3.诊断标准

(1)具有贫血、出血、感染等临床表现。

(2)全血细胞减少，校正后的网织红细胞比例＜1%，淋巴细胞比例增高。Hb＜100g/L；BPC$<50\times10^{9}$/L；ANC$<1.5\times10^{9}$/L，三项中至少满足两项。

(3)骨髓多部位增生减低，活检见骨髓小粒空虚，非造血细胞比例增高，巨核细胞明显减少，红系、粒系细胞均明显减少。

(4)一般无肝脾大。

(5)排除可引起全血细胞减少的其他疾病。

五、治疗要点

(一)支持治疗及对症治疗

纠正贫血和出血，强有力控制感染。

(二)非重型再障的治疗

雄激素，环孢素(CsA)，造血细胞因子，如红细胞生成素(EPO)、粒细胞集落刺激因子(G-CSF)、血小板生成素(TPO)等。

(三)重型再障的治疗

异基因造血干细胞移植、免疫抑制治疗。

六、主要护理问题

(一)活动无耐力

活动无耐力与贫血有关。

(二)体温过高

体温过高与感染有关。

(三)组织完整性受损

组织完整性受损与血小板减少有关。

(四)自我形象紊乱

自我形象紊乱与女性患者应用雄激素有关。

(五)知识缺乏

缺乏疾病相关知识。

(六)焦虑

焦虑与担心疾病预后和自我形象紊乱有关。

(七)潜在并发症

颅内出血。

七、护理目标

1.患者活动后乏力感减轻或消失。

2.患者体温降至正常,患者能够学会自我保护、预防感染的方法。

3.患者了解再障的病因、临床表现及预后,了解药物的作用、不良反应及注意事项,患者能够树立正确、积极的心态,配合治疗。

4.女性患者能正确面对自我形象紊乱、积极配合治疗。

5.患者学会自我观察贫血、出血、感染的临床表现,做到早预防、早发现、早治疗,未发生颅内出血。

八、护理措施

(一)一般护理

慢性再障无严重贫血时可适当活动,急性再障以休息为主,病情危重时绝对卧床休息,避免碰、撞跌倒等。病房保持空气流通,限制陪伴探视,避免交叉感染。医护人员严格无菌操作,避免医源性感染。

(二)饮食护理

饮食注意干净卫生,进食高热量、高维生素、高蛋白、易消化的饮食,避免食物过烫、过硬、刺激性强,以免引起口腔及消化道的出血。

(三)病情观察

严密观察患者生命体征及病情变化,感染症状及出血部位、程度,尤其要观察有无重要脏器出血如颅内出血等症状。

(四)对症护理

1.输血的护理

重度贫血伴头晕、乏力、心悸时,遵医嘱输入红细胞悬液;血小板低有出血或出血倾向时,输注血小板。输血前,详细询问患者有无过敏史,向患者讲解输血的目的、注意事项及不良反应,输血中严密观察患者有无输血反应。

2.发热的护理

定时测量体温。保持皮肤清洁干燥,及时更换汗湿的衣物、床单、被套。给予物理降温如温热水擦浴、冰袋放置大动脉处;禁止用乙醇擦浴,以免引起皮肤出血。协助患者多饮水,遵医嘱使用降温药和抗生素。

3.出血的预防及护理

嘱患者避免外伤及碰撞,预防皮肤损伤。使用软毛牙刷刷牙,勿剔牙,避免损伤牙龈,引起牙龈出血。勿挖鼻孔,使用清鱼肝油滴鼻,避免鼻腔干燥出血。保持排便通畅,勿用力排便,预防颅内出血的发生。护理操作时,动作轻柔,避免反复多次穿刺造成皮肤损伤,拔针后延长按压时间。血小板$<5\times10^9/L$时尽量避免肌内注射。颅内出血的患者应平卧位休息,头部制动,有呕吐时及时清理呕吐物,保持呼吸道通畅。严密观察患者的生命体征、意识状态、瞳孔大小变化,准确记录24h出入量。遵医嘱静脉输入止血药、脱水剂及血小板。

4.感染的预防

白细胞严重缺乏者对患者进行保护性隔离,有条件者入住无菌层流病房。保持口腔清洁卫生,常规予漱口液进行含漱,预防口腔黏膜感染。养成定时排便的习惯,保持大便通畅,预防便秘、痔疮及肛周感染的发生。每次排便后及睡前清洁肛周,予盐水或碘附液坐盆。

5.皮疹的护理

对于皮疹伴瘙痒的患者,嘱其勿用手抓,以防皮肤破损后引起感染。保持皮肤清洁干燥,穿棉质衣服,勤换内衣,温水擦浴,严重时可用炉甘石软膏涂抹皮疹处。

(五)用药护理

1.雄激素、环孢素

不良反应有向心性肥胖、水肿、毛发增多、女性男性化等。长期肌内注射丙酸睾酮可引起局部硬结,注射部位要交替进行,可进行局部热敷,避免硬结产生。

2.抗胸腺细胞球蛋白/抗淋巴细胞球蛋白(ATG/ALG)

首次要做皮试,输注时避免渗漏,输注速度不宜过快,输注过程中严密观察有无不良反应。ATG/ALG的不良反应:①超过敏反应,输注时患者出现畏寒、寒战高热。②血清病,使用后1～2周出现,表现为关节及胸背部疼痛、皮疹、水肿、蛋白尿等。③出血。④少数患者出血低血压、高血压或溶血反应等。

(六)心理护理

向患者及家属讲解疾病的病因、临床表现及预后,取得患者及家属的信任。增加与患者的沟通与交流,了解患者的真实想法。介绍一些治疗效果及心态良好的患者与其交谈,使患者正确面对疾病,树立战胜疾病的信心,积极地配合治疗护理。

(七)健康指导

1.向患者及家属介绍本病的常见病因、临床症状及体征。避免接触有毒、有害化学物质及放射性物质,慎用染发剂、杀虫剂,避免服用抑制骨髓造血功能的药物。

2.长期接触有毒物质或放射性物质的人,应提高个人防护意识,做好防护工作,严格遵守操作规则制度,定期体检。

3.指导患者养成良好的生活习惯及卫生习惯,预防各种出血。教会患者自我观察出血及感染的临床表现,及时通知医生。

4.慢性再障患者进行适当的体育锻炼,增加机体抵抗力。外出时加强保暖,戴口罩,少去公共场所。

第三节　过敏性紫癜

一、概述

过敏性紫癜(HSP)是一种较常见的变态反应性出血性疾病,又称为“出血性毛细血管中毒症”或“Henoch-Schonlein 综合征”,临床特征以非血小板减少性紫癜、关节炎/关节痛、腹痛、胃肠道出血及肾损害为主。多发于儿童和青少年,少见于中、老年,男女比例约为 3∶2,春、秋两季发病多,占全年发病的 65%。

二、病因

(一)细菌或病毒感染

细菌或病毒感染约占 22.5%,常见病原菌包括柯萨奇病毒微小病毒、支原体、细菌(溶血性链球菌)及阿米巴原虫等。

(二)食物因素

异性蛋白质,如鱼、虾、蟹、蛋、牛奶等。

(三)药物因素

四环素、异烟肼、青霉素、头孢菌素类抗生素,解热镇痛药等。

(四)其他因素

预防接种、植物花粉、昆虫叮咬、粉尘、油漆、动物羽毛、冷刺激及精神因素等。

三、发病机制

1.可能为 IgA1 分子糖基化异常及清除障碍,沉积于小血管壁引起自身炎症反应和组织损伤。

2.速发性变态反应。

3.抗原-抗体复合物反应。

四、诊断要点

(一)临床表现

1.前驱症状

发病前 1～3 周常有咽痛、发热、上呼吸道感染及全身不适等。

2.皮肤

临床上最常见,紫癜主要对称分布于四肢伸面和臀部,大小不等,分批出现,皮疹高于皮肤表面,压之不褪色,融合成片,可有瘙痒感。

3.关节

关节肿痛以膝、踝关节为主,多呈游走性,持续时间短,一般数日后减轻或消退,无后遗症。

4.腹部

腹痛呈阵发性绞痛或持续钝痛,可伴有恶心、呕吐、腹泻、便血,严重者可出现肠套叠、肠梗阻,儿童较多见。

5.肾脏

儿童多见,表现为血尿、蛋白尿、水肿及高血压。少数患者可发展为肾病综合征、慢性肾炎。

6.神经系统表现

头昏、头痛、惊厥、昏迷等。依据临床表现可将该病分为单纯型(皮肤型)、腹型、关节型、肾型、混合型。

(二)辅助检查

1.血常规

白细胞计数正常或轻度升高,血小板计数正常。

2.凝血功能、骨髓检查

正常。

3.大便常规

消化道出血患者大便隐血阳性。

4.尿常规

肾脏受累时可有血尿、蛋白尿、管型尿。

5.毛细血管脆性试验

50%患者阳性。

6.免疫球蛋白

血清 IgA 增高。

(三)诊断标准

1990 年美国风湿病学会制订的 HSP 诊断标准如下,在以下四条标准中,有两条或两条以上者可诊断为 HSP。

1.典型皮肤紫癜。

2.发病年龄<20 岁。

3.急性腹痛。

4.组织切片显示小静脉和小动脉周围有中性粒细胞浸润。

2006 年欧洲抗风湿病联盟(EULAR)和欧洲儿童风湿病学会(PRES)删除了年龄的限制,更强调了病理组织活检。但 HSP 实验室检查无特异性指标,仍须看临床主要症状。

五、治疗要点

HSP具有自限性，该病导致的单纯皮疹通常无须治疗。然而，对于合并严重皮疹、急性关节痛、腹痛及肾损害等症状的HSP患者，应控制急性期症状，监测并改善影响预后的因素。对HSP患者的总体治疗措施包括支持治疗、对症治疗、免疫抑制治疗及近年开展的血液净化治疗，如血浆置换术(PE)等。

(一)病因防治

消除致病因素，清除局部病灶，驱除肠道寄生虫，避免可能致敏的食物及药物。

(二)抗过敏及抗组胺药物

维生素C、10%葡萄糖酸钙注射剂、阿司咪唑(息斯敏)和氯苯那敏(扑尔敏)。

(三)糖皮质激素

糖皮质激素适用于严重关节肿痛、腹痛患者及肾病综合征型。

(四)免疫抑制剂

环孢素吗替麦考酚酯、他克莫司。

(五)抗凝治疗

抗凝治疗适用于肾型患者。

(六)对症治疗

腹痛较重者可给予山莨菪碱(654-2)静脉滴注，关节疼痛可酌情给予止痛药物。

(七)血浆置换

严重肾功能损害及急进性肾炎患者可考虑采用血浆置换。

六、主要护理问题

(一)组织完整性受损皮肤散在瘀斑、瘀点

组织完整性受损皮肤散在瘀斑、瘀点与血管通透性和血管脆性增加有关。

(二)舒适改变疼痛

舒适改变疼痛与腹型及关节型过敏性紫癜有关。

(三)有出血的危险

有出血的危险与血管通透性加强和血管脆性增加有关。

(四)有肾功能损害的危险

有肾功能损害的危险与肾型过敏性紫癜有关。

(五)知识缺乏

缺乏与疾病相关的知识。

七、护理目标

1.患者知晓预防出血的措施，或者出血后能及时发现并处理。

2.患者疼痛能有效减轻或消失。

3.患者掌握休息、活动、饮食等的注意事项。

4.患者不发生肾功能损害或肾功能损害发生后不加重。

5.患者能正确面对疾病，主动配合治疗和护理。

八、护理措施

(一)病情观察

1.单纯型

观察出血点的特征。主要表现为皮肤瘀点、紫癜,以瘀点为多,初为紫红色,由紫红变为紫色、黄褐色、淡黄色,直至完全消退;出血的分布:出血多分布于四肢和臀部,呈对称性,可分批出现;观察出血消长情况,一般 7～14d 自行消退,如出现融合,出血性坏死提示病情严重。

2.腹型

观察患者腹痛的部位、程度、有无压痛及反跳痛,有无肌紧张的情况,警惕肠穿孔的发生;如有腹泻或血便应该观察腹泻的次数、量的多少,颜色的变化,留取大便标本送检,并且及时测量生命体征,警惕失血性休克的发生。

3.关节型

观察患者关节疼痛的部位、程度、有无红肿及活动障碍,提醒患者减少关节活动,保持患肢功能位置,协助患者获取舒适体位,使肌肉放松并注意保暖。

4.肾型

观察患者尿液颜色、尿量及尿液化验检查的结果;由于部分严重的肾型过敏性紫癜患者可发展成慢性肾炎或肾病综合征,可伴有高血压及水肿,故还应观察血压及水肿情况,出院后应追踪尿检 3～6 个月,判定肾功能恢复情况。

(二)心理护理

1.理解、关心患者,建立良好的护患关系,向患者及家属介绍本病的相关知识,讲解成功案例,树立战胜疾病的信心,使患者放下心理负担,安心配合治疗和护理。

2.治疗前向患者解释用药的重要性及可能出现的不良反应,消除顾虑,取得配合。

3.当患者出现疼痛时应安慰患者,使患者掌握放松疗法,减轻不适感,并注意患者的情绪变化,随时予以疏导,同时做好与家属的沟通,及时发现患者的异常行为。

(三)生活护理

1.正确评估患者自理能力情况,指导患者在急性期多卧床休息,做好基础护理,将患者常用物品放置于患者易取处。

2.保持皮肤的清洁与干燥,如有瘙痒禁止用手抓挠,可用炉甘石洗剂外用,避免损伤皮肤引起出血、感染;保持床单平整,着棉质内衣,使用温热清水洗浴,禁止使用化学制剂清洁皮肤;水肿患者应定时翻身,避免压疮发生。

3.在关节肿痛时,指导患者减少关节活动,忌冷热敷,协助患者将受累关节安置于功能位,注意保暖。

4.患者出现腹痛时,可采用屈膝平卧位,可减轻疼痛,必要时给予药物止痛,并观察疗效和不良反应。

5.腹泻或血便时应加强肛周护理,每次便后及时使用温热清水清洗肛周,避免出现肛周的感染。

6.预防感冒,避免接触感染患者。

(四)治疗及用药指导

1.积极细心地寻找过敏原,可做过敏原试验。在发现过敏原或可疑过敏原时要及时通知医护人员,避免再次接触过敏物质。饲养宠物将引起过敏的机会增加,应避免接触。

2.使用肾上腺糖皮质激素治疗时要告知用药的不良反应,如向心性肥胖、多毛、痤疮样皮疹、感染、应激性消化道溃疡等,增加患者的依从性,避免由于患者自行停药或减量而引起复发。

3.应用抗组胺药物时可能会引起发困,指导患者多休息;应用环磷酰胺时可能会引起骨髓抑制和出血性膀胱炎,指导患者多饮水,预防感染,观察小便的颜色;使用钙剂时要预防心动过速,注意观察患者的心率变化。

4.进行穿刺时动作要轻柔,尽量避免使用止血带,或勿扎得过久过紧,严格无菌操作,穿刺后延长按压时间(5～10min),防止皮下出血。

(五)健康教育

1.向患者及家属介绍本病的相关知识,告之患者该病为变态反应性疾病,常见原因有感染、食物、药物及生活中常见的过敏物质,要积极寻找可疑过敏原,只要找到病因,避免接触过敏物质就可以避免复发。

2.饮食指导:一般给予高营养、优质蛋白、高维生素、清淡易于消化的干净饮食,忌过硬、过咸、油腻等刺激性食物以免损伤消化道,消化道出血时应避免过热饮食,必要时禁食。最重要的是要避免再次食用可疑的过敏物质,如鱼、虾,蟹、蛋、牛奶等食物。如不慎误食,应严密观察有无过敏,若有过敏症状应及时就医。

3.指导患者加强锻炼,多运动,注意休息加强营养,提高身体素质,减少感染发生。

4.勿滥用药,对于可能引起过敏的药物要遵医嘱服用,注意观察用药后反应。

5.预防复发应避免接触与疾病相关的食物和药物,养成良好的卫生习惯,饭前便后洗手,对于花粉过敏者,在春季注意戴口罩。

6.多食维生素C含量高的食物,维生素C能有效降低毛细血管通透性及脆性,利于康复,如橙子、柚子、柑橘、猕猴桃及新鲜蔬菜等。维生素C不耐高温,烹调时不宜高温和时间过长。

第四节　白血病

一、概述

白血病是一种起源于造血干细胞的恶性克隆性肿瘤。过度增多的异常白血病细胞在体内广泛浸润,并损坏骨髓的正常造血功能,产生相应临床表现,如贫血、出血、感染和组织浸润,周围血液中各种细胞成分亦发生质和量的异常。白血病约占癌症总发病率的5%,好发于儿童和青壮年,是儿童和35岁以下人群肿瘤死亡的首位病因。

(一)病因

白血病的确切病因目前不明,但某些诱因可能与白血病的发生有关。

1.病毒

成人T细胞白血病(ATL)由人类T淋巴细胞病毒Ⅰ型(HTLV-Ⅰ)引起。

2.放射因素

电离辐射可致白血病,其作用与放射剂量大小、放射部位与年龄有关。

3.化学物质

苯的致白血病作用比较肯定,苯的毒性作用和累积剂量有关,抗肿瘤药物中的烷化剂和拓扑异构酶Ⅱ抑制剂也有致白血病的作用。

4.遗传和先天性易患因素。

5.其他血液病

某些血液病,如骨髓增生异常综合征、淋巴瘤等最终可能发展成白血病。

(二)发病机制

白血病的发病机制较复杂。各种病因都可能引起遗传基因的突变或染色体的畸形,从而导致白血病细胞株形成,联合人体免疫功能的缺陷,使已经形成的肿瘤细胞不断增生,最终导致白血病的发生。

白血病的特征性病理变化是异常白血病细胞的增生与浸润。非特异性的病理改变为白血病的继发性变化,如皮肤、黏膜和各脏器的出血,继发感染,组织营养不良及坏死,抗白血病治疗对机体的影响等。

(三)分类

按病程缓急和白血病细胞分化成熟程度分为两大类:急性白血病和慢性白血病。根据细胞形态进一步分为各种亚型。

1.急性白血病

起病急、症状重、病情发展迅速,自然病程短。骨髓及外周血中以异常原始及早期幼稚细胞为主,原始细胞比例超过骨髓有核细胞的20%。

2.慢性白血病

起病缓,病程发展缓慢,自然病程较长。骨髓及外周血中以异常的较成熟细胞为主。

二、急性白血病的护理

(一)概述

急性白血病(AL)是造血干细胞分化成熟障碍导致的恶性克隆性疾病,发病时骨髓中异常的原始细胞及幼稚细胞(白血病细胞)大量增生并抑制正常造血,广泛浸润肝脾、淋巴结等各种脏器,表现为贫血、出血、感染和浸润等征象。

(二)分类

FAB分类法是基于细胞形态学和细胞化学特征进行的分类。将急性白血病分为急性淋巴细胞白血病(ALL,简称"急淋")和急性髓细胞白血病(AML,简称"急非淋")。

1.ALL分为3种亚型

(1)L_1型:原始和幼淋巴细胞以小细胞为主。

(2)L_2型:原始和幼淋巴细胞以大细胞为主,大小细胞均有。

(3)L_3型:原始和幼淋巴细胞以大细胞为主,大小较一致,细胞内有明显空泡,胞质嗜碱性,染色深。

2.AML 分为 8 种亚型

(1)M_0 型(急性髓细胞白血病微分化型)。

(2)M_1 型(急性粒细胞白血病未分化型)。

(3)M_2 型(急性粒细胞白血病部分分化型)。

(4)M_3 型(急性早幼粒细胞白血病)。

(5)M_4 型(急性粒一单核细胞白血病)。

(6)M_5 型(急性单核细胞白血病)。

(7)M_6 型(急性红白血病)。

(8)M_7 型(急性巨核细胞白血病)。

FAB 分类法标准简单、使用普遍,但由于对细胞识别能力有限,随着单克隆抗体在白血病中的应用,WHO 提出了采用形态学(M)、免疫学(I)、细胞遗传学(C)和分子生物学(M)相结合的 MICM 分型。2001 年 WHO 公布的造血和淋巴组织肿瘤分类,即采用的 MICM 分类法,于 2008 年又作了重要修订,将急性白血病分为 AML、ALL 和系列不明急性白血病三大类。MICM 分类法已被广泛接受,大型医院均采用此分类法。

(三)诊断要点

1.临床表现

(1)正常骨髓造血功能受抑制表现

1)贫血:患者就诊时多有中度到重度贫血,尤其是继发于骨髓增生异常综合征者;部分就诊时可无贫血,但随病情进展贫血进行性加重。

2)出血:患者整个病程都有出血或出血倾向,以皮肤瘀点、瘀斑、鼻出血、牙龈出血、月经过多常见。颅内出血是急性白血病的主要死因。急性早幼粒细胞白血病易并发弥散性血管内凝血(DIC)而出现全身广泛出血。

3)发热和感染:少数白血病本身可以发热,但高热往往提示有继发感染。表现为不同程度的发热、热型,伴有畏寒、出汗等。感染表现以口腔炎、牙龈炎、咽峡炎最常见,可发生溃疡或坏死;也可有肺部感染、肠炎、肛周炎、肛周脓肿等,严重时可致菌血症或败血症。感染是急性白血病常见的死亡原因之一。

(2)白血病细胞增生浸润的表现

1)肝脾和淋巴结肿大:淋巴结肿大以 ALL 较多见,纵隔淋巴结肿大常见于 T 细胞 ALL;肝脾大多为轻度到中度,除慢性髓系白血病急变外,很少见到巨脾。

2)骨骼和关节:骨骼疼痛和四肢关节疼痛为白血病细胞浸润常见症状,以胸骨下端局部压痛较为常见。

3)皮肤及黏膜:牙龈增生、肿胀,皮肤出现蓝灰色斑丘疹,局部皮肤隆起变硬,呈紫蓝争结节,多见于急性粒-单核细胞白血病和急性单核细胞白血病。

4)中枢神经系统白血病(CNSL):多发生于治疗后缓解期,以 ALL 最多见,儿童尤甚。轻者表现为头痛、头晕,重者有呕吐、颈项强直,甚至抽搐、昏迷。

5)其他部位:睾丸受浸润时多为一侧无痛性肿大,常见于 ALI 化疗缓解后的男性幼儿或青年,是仅次于CNSL的白血病髓外复发的根源。眼部可见白血病细胞浸润眼眶骨膜(称粒细胞肉瘤或绿色瘤),可引起眼球突出、复视或失明。此外白血病还可浸润心、肺、胃肠等部位,但不一定出现相应症状。

(3)其他表现

1)白细胞淤滞综合征:外周血白细胞＞200×10^9/L,血流缓慢淤滞,血管堵塞,组织器官出现缺血、出血的症状,如呼吸困难、低氧血症、呼吸窘迫、反应迟钝、言语不清、颅内出血等。

2)肿瘤溶解综合征(TLS):由于化疗后大量白血病细胞杀伤,细胞内物质大量快速释放入血引起,主要表现为高尿酸血症、高血钾、高血磷及低血钙和少尿、急性肾衰竭等,可导致患者快速死亡。

2.辅助检查

(1)血常规:初诊时白细胞计数可降低、正常或增高,血涂片分类检查中可见数量不等的原始和幼稚细胞,但白细胞不增多型病例外周血涂片上很难找到原始细胞。患者有不同程度的正常细胞性贫血,少数患者血涂片检查红细胞大小不等,可找到幼红细胞。约1/2患者的血小板低于60×10^9/L,晚期血小板常极度减少。

(2)骨髓象:骨髓检查是确诊AL及其类型的必做检查和主要依据。多数病例骨髓象显示有核细胞显著增生,以原始细胞为主,而较成熟中间阶段细胞缺如,并残留少量成熟粒细胞,形成"裂孔"现象;少数骨髓象增生低下,称为低增生性急性白血病。WHO分型将原始细胞≥骨髓有核细胞(ANC)20%以上定为AL的诊断标准。

(3)免疫学检查:根据白血病细胞表达的特异性抗原检测,分析细胞所属系列、分化程度和功能状态。

(4)细胞遗传学:白血病常伴有特异的染色体和基因异常改变,如90%以上的急性早幼粒细胞白血病有t(15;17)(q22;q21),即15号染色体PML(早幼粒白血病基因)与17号染色体RARa(维A酸受体基因)形成PML-RARA融合基因,这是Ms发病和使用全反式维A酸治疗有效的分子基础。

(5)生化检查:CNSL患者脑脊液压力增高,脑脊液检查可见白细胞计数增多,蛋白质增多,葡萄糖定量减少,涂片可找到白血病细胞。在使用化疗药物期间,血清尿酸浓度增高,甚至出现尿酸结晶。患者发生DIC时可有凝血异常。

高白细胞时血糖降低(假性低血糖),肿瘤溶解时出现高钾、高磷及低钙血症等。

3.诊断标准

一根据患者有出血、发热、贫血、骨痛等临床表现,结合血常规和骨髓象特点,一般可做出诊断。但需进一步做形态学、细胞化学、免疫学、染色体和基因检查等,来明确急性白血病的类型。

(四)治疗要点

1.对症及支持治疗

(1)防治感染

1)化疗前局灶性感染要予以根除,注意个人卫生和环境清洁、消毒。

2)当体温≥38.5℃时,可按感染处理,使用敏感的抗生素。

3)当中性粒细胞≤0.5×10^9/L 时,应采取保护性隔离。化疗后白细胞显著减少,可应用粒细胞集落刺激因子(G-CSF),必要时静脉用丙种球蛋白。

(2)纠正贫血:严重贫血时可输注红细胞悬液或浓缩红细胞,但白细胞淤滞时输血暂缓。

(3)控制出血:血小板<20×10^9/L 并伴有出血情况或血小板<10×10^9/L 时可输注单采血小板。如并发 DIC 应积极做相应处理。

(4)防治高尿酸血症:大量输液并碱化尿液,鼓励患者多饮水,化疗期间可口服别嘌醇,每次 100mg/次、3 次/d,抑制尿酸的合成。

(5)紧急处理高白细胞血症:白细胞>100×10^9/L 时,应紧急使用血细胞分离机,单采清除过高的白细胞(M3 型不首选),同时给以水化和碱化尿液。按白血病分类诊断实施化疗前短期预处理:ALL 用地塞米松 10mg/m^2 静脉注射;AML 用羟基脲 1.5～2.5g/6h(总量 6～10g/d)约 36h,然后进行联合化疗。需预防白血病细胞溶解诱发的肿瘤溶解综合征、凝血异常等并发症。

(6)补充营养,维持水、电解质平衡。

2.抗白血病治疗

(1)急性白血病的治疗:分为诱导缓解和缓解后治疗两个阶段。

1)诱导缓解:通过联合化疗使患者达到完全缓解(CR)。CR 即患者白血病的症状、体征消失;血常规中性粒细胞≥1.5×10^9/L,血小板≥100×10^9/L,白细胞分类中无白血病细胞;骨髓中相关系列的原始细胞和幼稚细胞之和≤5%,无 Auer 小体;无髓外白血病。理想的 CR 为初诊时免疫学、细胞遗传学和分子生物学异常标志消失。

2)缓解后治疗:患者获得 CR 后,体内尚留有 10^8～10^9 的白血病细胞,成为疾病复发的根源,故仅需缓解后治疗,包括化疗和造血干细胞移植。

(3)CNSL 的防治

1)预防:ALL 及成人 AML 高危组,尤其 M4、M5 型,大多数主张预防性治疗,应在 CR 后早期进行。常用鞘内注射氨甲蝶呤或阿糖胞苷+地塞米松。

2)治疗:采用鞘内注射氨甲蝶呤或阿糖胞苷治疗,然后维持治疗,同时选用含 HD-CTX、HD-MTX 方案进行全身化疗。全颅脊髓照射作为挽救治疗手段。

(4)造血干细胞移植:对治愈成人 ALL 至关重要。对 AML 预后不良组首选异基因造血干细胞移植;预后良好组,首选化疗复发后再做异基因造血干细胞移植。

(五)主要护理问题

1.活动无耐力

活动无耐力与贫血、化疗、白血病引起的代谢增高有关。

2.有感染的危险

有感染的危险与正常粒细胞减少和机体抵抗力下降有关。

3.体温过高

体温过高与感染、肿瘤细胞代谢亢进有关。

4.有损伤的危险:出血

有损伤的危险:出血与血小板减少、白血病细胞浸润有关。

5.潜在并发症

潜在并发症与化疗药物的不良反应有关。

6.舒适的改变

舒适的改变与本病引起骨痛、淋巴结肿大压迫、放化疗毒性等因素有关。

7.悲哀

悲哀与病情严重、预后不良有关。

8.营养失调(低于机体需要量)

营养失调(低于机体需要量)与白血病代谢增高、高热、化疗致胃肠反应进食减少等有关。

9.知识缺乏

缺乏疾病相关的知识。

10.照顾者角色困难

照顾者角色困难与疾病致家庭意见冲突及经济条件等有关。

(六)护理目标

1.患者能认识到患病期间合理休息与活动的重要性,体力逐渐恢复,生活自理。

2.感染减少,患者掌握自我监测体温变化及物理降温的方法。

3.患者体温下降,舒适感增加。

4.患者能采取正确、有效的方法预防和减少出血的发生。

5.药物毒性反应减少或减轻,一旦发生,能及时发现和配合处理。

6.患者的疼痛等不适感减轻。

7.患者能正确面对疾病,控制不良情绪,主动配合治疗和护理。

8.患者知道营养的重要性,了解化疗期间进食原则,营养状况改善,体重维持正常。

9.患者掌握休息、活动、饮食等的注意事项。

10.得到社会及家属的支持。

(七)护理措施

1.病情观察

(1)观察体温及血压变化,记录体温变化及热型,有无感染征象。发热时注意有无伴随症状如畏寒、寒战、咽痛、肛周不适等,体温达38.5℃以上时可予以温水擦浴或冰块物理降温,观察降温效果,及时更换汗湿的衣服及床单;血压降低时,要密切观察患者神志变化,保证输液通畅,观察尿量变化,防治休克。

(2)观察患者营养状况、活动情况、排便情况等。

(3)定期检测血常规变化,以便了解病情的发展及药物治疗的效果,随时调整药物剂量。

(4)观察化疗的不良反应。

2.贫血的护理

(1)保证充足的休息及睡眠,减少活动。贫血严重的患者改变体位,如坐起或起立时动作应缓慢,由人扶持协助,防止突然体位改变发生昏厥而摔伤。

(2)严重贫血、血红蛋白<60g/L时应尽量卧床休息,必要时予氧气吸入,并做好生活护理,遵医嘱输注红细胞悬液。

(3)老年患者、耐受力较差的患者或贫血较重需要长期输血治疗的患者,有时患者的血红蛋白>60g/L,但已出现明显的心累、气紧、头昏、耳鸣、面色苍白等贫血症状,也应积极采取输血治疗,以提高患者的生活质量。

3.出血的护理

(1)严密观察患者有无出血倾向,如皮肤出血点、瘀斑、鼻出血、齿龈及眼底出血等。指导患者避免外伤。少量的鼻出血可用干棉球或蘸 1:1000 肾上腺素棉球填塞压迫止血并局部冷敷;大量鼻出血时应配合医师实施止鼻血术。眼底出血者注意不能揉擦眼球,防止出血加重。牙龈出血者使用冷去甲肾上腺素盐水漱口,出血不止者可用吸收性明胶海绵贴敷。

(2)监测生命体征及血常规,血小板低于 50×10^9/L 采取预防出血措施;血小板低于 20×10^9/L 时,患者应卧床休息。并观察有无头昏、头痛、视物模糊,心慌等症状。警惕内出血相关征象,如呕血、便血、咯血、血尿或头痛、恶心、呕吐、视物不清、颈项强直、意识障碍等,及时通知医师做好抢救准备。

(3)护理动作轻柔,避免不必要的穿刺。

(4)对服用类固醇的患者,给予抗酸治疗。

(5)必要时输注血小板、凝血因子、新鲜冰冻血浆。

(6)指导患者预防出血用软毛牙刷刷牙,勿用牙签剔牙,以防牙龈损伤。禁用手挖鼻孔。勿用手搔抓皮肤,保持大便通畅,勿用力排便。

(7)避免使用含阿司匹林的药品。

4.感染的护理

(1)保持病室整洁,定时通风,保持空气流通,温度在 18~22℃,湿度在 60%。定时空气和地面消毒,维持环境清洁。避免或减少探视。工作人员及探视者在接触患者之前要认真洗手。定期进行室内空气及患者常用器具的细菌培养,监测环境的洁净度。定时洗澡更衣及更换床上罩单,重病患者行床上擦浴,保持皮肤清洁,必要外出检查时,戴口罩预防呼吸道感染。根据气温变化,随时增减衣物,防止受凉感冒。对于接受超大剂量化疗、免疫抑制剂治疗,干细胞移植治疗期间患者,必要时采用保护性隔离护理,移居单间或空气层流洁净病房,实施全环境保护。

(2)保持口腔及皮肤清洁卫生,预防感染。于进餐前后、睡前晨起用生理盐水漱口,睡前晨起应用软毛刷刷牙;粒细胞缺乏时给予口泰(复方氯己定含漱液)、制霉菌素含漱液漱口。定期洗澡更衣,勤剪指甲;女性患者应注意会阴部清洁,经期应增加清洗次数;保持大便通畅,便秘者可给予轻泻剂,如蜂蜜、番泻叶等,防止发生肛裂。便后用温水、盐水、艾利克(聚维酮碘溶液)稀释液或 1/5000 高锰酸钾溶液洗坐浴,预防肛周感染。

(3)除体温观察外,还应注意咽、鼻腔、腋下、外阴、肛门等的隐匿感染。

(4)实施各种注射、穿刺检查治疗技术应严格遵守无菌技术操作原则,皮肤消毒要彻底,操作后局部以无菌敷料保护不少于 24h。

5.药物护理

(1)向患者讲解药物的作用,不良反应及有关的注意事项。

(2)化疗药物一般需新鲜配制,根据不同药物药理特点在相应时间内用完,以免影响疗效。

确保剂量准确。例如,蒽环类化疗药物、长春碱类宜较快输注;而阿糖胞苷、高三尖杉酯碱宜缓慢滴注。氟达拉滨静脉输注要求是 50mg 药+生理盐水 100mL,30min 内输完,严防药物渗漏。

(3)化疗药物输注时首选深静脉导管,如选用外周浅表静脉,应选择弹性较好、血流丰富且避开关节、反复穿刺及有瘢痕静脉,轮换使用。先用生理盐水建立输液通道,确保无误后再进行化疗药物的输注。化疗过程中加强巡视,防止药物外渗,并做好患者的相关教育,如发现化疗药物有外渗、外漏,应立即停止滴注,并回抽 2~3mL 血液,以吸除部分药液,然后拔出针头更换注射部位。外渗局部冷敷后再用硫酸镁湿敷,亦可用 2%利多卡因+地塞米松局部做环形封闭,观察局部的变化。

(4)对症处理化疗不良反应:如使用甲氧氯普胺、昂丹司琼等药,最低程度的减少恶心、呕吐的发生。预防尿酸性肾病。根据心脏功能等因素,化疗过程适当补液,保证每日尿量在3000mL以上,对入量够而尿仍少者,给予利尿剂。

(5)骨髓抑制的防护:多种化疗药物有抑制骨髓作用,一般化疗后 7~14d 血常规可降至最低点,恢复时间为之后的 5~10d,并逐渐恢复。故从化疗开始至结束后 2 周应加强预防贫血,出血和感染的护理。定期复查血常规,化疗结束后复查骨髓象,以便了解骨髓抑制情况及评价疗效,并根据病情给予对症支持治疗。

(6)鞘内注射药物后应去枕平卧位 4~6h,以免头痛。

6.饮食护理

(1)给予高蛋白、高维生素、高热量、营养丰富、易消化的饮食。注意饮食卫生,忌生冷及刺激性食物,防止发生肠道感染。不要进食产气过多和辛辣的食物,避免饭后立即平卧。口腔溃疡疼痛明显时可予利多卡因漱口液含漱(生理盐水 250mL+2%利多卡因 10~20mL),以减轻疼痛。

(2)化疗期间鼓励患者多饮水,每日 2000~3000mL,若为高白细胞血症,每日饮水量应在3000mL 以上。并遵医嘱给予别嘌醇及小苏打口服,以碱化、水化尿液,防止化疗期间细胞破坏引起的尿酸性肾病。注意监测患者的电解质、血清蛋白等生化指标,维持水电解质平衡,必要时采用肠外营养的方式补充营养。

(3)化疗期间由于药物影响,患者进食少,应给予清淡合乎口味的饮食,注意食物的色、香、味,鼓励患者进食。避免在治疗前后 2h 内进餐,恶心、呕吐时应暂缓进餐,保持口腔清洁。

(4)血小板减少时,应指导患者进食少渣的软食,禁辛辣、生硬、刺激性食物,以防止口腔黏膜擦伤引起出血。

7.心理护理

(1)急性白血病是一种恶性程度高的疾病,病死率高,治愈率低,治疗成本高。因此患者容易产生紧张、恐惧和忧虑,甚至产生悲观绝望的恶劣情绪。这样常常会影响疾病的治疗和恢复。部分患者甚至出现自杀、自伤行为。

(2)了解患者的性格、对疾病的了解程度,注意患者的情绪变化,随时予以有针对性的心理疏导,克服消极情绪。理解、关心患者,向患者及家属介绍本病的相关知识、国内外治疗此病的最新进展及成功病例,鼓励患者正视疾病使其安心配合治疗与护理。

(3)治疗前向患者解释放、化疗中可能出现的不良反应,消除顾虑,取得配合。

(4)了解患者的社会支持系统,嘱家属、亲友给予支持和鼓励,建立社会支持网。

(八)健康指导

1.向患者及其家属说明白血病是造血系统恶性疾病,虽然难治,但目前治疗进展快、效果好、应树立战胜疾病的信心。家庭应为白血病患者创造安全、舒适和愉悦宽松的环境,使患者保持良好的情绪状态,有利于疾病康复。

2.帮助患者建立良好的生活方式,注意休息、营养。缓解期生活要有规律,保持良好的生活方式,保证充足的休息和睡眠。适当进行健身活动,如慢跑、散步、太极拳等,以提高机体抗病能力。注意合理饮食,应食富含营养、清淡、易消化、无刺激的食物。

3.学会自我护理的方法与技巧,注意个人卫生,少去人群拥挤的公共场所。注意保暖,避免受凉,学会自测体温,经常检查咽部、口腔有无感染。勿用牙签剔牙、用手挖鼻孔,避免外伤等。沐浴时水温不宜过高,以免血管扩张加重皮肤出血。

4.指导患者遵医嘱合理用药,禁止使用对骨髓造血系统有损害的药物等。并说明坚持巩固维持治疗可延长急性白血病的缓解期和生存期。

5.定期门诊复查血常规,发现发热、出血及骨、关节疼痛时要及时到医院检查。

6.消除环境中的危险因素,不要多接触 X 线或其他有害的放射线及有害物质。

三、慢性白血病的护理

(一)概述

慢性白血病是一类起病较隐匿、病程进展缓慢的造血干细胞、祖细胞来源的恶性克隆性血液系统疾病。其临床表现以贫血、白细胞升高、淋巴结肿大、肝脾大为主要特征。自然病程较急性白血病长。根据细胞类型分为:慢性粒细胞白血病、慢性淋巴细胞白血病、慢性粒单细胞白血病、幼淋巴细胞白血病及毛细胞白血病等,其中以前两种最为常见。

慢性粒细胞白血病(CML),简称"慢粒",是一种起源于骨髓多能造血干细胞的体细胞突变而导致的,以髓系显著增生为主要表现的恶性骨髓增生性疾病。其特征为 9 号染色体和 22 号染色体发生易位,产生 Ph 染色体,导致形成 BCR-ABL 融合基因。在我国慢性粒细胞白血病较多见,约占全部白血病的 20%。发病年龄 30～40 岁居多,中位发病年龄 53 岁,男性多于女性,一旦患者进入加速期至急变后大多几周至几月内死亡。

慢性淋巴细胞白血病(CLL)简称"慢淋",是一种慢性单克隆性 B 淋巴细胞增生性疾病,近似成熟的淋巴细胞快速复制增生使其在血液、淋巴结、肝、脾及骨髓大量蓄积而引起正常造血功能衰竭。其特征是骨髓、血液及淋巴组织中产生大量成熟的淋巴细胞。本病进展缓慢,多发生于老年患者,中位发病年龄 65 岁。欧美国家发病率较高,约占全部白血病患者的 25%。男女发病比例为(1.5～2)∶1,老年人及女性预后相对较好。

(二)病因

病因目前不明,但某些诱因可能与白血病的发生有关:①病毒。②放射线。③化学物质。④遗传和先天性易患因素。有研究表明暴露于高剂量的电离辐射是增加 CML 的危险因素。

(三)诊断要点

1.临床表现

(1)CML:约30%的患者因偶然查血发现白细胞增高而就诊(白细胞>25×10^9/L),或出现左上腹包块、腹胀可伴有乏力、多汗、体重减轻,部分患者有胸骨中下段压痛等体征。少数患者出现类似甲状腺功能亢进、痛风性关节炎、尿崩、耳鸣等症状。白细胞计数>100×10^9/L时,有白细胞淤滞综合征发生的可能。脾脏中度至重度肿大,质地较硬,肝脏轻度肿大。

(2)CLL:约25%的患者无症状,早期仅表现为周围血淋巴细胞增高,多在体检中查血才发现(淋巴细胞绝对数>5×10^9/L),80%的患者就诊时有无痛性淋巴结肿大,50%患者有轻到中度脾大,可伴有贫血、乏力、多汗、食欲缺乏、体重减轻等非特异性症状。后期出现淋巴结肿大、肝脾大、血小板减少是CLL患者就诊的主要原因。病程中易有反复发热及感染。50%患者可有瘙痒、荨麻疹、丘疹、皮肤结节、红皮病等改变。

2.鉴别诊断

(1)CML应注意与类白血病反应、骨髓纤维化及其他脾大疾病相鉴别,上述各病均有各自原发病的临床特征,行染色体检查和基因检测是鉴别诊断CML的主要依据。

(2)CLL应与套细胞淋巴瘤、淋巴结核及其他来源于B淋巴细胞的淋巴增生性疾病、幼淋白血病等相鉴别,外周血B淋巴细胞≥5×10^9/L持续3个月(至少2次/月)以上可诊断为CLL。

4.临床分期

(1)CML按病程发展分为三个阶段

1)慢性期(CP):一般持续3～4年,患者出现低热乏力、多汗、体重减轻等非特异性表现,白细胞升高主要以中性、中晚幼、杆状核粒细胞为主,外周血或骨髓中原始细胞<10%,90%患者Ph染色体和(或)BCR-ABL融合基因阳性。

2)加速期(AP):长短不一,在慢性期的症状进行性加重的基础上出现贫血、出血、骨痛、脾大,治疗效果不佳。外周血或骨髓中原始细胞占10%～19%,外周血嗜碱粒细胞≥20%,血小板减少(<100×10^9/L)或进行性增多(>1000×10^9/L)。

3)急变期(BP):症状、体征进一步恶化,骨髓原始细胞比例≥20%;出现骨髓外浸润;骨髓活检出现原始细胞聚集,符合任意一项即可确诊急变期。临床表现与急性白血病相似,对治疗反应差,不易缓解、病死率高,生存期多不到1年。

(2)CLI可采用Binet分期法

A期:血液和骨髓淋巴细胞增多,受累淋巴区域少于3组。

B期:血液和骨髓淋巴细胞增多,受累淋巴区域达3组或更多。

C期:在B期的基础上伴发贫血或血小板减少。

(四)治疗要点

1.CML

治疗目的是争取治愈、延长慢性期、改善症状。

(1)传统治疗:①化疗,白消安和羟基脲口服为CML初始治疗的基础药物;阿糖胞苷+高三尖杉酯碱在加速期和急变期可选用。②干扰素治疗,可使部分患者达到细胞遗传学反应,无条件使用伊马替尼者可使用。

(2)分子靶向治疗:①伊马替尼(格列卫),为第一代酪氨酸激酶抑制剂,是CML治疗的首选药物。②达沙替尼和尼洛替尼,为第二代酪氨酸激酶抑制剂,适用于对伊马替尼不耐受和(或)耐药的患者。

(3)联合用药:可采用干扰素、小剂量阿糖胞苷、高三尖杉酯碱、伊马替尼等联合治疗,是治疗CML的趋势。

(4)异基因造血干细胞移植(Allo-HSCT):是目前被普遍认可的根治性标准治疗。骨髓移植应在CML慢性期待血常规及体征控制后尽早进行。

(5)放疗和脾切除:脾脏显著增大、脾痛,侵蚀到胃肠道,药物治疗无效时,脾照射可短期获益。脾切除价值有限,如血小板减少的患者药物治疗效果不理想可行脾切除。

2.CLL

治疗原则是观察随访,根据临床症状及骨髓检查、分期等确定治疗时机。

(1)传统治疗:①烷化剂,口服苯丁酸氮芥最常见,也常与环磷酰胺、长春新碱等联合使用,增强效果。②嘌呤类似物,氟达拉滨,临床常用FC方案(氟达拉滨+环磷酰胺)联合化疗。③利妥昔单抗免疫治疗,与氟达拉滨和环磷酰胺联合使用,能延长CLL患者中位生存期。

(2)造血干细胞移植:主要用于年轻患者,但CLL患者多为老年,异基因造血干细胞移植应用较少。

(3)脾切除及放射治疗:适用于巨脾/伴脾亢者。

(五)主要护理问题

1.预感性悲哀

预感性悲哀与担心疾病恶性程度及预后有关。

2.体温异常体温过高

体温异常体温过高与抵抗力下降、合并感染或本病进展有关。

3.舒适的改变

舒适的改变与骨痛、脾大、脾栓塞引起的疼痛、淋巴结肿大压迫等因素有关。

4.活动无耐力

活动无耐力与贫血、组织缺氧有关。

5.潜在并发症脾破裂

潜在并发症脾破裂与巨脾有关。

6.低效型呼吸形态

低效型呼吸形态与肺部感染或肿大淋巴结压迫有关。

7.知识缺乏

缺乏与疾病相关的知识。

8.照顾者角色困难

照顾者角色困难与疾病致家庭意见冲突及经济条件等有关。

(六)护理目标

1.患者能正确面对疾病,消除不良的情绪刺激,主动配合治疗和护理。

2.患者了解放、化疗的不良反应表现,掌握自我护理的方法。

3.患者掌握自我监测体温变化及物理降温的方法。

4.患者了解血常规的正常值,学会判读血常规。

5.患者掌握休息、活动、饮食等的注意事项。

6.得到社会及家属的支持。

(七)护理措施

1.病情观察

(1)监测生命体征特别是体温及血压变化,听取患者主诉,发热时,要询问患者有无伴随症状如畏寒、寒战,有无咽痛及肛周不适等症状,体温达 38.5℃及以上时可予以温水擦浴或冰块物理降温,及时有效执行医嘱,并观察降温效果;血压降低时,要密切观察患者神志变化,保证输液通畅,保证治疗有效进行,观察尿量,防治休克。

(2)定期监测血常规变化,以便了解病情的发展及药物治疗的效果,随时调整药物剂量,及时处理危急值。

2.脾大的护理

脾大患者每日测量脾脏大小及质地,听取主诉。脾脏逐步增大是 CML 的特征,特别是加速期和急变期易形成巨脾导致压迫症状,出现左腹胀痛、饱胀感、压迫感等。患者腹胀腹痛时,遵医嘱使用镇痛药物,指导患者调整至舒适体位,可坐位或左侧卧位,减少活动。饮食避免干硬、辛辣,宜以流质、软食为主,少食多餐,避免因进食、进饮过多加重饱胀感。改变体位时动作易缓慢,避免剧烈回头、弯腰等以免导致脾破裂。

3.白细胞淤滞症的护理

当外周血白细胞急剧增多($\geqslant 100\times10^9$/L)时可发生白细胞淤滞症。患者出现呼吸急促、意识障碍、排尿障碍,男性患者可出现阴茎异常勃起等临床表现,可并发颅内出血、肺栓塞、脑栓塞、呼吸窘迫综合征等急症。护理中要多与患者交流及早发现患者语言、行为异常处,抽血时有无采血困难(常遇到有回血但抽不出来),听取有无视物模糊、排尿困难等主诉,及时通知医生并处理。指导患者多饮水,卧床休息,遵医嘱输注阿糖胞苷、高三尖杉酯碱或口服羟基脲等药物降低白细胞,配合血液成分治疗,分离多余白细胞;同时,大量输液及利尿可能导致电解质紊乱,应关注生化指标,防止低钾或高钾血症发生。

4.药物护理

(1)向患者讲解药物不良反应及有关的注意事项。例如,酪氨酸激酶抑制剂应餐中服用,常见的不良反应有粒细胞和血小板减少、水肿,故在使用期间要监测血常规变化;阿糖胞苷、羟基脲可引起骨髓抑制,因此需定期复查血常规;干扰素的不良反应有发热、恶心、食欲缺乏及肝功能异常,注射前半小时监测体温和口服贝诺酯预防发热,定期监测肝功能变化;环磷酰胺可引起出血性膀胱炎和脱发,应指导患者多饮水,保证尿量 4000mL/d,密切观察小便颜色的变化,监测小便常规;氟达拉滨静脉输注要求:氟达拉滨 50mg+生理盐水 100mL,30min 内输完,严防药物渗漏,常见的不良反应是骨髓抑制、神经毒性、消化道反应等。

(2)对症处理化疗不良反应。例如,输注利妥昔单抗可能出现过敏,故输注前半小时要使用抗过敏药物,输注过程中速度要慢,一般 500mg 药物加入 500mL 溶液中输注时间应大于6h。

5.饮食护理

给予高蛋白、高维生素、高热量、营养丰富、易消化的饮食。注意饮食卫生,忌生冷及刺激性食物,防止发生肠道感染。化疗期间鼓励患者多饮水,每日2000～3000mL,并遵医嘱给予别嘌醇及小苏打口服,以碱化、水化尿液,防止化疗期间细胞破坏过多引起的尿酸性肾病。血小板减少时,应指导患者进少渣的软食,禁辛辣、生硬、刺激性食物,以防止口腔黏膜擦伤引起出血。

6.心理护理

(1)慢性白血病是一种造血系统恶性疾病,病程长短不一,不易根治,因此患者容易产生焦虑、恐惧、悲观、失望的情绪,可能影响疾病的治疗和恢复。

(2)理解、关心患者,向患者及家属介绍本病的相关知识、国内外治疗此病的最新进展及成功病例,正确认识、正确对待此病,帮助患者树立战胜疾病的信心。注意患者的情绪变化,随时予以疏导,使患者安心配合治疗和护理,达到最佳治疗效果。

(八)健康指导

1.疾病认知指导

对慢性白血病患者,让其家属和患者都了解疾病的过程,使患者主动做好自我护理,延长慢性期。

2.休息与活动指导

指导患者保持积极的心态,可适当参加社交活动及身体锻炼,但应避免劳累,建立良好的生活方式,注意劳逸结合。自我感觉不适时,以卧床休息为主,坚持室内运动及床上锻炼。

3.就诊指导

遵医嘱按时服药,定期门诊复查,调整药物维持剂量;如出现发热、出血、肿块、脾大等不适时及时就诊。

第八章　眼科疾病的护理

第一节　眼外伤

机械性、物理性和化学性等因素直接作用于眼部，引起眼结构和功能的损害，统称为眼外伤。患者多为男性、青壮年。眼外伤往往造成视力障碍甚至眼球丧失，是单眼失明的最主要原因。根据外伤的致伤因素，可分为机械性眼外伤和非机械性眼外伤两大类。前者包括异物伤、钝挫伤、穿通伤；后者有热烧伤、化学伤、辐射伤和毒气伤等。

大多数眼外伤是可以预防的，加强安全生产教育，严格执行操作规章制度，完善防护措施，如应用防护面罩或眼镜等能有效减少眼外伤。

一、眼球表面异物

眼球表面异物是指细小的、颗粒状的物体黏附或嵌顿在角膜、结膜表面而不能自行去除。常见有结膜异物和角膜异物。

（一）护理评估

1.健康史

有明确的外伤史，应仔细询问致伤过程。异物常为灰尘、沙粒、金属碎屑、煤屑、谷壳、飞虫或爆炸造成的火药、粉尘等。

2.身体状况

（1）明显的异物感、眼痛、畏光、流泪、眼睑痉挛、视力下降等。

（2）检查可见结膜充血或混合性充血，结膜异物多位于上睑板下沟或穹隆部结膜及半月皱襞处；角膜异物轻者黏附在角膜表层，重者可嵌入角膜浅层或深层，铁屑异物周围可形成铁锈斑。

3.心理-社会状况

因眼球表面异物伤突然发生，有明显的异物感、眼痛、视力下降等表现，易产生紧张、恐惧心理。

4.辅助检查

裂隙灯检查可发现眼球表面异物。

5.诊断与治疗要点

（1）根据外伤史和典型的临床表现来诊断。

（2）采取冲洗、擦拭、剔除的方法取出异物。

（3）抗生素眼药水点眼，以控制感染。

(二)护理问题

1.疼痛

与异物损伤角膜上皮,三叉神经末梢暴露在外有关。

2.舒适改变

与异物刺激有关。

3.潜在并发症

由于异物带菌,可导致结膜炎、角膜炎,甚至化脓性眼内炎等。

(三)护理措施

1.一般护理

(1)指导患者不要用力揉眼。

(2)保持眼局部清洁。

(3)指导患者按时滴抗生素眼药水,预防感染。

2.病情观察

密切观察视力、结膜充血、角膜情况,对症处理。

3.治疗配合

(1)结膜异物:遵医嘱用生理盐水冲出或消毒棉签蘸生理盐水拭出,点抗生素眼药水预防感染。

(2)角膜异物:遵医嘱滴0.5%丁卡因表面麻醉后,表面异物可用无菌棉签拭去。较深异物可用无菌注射针头或异物针剔除,如有锈斑尽量一次刮除干净,治疗时严格执行无菌操作。术后遵医嘱滴抗生素眼药水及眼膏,无菌包盖,次日复诊。爆炸伤所致的多发细小异物,应分批剔除。

(3)剔除角膜异物时,严格无菌操作。可在裂隙灯显微镜下剔除,以尽量减少对正常角膜组织的损伤。

4.心理护理

向患者说明异物取出后,注意预防感染,不易发生并发症,消除其顾虑心理。

(四)健康教育

(1)加强安全生产教育,特殊环境戴防护眼镜,避免异物飞入眼内。

(2)异物进入眼内后,不要用力搓揉患眼应及时到医院处理。

二、眼钝挫伤

眼钝挫伤是指机械性钝力造成眼球或眼附属器的损伤。致伤物除在打击部位产生直接损伤外,由于眼球是个不易压缩的球体,外力在眼内和球壁传递,可造成各种间接性损伤。

(一)护理评估

1.健康史

了解有无明确的外伤史,仔细询问致伤过程。常见的致伤原因有拳头、木棒、石块、铁块、球类打击、玩具、跌撞、交通事故及爆炸的冲击等。

2.身体状况

依据挫伤部位不同,可有不同的症状和体征。

(1)眼睑挫伤:可引起眼睑肿胀、皮下瘀血、眼睑皮肤裂伤、泪小管断裂,以及眶壁及鼻窦骨折伴皮下气肿、眶内出血等。

(2)结膜挫伤:可引起结膜水肿、球结膜下瘀血及结膜裂伤。

(3)角膜挫伤:可引起角膜上皮擦伤脱落,角膜基质层水肿、增厚及混浊,后弹力层皱褶、角膜层间或全层裂伤。

(4)巩膜挫伤:多见于巩膜最薄弱的角巩膜缘或眼球赤道部。裂口小时需结膜下探查才能发现。

(5)虹膜睫状体挫伤:可引起外伤性虹膜睫状体炎、外伤性瞳孔散大、瞳孔括约肌断裂。虹膜根部离断瞳孔呈"D"形及前房积血、挫伤使睫状肌的环行纤维与纵形纤维分离,虹膜根部向后移位,前房角加宽、变深,称房角后退,甚至可导致房角后退性青光眼。

(6)晶状体挫伤:可引起晶状体脱位或半脱位及外伤性白内障。

(7)玻璃体积血:因损伤睫状体、脉络膜和视网膜血管引起。

(8)脉络膜、视网膜及视神经挫伤:主要表现为脉络膜破裂及出血、视网膜震荡和脱离以及视神经损伤。

3.心理-社会状况

眼钝挫伤因受伤突然意外,患者及家属一时难于接受外伤所致的视功能损害或面部形象受损,常有紧张和焦虑心理。

4.辅助检查

X线、CT、超声等影像学检查,有助于对眼钝挫伤的程度进行判断。

5.诊断与治疗要点

(1)主要根据外伤史和典型的临床表现来诊断。

(2)根据挫伤部位、症状,进行对症治疗,包括药物和手术治疗。

(二)护理问题

1.疼痛

与眼组织挫伤有关。

2.感知改变:视力下降

与眼内积血和眼内组织损伤等因素有关。

3.潜在并发症

有发生感染、外伤性白内障继发性青光眼的可能。

4.焦虑

与担心预后及容貌破坏有关。

5.自理能力缺陷

与视力下降、眼部包扎等因素有关。

(三)护理措施

1.一般护理

(1)前房积血者,应取半卧位卧床休息,双眼包扎。

(2)鼓励多进食富含纤维素、易消化的软食,保持大便通畅。

(3)避免用力排便、咳嗽及打喷嚏。

(4)需行内眼手术者,遵医嘱做好术前准备和术后护理。

2.病情观察

重视患者主诉,密切观察眼部伤情变化,及时向医生报告患者情况。

3.治疗配合

(1)眼睑挫伤:眼睑组织水肿及皮下瘀血者,通常数日至2周逐渐吸收,一般6小时内冷敷,24小时后热敷;皮肤裂伤或泪小管断裂者,协助医生及时清创缝合或行泪小管吻合术,术后遵医嘱使用抗生素,5~7天拆线;眼睑皮下气肿者禁止用力擤鼻。

(2)角膜挫伤:角膜上皮擦伤者遵医嘱涂抗生素眼膏包扎,通常24小时即可愈合。角膜基质层水肿者遵医嘱用糖皮质激素治疗;角膜层间和小于3mm的全层裂伤不需手术,角巩膜裂伤大于3mm者应在显微镜下行次全层缝合;术后遵医嘱抗感染治疗,换药1天。

(3)外伤性虹膜睫状体炎:遵医嘱用1%阿托品散瞳,以防止瞳孔粘连,指导患者使用抗生素和糖皮质激素类眼药水及眼膏,必要时遵医嘱在球结膜下注射用药。

4.心理护理

加强心理护理,向患者讲解病情和各项治疗目的,消除患者焦虑情绪,积极配合治疗。

(四)健康教育

(1)加强宣传教育,教育青少年应远离致伤物,儿童玩耍不宜使用具有危险性的玩具如气弹枪、木棒等;工作中注意安全生产,加强个人防护如戴防护眼镜等。

(2)受伤后及时就诊,避免延误病情。

(3)眼挫伤后瞳孔外伤性散大者,指导患者外出戴墨镜遮光,以减少强光刺激;晶状体阙如者可选择配戴高度凸透镜或择期行人工晶体植入术。

三、眼球穿通伤及眼内异物

眼球穿通伤是指眼球壁被锐器刺破或被异物碎片击穿,常伴有眼内损伤或眼内组织脱出,有时可并发异物碎片存留眼内,称为眼内异物。眼球穿通伤按其损伤部位可分为角膜穿通伤、角巩膜穿通伤和巩膜穿通伤。

(一)护理评估

1.健康史

了解有无明确的外伤史,仔细询问致伤过程。临床上以刀、针、剪等刺穿眼球,敲击金属、石头或玻璃飞溅出的碎片击伤眼球,或火器伤、爆炸伤伤及眼球等多见。

2.身体状况

受伤后突然眼痛、视力下降,自觉“热泪”流出,检查时可见创口。依据致伤物的大小、性质、形态、速度、部位、污染的程度以及有无眼球内异物存留,可有不同的眼部体征:

(1)角膜穿通伤:角膜有穿通伤口,若伤口较小且规则,常自行闭合,无眼内容物脱出。伤口大且不规则者,常有虹膜脱出、嵌顿,瞳孔呈梨形,前房变浅或消失、部分有积血、眼压偏低,严重者可伴有晶状体破裂及白内障,或眼后段损伤。

(2)角巩膜穿通伤:伤口累及角膜和巩膜,若伤口小自行闭合,常难以发现。较大的伤口,可引起虹膜睫状体、晶状体和玻璃体的损伤、脱出,常并发有眼内出血,甚至眼球塌陷。

(3)巩膜穿通伤:较小的巩膜伤口可被结膜下出血掩盖,不仔细检查,难以发现,球结膜下探察,术有助于发现巩膜损伤。大的伤口常伴有脉络膜、玻璃体和视网膜的损伤及眼内出血等。

3.心理-社会状况

眼球穿通伤及眼内异物多为意外伤害,伤情严重。患者及家属大多没有心理准备,患者常有焦虑、恐惧,因害怕毁容,心理负担很重,易产生悲观绝望心理。

4.辅助检查

疑有眼内异物者,可行X线片、CT或磁共振成像,可判异物的性质。X线片可测定异物的径线位置,距角巩膜缘后距离、距眼球水平轴与矢状轴距离。

5.诊断与治疗要点

(1)有明确的外伤史,有角膜或巩膜伤口并出现相应的临床表现,可怀疑异物存留。穿通伤伤口是诊断的重要依据。

(2)急诊手术缝合伤口,取出异物,减少并发症发生。

(3)结合全身及眼局部应用抗生素和糖皮质激素,防治眼内炎。

(二)护理问题

1.疼痛

与眼组织损伤有关。

2.感知改变:视力下降

与眼球穿通伤及异物存留有关。

3.自理缺陷

与视力下降、疼痛、术后眼部包扎有关。

4.潜在并发症

有可能发生外伤性虹膜睫状体炎、外伤性白内障、继发性青光眼、化脓性眼内炎、交感性眼炎等,与眼组织损伤有关。

5.焦虑

与眼球穿通伤、担心视力不能恢复有关。

(三)护理措施

1.一般护理

(1)安静卧床休息,减少活动。

(2)保持眼局部清洁卫生:指导患者不用手揉眼、不用流水洗脸等,预防感染。

(3)给予清淡、易消化的饮食。

2.病情观察

密切观察伤口情况。

3.治疗配合

(1)眼球穿通伤及眼内异物属眼科急诊,护理人员应协助医生做好急诊手术前准备,向患者及家属交代伤情并签手术协议书,立即手术缝合伤口,恢复眼球壁的完整性。

(2)小且规则的角膜伤口可自行闭合,可不缝合;角膜伤口长度在光学区大于3mm且前房存在者，如无眼内容物嵌顿且伤口密闭无房水渗漏，可加压包扎，密切观察直至痊愈。

(3)协助医生治疗有眼内组织嵌顿的伤口，若脱出的虹膜无明显污染且时间在24小时内，可用抗生素溶液冲洗后还纳眼内；如伤后时间长、组织污染重或不能还纳者，应予以剪除。

(4)协助医生对较复杂的病例采取分期手术：即初期缝合伤口，恢复前房，控制感染；在1～2周内，再行内眼手术，处理外伤性白内障、玻璃体积血、异物或视网膜脱离等。对眼球破坏严重、无法恢复眼球外形和视功能者，可行眼球摘除术。

(5)术后遵医嘱全身应用抗生素和糖皮质激素，注射破伤风抗毒素血清；遵医嘱指导患者用抗生素眼药频繁滴眼，酌情用1%阿托品散瞳，以及必要的对症治疗等。

4.心理护理

术后加强心理疏导，多与患者交谈，介绍伤情和治疗情况，使患者能面对现实，积极配合治疗。

(四)健康教育

(1)眼外伤重在预防：生活中要注意远离危险物品，儿童不要玩弹弓、刀棍、投掷石子等，燃放鞭炮须注意安全；工作时需搞好安全防护，必要时佩戴防护眼镜。

(2)眼部受伤后及时就诊，避免延误病情。

(3)如眼内异物未取出或择期取出者，应注意眼部情况变化，定期复查。

(4)健眼发生不明原因的疼痛、视力下降、眼部充血等应及时就诊，以防发生交感性眼炎。

四、眼化学伤

眼化学伤是由于化学性溶液、粉尘或气体接触眼部所致的眼部损伤。其中以酸性和碱性烧伤最多见。多发生在化工厂、实验室或施工现场。

(一)护理评估

1.健康史

了解患者有无明确的外伤史，仔细询问致伤过程。酸性烧伤多为硫酸、盐酸、硝酸；碱性烧伤常为氢氧化钠、生石灰、氨水等。

2.身体状况

伤眼有明显的疼痛、畏光、流泪、眼睑痉挛、视力下降，甚至失明。

(1)轻度：多由弱酸或稀释的弱碱引起。检查可见眼睑皮肤潮红，结膜充血水肿，角膜上皮点状脱落或水肿。数日后水肿消退，上皮修复，不留瘢痕。

(2)中度：由强酸或较稀的碱引起。检查可见睑皮肤有水疱或糜烂；结膜水肿，出现小片缺血坏死，角膜明显混浊水肿，上皮完全脱落或形成白色凝固层。治愈后可遗留角膜斑翳，影响视力。

(3)重度：大多由强碱引起。检查可见结膜出现广泛缺血性坏死，角膜全层灰白或瓷白色混浊。由于基质层溶解，可导致角膜溃疡、穿孔，碱可立即渗入前房引起葡萄膜炎、继发性青光眼及并发性白内障等；晚期可致眼睑畸形、睑球粘连、结膜干燥症、角膜混浊等。

3.心理-社会状况

由于严重的眼组织损伤、剧烈疼痛、容貌损毁，以及对治疗效果和经济问题的担心，患者常有焦虑、恐惧，心理负担很重，易产生悲观绝望心理。

4.辅助检查

可做结膜囊 pH 测定,确定是酸性还是碱性烧伤。

5.诊断与治疗要点

(1)根据外伤史和临床表现可诊断。

(2)现场紧急彻底冲洗眼部,根据病情进一步选择药物和手术治疗。

(二)护理问题

1.疼痛

与化学物质刺激眼部组织有关。

2.感知改变

与化学物质损害眼组织引起视力下降有关。

3.潜在并发症

有发生感染、睑球粘连、角膜穿孔、继发性青光眼及白内障的可能,与眼化学损伤有关。

4.焦虑

与担心视力继续下降及预后有关。

(三)护理措施

1.一般护理

(1)使用冲洗液彻底冲洗患眼。

(2)涂抗生素眼膏,防止粘连。

(3)按时滴抗生素、散瞳剂等眼药水,防止发生并发症。

2.病情观察

密切观察角膜、结膜情况,有无感染、睑球粘连的情况。

3.治疗配合

(1)现场急救及时彻底冲洗眼部,能将烧伤造成的损伤降到最小的程度。应争分夺秒,就地取材,用大量清水或其他水源反复冲洗眼部,至少 30 分钟。冲洗结膜囊时,应翻转眼睑,转动眼球,暴露穹隆部,将结膜囊内的化学物质彻底洗出。送至医疗单位后根据时间的早晚也可再次冲洗并检查结膜囊内是否还有异物存留。详细询问患者眼化学烧伤的时间,致伤物的名称、浓度、量及眼部接触时间,并询问患者是否进行过现场冲洗,如未冲洗或冲洗不彻底,应遵医嘱给予彻底冲洗。

(2)中和治疗酸性眼化学伤者,遵医嘱用 2%碳酸氢钠或 5%磺胺嘧啶钠行结膜囊冲洗及球结膜下注射;碱性眼化学伤者,早期可遵医嘱用维生素 C 行结膜下注射。严重的碱性眼化学伤者,可遵医嘱协助医生行结膜下冲洗(将结膜放射状剪开)或在伤后 3~5 小时内行前房穿刺冲洗术,以清除前房内含碱性物质的房水。

(3)抗感染对症治疗,遵医嘱局部或全身应用抗生素和糖皮质激素,但伤后 2~3 周内角膜有溶解倾向,应停用。虹膜睫状体炎者遵医嘱每天用 1%阿托品散瞳。

(4)为防止睑球粘连,每天换药时遵医嘱用玻璃棒分离或安放隔膜,并涂大量的抗生素眼膏。

4.心理护理

心理疏导，稳定患者情绪，关心照顾患者饮食起居等。

(四)健康教育

(1)进行卫生宣教，加强对一线工人的安全防护，配备防护眼镜、衣服；进行安全生产教育和自我急救措施的教育。

(2)讲解眼化学伤的致伤特点，强调现场急救的重要性。

(3)指导患者积极治疗后遗症或并发症如眼睑畸形、睑球粘连、角膜白斑、并发性白内障等。

五、辐射性眼外伤

辐射性眼外伤包括电磁波谱中各种辐射线造成的损害，如微波、红外线、紫外线、X线、可见光等。电光性眼炎是指大剂量的紫外线长时间照射眼部所引起的结膜和角膜损伤。

(一)护理评估

1.健康史

了解致伤的原因、部位、时间，受伤后是否经过处理。常见的原因有电焊、紫外线灯、强太阳光、沙漠或雪地及水面反光等发出的紫外线被眼组织吸收后，产生光化学反应，导致眼结膜及角膜上皮细胞损伤。

2.身体状况

(1)接触紫外线照射后3～8小时，常在晚上或夜间，突然出现双眼疼痛、畏光、流泪、异物感、眼睑痉挛等症状。

(2)检查可见双眼眼睑皮肤红肿、结膜充血水肿、角膜上皮脱落，荧光素染色可见角膜上皮点状着色，严重者角膜上皮大片剥脱，感觉减退、瞳孔痉挛缩小。

3.心理-社会状况

辐射性眼外伤因有双眼疼痛、畏光、流泪、异物感、眼睑痉挛等眼部刺激症状，易产生紧张、焦虑心理。

4.辅助检查

荧光素染色可以帮助诊断角膜病变。

5.诊断与治疗要点

(1)有紫外线接触史，结合临床表现可以诊断。

(2)治疗以止痛、预防感染为原则。

(二)护理问题

1.疼痛：眼痛

与紫外线损伤角膜引起角膜上皮脱落有关。

2.焦虑

与眼痛、视力下降有关。

3.潜在并发症

有可能发生结膜炎、角膜炎、角膜溃疡。

(三)护理措施

1.一般护理

(1)嘱患者注意休息,减少活动。

(2)加强营养,预防感染。

2.病情观察

密切观察患者角膜情况。

3.治疗配合

(1)遵医嘱早期冷敷、针刺合谷穴可减轻症状,滴0.5%丁卡因眼药水1～2次可立即消除疼痛。如无感染一般经6～8小时可以自行缓解,24～48小时完全消退。

(2)指导患者按医嘱滴眼药水,严重者遵医嘱双眼涂抗生素眼药膏并包盖,嘱患者注意休息。

(3)遵医嘱适量补充维生素A,嘱患者勿用手揉眼,防止角膜上皮损伤。

(4)对症处理,减轻疼痛。

4.心理护理

向患者讲解本病的病因,告知他们本病病程短、预后良好,以消除其焦虑心理,积极配合治疗。

(四)健康教育

(1)加强卫生宣教,加强个人防护,电焊或雪地、沙漠、野外强太阳光下作业时注意戴防护面罩或眼镜预防。

(2)提醒患者眼部损伤后应及时就诊。

第二节　白内障

白内障是指各种因素引起的晶状体混浊。晶状体是无色透明、双凸面、有弹性、无血管的组织,是眼屈光介质的重要组成部分。其营养主要来源于房水。白内障目前已成为主要致盲性眼病之一。根据发病原因,可分为年龄相关性白内障、糖尿病性白内障、外伤性白内障、先天性白内障、并发性白内障等。按发病时间可分为先天性、后天性白内障。根据混浊部位不同,可分为皮质性、核性、后囊膜下白内障。

一、年龄相关性白内障

年龄相关性白内障又称老年性白内障,是指随着年龄增长在中老年发生的晶状体混浊。

(一)护理评估

1.健康史

了解患者的既往病史及工作性质、生活环境,有无糖尿病、高血压、营养不良等全身性疾病,评估患者视力下降的时间、程度、发展的速度及诊疗经过。

2.身体状况

单眼或双眼先后发病。渐进性无痛性视力减退为其特征。早期患者常出现眼前固定不动的黑点，可有单眼复视或多视、屈光改变等。随着晶状体混浊的范围扩大，最终视力可降至指数或光感；按其开始形成的部位分为皮质性、核性、后囊膜下白内障。其中以皮质性白内障最为常见。

(1)皮质性白内障：依其混浊发展的过程分为四期。

1)初发期：晶状体周边部皮质呈楔形混浊，尖端指向瞳孔中央。瞳孔区透明，不影响视力，也不易被发现。只有散大瞳孔后才能见到混浊的形态和部位。可持续数年才进入下一期。

2)未成熟期(又称膨胀期)：混浊逐渐向中央发展，并伸入瞳孔区，晶状体呈不均匀的灰白色混浊，视力明显减退，此期由于晶状体皮质吸收水分而肿胀，体积增大将虹膜推向前，使前房变浅，一些有青光眼体质的患者，常因此而诱发闭角型青光眼的急性发作。因晶状体前囊下的皮质层尚未完全混浊仍遗留有一层透明区，应用斜照法检查时，在光线投照的一侧，能在该侧瞳孔区内出现新月形投影，称虹膜投影，为此期的特点。

3)成熟期：晶状体完全混浊，呈乳白色。视力仅剩光感或手动，虹膜投影消失。由于晶状体内水分和分解产物从囊膜逸出，晶状体又恢复到原来的体积，前房深度恢复正常，光定位和色觉正常。

4)过熟期：成熟期持续时间过久(数年)，晶状体皮质溶解液化变成乳糜状，核失去支撑，随体位变化而移位。当晶状体核下沉时，患者可突然感觉到视力提高；由于核下沉，上方前房变深，虹膜失去支撑而出现虹膜震颤。过熟期白内障囊膜变性，通透性增加或出现细小的破裂，当液化的皮质渗漏到房水中，可引起晶状体蛋白变应性葡萄膜炎。皮质沉积于前房角，堵塞房角小梁网，可引起晶状体溶解性青光眼。晶状体悬韧带退行性变化，可发生晶状体脱位。

(2)初期晶状体核呈黄色混浊，很难与核硬化相鉴别。可散瞳后用透照法检查，在周边部环状红色反光中，中央有一盘状暗影。眼底检查仅由周边部能看清眼底。早期不影响视力，以后随着晶状体核密度增加，屈光指数明显增强，因此常表现为近视增加或老视减轻，也可因中央和周边部屈光力不同而产生单眼复视或多视。核性白内障逐渐发展变为棕黄色或棕黑色，此时视力极度减退，眼底已不能看清。这种核改变可持续很久而不变，可同时有皮质混浊，但不易成熟。

(3)后囊膜下白内障：后囊膜下浅层皮质出现棕黄色混浊，为许多致密小点组成，其中有小空泡和结晶样颗粒，外观似锅巴状，此征可在裂隙灯显微镜下见到。因混浊位于视轴区，早期即可影响视力。这类白内障进展缓慢，后期并发晶状体皮质和核混浊，最后发展为成熟期白内障。

3.心理-社会状况

患者因视力障碍，不能接受外界视觉信息，影响生活、工作、学习、社交，易产生孤独、焦虑心理。

4.辅助检查

眼部检查包括视功能、角膜、晶状体、眼压、角膜曲率半径和眼轴长度等；全身检查包括血压、血糖、心电图、X线胸片、肝功能、血常规、尿常规、凝血功能等。

5.诊断与治疗要点

(1)根据渐进性无痛性视力下降和散瞳后检眼镜或裂隙灯显微镜检查发现晶状体混浊可

以诊断。进一步做眼电生理及光定位检查,以便排除视网膜或视神经疾病;检查角膜曲率及服轴长度,可以计算手术植入人工晶体的度数。

(2)目前尚无疗效肯定的药物,主要以手术治疗为主,常选用的手术方法有:白内障囊外摘除联合人工晶体植入术、白内障超声乳化吸出联合人工晶体植入术、激光乳化白内障吸出联合人工晶体植入术等。

(二)护理问题

1.感知改变

与晶状体混浊视力障碍有关。

2.社交障碍

与视力下降,接受外部信息困难,导致性格改变有关。

3.自理缺陷

与晶状体混浊、视力障碍,使日常生活能力下降有关。

4.焦虑

与视力下降、行动不便、担心预后,产生心理压力有关。

5.潜在并发症

继发性闭角型青光眼、晶状体蛋白过敏性葡萄膜炎、晶状体溶解性青光眼、晶状体脱位等。

(三)护理措施

1.一般护理

(1)手术前一日沐浴更衣,穿前开襟的衣服。

(2)术后患者要安静卧床休息,避免弯腰低头及头部振动,控制咳嗽、打喷嚏、呕吐,嘱不用力挤眼、揉眼,不用力排便,避免大声说笑,严禁突然翻身和坐起等,以免引起眼压升高、眼内出血、创口裂开。

(3)手术当天宜给半流质饮食,其余时间可给软食或普食,增加蛋白质和维生素等营养食物,以促进创口愈合,保持大便通畅。

(4)现代白内障手术多两眼先后进行。但术后如有患者双眼包盖行动不便,应协助患者完成饮食、大小便、洗漱及个人清洁卫生等。

2.病情观察

(1)注意观察患者视力的变化,手术前如有突然眼胀、眼痛提示发生青光眼。

(2)术后观察术眼敷料是否干燥、固定,如术眼出现疼痛、发热、脓性分泌物、视力下降应警惕眼内感染。如突然出现术眼疼痛、头痛加剧、视力明显减退可能是创口裂开、眼内出血、眼压升高等应及时报告医生并配合处理。

(3)密切观察用药反应。

3.治疗配合

既往认为白内障成熟期为手术的最佳时机。而现在由于眼科显微手术技术的快速发展,如果视力下降影响患者工作和生活质量,亦可适当掌握在针孔视力低于0.5时即可手术。白内障超声乳化吸出联合人工晶体植入术和白内障障囊外摘除联合人工晶体植入术是目前广泛使用的手术方法。白内障超声乳化吸出联合人工晶体植入术是用超声乳化仪将硬的晶状体核粉碎使其呈乳糜状，通过小切口将之吸出，保留后囊膜。优点是手术时间短、切口小、不需要缝合、炎症反应轻、术后散光小、视力恢复快、可同时进行人工晶体植入，解决了白内障摘除后无晶状体眼呈高度远视状态的问题。是目前被公认的最安全有效的白内障手术方法之一。

(1)白内障发病早期，可遵医嘱使用谷胱甘肽滴眼液、法可林眼药水、卡林U滴眼液，口服维生素C、维生素B_2等药物，以延缓白内障进展。

(2)协助患者进行各项术前检查，并说明检查的目的、意义及注意事项。

(3)术前3天遵医嘱滴抗生素眼药水、清洁结膜囊、术眼冲洗泪道、测眼压；术晨遵医嘱进行散瞳。

(4)术后遵医嘱用药，局部滴用含激素的抗生素眼药水，护理操作时严格无菌技术，动作轻巧，切勿碰压眼球。

4.心理护理

向患者讲解手术的目的，术前、术中、术后的注意事项和预后效果，使患者保持情绪稳定，避免因情绪激动而导致并发症的发生。

(四)健康教育

(1)加强卫生宣教，年龄相关性白内障是全球重要的致盲性眼病，对年龄相关性白内障的治疗和康复是一项重要的任务。积极宣传白内障防治知识、建立防治网络、提高老年人生活质量是我国当前防盲治盲的工作重点。

(2)不抽烟、酗酒，积极防治心血管疾病，注意营养。

(3)教会患者保护术眼，3～6个月避免重体力劳动、剧烈运动、低头作业，不能用力揉眼或碰撞。

(4)由于白内障患者术前适应了暗光状态，一旦摘除白内障，会对自然光不适应觉得刺眼。术后可指导患者戴太阳镜遮光。

(5)定期到医院门诊做检查，了解白内障的进程。

二、先天性白内障

先天性白内障是指胎儿在发育过程中晶状体发育生长障碍或出生后1年内发生的晶状体混浊。

(一)护理评估

1.健康史

询问患儿家长有无遗传史，母亲孕期尤其是前3个月是否受到病毒感染，如风疹、麻疹、单纯疱疹、腮腺炎、水痘等，了解母亲妊娠期有无营养不良、盆腔是否受到放射线照射、是否大剂量的服用某些药物(如四环素、糖皮质激素等)及患系统性疾病等。

2.身体状况

先天性白内障可双眼或单眼发病，多为静止性，少数出生后继续发展。因患儿年龄幼小，不能自述，常为父母观察所发现。根据晶状体混浊的部位和形态分为前极性、后极性、冠状、点状、绕核性、核性和全白内障等类型。

先天性白内障常并发其他眼病或异常，如斜视、先天性小眼球、先天性无虹膜等。

3.心理-社会状况

患儿父母及家庭成员对治疗效果有迫切期待；对手术有紧张、恐惧心理；担心孩子未来的人生。

4.辅助检查

染色体检查有助于筛查遗传性疾病。

5.诊断与治疗要点

根据晶状体混浊的形态和部位进行诊断，结合实验室检查如染色体检查、血糖、尿糖和酮体等可以了解病因。

对视力影响不大的静止性白内障，一般不需治疗，定期观察即可；明显影响视力者，一般宜尽早手术治疗。但风疹病毒引起者不宜过早手术，以免因手术释放潜伏在晶状体内的病毒，引起虹膜睫状体炎、眼球萎缩。

(二)护理问题

1.自理缺陷

与患儿年幼、晶状体混浊导致视力障碍有关。

2.潜在并发症

可发生弱视、斜视、眼球震颤，甚至失明，与晶状体混浊影响视网膜接受光线刺激而抑制视功能发育有关。

3.感知改变

与晶状体混浊视力障碍有关。

(三)护理措施

1.一般护理

(1)操作时动作轻柔，精心呵护，保持患儿的安静与合作。

(2)注意防止因哭闹、抓挠等影响术眼康复。

(3)手术患者遵医嘱按全麻进行术前、术后常规护理及内眼手术常规护理。

2.病情观察

先天性白内障患者因年龄小，手术需在全麻下完成，手术后应按全麻术后常规处理，术后头侧位，护士应密切观察病情，保持患者呼吸道通畅，床边准备吸引器及氧气，嘱家长必须在麻醉清醒6小时后方可给患儿进食，以免未清醒前进食发生窒息甚至死亡。

3.治疗配合

(1)明显影响视力者，应尽早配合医生选择晶状体吸出术或白内障囊外摘除联合人工晶体植入手术治疗。一般宜在患儿3～6个月大时手术，最迟不超过2岁，以免发生形觉剥夺性弱视。

(2)对视力极差或手术后无晶状体眼者应协助患儿进行屈光矫正和视功能训练。

4.心理护理

向患儿主要家庭成员介绍手术的方法和流程，讲解手术的预期效果，消除患儿家属的恐惧、焦虑心理，更好地配合医生治疗。

(四)健康教育

(1)做好社区宣教工作,注意优生优育,避免或杜绝近亲结婚,防止由于近亲结婚所致的先天性疾病。

(2)做好妊娠期保健护理,避免先天性白内障的发生。

(3)指导患儿家长及时送患儿就医,尽早手术。

(4)对于视力极差、手术效果不佳或已发生弱视者,应尽早做低视力康复教育及视刺激训练治疗,并定期随访,适时调整康复训练计划。

三、糖尿病性白内障

糖尿病性白内障是由于糖代谢障碍引起的晶状体混浊。晶状体的能量来自于房水中的葡萄糖。晶状体的糖代谢主要通过无氧酵解,在己糖还原酶作用下,葡萄糖被转化为6-磷酸葡萄糖;而在醛糖还原酶和辅酶II的作用下,葡萄糖被转化为山梨醇。正常情况下,晶状体内不产生过多的山梨醇,由于糖尿病患者体内的血糖浓度增高,晶状体内葡萄糖增多,转化为山梨醇,山梨醇不能透过晶状体囊膜,在晶状体内大量堆积,使晶状体内渗透压升高,吸收水分,使晶状体蛋白质变性而致混浊。临床上分为两大类,一种为并发年龄相关性皮质性白内障,另一种为真性糖尿病性白内障,可并发糖尿病性视网膜病变。

(一)护理评估

1.健康史

了解有无糖尿病、评估视力下降的时间、程度、发展的速度及诊治经过。

2.身体状况

因晶状体混浊和糖尿病性视网膜病变的损害,可有不同程度地视力下降。糖尿病患者的年龄相关性白内障发生率比非糖尿病患者高 4～6 倍,症状相似,发生较早,进展较快易成熟。此型多见。

真性糖尿病性白内障大多发生于严重的幼年型糖尿病患者,多为双眼,前后囊下出现典型的白点状或雪片状混浊,迅速扩展为全部晶状体混浊,可因血糖的高低伴有屈光改变。当血糖升高时,房水渗入晶状体内,使之更加变凸,形成近视;当血糖降低时,晶状体内水分渗出,晶状体变扁平,形成远视。

3.心理-社会状况

糖尿病性白内障因发病早、进展快、视功能障碍不能正常接受外界信息,患者的工作生活受到影响,社交困难,易产生焦虑、孤独心理;手术患者因为惧怕手术,担心手术效果,而有焦虑心理;由于糖尿病性白内障患者血糖高、并发症多,需要长期治疗,所以心理压力比较大。

4.辅助检查

实验室检查血糖升高、尿糖阳性。

5.诊断与治疗要点

(1)依据临床表现及血糖升高、尿糖阳性可诊断。

(2)严格控制血糖,以免待视力下降影响生活、工作、学习,在血糖控制正常的情况下行白内障摘除联合人工晶体植入术。糖尿病视网膜病变,应在术前治疗。

(二)护理问题

1.感知改变

与晶状体混浊和糖尿病性视网膜病变所致眼底出血、玻璃体混浊导致视力障碍有关。

2.焦虑

与糖尿病全身病变或严重的视功能障碍使患者心情忧郁、担心病情加重、视功能完全丧失,甚至失明有关。

3.潜在并发症

可发生虹膜红变、新生血管性青光眼、玻璃体积血、视网膜脱离等并发症。

4.自理缺陷:日常活动能力下降

与糖尿病性白内障、糖尿病性视网膜病变所致视力下降有关。

5.知识缺乏

缺乏对糖尿病防治知识的认识。

(三)护理措施

1.一般护理

(1)术后患者要安静卧床休息,应注意避免低头及头部振动,控制咳嗽、打喷嚏及不用力挤眼等,以防止眼内出血、伤口裂开。

(2)半流质饮食为宜,多食易消化、多纤维素富于营养的食品;保持大便通畅。

(3)术后患者双眼包盖,生活自理能力明显下降,要给予良好的生活护理。

2.病情观察

密切观察病情变化,糖尿病性白内障术后易发生出血及感染,术前应严格掌握手术适应证及遵医嘱合理用药,严格控制血糖,密切观察血糖变化,严密观察药物的不良反应,如低血糖反应等。

3.治疗配合

(1)密切观察血糖变化,定期检测血糖水平。指导患者加强内科治疗将血糖控制到正常或接近正常范围后方可手术。

(2)原则上针对视力低于0.3的糖尿病性白内障患者可协助医生酌情行超声乳化白内障吸出联和人工晶体植入手术或白内障囊外摘除联合人工晶体植入手术。术前除心、肝、肺、肾功能正常外,空腹血糖应控制在8mmo/L以下。手术患者的眼部护理同年龄相关性白内障。

4.心理护理

糖尿病性白内障患者血糖高、并发症多,需要长期治疗,心理压力比较大,护士要耐心向患者及家属讲解糖尿病性白内障的危害、防治的重要性、治疗方法、疗效,消除患者顾虑、恐惧心理,增强患者治愈的信心,使患者能积极主动地配合治疗和护理。

(四)健康教育

(1)积极治疗原发病并指导糖尿病治疗,如坚持药物治疗、控制饮食,适量运动等措施。预防糖尿病性白内障的发生。

(2)加强社区卫生宣教,讲解糖尿病性白内障的危害、防治的重要性及可行的措施,使患者能积极配合。

(3)向患者讲解治疗原发病的重要性:并指导糖尿病治疗,如药物、饮食、运动治疗。

1)用药指导:遵医嘱应用降血糖药物,并密切观察血糖变化及药物的不良反应,如低血糖反应。

2)饮食指导:以控制总热量为原则,实行低糖、低脂、适量蛋白质、高纤维素、高维生素饮食。饮食治疗特别强调定时定量。

3)运动指导:强调因人而异、循序渐进、相对定时定量、适可而止。一般每天坚持运动半小时左右。运动时间:餐后1小时运动可达到较好降糖效果,最好不要空腹运动,以免发生低血糖。

(4)定期检查,了解白内障的进程及眼底有无病理改变,以便及时制订治疗方案。

四、外伤性白内障

外伤性白内障是眼球穿通伤、钝挫伤、暴炸伤、辐射伤及电击伤引起的晶状体混浊。

机械伤(如穿通伤、钝挫伤)或辐射伤及电击伤等直接或间接作用于晶状体,使囊膜破裂,房水进入晶状体,使晶状体的正常代谢受到影响而形成混浊。多见于儿童或年轻人,常单眼发生,外伤的性质和程度不同引起的晶状体混浊也不同。视力障碍与损伤的程度和性质有关。

(一)护理评估

1.健康史

多见于儿童或年轻人,常单眼发病。有明确的各种眼外伤史,如有些职业受红外线照射过多可导致白内障。眼球穿通伤所致的晶状体混浊出现迅速,辐射性白内障发生缓慢。

2.身体状况

有眼外伤史及眼部外伤相应的表现。由于外伤的性质和程度不同,引起的晶状体混浊可表现局限性或全部混浊。视力急剧减退或逐渐减退,如瞳孔区晶状体受伤,导致视力迅速严重减退。

外伤性白内障由于晶状体囊膜破裂,混浊的皮质进入前房,可继发青光眼和葡萄膜炎,常需要急诊手术。严重者可有前房积血、晶状体脱位等。

3.心理-社会状况

由于是突发性的眼外伤引起晶状体混浊,导致视力明显减退,患者难以承受突然的视力变化,情绪紧张,焦虑不安;辐射性眼外伤所致白内障发展缓慢,早期无视力障碍及其他症状,往往得不到患者及家属重视。

4.辅助检查

眼外伤疑有眼内异物者,可行X线片、CT或磁共振成像,判断异物的性质。

5.诊断与治疗要点

(1)依据外伤史、临床表现及辅助检查可诊断。

(2)外伤性白内障对视力影响不大者可随访观察;晶状体已经完全混浊但光感、光定位、色觉良好者应做白内障摘除术,因外伤性白内障多为单眼,在白内障摘除术时应尽量植入人工晶状体。

(二)护理问题

1.感知改变

与晶状体混浊引起视力障碍有关。

2.焦虑

与视力急剧下降有关。

3.潜在并发症

可发生继发性青光眼、外伤性葡萄膜炎等并发症,与眼外伤导致晶状体混浊肿胀、皮质进入前房有关。

(三)护理措施

1.一般护理

(1)术后患者要安静卧床休息,应注意避免低头及头部振动,以防止眼内出血、伤口裂开。

(2)半流质饮食为宜,多食易消化、多纤维素的食物。

(3)患者术后双眼包盖、生活自理能力明显下降,要给予良好的生活护理。

2.病情观察

观察患者视力、眼部充血、瞳孔及眼压等变化,如出现突然眼胀、眼痛、瞳孔散大、眼压升高、视力迅速下降等提示可能是青光眼;出现眼痛、畏光、流泪、睫状充血、瞳孔缩小等,提示可能并发外伤性葡萄膜炎,应及时报告医生采取相应措施。

3.治疗配合

(1)对于眼球穿通伤急诊患者,局部用无菌眼垫遮盖保护等待医生医嘱并配合医生手术。指导患者避免用力、剧烈咳嗽等引起眼压增高的活动。

(2)遵医嘱按时给予局部及全身用药。

(3)对于手术治疗的患者,参照白内障手术前、后护理。

4.心理护理

积极做好患者心理护理,眼球穿通伤所致白内障患者因发病急、视力急剧下降,患者精神紧张、焦虑,应向患者解释病情、治疗方法及大致预后,稳定患者情绪,使其能密切配合治疗和护理;针对其他原因所致白内障,在向其解释病情的同时,多给予安慰和疏导,使患者能正确对待,并积极配合治疗和采取有效的防护措施防止病情发展。

(四)健康教育

介绍眼外伤的防治常识,采取有效的防护措施,避免眼部碰撞、射线接触及电击等眼外伤的发生。

第三节　青光眼

青光眼是以眼球内压力(眼压)异常升高,超出了眼球内部组织所能承受的限度,引起视功能减退和眼组织的损害,导致视盘凹陷性萎缩、视野缺损为特征的眼病。青光眼是主要的致盲眼病,若能早期诊断和治疗,多数患者可避免失明。

眼压是眼球内容物作用于眼球壁的压力，正常人眼压平均值为 2.13kPa，标准差为 0.40kPa。正常眼压范围为 10～21mmHg(1.33～2.79kPa)。正常眼压具有双眼对称、昼夜压力相对稳定等特点，即正常双眼眼压差应＜0.67kPa，24 小时眼压波动范围应＜1.06kPa。正常眼压对维持正常视功能起着重要的作用。保持正常眼压的因素取决于房水生成率、房水排除率及眼内容物的体积三者的动态平衡状态，其中眼压的稳定性主要通过房水的产生与排出之间的动态平衡来维持。若房水产生量相对不变，房水循环通路受阻，会引起眼压升高；若房水循环正常，房水产生量增加，也会引起眼压升高。对青光眼的治疗和护理也要遵循这一规律，以达到降低眼压保存视力的目的。

根据前房角形态、病因机制及发病年龄三个主要因素，将青光眼分为原发性青光眼、继发性青光眼和先天性青光眼三大类。根据眼压升高时前房角的开放状态，原发性青光眼又分为急性闭角型青光眼、慢性闭角型青光眼和开角型青光眼。

一、急性闭角型青光眼

急性闭角型青光眼是一种以眼压急剧升高并伴有相应症状和眼前段组织改变为特征的眼病，多见于 50 岁以上妇女，男女发病比约为 1∶2。多为双眼同时或先后发病，与遗传因素有关。

(一)护理评估

1.健康史

了解患者是否有青光眼家族史；询问患者有无疲劳、情绪激动、长时间阅读、暗处停留时间过长、局部或全身应用抗胆碱类药物及气候突变等引起本病发作的常见诱因。

2.身体状况

典型的急性闭角型青光眼临床表现按病程不同分为 6 期。

(1)临床前期：当一眼急性发作被确诊为本病，另一眼只要具有浅前房、虹膜膨隆、房角窄等表现，即使患者没有任何临床症状也可以诊断为临床前期。另外，部分患者在急性发作前没有自觉症状，但具有上述的眼球解剖特征或青光眼家族史，尤其是在诱发因素如暗室试验后房角关闭，使眼压明显升高，也可诊断为本病的临床前期。

(2)先兆期：表现为一过性或反复多次的小发作，多出现在傍晚时分。突感眼胀痛、虹视、雾视、眼压稍高、瞳孔稍大，休息后自行缓解。

(3)急性发作期：在一定的诱因作用下急骤发病，表现为剧烈的眼球胀痛、同侧偏头痛、视力迅速下降到眼前指数或光感，伴恶心、呕吐等全身症状。体征有眼睑水肿、球结膜混合性充血、角膜上皮水肿呈雾状混浊、裂隙灯下上皮呈小水珠状、角膜后色素沉着、前房极浅、房角几乎关闭，如果虹膜有严重缺血坏死，房水可有混浊，甚至出现絮状渗出物。瞳孔呈纵椭圆形中度散大，对光反射消失，有时可见局限性后粘连。眼压常在 6.65kPa 以上。眼底可见视网膜动脉搏动、视盘水肿或视网膜血管阻塞。但多因角膜水肿，眼底看不清。此期如不及时控制，将发生严重视功能损害，甚至导致永久性失明。当高眼压缓解后，症状减轻或消失，视力好转，眼前段常留下永久性组织损伤，如角膜后色素沉着、扇形虹膜萎缩、色素脱失、局限性虹膜后粘连等，瞳孔无法恢复正常形态和大小，房角有广泛性粘连。晶状体前囊下有时可见小片状白色混浊，称为青光眼斑。临床上凡见上述体征，表明曾有过青光眼急性大发作史。

(4)间歇期:急性发作期经积极药物治疗后或小发作自行缓解后,小梁网尚未受到严重损害。房角开放或大部分开放,房水排出功能恢复正常。表现为眼压下降至正常,症状消退,视力部分或全部恢复。但因瞳孔阻滞的病理基础尚未解除,随时有再发作的可能。

(5)慢性期:急性大发作或多次小发作后,房角发生广泛粘连,小梁功能严重损害,表现为眼压中度增高,视力进行性下降,眼底可见青光眼性视盘凹陷,并有相应的视野缺损。

(6)绝对期:青光眼晚期,眼压持续升高,眼组织特别是视神经已遭到严重破坏。视功能完全丧失,视力已下降至无光感且无法挽救。偶尔可因眼压升高或角膜变性出现剧烈的眼痛、头痛、瞳孔极度散大强直、角膜上皮水肿、知觉减退等症状。

3.心理-社会状况

多数急性闭角型青光眼患者性情急躁、易怒、情绪不稳定。急性发作时,因疼痛剧烈、视力明显下降,患者常有焦虑、紧张;因视力下降明显且反复发作后视力很难恢复,担心手术效果,患者有较严重的忧虑和恐惧心理。

4.辅助检查

眼压检查、视野检查及房角镜检查可帮助诊断。临床前期与先兆期的患者进行暗室试验可早期确诊。试验前 48 小时先停用各种抗青光眼的药物。测量眼压后,被检者在清醒状态下,在暗室内静坐 1～2 小时后,暗光下测量眼压,静坐前后眼压差值＞1.06kPa 为阳性。

5.诊断与治疗要点

(1)根据青光眼家族史和上述的临床表现以及前房浅、房角窄或关闭的特点可以诊断。可疑患者可进行暗室试验,即被检者在清醒状态下,在暗室内静坐 1～2 小时后,暗光下测量眼压,静坐前后眼压差值＞1.06kPa 为阳性。进一步的检查有:眼底彩照、OCT 检查、视野检查等有助于诊断。

(2)本病的治疗原则是应用药物迅速降低眼压,再行手术治疗。常用的降眼压药有缩瞳剂、β-肾上腺能受体阻滞剂、碳酸酐酶抑制剂、高渗脱水剂。常用的手术方法如下。

1)周边虹膜切除术,适用于临床前期、先兆期及房角粘连小于 1/3 周者。

2)行滤过手术如小梁切除术,适用于急性发作期及房角粘连大于 1/3 周者。

(二)护理问题

1.急性疼痛:眼痛伴同侧偏头痛

与眼压升高有关。

2.感知改变:视力障碍

与眼压升高致角膜水肿、视网膜及视神经损害有关。

3.自理缺陷

与视力下降有关。

4.睡眠形态紊乱

与眼压升高导致眼痛、头痛有关。

5.知识缺乏

缺乏相关的防治及护理知识。

6.有受外伤的危险

与视力障碍有关。

7.焦虑

对青光眼的预后缺乏信心。

(三)护理措施

1.一般护理

(1)对急性发作的患者,提供安静舒适的环境,保证充足的睡眠,勿在暗光下长时间停留。

(2)选择清淡、易消化饮食,勿进食刺激性食物。鼓励患者多吃蔬菜和水果,保持大便通畅。

(3)对盲人或术后双眼包盖的患者,应协助其做好生活护理,鼓励患者寻求帮助,物品摆放位置固定以方便患者使用,活动空间无障碍物,避免患者受伤。

2.病情观察

监测患者的视力、眼压、瞳孔与前房的变化;观察药物的不良反应;观察手术后患者的前房深浅、瞳孔大小、伤口情况。

3.治疗配合

(1)用药护理:按医嘱及时正确给予降眼压药物和缩瞳剂并密切观察用药反应。

1)缩瞳剂可缩小瞳孔,开放房角,增加房水排出,从而降低眼压。常用1%毛果芸香碱(匹罗卡品)眼药水,每隔5～10分钟用1次,注意观察瞳孔和眼压,瞳孔缩小眼压降低后,改为每1～2小时滴1次,瞳孔接近正常时改为每天3次。每次点药后应压迫泪囊区3～5分钟,以免经鼻黏膜吸收过多引起中毒症状。如果出现恶心、呕吐、出汗、腹痛、肌肉抽搐等症状,应及时停药,严重者可用阿托品解毒。

2)β-肾上腺能受体阻滞剂可减少房水生成。常用0.25%噻吗洛尔眼药水点眼,每天2次,此类药物有减慢心率的不良反应,有心动过缓的患者慎用。

3)碳酸酐酶抑制剂:可减少房水生成从而降低眼压。常用乙酰唑胺(醋氮酰胺)250mg,口服,每天2～3次,首次剂量加倍。如服用后出现口周及手脚麻木,停药后症状即可消失。此药不可长期服用,可引起低血钾、尿路结石、肾绞痛、血尿等不良反应,若发生上述症状,应嘱患者停药,并少量多次饮水。

4)高渗脱水剂:可在短期内提高血浆渗透压,使眼球组织特别是玻璃体中水分进入血液,从而减少眼内容积。常用20%甘露醇注射液250ml快速静脉点滴。对年老体弱或有心血管疾病者,应注意呼吸及脉搏变化,以防发生意外。药物作用使颅压降低,部分患者可出现头痛、恶心等症状,用药后宜平卧休息1～2小时,症状即可消失。

(2)对护理全身症状重者,可给予止痛、止吐、镇静、安眠药物。

(3)手术护理原发性闭角型青光眼以手术治疗为主。术前按内眼手术护理常规做好术前准备。术后24小时绝对卧床休息,术后第一日开始换药,注意询问患者有无眼痛,观察术眼切口有无滤过泡形成、前房形成等情况;禁止用手、毛巾及衣物等揉眼;术后1周内不应过度弯腰低头、用力擤鼻、咳嗽等,以防眼内出血;滤过手术后,为了保证滤过道通畅,促进房水排泄,应教会患者眼球按摩:轻闭双眼,将两示指尖置于下眼睑,手指由下向上做环形反复轻轻按摩,稍加压,按摩时间每次了～5分钟,每天2～3次,眼球按摩一般一个月左右。

4.心理护理

青光眼患者性情急躁、易激动,应教会患者控制情绪的方法,保持情绪稳定,消除紧张、焦虑的心理,避免过度兴奋或抑郁。给患者详细讲解青光眼的发病、危害和预防知识,使其积极配合治疗。

(四)健康教育

(1)指导患者及家属进行自我监测,如有眼胀眼痛加剧、雾视、虹视、视力下降、视野缺损、瞳孔散大等,提示眼压升高,应及时到医院诊治。此外,单眼青光眼患者健眼也应定期检查。

(2)积极宣传防治青光眼的意义,指导可疑人群(40岁以上有青光眼家族史者)进行检查,使患者能够及时诊治,以减少青光眼盲的发生。

(3)协助、指导患者生活自理,进行安全培训,教会患者运用触觉、听觉、残余视力等判断距离、方向、障碍物,以保证患者在感知范围内安全活动,不受伤害。

(4)向患者及家属讲解本病的相关知识,尤其是诱发因素,同时介绍眼压升高的表现,说明坚持用药和定期复查的重要性。

二、开角型青光眼

开角型青光眼也称慢性单纯性青光眼,是指前房角开放、小梁网病变使房水外流阻力增加,眼压升高,并有特征性视盘变化和视野缺损表现的眼病。常为双眼发病。

(一)护理评估

1.健康史

评估患者有无家族史、近视、糖尿病、高血压等。

2.身体状况

(1)开角型青光眼:发病隐蔽,进展缓慢,多数患者无任何自觉症状,直到晚期视功能遭受严重损害时才发觉。少数患者眼压升高时,出现眼胀、雾视等症状。

(2)眼压:早期眼压不稳定,昼夜波动范围大。测量24小时眼压曲线有助于诊断。总的眼压水平多较正常值偏高。随病情进展,眼压逐渐升高。

(3)眼底:主要表现为视盘盘沿面积减少和凹陷扩大,即杯/盘(C/D)比值增大。常见的表现形式有盘沿变窄或形成切迹,视杯加深、垂直性扩大,双眼杯/盘(C/D)比差值≥0.2。视网膜血管向鼻侧移位,呈屈膝爬行状,视网膜神经纤维层缺损。早期青光眼获得性视盘改变与正常生理性大凹陷有时不易分辨,近年来多种眼底图像分析系统,如共焦激光眼底扫描系统、OCT、视神经分析仪等,可用于评价早期青光眼视盘改变,对盘沿面积、杯容积等有关视盘参数进行定量测量,但在形态识别方面的敏感性和特异性尚有待改进。目前较有效的青光眼视盘评价方法仍然是高质量的同步立体眼底照像。

(4)视野:视野缺损呈旁中心暗点、鼻侧阶梯状暗点、弓形暗点、环行暗点及晚期管状视野。

(5)其他:可有获得性色觉障碍、房水流畅系数降低、相对性传入性瞳孔障碍、对比敏感度下降及某些视觉电生理异常等。

3.心理-社会状况

本病发病隐蔽,发现较晚,往往发现后就诊时已有明显的视功能损害视野改变,且恢复困难，患者及家属多不能接受现实，易产生焦虑、悲观心理。

4.辅助检查

(1)24 小时眼压测定：在 24 小时内，每 2～4 小时测量眼压 1 次，并记录。最高值与最低值差值≥1.06kPa 为阳性。

(2)饮水试验：早晨空腹或禁饮食 4 小时以上测眼压，再于 5 分钟内饮完 1000ml 温开水，然后每隔 15 分钟测 1 次眼压，共测 4 次。如果眼压升高≥1.06kPa 或顶压达 3.99kPa，即为阳性。高血压、心脏病、肝肾功能不良、消化道溃疡出血及穿孔史者禁忌做此试验。

5.诊断与治疗要点

主要依据眼压升高及其所造成的视盘损害、视野缺损三大指标中的两项，结合房角是开放的，可以诊断为开角型青光眼。

开角型青光眼的治疗原则是控制眼压，保护视功能。主要的治疗方法包括药物治疗、激光治疗和手术治疗。

(1)药物治疗的原则一般是从低剂量的药物局部治疗开始，如不能控制眼压，再增加药物浓度或联合用药。

(2)激光治疗多采用氩激光小梁成形术。

(3)小梁切除术是原发性开角型青光眼最常用的手术方式。由于药物治疗存在不良反应大及依从行差，目前认为早期手术比长期药物治疗失败后再手术的效果更好。

(二)护理问题

1.焦虑

与担心疾病预后不良有关。

2.自理缺陷

与视功能障碍有关。

3.社交障碍

与视功能障碍导致性格改变有关。

4.有受伤的危险

与视野缺损有关。

(三)护理措施

1.一般护理

(1)对眼盲或术后双眼包盖的患者，应协助其做好生活护理。

(2)物品摆放位置固定，以方便患者使用，活动空间无障碍物，避免患者受伤。

2.病情观察

监测患者眼压、视野及眼底变化，观察 24 小时眼压波动曲线，以指导用药，并密切观察药物疗效和不良反应。

3.治疗配合

(1)遵医嘱指导患者正确使用降眼压药，常用 1％毛果芸香碱眼药水和 0.25％噻吗洛尔眼药水。口服乙酰唑胺，以降低房水外流阻力及减少房水生成，并根据眼压高低调整用药量。

(2)以药物治疗为主，无效时再进行手术治疗。手术护理同急性闭角型青光眼。

4.心理护理

协助患者树立战胜疾病的信心。告知患者稳定的情绪有利于疾病的恢复,使其保持良好的精神状态。

(四)健康教育

(1)对有开角型青光眼家族史者应进行检查,做到早期发现、早期诊断、早期治疗以减少青光眼盲的发生。

(2)告知患者坚持遵医嘱治疗,以防止视功能丧失。

(3)应用药物或手术治疗的患者,应1~3个月复查眼压、眼底及视野。

(4)对青光眼盲患者,应协助、指导其提高生活自理能力。

三、继发性青光眼

继发性青光眼是指由于其他眼病或全身疾病导致房水排出受阻而引起眼压增高的一组青光眼。此病病因较明确,一般没有家族性,多为单眼发病。鉴于继发性青光眼除了眼压增高这一危害因素外,同时还有较为严重的原发病存在,后者常已使眼组织遭受破坏,在诊断和治疗方面都比原发性青光眼复杂,所以预后多不良。

(一)护理评估

1.健康史

询问患者是否患其他眼病或青光眼术后及眼外伤等。

2.身体状况

依据不同原发病及青光眼程度不同,多有不同程度的视力损害。体征有不同程度地混合性充血、角膜水肿、眼压升高及瞳孔改变等。

3.心理-社会状况

本病病因明确,都有原发病或为某种疾病的并发症,病程长、病情复杂、视功能损害严重,患者及家属多难以接受现实,易产生焦虑、悲观心理。

4.辅助检查

房角检查、眼压测量有助于诊断。

5.诊断与治疗要点

(1)依据外伤史、原发病临床表现、糖皮质激素性青光眼有局部或全身长期应用糖皮质激素的用药史等结合眼压升高可诊断。

(2)治疗原发病,对症治疗、药物控制眼压、手术治疗等。

(二)护理问题

1.疼痛

与眼压升高有关。

2.感知改变

与其他眼病及眼压升高所致视功能障碍有关。

(三)护理措施

1.一般护理

(1)针对原发病对症处理,对眼盲或术后双眼包盖的患者应协助生活护理。

(2)物品摆放位置固定以方便患者使用,活动空间无障碍物,避免患者受伤。

2.病情观察

监测患者的视力、眼压、瞳孔与前房的变化;观察药物的不良反应;观察术后患者的前房深浅、瞳孔大小、伤口情况等。

3.治疗配合

(1)指导患者积极治疗和预防原发病。

(2)遵医嘱指导患者正确使用降眼压药,如缩瞳剂、碳酸酐酶抑制剂等以降低眼压。

(3)对药物不能控制眼压者,配合医生进行手术治疗。

4.心理护理

协助和指导患者生活自理,患者病程长、病情复杂、视功能损害严重,患者及家属多难以接受现实,易产生焦虑、悲观心理,应耐心做好心理疏导工作,鼓励患者树立战胜疾病的信心,积极配合治疗和护理。

(四)健康教育

(1)积极防治原发病,定期检查,及时就医,预防继发性青光眼的发生。

(2)积极治疗继发性青光眼,避免视功能进一步损害。

(3)指导家庭护理,向患者及其家属讲解引起继发性青光眼的病因及防治知识。

(4)嘱患者出院后遵医嘱用药、护理、定期复查。

四、先天性青光眼

先天性青光眼是由于胚胎发育时期,前房角发育异常,影响了小梁网及 Schlemm 管系统的房水引流功能,导致眼压升高、视功能障碍的一类青光眼。根据发病年龄的早晚分为婴幼儿型青光眼和青少年型青光眼。

(一)护理评估

1.健康史

询问患儿家长有无遗传病,是否伴有其他先天异常如虹膜缺损、白内障及心脏病等。

2.身体状况

(1)婴幼儿型青光眼:常在 3 岁以前发病,50%病例出生时就有临床表现,80%病例在 1 岁以内出现症状。常见畏光、流泪、眼睑痉挛,尤其在强光下明显。检查发现:①眼球扩大,前房加深,呈轴性近视。②角膜直径增大,横径常>12mm(正常婴儿角膜横径为 10.5mm)。角膜上皮水肿,外观呈雾状混浊。③眼压升高。④眼底可见视盘萎缩和视杯凹陷扩大。

(2)青少年型青光眼:其发病、临床表现和治疗与原发性开角型青光眼类似。

3.心理-社会状况

因患儿较早视功能障碍,父母及家属对患儿的未来多有担心和焦虑。年龄大的患儿会出现恐惧、孤独的心理。

4.辅助检查

眼压测量、前房角镜、染色体检查,有助于筛查遗传性疾病。

5.诊断与治疗要点

(1)根据病史、临床表现及辅助检查可诊断。

(2)一旦确诊应尽早手术治疗,挽救视功能。常用的手术方式有小梁切开术、房角切开术及小梁切除术。手术后进行视功能恢复治疗,如矫正屈光不正治疗弱视等。

(二)护理问题

1.感知改变

与视神经受损、视功能障碍有关。

2.潜在并发症

可发生前房积血、眼球破裂,与持续高眼压、眼球壁组织明显变薄易受外伤有关。

3.自理缺陷

与患儿年幼及视功能障碍有关。

4.家庭应对无效

与家庭主要成员缺乏该病的防治知识有关。

5.功能障碍性悲哀

与视力下降有关。

(三)护理措施

1.一般护理

(1)协助患儿生活护理,避免患儿哭闹、呛咳、呕吐。

(2)保持大便通畅。

(3)注意保护患眼,防止意外伤,术后为防止碰撞,术眼加盖保护眼罩。

(4)嘱患儿勿从事剧烈运动。

2.病情观察

注意观察术眼有无红肿、流泪及出血;由于患儿年龄小,缺乏对疾病症状的正常反应,应注意观察患儿眼球大小的变化、注视能力及跟随运动等。

3.治疗配合

(1)一旦确诊应配合医生尽早手术治疗,挽救视功能。

(2)积极配合医生做好术前准备及手术后护理。

(3)注意观察术眼有无红肿、流泪及出血。遵医嘱应用抗生素眼药水以防止感染,必要时全身应用抗生素;应注意观察患儿眼球大小的变化、注视能力及跟随运动等。

4.心理护理

对年龄较大的患儿做好心理护理,消除期自卑心理,鼓励其多与朋友交往。

(四)健康教育

(1)婴幼儿出现畏光、流泪及不愿睁眼时,应尽早就诊,及时治疗。

(2)眼球明显增大的患儿,应注意保护患儿眼部,避免外伤致眼球破裂。

(3)已行滤过性手术的患儿出院后,应定期检查眼压及视功能,如有眼压升高及时治疗。如并发屈光不正应及时矫正。

(4)提倡优生优育,避免近亲结婚,减少遗传性疾病。

第四节　眼睑及泪器病

一、睑腺炎

睑腺炎又称麦粒肿，是常见的眼睑腺体的急性化脓性炎症。睑板腺感染称内睑腺炎；睫毛毛囊或其附属的皮脂腺或变态汗腺感染称外睑腺炎。

（一）护理评估

1.健康史

了解患者是否为儿童或体质虚弱者，是否有屈光不正、糖尿病等病史，有无不良的卫生习惯及接触史。

2.身体状况

患处有红、肿、热、痛等典型急性炎症表现。外睑腺炎的炎症反应主要位于睫毛根部的睑缘处，初起时红肿范围弥散，疼痛剧烈。如果炎症反应邻近外眦部，除红、肿、疼痛明显外，可引起反应性球结膜水肿。内睑腺炎发生在睑板腺内，肿胀较局限，有硬结，疼痛和压痛均较外睑腺炎剧烈。炎症反应数日后，可形成黄白色脓点。外睑腺炎的脓点位于睑缘皮肤面，可自行破溃。内睑腺炎的脓点位于相应的睑结膜面，破溃后脓液排入结膜囊。睑腺炎破溃后，炎症可明显减轻。儿童及体弱者可反复发作或同时发生数个。

3.心理-社会状况

睑腺炎起病急，患者疼痛不适症状比较明显，易出现紧张心理反应。

4.辅助检查

屈光检查、血糖检验等，如确诊屈光不正、糖尿病可帮助诊断。

5.诊断与治疗要点

（1）一般根据临床表现及辅助检查可做出诊断。

（2）早期局部热敷或物理治疗，局部应用抗生素滴眼液或眼药膏，重症患者全身应用敏感抗生素；脓肿形成后切开排脓。

（二）护理问题

1.急性疼痛

与眼睑腺体的炎症反应有关。

2.潜在并发症

眼眶蜂窝织炎、海绵窦血栓性静脉炎、毒血症、败血症等。

3.知识缺乏

缺乏眼部清洁的知识及对睑腺炎正确处理的知识。

（三）护理措施

1.一般护理

（1）嘱患者安静休息，保证充足的睡眠。

（2）给予清淡易消化的饮食，禁食辛辣刺激性食物。

(3)保持眼部卫生清洁。

2.病情观察

密切观察患者局部病灶的变化;监测体温,如有全身中毒表现常提示可能发生并发症;手术后患者应观察其脓液引流是否通畅。

3.治疗配合

(1)指导患者早期局部湿热敷,每天3次,每次15～20分钟,有助于炎症消散和减轻疼痛。也可用超短波治疗或旋磁疗法。

(2)指导患者正确地滴用抗生素眼药水及涂眼膏,如0.3%氧氟沙星眼药水,并指导其正确的点眼方法。重症患者遵医嘱全身应用抗生素治疗。

(3)脓肿未成熟之前,切忌过早切开、挤压或用针挑刺,以免细菌经眼静脉进入海绵窦,导致颅内、全身感染等严重并发症而危及患者生命。

(4)脓肿形成未破溃者,遵医嘱切开排脓。外睑腺炎切口应在皮肤面与睑缘平行,使与睑缘皮纹一致,减少瘢痕形成,不影响美观。内睑腺炎的切口应在睑结膜面与睑缘垂直,以避免损伤过多的睑板腺管。

4.心理护理

耐心地向患者及家属解释病情,介绍治疗方法,解除其焦虑心理。关心体贴患者,使其积极配合治疗。

(四)健康教育

(1)养成良好的卫生习惯,饭前便后要洗手。不用脏手或不洁手帕揉眼。不与他人共用毛巾、手帕和脸盆等洗脸用具。

(2)反复发作者,应增强体质,提高机体抵抗力。如有糖尿病,应积极控制血糖,按糖尿病常规护理。

(3)不可用手挤压或针挑刺,亦勿让其自行破溃。应及时到医院就诊,并积极配合治疗。

(4)开展家庭卫生宣教,积极预防疾病的发生。

二、睑板腺囊肿

睑板腺囊肿又称霰粒肿,是睑板腺特发性无菌性慢性炎性肉芽肿性炎症。可能原因为睑板腺分泌功能旺盛,使腺体上皮组织过度角化,从而导致睑板腺口阻塞,腺体的分泌物潴留在睑板内,刺激囊壁而产生一种慢性炎性肉芽肿。好发生于儿童及青壮年,以上眼睑多见。

(一)护理评估

1.健康史

评估患者是否有慢性结膜炎病史,有无不良的卫生习惯,了解既往患病情况。

2.身体状况

病程进展相对缓慢,常无明显的自觉症状,多偶然发现。多发生于上睑,也可以上下睑、双眼同时发生或反复发作。在眼睑皮下可触及圆形肿块,大小不一,触之不痛,与皮肤不粘连。相对应睑结膜面略呈紫红色隆起,囊肿有时可自行在结膜面破溃,排出胶样物而在结膜面形成肉芽肿,加重摩擦感。

睑板腺囊肿如继发细菌感染而形成急性化脓性炎症时,其临床表现与内睑腺炎相似,但症状较轻，手术切开后有脓性分泌物流出，同时亦可刮出炎性肉芽组织。

3.心理-社会状况

因疾病症状轻，部分患者不够重视；较大的睑板腺囊肿需手术摘除，患者因为惧怕手术治疗而常焦虑。

4.辅助检查

复发性或老年患者应将手术切除物送病理检查，以排除睑板腺癌。

5.诊断与治疗要点

(1)根据临床表现及辅助检查可做出诊断。

(2)小而无自觉症状的睑板腺囊肿无须治疗，部分囊肿可自行吸收；有症状或囊肿大者可行睑板腺囊肿摘除术。

(二)护理问题

1.潜在并发症

有继发感染的可能与睑板腺囊肿未及时就诊有关。

2.知识缺乏

缺乏睑板腺囊肿防治知识。

(三)护理措施

1.一般护理

(1)注意眼部清洁卫生。

(2)禁食辛辣刺激性食物。

2.病情观察

术后用手掌压迫眼部10～15分钟，观察无出血后包扎术眼；观察敷料有无渗血情况，必要时更换纱布。

3.治疗配合

(1)稍大的睑板腺囊肿应遵医嘱局部热敷或用抗生素和糖皮质激素注射于囊肿腔内以促进吸收。

(2)如继发感染，先进行抗感染治疗。遵医嘱给予湿热敷，点抗生素眼液和眼膏，待炎症控制后再行睑板腺囊肿刮除。

(3)对有症状或囊肿大者应配合医生做睑板腺囊肿摘除术

1)按外眼手术常规准备：滴抗生素眼液清洁结膜囊、清洁睑部皮肤等。

2)用2%利多卡因行穹隆部浸润麻醉。

3)用镊子固定囊肿并翻转眼睑，取尖刀在睑结膜面垂直于睑缘的方向切开囊肿，用小刮匙刮尽囊肿内容物，分离囊壁并剪除囊壁组织，以防复发，术后创口不用缝合。

4)注意复发性或老年人的囊肿，应将标本送病理检查。

5)嘱次日拆除纱布，遵医嘱点抗生素眼液及眼膏。

4.心理护理

耐心地向患者及家属解释病情，介绍治疗方法，解除其焦虑心理。关心体贴患者，使其积极配合治疗。

(四)健康教育

(1)对儿童和青壮年睑板腺分泌旺盛者应注意眼部清洁卫生。

(2)对已发生睑板腺囊肿的患者应及时诊治,避免继发感染。

(3)对复发性或老年人的睑板腺囊肿应及时就医,以免延误治疗。

三、睑内翻与倒睫

睑内翻是指睑缘向眼球方向内卷,部分或全部睫毛随之倒向眼球的一种眼睑位置异常。倒睫是指睫毛倒向眼球,刺激角膜和球结膜而引起一系列角膜结膜继发改变的睫毛位置异常。临床上睑内翻常与倒睫并存,但倒睫不一定有睑内翻。

(一)护理评估

1.健康史

评估患者年龄,判断患者是否为婴幼儿或老年人,询问患者有无沙眼、睑腺炎、结膜烧伤、结膜天疱疮等眼病病史。

2.身体状况

常见症状为眼部异物感、畏光、流泪、疼痛和眼睑痉挛,角膜混浊时视力下降。检查发现睑缘内卷睫毛倒向眼球摩擦结膜、角膜,致结膜充血、角膜浅层混浊、角膜新生血管、角膜溃疡及角膜瘢痕。

3.心理-社会状况

眼痛、异物感及视力下降可影响患者的生活、工作,需要手术者常担心手术引起疼痛、手术疗效等而产生焦虑。

4.诊断与治疗要点

(1)根据临床表现,检查发现倒睫、眼睑位置异常即可做出诊断。

(2)解除睫毛或睑缘对眼球的摩擦。方法有以下几种:①拔出数量少的倒睫。②手术治疗瘢痕性睑内翻。③肉毒杆菌毒素局部注射治疗痉挛性睑内翻。④部分患儿先天性睑内翻随年龄增长可自行消失,应定期复查倒睫的情况。

(3)药物治疗结膜炎、角膜炎。

(二)护理问题

1.疼痛:异物感、刺痛

与睫毛刺激眼球有关。

2.潜在并发症

角膜炎、角膜溃疡、角膜瘢痕形成。

3.感知改变:视力下降

与角膜混浊有关。

4.知识缺乏

对睑内翻与倒睫的危害性缺乏认识。

(三)护理措施

1.一般护理

(1)注意保持眼部清洁卫生。

(2)给予清淡易消化的饮食。

2.病情观察

注意观察角膜是否有感染的迹象，手术后的患者需观察伤口及睑内翻矫正的情况。

3.治疗配合

(1)帮助患者寻找病因，针对病因对症治疗，积极防治沙眼。

(2)无睑内翻仅有少数倒睫者如仅有1～2根倒睫，可用睫毛镊拔除，或遵医嘱采用睫毛电解法破坏倒睫睫毛毛囊使其不再生长，从而解除倒睫对眼球表面的刺激。

(3)继发结膜炎、角膜炎等感染者，遵医嘱给予抗生素眼药水及眼药膏点眼，以预防炎症进一步发展。待炎症控制后可配合医生酌情进行手术矫正治疗。

(4)睑内翻倒睫矫正手术可在门诊手术室进行，术前遵医嘱做好手术矫正的准备(如查血常规、测血压、检查心电图、做胸透及测出凝血时间等)，术后按外眼手术常规护理。术后7天拆线，对矫枉过正者可适当提前拆线。

4.心理护理

耐心地向患者及家属解释病情，介绍治疗方法，解除其焦虑心理，使其积极配合治疗。

(四)健康教育

(1)养成良好的卫生习惯，积极防治沙眼、睑腺炎，避免损伤眼睑而引起睑内翻。

(2)指导睑内翻患者滴用抗生素眼药水，预防角膜炎的发生。

(3)指导患者尽早诊治，避免并发症的发生。

(4)对先天性轻度睑内翻者，可不予治疗，随着年龄增长，鼻梁发育可自行消失。若5～6岁时仍有睑内翻可行手术矫正。

四、上睑下垂

上睑下垂是由于上睑提肌功能不全或丧失以致上睑呈现部分或全部下垂，轻者遮盖部分瞳孔，严重者瞳孔全部被遮盖，不但有碍美观和影响视力，而且先天性者可造成重度弱视。

(一)护理评估

1.健康史

了解患者有无动眼神经麻痹、提上睑肌损伤、交感神经疾病、重症肌无力及机械性的开睑运动障碍，如上睑炎症肿胀或肿瘤等病史；有无高血压、糖尿病等其他全身性疾病；询问有无遗传史。

2.身体状况

先天性上睑下垂者多为双侧，出生时上睑就不能上举，瞳孔被眼睑遮盖，伴视功能障碍及弱视。患儿视力很差，代偿性头位，表现为皱额、耸眉、仰头视物，久之额部可形成较深的横形皮肤皱纹。后天性上睑下垂者多为单侧，有相关的病史或伴有其他神经系统病变，如动眼神经麻痹可能伴有其他眼外肌麻痹，提上睑肌损伤有外伤史，交感神经损伤有Horner综合征。重症肌无力所致上睑下垂的特点为晨轻夜重，且注射新斯的明后症状明显减轻。

3.心理-社会状况

上睑下垂可影响患者的容貌使形象受损，容易使其产生自卑心理。后天性上睑下垂因发病急，易引起患者焦虑。需手术者常担心手术效果。

4.辅助检查

X线或CT检查可排除颅内占位病变。若注射新斯的明肌内后,上睑下垂程度减轻者表现出重症肌无力,应帮助查找病因。

5.诊断与治疗要点

(1)根据病史、临床表现及辅助检查可做出诊断。

(2)先天性上睑下垂应尽早手术。

(3)后天性上睑下垂应先进行病因治疗或药物治疗,无效时再考虑手术。常用的手术方法有提上睑肌缩短术和额肌瓣悬吊术。

(二)护理问题

1.自我形象紊乱

与上睑下垂影响面容有关。

2.潜在并发症

弱视。

3.知识缺乏

缺乏治疗护理知识。

(三)护理措施

1.一般护理

(1)全身症状明显的患者应保证充足的休息。

(2)给予清淡、易消化、富于营养的饮食。

(3)手术患者应保持伤口清洁干燥。

(4)术后一段时间如出现眼睑闭合不全,必须在睡前涂抗生素眼膏保护角膜,并教会患者及家属涂眼药膏的方法,避免术后发生暴露性角膜炎。

2.病情观察

术后注意观察角膜有无暴露、有无眼睑闭合不全、睫毛是否刺激角膜、穹隆部结膜有无脱垂及伤口情况等。

3.治疗配合

(1)对先天性上睑下垂,患者护士应协助医生尽早手术,避免患儿发生弱视。对后天性上睑下垂者应帮助患者寻找病因,以便针对不同病因遵医嘱进行治疗,药物治疗无效后再考虑手术。

(2)按外眼手术护理做好各项术前准备,协助医生进行手术,不需剪睫毛。如果行额肌瓣悬吊术需遵医嘱剃眉毛。保持局部创口干燥,一般术后加压包扎24h后打开滴药或每天换药,术后7天拆除缝线。

4.心理护理

多与患者及家属交流、沟通,向其解释治疗目的和注意事项,解除其焦虑悲观的心理,使他们树立起治愈疾病的信心。

(四)健康教育

(1)向患儿家长介绍先天性上睑'下垂应尽早手术治疗,手术时间以2岁内为宜。因为小儿1.5～2.5岁是视功能发育的高峰期，重度先天性上睑下垂患儿手术可提早到1岁左右，以防止弱视发生。

(2)加强营养、增强体质、避免外伤，防止后天性上睑下垂的发生。

五、慢性泪囊炎

慢性泪囊炎是由于鼻泪管狭窄或阻塞，导致泪液滞留于泪囊中，伴发细菌感染引起的慢性卡他性或化脓性炎症。多见于中、老年女性，以单侧多见。

(一)护理评估

1.健康史

评估患者是否患沙眼、泪道损伤、慢性鼻炎、鼻中隔偏曲、鼻息肉、下鼻甲肥大等疾病，了解患者的卫生习惯、生活环境，是否经常用不洁手帕揉眼睛等。

2.身体状况

溢泪为主要症状。检查可见内眦部皮肤潮红、糜烂、粗糙及湿疹、内眦部结膜充血。用手指挤压泪囊区皮肤有大量黏性或黏脓性分泌物自泪小点溢出。泪道冲洗时，有冲洗液、脓液自上泪小点反流。慢性泪囊炎分泌物中含有大量致病菌，可定期或不定期向结膜囊内排放细菌，使结膜囊长期处于带菌状态。如果发生角膜上皮损伤或施行内眼手术，可导致角膜炎或化脓性眼内炎，对眼球造成严重的潜在威胁，故在内眼手术前对病灶要预先处理。

当并发急性感染成为急性泪囊炎时，患眼充血、流泪，有脓性分泌物。泪囊区皮肤红肿、触之坚硬、疼痛加剧，炎症可扩展到眼睑、鼻梁部及面颊部，甚至可引起蜂窝组织炎。严重时可伴恶寒、发热等全身症状。

3.心理-社会状况

患者因长期溢泪、治疗效果不佳可出现自卑、烦躁心理。

4.辅助检查

可行泪道冲洗术、X线碘油造影等方法了解泪道阻塞的部位。

5.诊断与治疗要点

(1)根据病史和典型体征诊断不困难。采用泪道冲洗术、X线碘油造影等方法了解泪道阻塞的部位有助于诊断，也可取泪道分泌物做细菌培养和药物敏感试验帮助选择有效的抗生素。

(2)抗生素眼药水点眼，以控制感染；泪道冲洗与探通；泪道冲洗每周2次，冲洗无脓时可行泪道探通术、泪道激光手术、鼻泪道置管术等；以上治疗无效时可行鼻腔泪囊吻合术，无法吻合时行泪囊摘除术。

(二)护理问题

1.舒适改变：溢泪

与泪囊慢性炎症有关。

2.潜在并发症

角膜外伤、内眼手术时可发生角膜溃疡或化脓性眼内炎。

3.知识缺乏

缺乏慢性泪囊炎对眼球潜在危害性的认识及相关的防护知识。

(三)护理措施

1.一般护理

(1)行鼻腔泪囊吻合术患者术后取半卧位,有利于伤口渗血和积液的引流。

(2)手术当天勿进食过热饮食,以免出血,饮食以半流质饮食为宜。

(3)注意眼部清洁卫生,保持伤口清洁干燥。

2.病情观察

如果慢性泪囊炎患者泪囊区突然发生红、肿、疼痛及压痛,提示有慢性炎症急性发作;鼻腔泪囊吻合术患者,注意观察鼻腔填塞物有无脱落、鼻腔有无出血,出血量较多者,可行面颊部冷敷。嘱患者勿牵拉鼻腔填塞物及用力擤鼻。若有鼻腔出血流入口咽部时,应嘱其将血液吐出勿咽下,以便观察出血量,并通知医生,给予及时处理。

3.治疗配合

(1)遵医嘱指导患者正确滴眼药:每次滴眼药前,先用手指按压泪囊区,排空泪囊内的分泌物后,再滴抗生素眼药水,每天4～6次,利于药物吸收。

(2)冲洗泪道与探通:遵医嘱用生理盐水加抗生素行泪道冲洗,每周2次,冲洗后注入抗生素加糖皮质激素混合液。脓液消失后可遵医嘱行泪道探通术。对多次探通无效者,可考虑手术治疗。

(3)手术护理

1)解释手术过程,鼻腔泪囊吻合术是将泪囊和中鼻道黏膜通过人造的骨孔吻合起来,使泪液经吻合孔流入中鼻道,可解除泪道阻塞,使炎症消退;行泪囊摘除术者,应向患者及家属说明,手术可以消除病灶,但仍可能不能消除泪溢症状。

2)术前3天滴用抗生素眼药水、冲洗泪道。

3)术前1天用1%麻黄碱液滴鼻,以收缩鼻黏膜,利于引流。

4)术后第3天开始遵医嘱冲洗泪道,连续冲洗泪道并保持泪道通畅。

4.心理护理

向患者及家属解释手术的目的,如向行鼻腔泪囊吻合术及泪囊摘除术患者介绍慢性泪囊炎对眼球潜在的危害性,说明通过抗生素药物治疗只能减轻症状、控制炎症,手术是消除病灶的根本方法,介绍术前、术中、术后的注意事项和预后的一般情况,使其心理上有所准备、消除患者紧张及恐惧心理,帮助患者以最佳心理状态主动配合治疗。

(四)健康教育

(1)指导患者用手指压迫泪囊区排空泪囊内的分泌物后,再滴用抗生素眼药水。

(2)向患者及其家属介绍慢性泪囊炎的潜在危害,指导其积极治疗,以预防角膜炎及眼内炎。

第五节　黄斑部病变

一、中心性浆液性脉络膜视网膜病变

中心性浆液性脉络膜视网膜病变，多见于青年及中年男性，多为单眼发病，有自愈和复发倾向。

1.病因

病因不详，精神紧张、情绪激动、感染、过敏、脉络膜静脉引流障碍、热调节功能衰竭均能促发本病。上述因素能使脉络膜毛细血管渗透性改变，色素上皮受损，破坏了血-视网膜外屏障，渗出液通过 Bruch 膜进入视网膜色素上皮下形成色素上皮层脱离，久之发生变性，细胞间的紧密连接受损。色素上皮屏障缺损时，浆液便进入视网膜下间隙。毛细血管的渗漏也可通过色素上皮细胞的损害进入视网膜下间隙。

2.临床表现

主要表现为中心视力减退，视物变形，患者自觉在注视点中央有一团暗影，呈灰色或暗红色，偶尔为紫色或绿色，如反复发作，可遗留永久性视力障碍，但从不失明。早期眼底黄斑部水肿，呈圆形或椭圆形，范围为 1～2 个视盘直径，略隆起，颜色发暗，边缘清楚，与健康的视网膜交界处常有一反光轮或反光轮反光弧，黄斑中心凹光反射模糊或消失，在水肿边缘区的视网膜血管可呈现痉挛性弯曲。水肿发生 3～4 周后，黄斑区常有黄白色渗出小点或细碎的渗出物，少数病例可有暗红色小出血点，一般经过 1～3 个月后病变转入恢复阶段，水肿和渗出物逐渐吸收，可不留任何痕迹，但也可遗留不规则尘状色素沉着，中心凹光反射重现，视力提高或完全恢复。

眼底荧光血管造影检查有三种情况：

(1)色素上皮脱离：在动脉前期或动脉早期即有荧光，勾划出脱离范围，随造影的时间过程逐渐增强其亮度，持续到造影后期，但其大小，形态始终不变。脉络膜荧光消失后仍然清晰可见。

(2)色素上皮脱离伴神经上皮脱离：见于静脉后期荧光素从色素上皮脱离区的四壁向外呈墨渍样扩散(扩散型)，或漏入视网膜脱离区内；有如倒转的烟囱在冒烟(喷出型)，不久形成一片境界不清的荧光区。

(3)单纯的神经上皮脱离：在动脉期可见到一个或多个荧光点，随时间的延长，以扩散或喷射的形式逐渐扩大，在十几分钟后渗漏范围可达高峰，并可持续数小时之久。

3.治疗

本病 80%～90%自愈。对本病早期有色素上皮脱离者，经荧光造影发现渗漏点时可采用激光凝固封闭。

二、中心性渗出性脉络膜视网膜病变

中心性渗出性脉络膜视网膜病变又称 Rieger 中心性视网膜炎、青年男性出血性黄斑病变。本病为发生于黄斑部及其周围的孤立的渗出性脉络膜视网膜病灶，伴有视网膜下新生血管及出血。临床上并不少见，一般为单眼发病，年龄多在50岁以下。以视力减退、有中心暗点及视物变形为主要症状。病程半年至1年，半数2年内自行缓解，不扩大。

1.病因

原因不明。目前认为是黄斑部视网膜下有新生血管长人所致，它来源于脉络膜。病理改变为肉芽肿性炎症。

2.临床表现

中心视力减退，有中心暗点，视物变形。眼前节及玻璃体无炎性改变。眼底在黄斑部有黄灰色渗出性病灶及出血，圆形或椭圆形，边界不清，微隆起，大小为1/4～3/2视盘直径(PD)。

以IPD以下为多见。病灶边缘处有弧形或环形出血，偶有呈放射形排列的点状出血。病灶外周有一色素紊乱带。不少病例合并盘状视网膜浅脱离，有的四周还有硬性脂类渗出。病变大多以中央凹为中心，半径为IPD的范围内。病程末期，黄斑区形成黄白色瘢痕。荧光眼底血管造影检查，在动脉早期或动脉期，相当于渗出灶处有颗粒状、花边状等多种形态的新生血管网。出血区遮蔽荧光，出血上缘有透风荧光区。后期新生血管有荧光素渗漏形成强荧光区。

3.治疗

药物治疗无效，激光光凝是目前治疗脉络膜新生血管的有效方法。在活动期，病灶位于黄斑中心1/4PD以外者，可行激光治疗。

三、老年黄斑变性

老年人致盲的主要原因之一，好发于60岁以上，常为双眼先后发病。无性别倾向，中央视力丧失很严重。

1.病因

(1)渗出型老年黄斑变性(又称为“湿性”老年黄斑变性)：由于年龄增长或其他因素，色素上皮下有沉淀物堆积，Bruch膜变性，色素上皮和Bruch膜之间的正常黏着性减低。从脉络膜来的新生血管通过损害的Bruch膜进入色素上皮下，因而造成了色素上皮的渗出性和出血性脱离。黄斑呈灰黑色圆形或卵圆形不规则的隆起斑块，其范围多在1～3PD，此时易被误诊为脉络膜黑色素瘤。严重时出血还可穿出视网膜达玻璃体内。随着病变的延续，视网膜下的血液和渗出物可以崩解，吸收和机化。色素上皮发生变性、化生和增生，并有视网膜的退行性变。病变区呈黄白色或灰白色，同时纤维组织增生形成白色瘢痕。

(2)萎缩型老年黄斑变性(又称为“干性”老年黄斑变性)：由于视网膜色素上皮及脉络膜毛细血管的萎缩，脉络膜的玻璃膜增厚，导致黄斑区萎缩变性。

2.临床表现

早期有视物变形，视力逐渐减退，数年之后中心视力丧失。

3.护理

老年黄斑变性患者如需行激光光凝治疗者。对患者需要进行以下健康教育。

(1)注意劳逸结合、生活有规律，积极参加体育锻炼，增强体质、预防感冒，减少葡萄膜炎复发。

(2)保持情绪稳定、心情舒畅：树立战胜疾病的信心，积极配合治疗，促使疾病的康复。

(3)饮食宜营养丰富、低脂、低胆固醇,多吃新鲜水果、蔬菜等丰富维生素食物,少吃海鲜等高蛋白食物。少吃煎、炸、辛辣等食物,不吸烟、不喝酒。

(4)健康指导:合并全身疾病的患者,要继续内科系统治疗。糖尿病、高血压患者,定期检查血糖、血压,控制血糖、血压至正常范围,戒烟、戒酒,养成良好的生活习惯。定期来医院检查眼底。

第六节　斜视

一、共同性斜视

共同性斜视是指眼球呈偏斜位,两眼不能同时注视一个目标,而眼外肌及其神经支配无器质性病变的一类斜视,眼球运动无障碍,注视任何方向其偏斜度不变,无复视及代偿头位。根据眼位偏斜方向的不同可分为共同性内斜视和共同性外斜视两类。共同性内斜视是儿童斜视中最常见的类型,又可分为调节性、部分调节性和非调节性内斜。共同性外斜视包括间歇性外斜视和恒定性外斜视。

(一)病因和发病机制

1.调节因素

调节和集合不协调可引起斜视。远视眼经常使用调节,引起过度集合,可发生共同性内斜;近视眼一般不用调节,集合常不足,可发生共同性外斜。

2.融合功能障碍

双眼视力相差较大时,可阻碍双眼融合功能发育,若发生在婴幼儿时期,由于不能双眼注视,容易出现斜视。

3.中枢神经因素

中枢神经控制失调,眼外肌力量不平衡,导致斜视。

4.肌肉解剖因素

眼外肌先天解剖异常、附着点位置异常等可发生斜视。

5.遗传因素

部分患者有斜视家族史,可能为多基因遗传。

(二)临床表现

主要表现为一眼向一侧偏斜,眼球各方向运动正常,各个方向斜视度基本相等,无复视和代偿头位,多伴有屈光不正和弱视,第一斜视角(健眼注视时斜视眼的偏斜角度)等于第二斜视角(斜视眼注视时健眼偏斜的角度)。

(三)辅助检查

常用的检查方法有遮盖试验、角膜映光法、三棱镜法和同视机检查等,可以确定斜视类型和斜视度数。

1.遮盖试验

包括交替遮盖试验和遮盖-去遮盖试验,交替遮盖试验用于检测有无斜视,遮盖-去遮盖试验可鉴别隐斜和显斜,如再加棱镜于眼前(镜尖指向斜视方向),逐渐增加度数,直到交替遮盖双眼不再有移动为止,还可测量斜视的棱镜度。

2.角膜映光法

是测定斜视角最简单常用的方法。检查者面对患者,于患者眼前 33cm 处持一灯光,令其注视并观察角膜上反光点的位置,反光点在角膜中心外侧为内斜,在中心内侧为外斜。角膜反光点在瞳孔缘处为 10°～15°,角膜缘处约 45°,位于瞳孔缘与角膜缘之间的中点时为 25°～30°。

3.三棱镜法

让患者注视视标,将三棱镜置于斜眼前,调整三棱镜度数,使角膜反光点位于角膜中央,此时所需的棱镜度数即患眼的斜视度数。

4.同视机检查

可精确测量斜视的度数,还可进行双眼视功能训练。

(四)治疗要点

斜视一经确诊即应治疗。研究表明,2 岁左右早期矫正斜视预后较好,年龄越大,感觉恢复的异常困难。外斜视即使在年龄较大时手术,也有恢复双眼视觉功能的机会,但发病早的内斜视如果未能在 5 岁前双眼视觉发育尚未完成时矫正眼位,则几乎不能恢复双眼视觉功能。

1.共同性内斜视

(1)调节性内斜视患者多有较高度数的远视,应采用阿托品充分麻痹睫状肌后验光,对远视完全矫正可使眼位正常。伴有弱视者应同时治疗弱视和训练双眼视功能。

(2)部分调节性内斜视首先应矫正屈光不正,同时治疗弱视,由于部分斜视由解剖异常等非调节因素引起,故矫正调节因素所致的斜视部分后,残留内斜应手术矫正。

(3)非调节性内斜视主要通过手术治疗,对伴有弱视者应先治疗弱视。

2.共同性外斜视

(1)间歇性外斜视包括非手术治疗和手术治疗。非手术治疗适于斜视轻的患者,一般斜视度应小于 20°,黄斑中心凹抑制不严重且年龄较小,主要是矫正近视,近视矫正可促进调节集合功能,刺激调节性集合控制外斜,伴有弱视者应同时进行弱视治疗。集合训练对间歇性外斜视可有一定的效果。非手术方法无效可考虑手术治疗。手术的目的不仅在于改善外观,同时能减少其他视觉疲劳症状,有益于建立良好的双眼视功能,手术原则多数主张行双外直肌后徙为主。

(2)恒定性外斜视通常需要手术治疗,其方法和矫正的量同间歇性外斜。若一眼视力较低,有弱视时,应先治疗弱视。

(五)护理措施

1.心理护理

向患者及其家属解释疾病相关知识、治疗方法和预后的信息,增强治疗信心。

2.手术的护理

(1)术前护理:对于需全麻手术的患儿,教会家长所有全麻术前的准备工作,做好充分的术前准备,配合手术顺利进行。对于局麻手术的患者,教会患者术前准备工作,告知注意事项。

(2)术后护理:全麻术后应注意观察患者的血压、心率等生命体征变化,注意观察患者伤口情况，增加营养摄入，提高自身免疫力，促进伤口恢复。

(六)健康指导

1.对于使用阿托品散瞳验光患儿，应向其家长讲述阿托品的具体用法，并告知使用后有持续约 3 周时间的畏光和视近模糊情况，避免患者和家长产生不必要的紧张和担忧。

2.对于戴镜治疗的患者，应强调持续戴镜的重要性，不可脱脱戴戴。

3.对于有弱视的患者，应向患者及其家长详细讲解弱视治疗的措施和注意事项，鼓励其坚持规范训练。

4.保持身心健康，生活有规律，锻炼身体，增强体质。

5.对于斜视手术的患者，指导患者按医嘱用药，定期随访。

二、麻痹性斜视

麻痹性斜视是指一条或一条以上的眼外肌发生麻痹，眼球向麻痹肌作用相反的方向偏斜。

(一)病因和发病机制

凡能使眼外肌或支配眼外肌的神经分支或神经核遭受损害的眼局部、颅内及全身疾病如颅内或眶内的炎症、肿瘤，颅脑或眼眶外伤、脑血管意外，白喉杆菌、肉毒杆菌、病毒等感染等，都可以引起眼外肌麻痹而导致麻痹性斜视。

(二)临床表现

1.眼球运动有障碍且向麻痹肌作用的相反侧偏斜，第二斜角大于第一斜角。外界物体的影像落在视网膜非对应点上从而呈现复视与视混淆，可出现眩晕、头痛、恶心、呕吐、步态不稳等症状，复视有水平向的同侧与交叉复视、垂直复视、旋转性复视。

2.为了克服或减轻复视症状，患者常表现代偿性头位。水平肌麻痹时，患者常将脸转向麻痹肌行使作用的方向。例如右眼外直肌麻痹时，患者习惯将头面部向右转，右眼内直肌麻痹患者习惯将头面部向左转以减少复视。垂直肌麻痹时代偿头位比较复杂，有面部转位、头后仰或低下以及头向肩部倾斜等。

(三)辅助检查

明显的眼外肌麻痹患者，可用眼球六个方位的运动来判断哪条眼外肌麻痹。红波片试验法和 Parks 三步法是常用的比较精确的检查麻痹性斜视的方法。

1.红波片试验法

患者右眼前置红玻片，注视前方 1m 处的灯光，确定复像是水平抑或垂直性，交叉抑或同侧性。对于水平性复视，若红光在放置红波片右眼的一侧，白光在左眼一侧，此即同侧性复视，表示眼球向内偏斜，是外直肌麻痹的结果。若红光在左眼一侧，白光在右眼一侧，则为交叉性复视，表示一眼向外偏斜，是内直肌麻痹的结果。对垂直性复视，将灯光向上下方移动，根据出现复像距离最大的位置确定麻痹肌肉。

2.Parks 检查法

是诊断垂直肌麻痹的有效方法，分为三步：①找出第一眼位时哪一只眼为高位眼，可利用角膜映光法或遮盖去遮盖试验确定。②双眼做水平转动，明确右转时还是左转时的垂直偏斜大。③Bielschowsky 试验：将患者头分别向两肩倾斜，看向哪侧倾斜时斜角更大。根据以上三步骤即能确定麻痹肌。

(四)治疗要点

1.去除病因

如颅内肿瘤应先行肿瘤切除等。

2.辅助治疗

可用维生素 B_1、维生素 B_{12}、能量合剂、血管扩张剂及适量激素类药物。

3.针灸疗法及理疗。

4.发病原因

已去除,经保守治疗 6 个月后麻痹肌功能仍不恢复或仅部分恢复者,可考虑手术治疗。手术的原则是减弱麻痹肌的拮抗肌,矫正不足可再减弱对侧眼的配偶肌。加强麻痹肌手术疗效较差。10°以内斜视可配戴三棱镜矫正。

(五)护理措施

1.心理护理

向患者及其家属解释疾病相关知识、治疗方法和预后的信息,增强治疗信心。应告知患者术后复视仍有可能存在,使患者和家属对手术有客观的认识。

2.手术的护理

(1)术前护理:做好术前准备,眼部滴抗生素眼药水。对于需全麻手术的患儿,按全麻术前护理常规。

(2)术后护理:全麻者按全麻术后护理常规。用消毒眼垫包眼,防止污染。对于仍有复视的患者,可告诉其采用暂时遮盖一眼的方法,以消除因复视引起的全身不适。

(六)健康指导

1.对于有感冒、脑炎、颅内肿瘤、高血压、糖尿病或外伤等疾病者,应积极治疗,消除引起麻痹性斜视的病因。

2.对于有弱视的患者,应向患者及其家长详细讲解弱视治疗的措施和注意事项,鼓励其坚持规范训练。

3.保持身心健康,生活有规律,锻炼身体,增强体质。

4.对于斜视手术的患者,指导患者按医嘱用药,定期随访。

第七节 弱视

弱视指眼本身无器质性改变,矫正远视力在 0.8 或以下者。

一、病因和发病机制

弱视可以分为以下类型,其发病机制分别为:

(一)斜视性弱视

斜视患者由于物像在两眼不落到正常视网膜对应点上,引起复视和视混淆,大脑主动抑制斜视眼传入的视冲动,黄斑功能长期被抑制而形成弱视是最常见的类型,好发于共同性单眼性斜视。

(二)屈光参差性弱视

两眼屈光差别明显,一般在2.50D以上,致两眼视网膜成像大小不等,融合困难。屈光不正较重的一眼受到抑制,功能得不到发育形成弱视。

(三)屈光不正性弱视

多为双眼,有较高度的远视、近视或散光。因外界物像不能准确聚焦在黄斑区中心凹,视觉细胞不能受到充分的刺激而引起弱视。

(四)形觉剥夺性弱视

在婴幼儿期,由于角膜混浊、先天性或外伤性白内障,上睑下垂或遮盖一眼过久,限制了充分的视觉感知输入,视功能发育受到障碍而发生弱视。

二、临床表现

(一)视力差

其最佳矫正视力≤0.8,达不到该年龄段的正常视力,中重度弱视者常伴有斜视和眼球震颤。弱视按程度分为:①轻度弱视,矫正视力0.6～0.8。②中度弱视,矫正视力0.2～0.5。③重度弱视,矫正视力≤0.1。

(二)拥挤现象

对排列成行的视标分辨力较单个视标差,对比敏感度功能降低。

(三)异常固视

弱视眼可有固视不良,多为旁中心注视等。

(四)双眼单视功能障碍

三、辅助检查

视觉诱发电位表现为潜伏期延长,波幅下降。

四、治疗要点

一旦确诊为弱视,应立即治疗,否则年龄超过视觉发育的敏感期,弱视治疗将变得非常困难。弱视的疗效与治疗时机和患者的依从性有关,发病越早,治疗越晚,患者依从性越差,疗效越差。

(一)原发疾病的治疗

如先天性白内障、上睑下垂等应尽早手术矫治。

(二)屈光矫正

多数弱视患儿存在屈光不正,首先应进行屈光矫正,配戴合适的眼镜或隐形眼镜。

(三)中心注视性弱视

常采用以下治疗方法:①遮盖法:是治疗弱视的主要和最有效的方法。主要遮盖视力较好一眼,即优势眼,强迫弱视眼注视,提高弱视眼的固视能力和提高视力。遮盖眼必须严格和彻底,应避免患者偷看而影响疗效。一般3岁左右健眼遮盖3d,去除遮盖1d。5岁左右每次遮盖健眼1周后解除遮盖1d。6足岁以后每次遮盖健眼2周后去除遮盖1d。具体遮盖时间及程度还应根据双眼视力相差情况、患儿年龄大小作适当调整。②压抑疗法。③视刺激疗法。

(四)旁中心注视性弱视

治疗目的是要把注视性质转变为中心性注视后,再按照中心性注视的弱视进行治疗。

①传统遮盖。②后像疗法。③红色滤光片疗法:海丁格刷训练。对于弱视的治疗应根据患儿情况,结合以上各种疗法,采用综合治疗,才能提高疗效,缩短疗程。如在戴矫正眼镜的基础上,遮盖优势眼,配合视刺激疗法治疗及精细的家庭作业等。

五、护理措施

(一)心理护理

向患者及其家属解释弱视相关知识、治疗方法和预后的信息,增强治疗信心,主动配合进行弱视治疗。

(二)饮食

多食富含蛋白质、维生素的食品,如新鲜水果、蔬菜、动物肝脏、鱼、蛋等。

(三)病情观察

观察视力和屈光度改变。

六、健康指导

1.儿童视觉发育的关键期为0～3岁,敏感期为0～12岁,双眼视觉发育6～8岁成熟。因此弱视的治疗效果和患者开始治疗年龄密切相关,年龄越小,效果越好,一般6岁以前效果较好,12岁以后效果差,因此,应尽早发现,早期治疗。

2.应向患者及其家长详细讲解弱视治疗的措施和注意事项,鼓励其坚持规范训练,应定期复诊。复诊时间根据患儿年龄确定,年龄越小,复诊间隔时间越短。1岁儿童复查间隔为1周,2岁儿童复查间隔时间为2周,4岁儿童复查间隔才能为1个月。

3.有研究表明:7d不恰当的单眼遮盖就可以形成不可逆弱视。因此用遮盖法治疗时,需密切观察被遮盖眼视力的变化,避免被遮盖眼发生遮盖性弱视。因为弱视治疗易反复,双眼视力平衡后,要逐步减少遮盖时间慢慢停止遮盖治疗,以使疗效巩固。

4.除常规遮盖外,还应让患者用弱视眼做精细目力训练。

5.弱视患者多伴有屈光不正,应该在戴镜矫正下进行弱视训练。

6.保持身心健康,生活有规律,锻炼身体,增强体质。

第九章　心胸外科疾病的护理

第一节　乳腺疾病

一、解剖和生理概要

成年女性乳房是两个半球形的性器官，位于胸大肌浅表，第 2 至第 6 肋骨水平浅筋膜的浅、深层之间。乳头位于乳房中心，周围皮肤色素沉着区称为乳晕。乳房外上方乳腺组织向腋窝延伸形成乳腺腋尾部。

乳腺由 15～20 个腺叶组成，每个腺叶分成若干个腺小叶。腺小叶作为乳腺的基本单位，由小乳管和腺泡构成。各个腺叶导管(称为大乳管)呈发射状向乳晕集中，开口于乳头。大乳管靠近开口的 1/3 段略为膨大，是乳管内乳头状瘤的好发部位。腺叶、腺小叶和腺泡间有结缔组织间隔，腺叶间有许多与皮肤垂直的纤维束，上连浅筋膜浅层，下连浅筋膜深层，称为Cooper韧带(又称乳房悬韧带)，具有支持、固定乳房的作用。

乳腺是许多内分泌腺的靶器官，其生理活动受垂体前叶、卵巢和肾上腺皮质等激素影响。妊娠和哺乳期乳腺明显增生，腺管延长，腺泡分泌乳汁；哺乳期后，乳腺又处于相对静止状态。育龄期妇女在月经周期各阶段，乳腺的生理状态随激素水平而呈周期性变化。绝经后乳腺逐渐萎缩，由脂肪组织所代替。

乳房的淋巴网极为丰富，其淋巴液输出主要有 4 条途径：①乳房大部分淋巴液沿胸大肌外缘淋巴管流至腋窝淋巴结，再流向锁骨下淋巴结，再至锁骨上淋巴结。②乳房内侧部分淋巴液通过肋间淋巴管流向胸骨旁淋巴结。③乳房深部淋巴网沿腹直肌鞘和肝镰状韧带，进入肝脏。④两侧乳房间皮下有交通淋巴管，一侧乳房淋巴液可流向另一侧。

二、乳房检查

女性乳房检查时，室内光线明亮，患者端坐，充分暴露两侧乳房。

(一)视诊

观察两侧乳房的大小、外形是否对称，有无局限性隆起或凹陷；乳房皮肤有无发红、水肿和橘皮样改变；乳房浅表静脉有无扩张；两侧乳头是否于同一水平。若乳头上方有肿瘤，乳头可被牵向上方而至两侧乳头高低不一。乳房发育不良可致乳头内陷，如果近期一侧乳头出现内陷，则有临床意义。另外，还应观察乳头有无糜烂、破溃及溢液，乳晕有无水肿等。

(二)扪诊

患者端坐，两臂自然下垂；对于乳房肥大、下垂的患者可取平卧位，肩下垫小枕。扪诊宜在月经期后进行。检查者用手指掌面而不是指尖扪诊，还要避免用手指捏乳房组织。检查应先健侧，后患侧，循序对乳房外上(包括腋尾部)、外下、内下、内上各象限及中央区进行全面检查。

扪诊乳房有肿块时，应注意肿块大小、硬度、表面是否光滑、边界是否清楚及活动度。一般情况,良性肿瘤的边界清楚、活动度大;恶性肿瘤的边界不清、质地硬、表面不光滑、活动度小。如果肿块较大,还应检查肿块与深部组织的关系,可嘱患者双手叉腰,使胸肌保持紧张状态。如果肿块活动度受限,表示肿瘤已侵及深部组织。最后轻轻挤压乳头及乳晕区,除哺乳期妇女外,多数乳头溢液为病理性。依次检查4组腋窝淋巴结。检查者面对患者,以右手扪患者左腋窝,左手扪其右腋窝,自上而下滑移扪查中央组淋巴结,继之腋窝前壁胸大肌深面的胸肌组淋巴结,再于患者背后扪查肩胛”下组淋巴结,最后检查锁骨下和锁骨上淋巴结。如果扪及淋巴结,应注意淋巴结的位置、大小、数目、质地及活动度等。

(三)特殊检查

1.乳房X线检查

常用方法有钼靶X线摄片及干板照相。乳腺癌的X线表现是密度增高的肿块影,边界不规则,或呈毛刺征。有时可见密集、颗粒细小的钙化点。

2.B超检查

主要用于鉴别肿块是囊性还是实质性。B超结合彩色多普勒检查可以观察乳房供血,提高诊断的敏感性,对肿瘤的定性诊断有一定价值。

3.活组织病理检查

目前常用细针穿刺抽吸细胞送细胞学检查,多数能得到较肯定的细胞学诊断,但有一定局限性。对于疑为乳腺癌者,应将切除的肿块与周围组织一并进行快速病理检查,而不宜进行切取活检的方法。乳头溢液未扪及肿块者,应作乳腺导管内视镜检查和乳头溢液涂片送细胞学检查。乳头糜烂疑为湿疹样乳腺癌者,应进行乳头糜烂部刮片或印片进行细胞学检查。

四、急性乳腺炎患者的护理

(一)概述

急性乳腺炎多为乳腺的急性化脓性感染,也是产后妇女哺乳期常见的疾病,多见于初产妇,产后3～4周容易发生。

1.病因

除与产妇生产后全身抗感染能力下降有关外,还与下列因素有关。

(1)细菌入侵:致病细菌以金黄色葡萄球菌为主,其次为链球菌。感染的途径有:④细菌直接由乳头表面的破损、皲裂处侵入。②产妇在喂乳时,婴儿含乳头而睡或婴儿患口腔炎等有利于细菌直接侵入乳管,上行到腺小叶。

(2)乳汁淤积:乳汁淤积有利于入侵细菌的生长繁殖。乳头发育不良(过小或内陷)妨碍哺乳;乳汁过多或婴儿吸乳少,以致乳汁不能完全排空或乳管不通畅而影响乳汁排出。

2.转归

不,及时治疗可形成乳房脓肿。

(二)护理评估

1.健康史

评估有无乳头凹陷、过小或乳管不通等引起乳汁淤积的原因,了解有无乳头破损或皲裂。

2.临床表现

(1)局部表现:患侧乳房胀痛或触痛,局部红肿、发热,脓肿形成时,患部疼痛加剧,搏动性或触痛明显。脓肿可以是单房或多房性。脓肿可向外溃破，也可向深部形成乳房后脓肿，严重者，可并发脓毒症。

(2)全身反应：常伴有寒战、高热等全身中毒症状。

(3)心理状况：多见于初产妇，患者常因不能哺乳而担心婴儿喂养问题，出现精神紧张或焦虑。

3.辅助检查

(1)实验室检查：血常规显示白细胞计数及中性粒细胞比例升高。

(2)超声波检查：脓肿部位较深者，此项检查可明确脓肿的大小和部位，有利于准确切开排脓。

(3)诊断性穿刺：在乳房肿块波动或压痛最明显的部位穿刺进行确诊，抽到脓液表示脓肿已形成，脓液应进行细菌培养及药物敏感试验。

(三)治疗要点

1.局部处理

患侧乳房停止哺乳，改善乳汁淤积，采用抽吸方法促进乳汁经乳头排出；早期热敷、药物外敷或理疗。一旦形成脓肿，应及时切开引流。

2.全身治疗

(1)抗菌药：早期、足量应用抗菌药物。首选青霉素类抗菌药物，也可根据脓液的细菌培养和药物敏感试验结果选用。禁忌使用四环素、氨基糖苷类、磺胺类和甲硝唑等对婴儿有不良影响的抗菌药物。

(2)中药治疗：服用蒲公英、野菊花等清热解毒药物或外敷鱼石脂软膏。

(3)终止乳汁分泌：感染严重、脓肿引流损伤乳管造成乳瘘者应终止乳汁分泌。方法：①口服溴隐亭1.25mg，每日2次，服用7～14日；或已烯雌酚1～2mg，每日3次，2～3日。②肌内注射苯甲酸雌二醇，每次2mg，每日1次，至乳汁分泌停止。③中药炒麦芽，每日60g，水煎服，分2次服用；或冲茶饮，2～3次/日。

(四)主要护理诊断及合作性问题

1.疼痛

疼痛与乳汁淤积、乳腺炎症、肿胀有关。你的不的 2

2.体温过高

体温过高与细菌感染或毒素入血有关。

3.焦虑

焦虑与担心婴儿喂养有关。

4.知识缺乏

缺乏哺乳期卫生及乳腺炎等的预防知识。

5.其他

潜在并发症：脓毒症等。

(五)护理措施

1.一般护理

患乳暂停哺乳,定时用吸乳器吸净或挤净乳汁;用宽松的胸罩托起乳房,以减轻疼痛和肿胀;局部热敷、药物外敷或理疗。饮食应清淡,但应给予营养丰富、易消化的流质或半流质饮食,并嘱患者少食多餐。

2.控制体温和感染

定时监测生命体征,高热者予以物理降温。必要时遵医嘱应用解热镇痛药物或补液;遵医嘱早期、足量应用有效抗生素。

3.脓肿切开引流后的护理

一旦形成脓肿。应及时切开引流。为避免损伤乳管而形成乳瘘,乳房内脓肿应做放射状切口;乳晕下脓肿应沿乳晕边缘做弧形切口;深部脓肿或乳房后脓肿可沿乳房下缘做弧形切口,经乳房后间隙引流,保持引流通畅,定时更换切口敷料。注意观察伤口情况及脓液的量、颜色、气味、性状等。

4.心理护理

鼓励患者说出焦虑原因,正确解答患者的疑问,给患者以安全和信任感,消除紧张情绪;指导患者及家属合理喂养婴儿。

(六)健康教育

1.哺乳前

有乳头内陷者,应于分娩前3～4个月开始每日挤捏、提拉乳头,也可用吸乳器吸引,使乳头外突。习惯性流产者慎用。妊娠后期应经常用温水擦洗乳头。

2.哺乳期

(1)保持局部清清:产妇分娩后第一次哺乳前用温水毛巾清洁乳头和乳晕,忌用肥皂、乙醇等。每次哺乳前、后均需清洁乳头。

(2)养成正确哺乳习惯:应按需定时哺乳,双侧乳房轮流哺乳,一侧乳房吸尽后再吸对侧乳房,如有乳汁淤积,应及时用吸乳器或手法按摩排空乳汁;避免养成婴儿含乳头睡觉的习惯。

(3)乳头破损或皲裂:可暂停哺乳,将乳汁挤出或用吸乳器吸出后哺喂婴儿。症状严重者,可涂抹红霉素软眼膏治疗,待愈合后再行哺乳。

(4)婴儿口腔;保持婴儿口腔卫生,预防或及时治疗婴儿口腔炎症。

五、乳腺癌患者的护理

(一)概述

乳腺癌是女性最常见的恶性肿瘤之一。在我国发病率为23/10万。且呈上升趋势,占全身恶性肿瘤的7%～10%,占乳房肿瘤的80%,在某些大城市已超过子宫颈癌,居于女性恶性肿瘤的首位。本病多见于40～65岁的妇女,少数60岁左右的男性也可发生。

1.病因

乳腺癌的病因尚不清楚,目前认为与下列因素有关。

(1)内分泌因素:如雌激素、孕激素及泌乳素等,其中雌酮及雌二醇与乳腺癌的发病有直接关系。20岁以后发病率迅速上升,45～50岁妇女发病率较高,绝经后发病率继续上升,可能与年老者雌酮含量升高有关。

(2)遗传因素:研究表明,乳腺癌的发病与家族史有关,一级亲属(如生母或同胞姐妹)中有乳腺癌病史者,其发病危险性是普通人群的2～3倍。

(3)月经及生育史:初潮早、绝经年龄晚、不孕和未哺乳等因素可能也是乳腺癌发生的原因。

(4)癌前病变:乳腺小叶上皮高度增生或不典型增生或与乳腺癌发病有关。

(5)环境因素和生活方式:如北美、北欧地区乳腺癌发病率为亚洲地区的4倍。营养过剩、肥胖、高脂肪饮食,可加强或延长雌激素对乳腺上皮细胞的刺激,从而增加发病机会。

2.病理类型

根据乳腺癌的病理特点分型如下。

(1)非浸润性癌:又称原位癌,包括导管内癌、小叶原癌及乳头湿疹样乳腺癌。此型属于早期乳腺癌,预后较好。

(2)早期浸润性癌:包括早期浸润性导管癌、早期浸润性小叶癌。此型仍属早期,预后较好。

(3)浸润性特殊癌:包括乳头状癌、髓样癌、小管癌、腺样囊性癌、黏液腺癌、大汗腺样癌、鳞状细胞癌等。此型分化一般较高,预后尚好。

(4)浸润性非特殊癌:是乳腺癌中最常见的类型,占70%～80%,包括浸润性小叶癌、浸润性导管癌、硬癌、髓样癌、单纯癌、腺癌等。此型一般分化低,预后较上述类型差,但判断预后尚需结合疾病分期等因素。

(5)其他罕见癌或特殊类型乳腺癌:如炎性乳腺癌和乳头湿疹样乳腺癌。炎性乳腺癌多发于青年女性,尤其是在妊娠期或哺乳期。此型癌可在短期内迅速侵及整个乳房,患乳淋巴管网及浅静脉充满癌细胞,表现为患乳明显增大,皮肤充血、发红、发热,同急性炎症表现。癌细胞转移早且广,预后极差,患者常在发病后数月内死亡。乳头湿疹样乳腺癌多发于50岁以上女性,恶性程度低,发展缓慢。初期症状是乳头刺痒、灼痛,呈湿疹样改变,乳头和乳晕皮肤发红、糜烂、潮湿,有时覆有黄褐色的鳞屑样痂皮;揭掉痂皮又出现糜烂面。淋巴结转移较晚。

3.扩散及转移途径

(1)局部浸润:癌细胞沿导管或筋膜间隙蔓延,继而浸润皮肤、胸肌、胸膜等周围组织。

(2)淋巴转移:癌肿向腋窝淋巴结、胸骨旁淋巴结转移至锁骨上下淋巴结。我国各地乳腺癌根治术后的病理结果显示,腋窝淋巴结转移率为60%,胸骨旁淋巴结转移率为20%～30%,后者原发病灶大多数在乳房内侧和中央区。

(3)血行转移:癌细胞可经淋巴途径进入静脉,也可直接侵入血循环而致远处转移,最常见的远处转移部位为肺、骨(椎骨,骨盆、股骨)和肝等部位。好发血行转移是乳腺癌突出的生物学特征,也是乳腺癌防治棘手的难题。

4.临床分期

确定乳腺癌的分期有助于进一步估计病变发展程度、选择合理的治疗方案和正确估计预后。目前常采用国际抗癌联盟(UICC)建议的TNM(T:原发癌瘤,N:区域淋巴结,M:远处转移)分期法,可将乳腺癌分为0～Ⅳ五期。

(二)护理评估

1.健康史

询问患者月经、妊娠、生育史、哺乳情况,既往有无患乳房良性肿瘤,有无乳腺癌家族史。

2.临床表现

(1)乳房肿块:早期表现为患侧乳房出现无痛、单发的小肿块,常是患者无意中发现到医院就诊的主要症状,肿块的质硬,表面不光滑,与周围组织分界不很清楚,活动度差。肿块位于外上象限者最多见。乳腺癌晚期可侵入胸肋膜、胸肌,肿块固定于胸壁而不易被推动。

(2)乳房外形改变:肿瘤逐渐增大,乳房局部隆起。若癌肿侵及 Cooper 韧带,可使其缩短而致表面皮肤凹陷,呈“酒窝征”。癌块继续增大,皮下淋巴管被癌细胞堵塞,引起淋巴回流障碍,皮肤出现“橘皮样”改变。乳头深部癌肿侵及乳管可使乳头内陷。癌细胞侵入大片皮肤出现多个小结节(卫星结节),彼此融合、弥散成片,可延伸至背部及胸壁,致胸壁紧缩呈铠甲状,称铠甲胸,呼吸受限。癌肿侵犯皮肤溃破而形成溃疡,边缘外翻似菜花状,易出血,有恶臭味。

(3)转移征象:淋巴结肿大,最初多见于患侧腋窝,肿大的淋巴结先是少数散在,质硬、无痛、形态不规则、可推动,继之数目增多并融合成团,甚至固定。当腋窝主要淋巴管被癌细胞堵塞,将引起上肢淋巴水肿(橘皮样改变),进一步可致锁骨上淋巴结,甚至对侧腋窝淋巴结肿大。

(4)全身表现:早期不明显,晚期可有乏力、贫血、恶病质及血行转移征,如胸膜转移出现胸痛、气促,椎骨转移出现患处剧痛,肝转移出现黄疸。

3.心理社会状况

患者面对恶性肿瘤对生命的威胁,不确定的疾病预后、乳房缺失所致的外形受损复杂而痛苦的治疗(手术、放疗、化疗、内分泌治疗等)所产生的心理反应;家属尤其是配偶对本病的认知程度及心理承受能力。一定要注意评估患者对疾病及自身形象变化的认识和反应。

4.辅助检查

(1)X 线检查:乳房钼靶 X 线摄片可显示密度增高的肿块影,边界不规则或呈毛刺征。确诊率高达 90%以上。

(2)B 超检查:可清晰显示乳房各层次软组织结构及肿块的形态和质地,能显示直径在 0.5cm以上的乳房肿块。

(3)病理学检查:乳头溢液涂片,细针穿刺细胞学检查、活体组织切片检查等,均能提供诊断依据。最终的确诊依靠组织病理切片检查。

(三)治疗要点

手术是治疗乳腺癌的主要手段,同时辅以化学药物治疗、放射治疗、激素、免疫疗法等综合措施。

1.手术治疗

(1)乳腺癌根治术:切除整个乳房、胸大肌、胸小肌、腋窝和锁骨下淋巴结。该术式适用于Ⅰ期、Ⅱ期乳腺癌。

(2)乳腺癌扩大根治术:在乳腺癌根治术的基础上,同时切除胸廓内动、静脉及胸骨旁淋巴结。

(3)乳腺癌改良根治术:切除整个乳房,保留胸大肌和胸小肌或保留胸大肌切除胸小肌。

该术式保留了胸肌，术后对胸部外观影响较小，是目前常用的手术方式，最适用于Ⅰ期乳腺癌。

(4)全乳房切除术：切除包括腋尾部及胸大肌筋膜的整个乳腺。该术式适用于原位癌、微小癌或年老体弱不能耐受根治性切除者。

(5)保留乳房的乳腺癌切除术：完整切除肿块加腋窝淋巴结清扫。术后必须辅助放疗或化疗。

2.化学药物治疗

是一种必要的全身性辅助治疗，可提高手术治疗效果和患者生存率。化疗应在术后早期开始，一般主张联合用药。常用的药物有CMF(环磷酰胺、氨甲蝶呤、氟尿嘧啶)方案、CAF(环磷酰胺、多柔比星、氟尿嘧啶)方案、ACMF(多柔比星、环磷酰胺、氨甲蝶呤、氟尿嘧啶)方案等。治疗期不宜过长，以6个月左右为宜。

3.放射治疗

是局部治疗的重要手段之一，以减少局部复发率，根据情况可在手术前或手术后进行。早期乳腺癌确无淋巴转移的患者，不必进行放射治疗。

4.内分泌治疗

不良反应比化学治疗少，疗效较持久，凡不宜手术或放射治疗的原发晚期乳腺癌、雌激素受体含量高者，可单独或合并内分泌治疗，可采用以下方法。

(1)去势治疗：绝经前患者可手术切除或X线照射卵巢，消除卵巢功能。

(2)抗雌激素治疗：绝经后患者应用雌激素拮抗剂他莫昔芬(三苯氧胺)，以抑制肿瘤生长，降低乳腺癌手术后复发和转移，减少对侧乳腺癌的发生率；主张每日口服20mg，持续3～5年。

(四)主要护理诊断及合作性问题

1.焦虑/恐惧

焦虑与担心麻醉、手术中的危险、预后、手术后乳房缺失致形体改变有关。

2.疼痛

疼痛与手术、癌肿压迫及转移有关。

3.自我形象紊乱

自我形象紊乱与乳房切除后失去女性第二性征、化疗后引起的脱发等有关。

4.躯体活动障碍

躯体活动障碍与手术、术后患侧上肢淋巴水肿、手术瘢痕挛缩等有关。

5.其他

潜在并发症：皮瓣下积液、皮瓣坏死、感染、术侧上肢水肿、气胸等。

(五)护理措施

1.术前护理

(1)饮食护理：术前加强营养，给予高热量、高蛋白质、高维生素及易消化饮食，以提高患者对手术的耐受能力和减少手术后并发症。术前8～12小时禁食，4～6小时禁水。

(2)皮肤准备：按手术要求认真备皮，应上至锁骨上部，下至脐水平，两侧至腋后线，包括同侧上臂和腋窝部，需植皮者同时做好供皮区的准备。备皮时注意仔细操作，避免割伤(尤其是腋窝)。

(3)其他:术前按医嘱交叉配血,禁饮食,并做药物过敏试验,插导尿管,有感染的患者控制感染。

2.术后护理

(1)体位:根据麻醉方式选择合适的体位,血压、脉搏平稳后改为半卧位,以利于呼吸和引流。

(2)饮食护理:患者术后6小时无麻醉反应可给予正常饮食,并注意营养的补充,以利于患者术后恢复。

(3)病情观察:观察生命体征的变化。观察术侧上肢远端的感觉、运动及血液循环情况,若出现皮肤青紫、皮温降低、脉搏不能扪及,提示腋部血管受压,应及时调整胸带或绷带的松紧度。

(4)伤口护理:乳腺癌切除术后伤口用厚敷料加压包扎,使胸壁与皮瓣贴紧,防止皮瓣下积血、积液;应观察切口敷料有无渗血、渗液,一般术后第3~4日更换敷料,若有皮瓣下积血、积液,可行穿刺后加压包扎;保持皮瓣血供良好,观察皮瓣颜色及创面愈合情况,正常皮瓣的温度较健侧略低,颜色红润,并与胸壁紧贴,若皮瓣颜色暗红,提示血液循环欠佳,若有皮瓣坏死,应剪除坏死的痂皮、定时换药,待其自行愈合,不能愈合者予以植皮。

(5)引流管护理:皮瓣下留置的引流管应接负压吸引,应定时挤捏引流管,防止管道受压、折曲,保持引流通畅和有效,观察引流液的性质和量,定时更换引流袋。一般术后3~5日,引流液量24小时10~20ml或以下,皮瓣下无积血、积液,可拔除引流管。

(6)预防术侧上肢水肿:指导患者保护患侧上肢,坐位或立位术侧手臂适当抬高,平卧位用软枕垫高整个上肢,下床活动时用吊带托或用健侧手将患肢抬高放于胸前,需他人扶持时只能扶健侧,避免患肢下垂过久;禁止在术侧上肢测血压、抽血或做静脉注射;指导患者进行术侧手部、腕部、肘部及肩部活动,也可做按摩。发生水肿时,可用弹性绷带包扎或佩戴弹力袖。

(7)功能锻炼:重点是术侧上肢功能锻炼。术后24小时内开始活动手指及腕部,可做伸指、握拳、屈腕等锻炼;术后3日内,肩关节绝对制动;第4日开始活动肘关节;第5~7日可做肩关节伸屈活动,但不可外展;第10~12日进行全范围的肩关节活动。伤口愈合后,指导患者循序渐进地增加肩部功能锻炼,如做手指爬墙运动、转绳运动、用患侧手梳头或经头顶摸对侧耳郭等动作。

3.心理护理

术前帮助患者建立战胜癌症的信心,使患者相信切除一侧乳房不会影响正常的家庭生活、工作和社交,并告知今后乳房重建的可能。对已婚患者,应同时对其丈夫进行心理辅导,取得丈夫的理解、关心和支持,帮助患者以良好的心态接受手术。术后继续给予患者及家属心理上的支持,诱导正向观念,取得患者术后合作。

(六)健康教育

1.做好防癌教育

教育女性适龄结婚(23岁以后)、适龄生育(24~30岁)、母乳喂养;控制体重、改变高脂饮食习惯;积极治疗乳腺良性疾病。

2.普及乳房自我检查知识

30岁以上女性应每月对乳房进行自我检查，时间最好选择在两次月经之间，此时乳房最松弛，病变最容易被检出；已绝经者应每月固定同一时间检查；乳房切除术后患者，应每月行对侧乳房检查，并注意手术侧局部有无复发征象。乳房自我检查前应先脱去上衣，然后进行自我检查。

（1）视诊：两臂上举，观察两侧乳房是否对称，有无局部隆起；两侧乳头是否同高、有无回缩、凹陷、偏斜等；乳头、乳晕有无糜烂、结痂、溃疡等；乳房皮肤有无异常改变。两臂下垂，再次观察上述情况。

（2）触诊：仰卧位，肩胛下垫薄枕，一侧手置于枕后，另一只手用手指掌面按照内上、内下、外下、外上（包括尾部）、中央（乳头、乳晕）的顺序触摸乳房，不要用手指抓捏，若触及肿块，应注意其大小、质地、活动度，有无压痛，表面是否光滑等。同样方法检查对侧。用拇指和示指捏挤乳头，观察有无异常溢液或分泌物。最后，置于枕后的手臂放回身体侧方，用对侧手触摸腋窝淋巴结有无肿大，两侧交替检查。

3.保护患肢，功能锻炼

出院后不宜在患侧上肢测量血压、行静脉穿刺，避免皮肤破损，减少感染的发生，防止肢体肿胀。乳腺癌根治术后者，应继续肩关节功能锻炼。避免用患侧上肢搬、提、拉过重物体。

4.预防复发

因妊娠常促使乳腺癌复发，术后5年内绝对避免妊娠。指导患者按医嘱接受规范的放疗、化疗、激素治疗等；定期到医院复诊。

5.重塑信心

指导患者重塑自信心，为矫正胸部形体的改变，可佩戴塑料泡沫乳罩或行乳房再造术。

六、乳腺囊性增生病

乳腺囊性增生病是由于女性激素代谢障碍，尤其是雌、孕激素比例失调，而导致乳腺组织增生过度和复旧不全。它是妇女的常见病，多发于中年妇女。本病临床表现为周期性乳房胀痛和肿块，一般于月经前疼痛加重，月经来潮后疼痛减轻或消失。主要表现为一侧或双侧乳腺呈弥散性增厚，也可呈局限性改变，甚至分散于整个乳房。肿块呈颗粒状、结节状或片状，大小不一，质韧不硬，增厚区与周围乳腺组织分界不明显。本病病程较长，发展缓慢，主要以对症治疗为主。

七、乳房良性肿瘤

（一）乳房纤维腺瘤

乳房纤维腺瘤是女性常见的乳房良性肿瘤，好发年龄为15～30岁，以20～25岁为高发年龄。本病是乳腺小叶内纤维细胞对雌激素敏感性异常增高所致，可能与纤维细胞所含雌激素受体量和质的异常有关。主要表现为乳房肿块，在月经初潮前或绝经期后很少发生。肿块生长缓慢，多单发，呈圆形或卵圆形，表面光滑、质地较硬，与周围组织无粘连，活动度好。手术切除是治疗本病唯一有效的方法。

（二）乳管内乳头状瘤

乳管内乳头状瘤常见于40～50岁的经产妇，75％发生在大乳管近乳头的壶腹部，瘤体很小,带蒂有绒毛,有较多壁薄的血管,易出血。一般无自觉症状,常因乳头溢液污染内衣而引起注意,溢液常呈血性、暗棕色或黄色液体。治疗以手术为主,常行该乳管及周围的乳腺组织切除术,并进行病理学检查。如果有恶变,应行乳腺癌根治性手术。

第二节　胸部损伤

一、概述

胸部损伤约占全身创伤的1/4,可是单纯的胸壁损伤,也可以伴有重要脏器损伤(如伤及心、肺等),严重可导致呼吸和循环功能衰竭而危及生命。临床上常见的有肋骨骨折、气胸和血胸。根据胸膜腔是否与外界相通,胸部损伤分为闭合性损伤和开放性损伤两大类。

闭合性损伤多由于暴力挤压、冲撞或钝器打击胸部所引起。轻者只有胸壁软组织挫伤和(或)单纯肋骨骨折,重者多伴有胸腔内脏器或血管损伤,导致气胸、血胸。有时还可造成心脏挫伤、裂伤,引起心包腔内出血。十分强烈的暴力挤压胸部,可引起创伤性窒息。

开放性损伤多因利器或火器等贯穿胸壁所致,可导致开放性气胸或血胸,影响呼吸和循环功能,伤情多较严重,胸部损伤有时病情凶险,就要求护理人员观察不可疏漏。处理务必及时。

二、解剖和生理

胸部由胸壁、胸膜及胸腔内器官组成。胸壁由胸椎、胸骨和肋骨组成的骨性结构以及附着在其外面的肌群、软组织和皮肤组成。胸部的骨性胸廓支撑保护胸内器官,参与呼吸功能。创伤时骨性结构的损伤范围与程度往往与暴力的大小、性质和方向有关。

胸膜是附着于胸壁内面和覆盖于肺表面的浆膜。脏胸膜包裹肺并深入叶间隙,壁胸膜则遮盖胸壁、横膈和纵隔,在肺门与脏胸膜相连接,两者互相移行,形成左右两个互不相通的胸膜腔。胸膜腔为一密闭潜在腔隙,其内有少量浆液起润滑作用。腔内保持－0.98～－0.78kPa(－10～－8cmH_2O)的压力,吸气时负压增大,呼气时减小;稳定的负压对维持正常的呼吸至关重要,双侧均衡的胸膜腔负压是维持纵隔位置恒定居中的根本保证。触诊胸骨上窝气管的位置有助于判断纵隔是否移位。上腔静脉无静脉瓣,骤升的胸内压会使上腔静脉压力急剧升高,导致上半身毛细血管扩张和破裂。膈肌分隔两个压力不同的体腔,胸腔压力低于腹腔。膈肌破裂时,腹内脏器和腹腔积液会疝入胸腔或流入胸腔。

三、病因和分类

根据损伤暴力性质,胸部损伤可分为钝性伤和穿透伤;根据是否穿破全层胸壁造成胸膜腔与外界相通,分为闭合性损伤和开放性损伤。钝性胸部损伤由减速性、挤压性、撞击性或冲击性暴力所致,多有肋骨或胸骨骨折,常合并其他部位损伤,伤后早期易被误诊或漏诊;器官组织损伤以钝挫伤和裂伤为多见,钝性伤患者多数不需要开胸手术治疗。穿透性胸部损伤多由锐器、刃器或火器所致,损伤机制较清楚,损伤范围直接与伤道有关,早期诊断较容易;严重者可伤及胸腔内器官或血管,引起血胸、气胸,甚至呼吸、循环功能障碍或衰竭而死亡。

四、临床表现

(一)胸痛

为主要症状,常位于受伤处,并有压痛,呼吸时加剧,尤以肋骨骨折者为甚。

(二)呼吸困难

胸痛可使胸廓活动受限、呼吸浅快;血液或分泌物可堵塞呼吸道;肺挫伤后产生出血、淤血或肺水肿;气胸、血胸致肺膨胀不全等,均可引起呼吸困难。若有多根多处肋骨骨折,胸壁软化造成胸廓反常呼吸运动时则更加重呼吸困难。

(三)咯血

肺或支气管损伤可引起痰中带血或咯血。大支气管损伤者,咯血出现较早且量较多。小支气管或肺泡破裂出现肺水肿及毛细血管出血者,多咯出泡沫样血痰。

(四)休克

以下因素均可致患者陷入休克状态:胸膜腔内大出血引起血容量急剧下降;大量积气,尤其是张力性气胸,不仅影响肺功能,而且阻碍静脉血液回流;心包腔内出血引起心脏压塞;严重疼痛和继发性感染等。

(五)局部体征

按损伤性质和伤情轻重而有所不同,可有胸壁挫裂伤、胸廓畸形、反常呼吸运动、皮下气肿、局部压痛等。

五、处理原则

以抢救生命为首要原则。

(一)一般处理

1.现场处理

较轻的胸部损伤,只需镇痛和固定胸廓。胸部伤口,如无严重污染,应清创缝合;在战伤情况下,一般多不缝合,而用敷料覆盖包扎,待 4～7 日后再作延期缝合。

2.预防感染

3.维持呼吸道通畅

及时清除呼吸道分泌物、呕吐物,改善循环功能。根据胸部损伤范围、部位、性质等分别予以相应处理,如胸膜腔穿刺、胸膜腔闭式引流术等。

4.补充血容量

视病情予以输血、补液,防治休克。

(二)急救处理

1.院前急救处理

包括基本生命支持与严重胸部损伤的紧急处理。基本生命支持的原则为:维持呼吸道通畅、给氧;控制外出血、补充血容量;镇痛、固定长骨骨折、保护脊柱(尤其是颈椎),并迅速转运。威胁生命的严重胸外伤需在现场施行急救处理:张力性气胸需排气减压;开放性气胸需迅速包扎和封闭胸部吸吮伤口;对大面积胸壁软化的连枷胸需局部加压固定。

2.院内急救处理

院前急救的进步,使更多严重胸部损伤的伤员有机会转送到医院进行急救。穿透性胸部损伤伴重度休克，动脉收缩压＜80mmHg，或呈濒死状态且高度怀疑心脏压塞者，应在急诊室紧急施行开胸手术。穿透性胸部损伤紧急实施开胸手术的预后较好，但钝性伤患者的生存率极低。有下列情况时应行急诊开胸探查手术：①胸膜腔内进行性出血。②严重肺裂伤或气管、支气管损伤。③心脏大血管损伤。④食管破裂。⑤胸腹联合伤。⑥胸壁大块缺损。⑦胸内存留较大的异物。

六、肋骨骨折患者的护理

肋骨共12对，平分在胸部两侧，前与胸骨、后与胸椎相连，构成一个完整的胸廓。胸部损伤时，无论是闭合性损伤或开放性损伤，肋骨骨折最为常见，约占胸廓骨折的90%，以闭合性损伤更多，骨折最易发生的部位在第4～7肋。

(一)概述

1.病因与分类

引起肋骨骨折的暴力可分为直接暴力和间接暴力两种，也可为病理性骨折。直接暴力常致使骨折后尖锐的骨折断端向内移位，可刺破壁层胸膜和肺组织而产生气胸、血胸、皮下气肿或引起血痰、咯血等。骨折断裂处如刺破肋间血管可引起大量出趣。间接暴力易刺破皮肤形成开放性骨折。肋骨骨折也分单根肋骨骨折、多根肋骨单处骨折和多根多处肋骨骨折。

2.病理生理

多根多处肋骨骨折后，局部胸壁尤其是前侧壁因失去肋骨的支撑而软化，可出现局部反常呼吸运动现象，又称连枷胸，即吸气时软化区胸壁内陷，呼气时胸壁向外鼓出。如果软化区范围较广，在呼吸时由于两侧胸膜腔内压力不平衡，使纵隔左右摆动，引起体内缺氧和二氧化碳滞留，并影响静脉血回流，严重时可发生呼吸和循环衰竭。第1肋骨骨折因其解剖特点，可合并臂丛神经及锁骨下血管的损伤，检查时应予以注意。

(二)护理评估

1.健康史

了解患者有无胸部受伤史，直接损伤还是间接损伤。

2.临床表现

(1)症状：主要表现为骨折部位疼痛，在深呼吸、咳嗽或改变体位时加重。刺破胸膜或肺组织有咯血。多根多处肋骨骨折可出现气促、呼吸困难、发绀或休克。

(2)体征：骨折局部有畸形、压痛，多根多处肋骨骨折可出现反常呼吸运动。

3.辅助检查

(1)实验室检查：肋骨骨折伴有大量出血者，血常规检查可见血红蛋白或血细胞容积下降。

(2)X线检查：可显示骨折部位及错位情况，也可显示是否有气胸或血胸。

(三)治疗要点

1.闭合性肋骨骨折

(1)单处肋骨骨折：治疗原则是固定胸壁、镇痛和防治并发症，可用多头胸带或宽胶布条叠瓦式固定胸廓2～3周，可使患者有效呼吸和咳嗽，防止肺不张和吸入性肺炎等并发症的发生；疼痛可用布洛芬或可卡因等药物，也可局部用1%普鲁卡因封闭。

(2)多根多处肋骨骨折：纠正反常呼吸运动，抗休克、防治感染和处理合并损伤。若胸壁软化范围小。反常呼吸运动可不明显或不严重，可采用局部夹垫加压包扎。但是，当浮动幅度达3cm以上时可引起严重的呼吸与循环功能紊乱，必须进行紧急处理，可行气管插管或气管切开，呼吸机辅助呼吸。

2.开放性肋骨骨折

尽早在伤后6～8小时彻底清创，钢丝或钢板内固定，防治感染，合并血气胸者，需要胸腔闭式引流。

(四)主要护理诊断及合作性问题

1.疼痛

疼痛与肋骨骨折有关。

2.气体交换障碍

气体交换障碍与多根多处肋骨骨折引起反常呼吸运动有关。

3.清理呼吸道无效

清理呼吸道无效与局部剧烈疼痛、影响呼吸和咳嗽有关。

4.其他

潜在并发症：气胸、血胸、肺部感染等。

(五)护理措施

1.急救护理

对多根多处骨折患者需要迅速控制反常呼吸。可用厚敷料覆盖软化区的胸壁，再用绷带加压包扎固定。大面积的胸壁软化区常需做骨折牵引固定术。有严重呼吸困难者，要立即行气管切开术。

2.一般护理

一般患者适宜半坐卧位，有利于咳嗽、排痰、呼吸及引流。如果合并有休克、昏迷者应取平卧位。

3.病情观察

密切监测生命体征，尤其注意复合伤。

4.呼吸道护理

及时清除呼吸道异物防止窒息，遵医嘱用抗生素或化痰药物。吸氧、鼓励或协助患者有效排痰，如早期下床活动、深呼吸等。

5.疼痛护理

当患者咳嗽时，指导患者固定胸壁，减少因震动导致的疼痛。协助医师用宽胶布叠瓦式固定或者多头带包扎固定，必要时用三级镇痛法给予止痛药。

6.心理护理

鼓励患者积极配合治疗，正确解答患者的疑问，给患者以安全和信任感，消除紧张情绪。

(六)健康教育

1.鼓励患者早期下床活动及有效排痰；加强营养，注意休息。

2.3个月后复查胸部X线，观察骨折愈合情况，合并其他脏器损伤者也需定期复诊。

七、损伤性气胸患者的护理

损伤性气胸发生率在钝性伤中占15%～50%,在穿透性伤中占30%～87.6%。损伤性气胸多由于肺被肋骨骨折断端刺破,亦可由于暴力作用引起的支气管或肺组织挫裂伤或气道内压力急剧升高而引起支气管或肺破裂,在各种交通事故中损伤性气胸非常常见。

(一)概述

创伤后,胸膜、肺及支气管损伤或被刺破,空气进入胸膜腔内,形成气胸。根据气胸的性质,可分为闭合性气胸、开放性气胸和张力性气胸三类。

1.闭合性气胸

伤后伤口迅速闭合。胸膜腔与外界不相通。胸膜腔内压力仍低于大气压。小量气胸,肺萎陷在30%以下,1～2周可自行吸收,不需治疗;中量气胸,肺萎陷在30%～50%;大量气胸。肺萎陷在50%以上,有较明显的症状和体征,应行胸膜腔穿刺抽气,使用抗生素预防感染,必要时行胸膜腔闭式引流。

2.开放性气胸

患侧胸膜腔经胸壁伤口与外界大气直接沟通,空气可通过胸壁伤口随呼吸自由出入胸膜腔,因而胸膜腔内负压消失。吸气时,健侧胸膜腔负压升高,与伤侧压力差增大,纵隔向健侧进一步移位;呼气时,两侧胸膜腔压力差减少,纵隔移回伤侧,导致纵隔位置随呼吸而左右摆动,称为纵隔扑动,引起呼吸和循环功能严重障碍。

3.张力性气胸

较大肺泡、支气管破裂或较大较深的肺裂伤,其裂口与胸膜腔相通,形成活瓣,吸气时,空气从裂口进入胸膜腔内,而呼气时活瓣关闭,空气只能进入不能排出,使胸膜腔内压力不断增高,压迫伤侧肺使之逐渐萎缩,并将纵隔推向健侧,挤压健侧肺,产生呼吸和循环功能严重障碍。

(二)护理评估

1.健康史

了解患者有无胸部受伤史,致伤因素是钝器还是锐器。

2.临床表现

(1)闭合性气胸:小量气胸,基本无明显症状;中量气胸及大量气胸,可出现胸闷、胸痛、气促、呼吸困难。查体可见患侧肋间隙饱满,气管向健侧移位,叩诊呈鼓音,听诊呼吸音减弱或消失。

(2)开放性气胸:可有严重气促、烦躁、呼吸困难、发绀和休克。胸壁可见吮吸性伤口。并随呼吸发出“嘶嘶”声,胸部和皮下可触及捻发音,患侧胸部叩诊呈鼓音,听诊呼吸音减弱或消失,气管和心脏移向健侧。

(3)张力性气胸:出现极度呼吸困难,大汗、发绀、烦躁不安、昏迷、休克,胸膜腔穿刺有高压气体冲出。患侧胸部饱满,肋间隙增宽,呼吸运动减弱,气管移向健侧,颈静脉怒张,可触及皮下气肿。叩诊呈鼓音,听诊呼吸音消失,胸膜腔穿刺有高压气体冲出。

3.辅助检查

X线检查是诊断气胸的重要方法,能显示肺内病变情况及有无胸膜粘连、胸腔积液和纵隔移位等。纵隔旁出现透光带提示有纵隔气肿。气胸线以外透亮度增高,无肺纹理。大量气胸时,胸膜腔大量积气,肺向肺门回缩,外缘呈弧形或分叶状。

(三)治疗要点

1.闭合性气胸

小量气胸可自行吸收,不需特别处理。中量、大量气胸可先行胸腔穿刺,若抽不尽、抽气不久又达抽气前的积气量或合并血胸,均应放置胸膜腔闭式引流,同时用抗生素预防感染。肺功能差者及老年人,对闭合性气胸的处理应持积极态度,治疗中警惕发展为张力性气胸。

2.开放性气胸

尽快封闭胸壁创口,变开放性气胸为闭合性气胸,可用凡士林纱布加厚纱布垫,在伤员深呼气末敷盖创口并包扎固定。要求封闭敷料够厚以避免漏气,但不能往创口内填塞;范围应超过创缘 5cm 以上,包扎固定牢靠。同时给予输血、补液和吸氧等治疗,纠正呼吸和循环功能紊乱。待全身情况改善后,尽早在气管插管麻醉下进行清创术并进行胸腔闭式引流。如果有肺、支气管、心脏和血管等胸内脏器的严重损伤,应尽早剖胸探查处理。

3.张力性气胸

急救在于迅速行胸腔排气减压,可用大号针头在锁骨中线第 2 肋间刺入胸膜腔,即刻排气减压,并外接单向活瓣装置。若张力性气胸系胸壁上较小的穿透性伤口引起,应立即予以封闭、包扎及固定。此类患者必须进行胸腔闭式引流术。一般肺裂口多在 3～7 日闭合,待漏气停止 24 小时,可拔除引流管。疑有严重的肺裂伤或支气管断裂,或诊断出食管破裂(口服亚甲蓝观察胸引或口服碘油造影),应进行开胸探查手术。纵隔气肿和皮下气肿一般不需处理,在胸腔排气减压后多可停止发展,以后自行吸收。

(四)主要护理诊断及合作性问题

1.疼痛

疼痛与胸部损伤有关。

2.气体交换障碍

气体交换障碍与肺组织萎陷等有关。

3.焦虑/恐惧

焦虑与呼吸困难、出血或惧怕手术等有关。

4.其他

潜在并发症:肺不张、脓胸、呼吸和循环衰竭等。

(五)护理措施

1.急救护理

如患者有窒息,应及时清除呼吸道分泌物或异物,甚至进行口对口人工呼吸。如患者心搏骤停,应立即行心肺复苏术;如为开放性气胸,应立即用敷料或毛巾等物品在患者呼气末封闭伤口并加压包扎,以待进一步处理;如发现患者有胸壁浮动,立即用大棉垫固定患处胸壁,以减轻反常呼吸运动;严重的浮动胸壁要做牵引,并考虑气管切开。发现有张力性气胸时,应立即用粗针头从患侧锁骨中线第 2 肋间隙刺入排气减压,并连接于水封瓶行闭式胸膜腔引流,同时注意积极抗休克治疗。

2.一般护理

如果合并有休克、昏迷者应取平卧位。血压平稳者适宜半坐卧位,有利于呼吸及引流。在排除食管或腹部脏器损伤之前,禁忌给患者饮水。

3.病情观察

应注意严重胸部外伤常合并颅脑、腹部主要脏器或肢体的损伤,对呼吸循环影响后,病情易突然发生变化,故必须严密细致观察呼吸、血压、脉搏、体温、神志、瞳孔变化,有血压下降、脉率增快、呼吸困难者,应及时通知医师。

4.保持呼吸道通畅

及时清除呼吸道异物防止窒息,吸氧、鼓励或协助患者有效排痰。

5.胸膜腔闭式引流护理

详见胸膜腔闭式引流患者的护理。

6.心理护理

鼓励患者积极配合治疗,正确解答患者的疑问,向患者解释胸膜腔闭式引流的相关问题,给患者以安全和信任感,消除紧张情绪。

(六)健康教育

1.鼓励患者早期活动;加强营养,注意休息;适量体育锻炼提高肺活量。

2.胸部损伤后出现肺容积显著减少、严重肺纤维化的患者活动后出现气短症状,应嘱患者戒烟并减少或避免刺激物的吸入。

八、损伤性血胸患者的护理

胸膜腔内积血称为血胸。胸部损伤后导致的胸膜腔积血,称为损伤性血胸。血胸常与气胸同时存在,称为血气胸。

(一)概述

1.病因

(1)肺组织裂伤出血:由于肺动脉压力低,仅引起局部肺内血肿,出血多能自行停止。

(2)胸壁血管出血:一般为胸廓内血管或肋间血管损伤,它们来自体循环,压力高,出血不易自止,往往持续出血,需要开胸止血。

(3)心脏、主动脉、腔静脉及肺动静脉主干出血:多为急性大出血,常因抢救不及时而致死。

2.病理生理

(1)血容量减少:可导致休克,甚至危及生命。

(2)肺组织受压:肺受压萎陷,纵隔移向健侧,影响呼吸和循环功能。

(3)出血转归

1)出血不凝固:少量出血会因心包或肺的去纤维蛋白作用不凝固。

2)凝固性血胸:出血多而快,血液即可凝固为血块。凝血块机化后可形成纤维组织。导致呼吸运动障碍。

3)脓胸:细菌入侵合并感染,即形成脓胸。

(二)护理评估

1.健康史

了解患者有无胸部受伤史。

2.临床表现

(1)小量血胸:成人出血量<500ml,无明显症状。

(2)中量血胸:出血量在500～1000ml,可出现休克早期症状,面色苍白,脉搏细速,血压下降等。

(3)大量血胸:出血量>1000ml,导致较严重的失血性休克;积血压迫肺及纵隔可导致呼吸循环障碍加重,严重缺氧;血胸继发感染,可有脓胸表现。

(4)心理社会状况:患者病情严重者,可出现烦躁不安,甚至有濒死感。

3.辅助检查

(1)影像学检查

1)X线检查:血胸时X线可以显示肋膈角消失;胸膜腔内有大片阴影,纵隔向健侧移位等影像。

2)B超检查:可见液性暗区,可明确出血位置和量。

(2)实验室检查:此常规有血液稀释改变。

(3)胸膜腔穿刺:抽及不凝固血液即可确诊。

(三)治疗要点

损伤性血胸的治疗旨在防治休克,及早清除胸膜腔积血以解除肺与纵隔受压,防治感染。

1.非进行性血胸

(1)小量血胸:多能自行吸收,但要连续观察积血是否有增多的趋势。后期可用物理疗法促进吸收。

(2)中量血胸:可行胸腔穿刺抽出积血,穿刺后可在胸腔内注入抗生素防治感染,也可以行胸腔闭式引流。

(3)大量血胸:应及时行胸腔闭式引流,尽快使血及气排出,肺及时复张。

2.进行性血胸

应在积极输血、输液等抗休克处理的同时,立即行剖胸手术止血。根据术中所见对肋间血管或胸廓内血管破裂者予以缝扎止血;对肺破裂出血者做缝合止血,肺组织损伤严重时可行部分切除或肺叶切除术;对破裂的心脏大血管进行修复。

3.凝固性血胸

可采用链激酶或尿激酶溶于0.9%氯化钠溶液内,5～10分钟缓慢注入胸内,8～24小时后将积血抽出。亦可待病情稳定,2周左右剖胸手术或在电视胸腔镜下施行手术,清除血凝块及附着在肺表面之纤维蛋白膜或纤维板,术后鼓励患者进行呼吸锻炼,使肺及早膨胀。

4.感染性血胸

应及时放置胸腔闭式引流,排除积脓,并保持引流通畅。加强全身抗感染治疗,选用大剂量对细菌敏感的抗生素,避免慢性脓胸的形成。

(四)主要护理诊断及合作性问题

1.心排出量减少

心排出量减少与损伤性血胸有关。

2.气体交换障碍

气体交换障碍与肺组织萎陷等有关。

3.焦虑/恐惧

焦虑与呼吸困难、出血或惧怕手术等有关。

4.其他

潜在并发症:休克、脓胸。

(五)护理措施

1.急救护理

有休克症状应立即建立静脉通路,补液、输血,扩充血容量。

2.一般护理

如果合并有休克、昏迷者应取平卧位。血压平稳者适宜半坐卧位,有利于呼吸及引流。

3.病情观察

必须严密细致观察呼吸、血压、脉搏、体温、神志、瞳孔变化,有血压下降、脉率增快、呼吸困难者。应及时通知医师。

4.保持呼吸道通畅

及时清除呼吸道异物防止窒息,及时给予吸氧。

5.胸膜腔闭式引流护理

详见胸膜腔闭式引流患者的护理。

6.配合治疗

协助医师做好术前准备(备皮、配血等)、抗感染等方面的护理工作。

7.心理护理

患者常出现焦虑、恐惧。护理人员应多加安慰、体贴、照顾,使其镇静、安心住院配合治疗。正确解答患者及家属的疑问,向患者解释胸膜腔闭式引流及手术的必要性和安全性等相关问题。

(六)健康教育

(1)鼓励患者早期活动;加强营养,注意休息。

(2)解释半坐卧位的目的与意义,指导患者练习腹式呼吸。

(3)解释吸氧、胸膜腔穿刺及胸膜腔闭式引流等操作的意义和注意事项,以取得患者和家属的合作。

九、胸膜腔闭式引流患者的护理

(一)概述

胸膜腔闭式引流是胸外科应用较广的技术,是治疗脓胸、外伤性血胸、气胸、自发性气胸的有效方法,是开胸术后重建、维持胸腔负压、引流胸腔内积气与积液、促进肺扩张的重要措施。

(二)目的

1.引流胸膜腔内气体、血液、渗液或脓液。

2.更好地改善或重建胸腔负压,促进肺复张、胸膜腔闭合。

3.平衡压力,预防纵隔移位及肺受压。

(三)适应证与禁忌证

1.适应证

气胸、血胸或脓胸需要持续排气排血或排脓者,胸外伤、肺及其他胸腔大手术后等。

2.禁忌证

结核性脓胸、肝性胸腔积液及凝血功能障碍者。

(四)操作方法

1.部位

患者取斜坡卧位,手术部位应依体征、X线胸片或超声检查确定,明确胸膜腔内气体、液体的部位,气体多聚集在胸腔部,液体多位于胸腔下部,脓液需位于重力最低位,并在胸壁做标记。引流气体一般选在锁骨中线第2肋间或腋中线第3肋间插管,宜选用质地较软、管径为1cm的胶管,既能达到引流的目的,又可减少局部刺激,减轻疼痛;引流液体一般选在腋中线和腋后线第6～8肋间插管,宜选用质地较硬、管径为1.5～2cm的硅胶管或橡胶管,不易折断堵塞,利于通畅引流;引流脓液常选在脓液集聚的最低位。

2.水封瓶

传统的胸膜腔闭式引流有单瓶引流、双瓶引流和三瓶引流。目前临床广泛使用的是一次性的硅胶胸膜腔引流装置。

水封瓶为一广口玻璃瓶,以橡胶瓶塞密封瓶口。瓶塞上穿过长、短各一两根玻璃管。长玻璃管一端,应与胸腔引流管连接。另一端应在瓶内水面下3～4cm,短玻璃管下口在水面以上。引流瓶应较胸膜腔低60～100cm。瓶内应放置无菌生理盐水,放入水后应做标记。

根据引流瓶外的刻度(标记),可以随时观察及记录引流量。每日应更换引流瓶。接通后,长玻璃管内水柱上升,高出水平面8～10cm,若引流管通畅,则长玻璃管内液面,随患者呼吸而上下波动。液面波动停止,则表示引流管已被堵塞或肺已完全膨胀。如引流液体量较多时可用双瓶水封闭式引流。即在水封瓶前加一个空瓶作为收集瓶;如吸引负压过大时可用三瓶水封闭式引流。即在双瓶之后加一个缓冲瓶。

(五)护理措施

1.保持管道的密闭

(1)随时检查引流装置是否密闭要盖紧瓶盖,各部衔接要紧密,切勿漏气,同时注意引流管有无脱落。

(2)水封瓶长玻璃管没入水中3～4cm,并始终保持直立。

(3)引流管周围用油纱布包盖严密。

(4)搬动患者或更换引流瓶时,需双重钳闭引流管,以防空气进入。

(5)引流管连接处脱落或引流瓶损坏,应立即双钳夹闭胸壁引流导管,并更换引流装置。

(6)若引流管从胸膜腔滑脱,立即用手捏闭伤口处皮肤,消毒处理后,用凡士林纱布封闭伤口，并协助医师做进一步处理。

2.严格无菌操作

(1)引流装置应保持无菌。

(2)保持胸壁引流口处敷料清洁干燥，一旦渗湿，及时更换。

(3)引流瓶应低于胸壁引流口平面60～100cm，以防瓶内液体逆流入胸膜腔。

(4)每日更换引流瓶1～2次(根据引流液情况而定)，更换时严格遵守无菌操作规程。并观察负压的大小和波动，了解肺膨胀的情况。如引流瓶内有大量泡沫存在影响气体的引流时，可在引流瓶内加入数滴95%乙醇，以降低泡沫的表面张力，消除泡沫，保证引流通畅。

3.保持引流管通畅

(1)患者取半坐卧位(病情稳定时)，患者可在床上活动或下床活动，应注意避免引流管脱落。

(2)定时挤压引流管，防止引流管阻塞、折叠、扭曲、受压。一般情况下，每30分钟挤压1次，以免管口被血凝块堵塞。

挤压方法：双手握住排液管距插管处10～15cm，挤压时两手前后相接，后面的手用力捏住引流管，使引流管闭塞，用前面手的示指、中指、环指、小指指腹用力、快速挤压引流管，使挤压力与手掌的反作用力恰好与引流管的直径重叠，频率要快，这样可使气流反复冲击引流管口。

防止血凝块形成而堵塞管口，然后两只手松开，由于重力作用胸膜腔内积液可自引流管中排出，反复挤压。

(3)鼓励患者做咳嗽、深呼吸运动及变换体位，以利于胸膜腔内液体、气体排出，促进肺扩张。

4.观察和记录

(1)注意观察长玻璃管中的水柱波动：一般情况下水柱上下波动4～6cm。水柱无波动提示引流管不通畅或肺已完全扩张。

(2)观察引流液体的量、性质、颜色，并准确记录。正常情况下引流量应少于100ml/h，开始为血性，以后颜色为浅红色，不宜凝血。若引流量多、每小时超过200ml，持续2小时以上，颜色为鲜红色或暗红色，性质较黏稠、易凝血，则疑为胸腔内活动性出血；若引流量超过100ml/h。持续观察4～6小时未见减少，要及时报告医师。

5.引流管拔除指征、方法及注意事项

(1)拔除指征：引流48～72小时后，生命体征稳定。24小时引流液小于50ml，脓液小于10ml，无气体溢出，患者无呼吸困难，听诊呼吸音恢复，X线检查肺膨胀良好，可拔除引流管。

(2)拔管方法：在拔管时先嘱患者深吸一口气，在吸气末迅速拔管，并立即用凡士林纱布和厚敷料封闭胸壁伤口，以防气体进入胸腔。同时外加包扎固定。

(3)拔管后24小时内要密切注意观察患者有无胸闷、呼吸困难、引流管口处渗液、漏气、管口周围皮下气肿等，如有变化，要立即报告医师及时处理。

6.心理护理

患者多数急诊入院，由于疾病的折磨及知识缺乏，常惶恐不安，易加重病情。因此，患者入院时医务人员要热情接待，态度和蔼，语言亲切，适当时机给予必要的解释及对疾病知识的宣教，鼓励患者战胜疾病，并举出类似抢救成功的病例，使患者从紧张状态中安静下来，以利于恢复健康。

（六）健康教育

1.术后早期活动不仅可以预防术后并发症，有利机体康复，而且有利于引流，早期拔管，减轻痛苦。

2.鼓励患者咳嗽，以尽早排出肺内痰液和陈旧性血块，使肺复张，有利于胸腔内积气和积液的排出。

十、创伤性窒息

创伤性窒息是钝性暴力作用于胸部所致的上半身广泛皮肤、黏膜、末梢毛细血管淤血及出血性损害。当胸部与上腹部受到暴力挤压时，患者声门紧闭，胸内压骤然剧增，右心房血液经无静脉瓣的上腔静脉系统逆流，造成末梢静脉及毛细血管过度充盈扩张并破裂出血。

临床表现为面、颈、上胸部皮肤出现针尖大小的紫色瘀斑，以面部与眼眶部尤为明显。口腔、鼻腔黏膜瘀斑，皮肤瘀斑多可在1～2周内自行消失。球结膜下出血是本病的特征性改变，多在伤后2周内开始吸收。视网膜或视神经出血可产生暂时性或永久性视力障碍。伤后多数患者有暂时性意识障碍。

创伤性窒息的处理原则以对症处理为主，其预后取决于承受压力大小、持续时间长短及有无合并伤。少数伤员在压力移除后可发生心跳、呼吸停止，应做好充分抢救的准备。

十一、肺损伤

根据损伤的组织学特点，肺损伤包括肺裂伤、肺挫伤和肺爆震（冲击）伤。肺裂伤伴有脏胸膜破裂者可发生血气胸，脏胸膜完整者多形成肺内血肿。肺内血肿大多在胸部X线检查时发现，一般在2周至数月自行吸收。肺爆震伤由爆炸产生的高压气浪或水波浪冲击损伤肺组织而引起。

肺挫伤大多为钝性暴力所致，引起肺和血管组织损伤，在伤后炎症反应中毛细血管通透性增加，炎性细胞沉积和炎性介质释放，使损伤区域发生水肿，大面积肺间质和肺泡水肿引起换气障碍，而导致低氧血症。临床表现为呼吸困难、咯血性泡沫痰及肺部听诊啰音，重者可出现低氧血症。胸部X线检查可见斑片状浸润影，一般伤后24～48小时变得更明显。处理原则为：①及时处理合并伤。②保持呼吸道通畅。③氧气吸入。④限制晶体液过量输入。⑤给予肾上腺皮质激素。⑥低氧血症者，应使用呼吸机辅助通气。

十二、心脏损伤

心脏损伤可分为钝性心脏损伤与穿透性心脏损伤。钝性损伤多由胸部前后撞击、减速、挤压、高处坠落、冲击等暴力所致；穿透伤多由锐器、刃器或火器所致。

（一）钝性心脏损伤

钝性心脏损伤的严重程度与钝性暴力的撞击速度、质量、作用时间、心脏舒缩时相以及心脏受力面积有关。轻者为无症状的心肌挫伤，严重者可发生心脏破裂。钝性心脏破裂伤员绝大多数死于事故现场。临床上最常见的是心肌挫伤，轻者仅引起心外膜至心内膜下心肌出血，少量心肌纤维断裂；重者可发生心肌广泛挫伤、大面积心肌出血坏死，甚至瓣膜、腱索和室间隔损伤。挫伤修复后可遗留瘢痕，部分患者日后可发生室壁瘤。严重心肌挫伤的致死原因多为严重心律失常或心力衰竭。

轻度心肌挫伤症状不明显，中、重度心肌挫伤可能出现胸痛、心悸、气促，甚至心绞痛等症状，部分患者可有前胸壁软组织损伤和胸骨骨折。

心电图可存在ST段抬高、T波低平或倒置及心律失常。超声心动图可显示心脏结构和功能改变。心肌酶谱检查可显示乳酸脱氢酶（LDH）和磷酸肌酸激酶（CK）水平及其同工酶活性明显升高。处理原则主要为休息、严密监护、吸氧、镇痛等，特殊治疗主要针对可能致死的并发症，如心律失常、心力衰竭等。

（二）穿透性心脏损伤

火器致伤多导致心脏贯通伤，多数伤员死于受伤现场，异物存留于心脏也较多见。刃器、锐器致伤多为非贯通伤，随着心脏介入诊断治疗的普及，医源性心脏穿透伤有所增加。损伤好发部位依次为右心室、左心室、右心房和左心房；此外，还可导致心房、心室间隔及瓣膜装置损伤。心导管所致的损伤部位大多数在心房的心耳处。

穿透性心脏损伤的病理生理和临床表现取决于心包、心脏损伤程度和心包引流情况。心包与心脏裂口较小时，心包裂口易被血凝块阻塞而引流不畅，导致心脏压塞，临床表现为静脉压升高、颈静脉怒张，心音遥远、心搏微弱，脉压小和动脉压降低的贝克三联征。裂口较大时，大部分出血流入胸腔，主要表现为失血性休克。处理原则为抗休克和手术抢救。

（三）护理

1.常见护理诊断

（1）组织灌注量减少：与心脏破裂、心脏压塞、胸腔内出血等有关。

（2）疼痛：与组织损伤有关。

2.护理措施

（1）维持有效循环血量，改善组织灌注：①急救：怀疑有心脏压塞者，应迅速配合医生行心包腔穿刺减压术，并尽快做好剖胸探查准备。②补充血容量：迅速建立两条以上静脉通路，在监测中心静脉压的前提下补液和输血，并注意维持水、电解质及酸碱平衡。③密切观察生命体征、神志、中心静脉压、经皮血氧饱和度、尿量，注意有无心脏压塞等表现。

（2）缓解疼痛：积极处理伤口，遵医嘱应用镇痛剂。

（3）保持引流通畅：保持胸腔闭式引流和心包引流通畅，以排出积气、积血。

十三、膈肌损伤

根据致伤暴力不同，膈肌损伤可分为穿透性或钝性膈肌损伤。穿透性损伤多由火器或刃器致伤，伤道的深度与方向直接与受累的胸腹脏器有关，多伴有失血性休克。钝性膈肌损伤多由于膈肌附着的胸廓下部骤然变形或胸腹腔之间压力梯度骤增引起，交通事故和高处坠落是导致钝性损伤的最常见原因。钝性损伤的致伤暴力大，常伴有多部位损伤。膈肌损伤的临床表现较轻，往往被其他器官损伤所掩盖。一旦高度怀疑或确诊膈肌破裂或膈疝，及早手术修补。

第三节　脓胸

脓胸是指脓性渗出液积聚于胸膜腔内的化脓性感染。根据感染波及的范围，脓胸可分为局限性脓胸和全脓胸；按引起感染的致病菌不同则分为化脓性、结核性和特异病原性脓胸；按病理发展过程可分急性脓胸和慢性脓胸。脓胸可发生于任何年龄，但以幼儿及年老体弱者多见。

一、病因

(一)急性脓胸

多为继发性感染，最主要的原发病灶来自肺部，由于抗生素的应用，现常见的致病菌以葡萄球菌特别是耐药性金黄色葡萄球菌为主。

(二)慢性脓胸

1.急性脓胸未及时治疗，逐渐进入慢性期。

2.急性脓胸处理不当，如引流太迟、引流管拔除过早、引流位置不恰当等而致脓液排出不畅。

3.脓腔内有异物存留，如弹片、死骨、棉球、引流管残端等，使胸膜腔内感染难以控制。

4.合并支气管或食管瘘而未及时处理。

5.与胸膜腔毗邻的慢性病灶，如膈下脓肿、肝脓肿、肋骨骨髓炎等感染的反复传入，致脓腔不能闭合。

6.有特殊病原菌存在，如结核菌、放线菌等慢性炎症，导致纤维层增厚、肺膨胀不全，使脓腔长期不愈。

二、病理生理

感染侵犯胸膜后，引起胸腔大量液体渗出。早期渗出液稀薄，含有白细胞和纤维蛋白，呈浆液性。随着病情进展，脓细胞及纤维蛋白增多，渗出液逐渐由浆液性转为脓性，纤维蛋白沉积于脏胸膜和壁胸膜表面。初期纤维素膜附着不牢固，质软而易脱落。纤维素在脏胸膜附着后将使肺膨胀受到限制。此病理变化属脓胸的急性炎症期。

急性脓胸迁延不愈，炎症逐渐慢性化，纤维组织广泛增生，在胸膜腔形成韧厚致密的纤维板，构成脓腔壁。纤维板紧束、固定肺组织，牵拉使胸廓内陷，纵隔向患侧移位，并限制胸廓的活动性，从而降低呼吸功能。此为慢性脓胸期。

三、临床表现

(一)急性脓胸

患者常有高热、脉搏增快、气促、胸痛、食欲缺乏、全身乏力等表现。胸膜腔积脓较多者尚有胸闷、咳嗽、咳痰症状，严重者可出现发绀和休克。体格检查见患侧语颤减弱，叩诊呈浊音，听诊呼吸音减弱或消失。

(二)慢性脓胸

患者常有长期低热、食欲减退、消瘦、贫血、低蛋白血症等慢性全身中毒症状；可有杵状指

(趾);有时尚有气促、咳嗽、咯脓痰等症状。体格检查可见胸廓内陷,呼吸运动减弱,肋间隙变窄;气管可能移向患侧,听诊呼吸音减弱或消失。严重者形成脊柱侧凸。

四、辅助检查

(一)实验室检查

急性期患者血白细胞计数及中性粒细胞增多,慢性期患者红细胞计数、血细胞比容、血清蛋白水平降低。

(二)X线胸部检查

显示患侧有积液所致的致密阴影,慢性脓胸还可见胸膜增厚及大片密度增强模糊阴影或钙化,也可见气液平面和纵隔移向患侧。

(三)胸部超声检查

可显示液性暗区,并能明确范围和准确定位。

(四)胸腔穿刺

抽出脓性液体,可诊断为脓胸。

五、处理原则

(一)急性脓胸

1.控制感染,根据致病菌对药物的敏感性,选用有效抗生素。

2.彻底排净脓液,使肺尽早复张。

3.控制原发感染。

4.全身支持治疗,如补充营养和维生素、注意水和电解质平衡、纠正贫血等。

(二)慢性脓胸

1.慢性脓胸的处理原则为

(1)改善全身营养状况,提高机体抵抗力。

(2)消灭致病原因和脓腔。

(3)尽可能使受压的肺复张,以恢复肺的功能。

2.根据局部及全身情况采用合适的手术

(1)改进引流:针对引流不畅的原因予以改进,如调整引流位置,或改用脓腔开放式引流。

(2)胸膜纤维板剥除术:剥除壁胸膜和脏胸膜上的纤维板,使肺得以复张,以消灭脓腔,改善肺功能和胸廓呼吸运动,是较为理想的手术。仅适用于肺组织无病变、手术后肺能够复张的病例,且对于病期不长、纤维板粘连不甚紧密的病例手术成功的可能性较大。

(3)胸廓成形术:适用于病程长、肺组织严重纤维化或存在支气管胸膜瘘者。

(4)胸膜肺切除术:当慢性脓胸合并肺内严重病变时,可将纤维板剥除术加病肺切除术一次完成。但这种手术复杂,出血多,创伤重,危险性较大。

六、护理

(一)护理评估

1.术前评估

(1)健康史及相关因素:①一般情况:患者的年龄、性别、婚姻和职业等。②疾病史:了解患者发病情况及诊治经过。患者有无肺部感染病史,如肺炎、肺脓肿;有无胸内和纵隔其他器官感染病史，如化脓性心包炎、纵隔脓肿；有无膈下脓肿、肝脓肿等腹部感染。了解近期有无身体其他部位的化脓性感染，近期有无胸部外伤史或手术史。

(2)身体状况：①局部状况：胸部有无塌陷、畸形，肋间隙是否饱满或变窄，气管位置是否居中，纵隔有无移位，呼吸音是否减弱或消失，患侧胸部叩诊有无浊音，有无脊柱侧凸。②全身状况：有无发热、胸痛、气促；有无咳嗽、咳痰，痰量、颜色及性状；有无发绀及杵状指(趾)；面色是否苍白，有无明显消瘦；有无贫血或低蛋白血症，有无水、电解质失衡。③心理和社会支持状况：患者和家属对疾病的认知、心理承受程度，有无异常情绪等。

(二)术后评估

1.术中情况

术式、麻醉方式、术中出血及补液情况、术中的生命体征是否平稳。

2.术后恢复情况

生命体征的观察以及伤口与各引流管的情况。

3.心理状态与认知程度

患者和家属对疾病相关健康内容及疾病预后的了解情况。

(三)常见护理诊断

1.低效性呼吸形态

低效性呼吸形态与肺受压、肺纤维病变、胸壁运动受限等因素有关。

2.体温过高

体温过高与感染有关。

3.营养失调(低于机体需要量)

营养失调与营养素摄入不足或代谢率增高、消耗增加有关。

(四)护理目标

1.患者呼吸功能改善，无气促、发绀等症状。

2.患者体温恢复正常。

3.患者营养状况逐步改善。

(五)护理措施

1.胸腔引流的护理

保持引流通畅，彻底排出胸膜腔内脓液可明显减轻患者的中毒症状。急性脓胸患者如能及时彻底排除脓液，使肺逐渐膨胀，脓腔闭合，一般可治愈。对慢性脓胸患者应注意引流管不能过细，引流位置要适当，勿插入太深，以免影响脓液排出。若脓腔明显缩小，脓液不多，纵隔已固定，可将闭式引流改为开放式引流。开放式引流时应保持局部清洁，按时更换敷料，妥善固定引流管，防止滑脱。引流口皮肤可涂氧化锌软膏，以防止发生皮炎。

2.改善呼吸功能

(1)一般宜取半卧位，以有利于呼吸和引流。有支气管胸膜瘘者应避免健侧卧位，以免脓液流向健侧或发生窒息。

(2)酌情给氧。

(3)保持呼吸道通畅。鼓励患者有效咳嗽、排痰，痰液较多者应协助其排痰或体位引流。

(4)坚持呼吸功能训练,如进行吹气球及深呼吸功能训练,促使肺充分膨胀,以增加通气量。

3.维持体温正常

高热者给予冷敷、乙醇溶液擦浴等物理降温措施。鼓励患者多饮水。必要时遵医嘱应用药物降温。

4.加强营养

脓胸患者因长期感染和消耗,常有不同程度的营养不良。应鼓励患者多进食高蛋白、高热量和富含维生素的食物。根据患者的口味与需要制订食谱,合理调配饮食,以保证营养素的供给。全身虚弱患者必要时可少量多次输血或给予肠外营养支持。

5.皮肤护理

脓胸患者出汗较多,卧床时间较长,不便沐浴,应给患者擦洗身体,保持皮肤清洁,及时更换汗湿的衣被,保持床单平整干净,以避免汗液对皮肤的不良刺激。指导患者定时翻身和进行肢体活动,按摩背部及骶尾部皮肤,预防压疮的发生。

6.不同手术术后的护理重点

(1)胸廓成形术后,取术侧向下卧位,应用大而厚的棉垫加压包扎控制反常呼吸运动。护士应随时检查、调整包扎的松紧度,过松不能控制反常呼吸运动,过紧则可严重限制胸廓运动而致通气功能障碍。

(2)胸膜纤维板剥脱术后,易发生大量渗血,应严密观察生命体征及引流液的性状和量。若血压下降、脉搏增快、尿量减少、烦躁不安且呈贫血貌,或胸腔闭式引流术后3～4小时内每小时引流量大于200ml,且呈鲜红色,应立即通知医生,及时快速输血,酌情给予止血药,必要时做好再次开胸止血的准备。

7.药物不良反应的观察

患者可能长期使用抗生素,应遵医嘱正确、合理给药,注意药物的不良反应。定期监测菌群变化,减少二重感染的发生。如患者出现黑色舌苔或舌炎、口炎、肛门或阴道瘙痒、阴道分泌物增多或发臭、尿液气味异常等真菌感染征象,应立即通知医生。

8.心理护理

为患者提供安静、整洁、温馨的治疗环境,给患者以宽松、愉悦的感觉。护士要加强与患者之间的沟通,关心体贴患者,建立良好的护患关系。坦诚回答患者有关不适及治疗方面的问题,鼓励患者说出感受,树立战胜疾病的信心。尽力帮助解决生活上的困难,并动员家属及亲友给患者心理、情感、经济上的支持,使之能积极配合治疗,早日康复。

9.健康指导

(1)饮食指导:说明饮食与疾病康复的关系,指导患者进食高蛋白、高热量、高维生素、易消化饮食,改善机体抵抗力。

(2)体位指导:为保证有效引流,宜取半卧位;支气管胸膜瘘者,宜取患侧卧位;胸廓成形术后患者则取术侧向下的卧位。

(3)康复知识:胸廓成形术后患者,由于手术需切断胸或背部肌群以及肋间肌,易引起脊柱侧弯及手术侧肩关节的运动障碍。故患者需采取躯干正直姿势,坚持练习头部前后左右回转运动、上半身的前屈运动及左右弯曲运动。自手术后第1天开始行上肢运动，如上肢屈伸、抬高上举、旋转等，使之恢复到健康时的活动水平。

（六）护理评价

1.患者呼吸功能改善程度，有无气促、发绀、胸闷等症状。

2.患者体温是否恢复正常。

3.患者的营养状况有无改善，体重有无增加，贫血是否改善，血清蛋白是否恢复到正常范围。

第四节　肺结核

肺结核是由结核杆菌引起的、有较强传染性的慢性肺部疾患。大多数肺结核患者经内科治疗可获痊愈，对于有些不可逆转而恢复的病变，需采用外科手术切除病灶或用萎陷疗法促进愈合。必须明确，外科治疗的首要条件是病变经内科治疗病情已稳定，不再处于活动进展播散期；外科治疗是肺结核综合治疗的一个组成部分，术前术后必须应用有效抗结核药物，同时应增强患者的抵抗力。

一、解剖

肺是呼吸器官，左右各一。左肺分为上下两叶，右肺分为上、中、下三叶。分开肺叶的间隙称为叶间裂。肺段是圆锥形的肺组织，顶部在肺门，其支气管为肺叶支气管的分支，称为肺段支气管。在一个肺段内，由同一肺段支气管的分支所分布。

气管在主动脉弓下缘约平胸骨角的部位分为左、右支气管。左支气管较长，为4～5cm，然后发出第一分支；右支气管约在2.5cm处发出第一分支。左支气管管腔较右支气管稍细，与中线成45°角，右支气管几乎与气管成直线（约25°角）。因此，呼吸道内异物以右侧为多，支气管镜和支气管内插管也较易进入右支气管。

左、右支气管属于一级支气管，肺叶支气管属于二级支气管，肺段支气管属于三级支气管。肺门又称为肺根。左、右肺门由支气管、肺动脉和肺静脉所组成。

二、生理功能

肺的主要生理功能表现在通气和换气功能两个方面。

（一）通气功能

气体进入或排出呼吸道称为通气。其完成取决于肺泡与外界气体间的压力差。吸气时，肋间肌和膈肌收缩，使胸腔容量增大，胸膜腔内负压增高，肺随之膨胀，肺内压力下降，气体经呼吸道进入肺泡。呼气时，肋间肌和膈肌松弛，胸壁和肺回缩，胸腔容积缩小，肺内压力升高，气体经呼吸道排出体外。若发生气道梗阻、胸廓和胸膜的完整性破坏、肋间肌和膈肌的功能下降、肺的弹性和顺应性下降，均会影响通气量。

（二）换气功能

肺内气体交换是在肺泡和毛细血管间进行的。气体由高压向低压方向弥散。肺泡内的氧分压约14kPa。而肺内毛细血管内血液的氧分压为5.3kPa，故氧由肺弥散入血。肺内毛细血管的二氧化碳分压约为6.2kPa,而肺泡内气体的二氧化碳分压为5.3kPa,故二氧化碳由血弥散到肺。通气功能、肺灌注情况及弥散功能均影响肺泡及组织间的气体交换。

三、外科治疗

肺结核的外科治疗包括切除疗法和萎陷疗法两大类。

(一)肺切除术

1.适应证

(1)肺结核空洞:厚壁空洞、张力空洞、巨大空洞、下叶空洞。

(2)结核性球形病灶(结核球):直径大于2cm时干酪样病灶不易愈合,有时溶解液化成为空洞,故应切除。

(3)毁损肺:肺叶或一侧全肺毁损,肺功能已基本丧失,药物治疗难以奏效。

(4)结核性支气管狭窄或支气管扩张。

(5)反复或持续咯血经药物治疗无效。

(6)其他:如久治不愈的慢性纤维干酪型肺结核,反复发作,病灶集中在某一肺叶内;胸廓成形术后仍有排菌;诊断不确定的肺部可疑块状阴影或原因不明的肺不张。

2.禁忌证

(1)肺结核正在扩展或处于活动期,全身症状重,血沉等基本指标不正常,或肺内其他部位出现新的浸润性病灶。

(2)一般情况和心肺代偿能力差。

(3)临床检查及肺功能测定提示病肺切除后将严重影响患者呼吸功能者。

(4)合并肺外其他器官结核病,经过系统的抗结核治疗,病情仍在进展或恶化者。

(二)胸廓成形术

胸廓成形术是将不同数目的肋骨节段行骨膜下切除,使该部分胸壁下陷后靠近纵隔,并使其下面的肺得到萎陷,是一种萎陷疗法。

1.适应证

(1)上叶空洞,患者一般情况差不能耐受肺切除术者。

(2)上叶空洞,但中下叶肺亦有结核病灶。

(3)一侧有广泛肺结核灶,痰结核杆菌检查阳性,药物治疗无效,一般情况差不能耐受全肺切除术但支气管变化不严重者。

(4)肺结核合并脓胸或支气管胸膜瘘,不能耐受肺切除者。

2.禁忌证

(1)张力空洞、厚壁空洞以及位于中下叶或近纵隔处的空洞。

(2)结核性球形病灶或结核性支气管扩张。

(3)青少年患者,因术后可引起胸廓或脊柱明显畸形,应尽量避免施行。

胸廓成形术可一期或分期完成,根据患者一般情况以及所需切除肋骨的数目和范围而定。对于体质虚弱不能耐受一次性广泛手术者,手术应自上而下分期切除肋骨,每次切除肋骨不超过3～4根,以减少反常呼吸运动。每期手术间隔3周左右。每根肋骨切除的长度应后端包括胸椎横突,前端在第1～3肋应包括肋软骨,以下逐渐依次缩短,保留靠前面部分肋骨。切除肋骨的总数应超过空洞下缘两肋。

四、护理

(一)护理措施

1.术前护理

(1)痰结核杆菌检查阳性者应行支气管镜检,观察有无支气管内膜结核。有内膜、结核者应继续抗结核治疗,直到控制稳定。

(2)纠正营养状况,摄入含丰富蛋白质、热量和维生素的均衡饮食。

(3)保持呼吸道通畅,可采用体位引流,并注意个人卫生,预防术后感染。

(4)若患者出现咯血现象时,应绝对卧床休息,注意观察咯血量和生命体征,预防发生窒息。

(5)对低热或盗汗的患者,可洗温水浴,勤更衣,以保持皮肤清洁舒适。

2.术后护理

除肺部手术后的常规护理外,还包括以下几点:

(1)遵医嘱正规应用抗结核药物,并注意有无药物不良反应的出现。

(2)注意营养的补充,摄入含丰富蛋白质、能量和维生素的均衡饮食,保证营养素的供给;保持患者心情愉快,口腔清洁,以促进食欲。

(3)胸廓成形术后应加压包扎胸部 3 周,避免胸廓反常呼吸运动,但不宜过紧,以免限制呼吸运动。

(二)健康教育

1.指导有关服药的知识

术后要维持足够的用药剂量和时间,遵医嘱继续抗结核治疗 6～12 个月。指导患者观察药物的不良反应,若出现异常,及时就医。

2.心理指导

指导患者及家属树立正确观念,使他们免于恐惧或不必要的隔离。

3.指导患者规律生活

充分休息,保持良好的营养状况。

4.预防疾病的传播

(1)保持室内良好通气。

(2)痰液咳入带盖的痰杯内,用含氯石灰澄清液(含有效氯 5000mg/L)浸泡 1 小时后再弃去。

(3)接触未接受抗结核治疗或治疗不足 2～3 周的患者时应戴口罩。

(4)接触痰液后用流动水清洗双手。

第五节　支气管扩张

支气管扩张是由于支气管壁及其周围肺组织的炎症性破坏所致。多因支气管阻塞及其远端发生感染，两者常互为因果。解剖学上可将支气管扩张分为圆柱状和囊状扩张，前者病理改变较轻，后者管壁破坏较重。支气管扩张多发生于肺段第三、四级支气管分支，下叶较上叶多见。一般经抗感染治疗后，可使支气管和肺部炎症改善，但不能逆转支气管扩张的病理改变。故手术切除病肺组织是治疗中度以上支气管扩张的有效方法。

一、处理原则

支气管扩张的处理原则是手术切除病变组织，保存正常肺组织，避免感染和其他并发症。一般行肺叶或肺段切除，少数患者需行一侧全肺切除。双侧病变若病变范围总容量不超过50%，切除后不至于严重影响呼吸功能者，可根据情况一期或分期做双侧手术。一般先做病重的一侧，分期手术间隔时间至少半年。

二、护理措施

(一)术前护理

1.控制感染和减少痰量

根据痰细菌培养和药敏试验结果，选择有效的抗生素，尽可能将痰量控制在50ml/d以下；指导患者进行体位引流及雾化吸入，以利提高排痰效果，但咯血患者不宜行体位引流。

2.纠正营养失调

营养不良者，给予高蛋白、高维生素饮食；贫血者，少量多次输新鲜血液。

(二)术后护理

1.合适的体位

麻醉未清醒时取平卧位，头偏向一侧，以免呕吐物、分泌物吸入而致窒息或并发吸入性肺炎。患者完全清醒，血压稳定后，采取半卧位。

肺叶切除者，可采取平卧或左右侧卧位。肺段切除术或楔形切除术者，应避免手术侧卧位，尽量选择健侧卧位，以促进患侧肺组织扩张。全肺切除术者，应避免过度侧卧，可采取1/4侧卧位，以预防纵隔移位和压迫健侧肺而导致呼吸循环功能障碍。有血痰或支气管瘘管者，应取患侧卧位。

2.观察和维持生命体征平稳

手术后24～36小时，接心电监护仪，密切监测生命体征，要注意此段时间血压常会有波动，若血压持续下降，应考虑是否为心脏疾病、出血、疼痛、组织缺氧或循环血量不足所造成，还要注意有无呼吸窘迫的现象。若有异常，立即通知医师。

3.呼吸道护理

(1)持续低流量氧气吸入。

(2)观察呼吸频率、幅度及节奏，双肺呼吸音；有无气促、发绀等缺氧征象及动脉血氧饱和度等情况，若有异常及时通知医师给予处理。

(3)患者清醒后，鼓励患者深呼吸及咳嗽：每1～2小时1次。定时给患者叩背，叩背时由下向上，由外向内轻叩振荡，使存在肺叶、肺段处的分泌物松动流至支气管并咳出。患者咳嗽时，固定胸部伤口，减轻疼痛。手术后最初几日由护理人员完成，以后可指导患者自己完成。固定胸部时，手掌张开，手指并拢。指导患者先慢慢轻咳，再将痰咳出。

(4)稀释痰液：若患者呼吸道分泌物黏稠，可用糜蛋白酶、地塞米松、氨茶碱、抗菌药物行药物超声雾化,以达到稀释痰液、解痉、抗感染的目的。

4.术后维持体液平衡和补充营养

(1)记录出入水量,维持体液平衡。严格掌握液体的量和速度,防止前负荷过重而导致肺水肿。全肺切除术后应控制钠盐摄入量,24 小时补液量宜控制在 2000ml 内,速度以 20～30 滴/分为宜。

(2)肠蠕动恢复后,即可开始进食清淡流质、半流质饮食;若患者进食后无任何不适可改为普通饮食,饮食宜为高蛋白质、高热量、丰富维生素、易消化的食物。以保证营养,提高机体抵抗力,促进伤口愈合。

5.维持胸腔引流通畅

(1)经常挤压胸腔引流管,保持其通畅,密切观察引流液量、色和性状,当引流出大量血液(每小时 100～200ml)时,应考虑有活动性出血,需立即通知医师。

(2)对全肺切除术后所置的胸腔引流管一般呈钳闭状态,以保证术后患者胸腔内有一定的渗液,减轻或纠正明显的纵隔移位。一般酌情放出适量的气体或引流液,维持气管、纵隔于中间位置。每次放液量不宜超过 100ml,速度宜慢,避免快速多量放液引起纵隔突然移位,导致心搏骤停。

(3)术后患者病情平稳,无气体及液体引流后,行胸片检查确定肺组织已复张,可拔除胸腔引流管。

6.活动与休息

(1)鼓励患者早期下床活动:可以预防肺不张,改善呼吸循环功能。术后生命体征平稳后,鼓励及协助患者下床或在床旁站立移步;带有引流管者要妥善保护;严密观察患者病情变化,出现头晕、气促、心动过速、心悸和出汗等症状时,应立即停止活动。然后可扶持患者围绕病床在室内行走 3～5 分钟,以后根据患者情况逐渐增加活动量。

(2)促进手臂和肩关节的运动:预防术侧胸壁肌肉粘连、肩关节强直及失用性萎缩。患者麻醉清醒后,可协助患者进行臂部、躯干和四肢的轻度活动;术后第 2 日开始做肩、臂的主动运动。

7.心理护理

认真细心地回答患者所提出的问题,向患者说明各项治疗和护理的意义,关心同情、体贴患者。

三、健康教育

1.控制吸烟,加强职业防范措施,积极治理“三废”,保护环境。

2.争取早发现、早诊断。40 岁以上者应定期进行胸部 X 线检查;尤其是久咳不愈或者出现血痰者,应提高警惕,及时到医院检查。

3.对高发区、高危人群(每日吸烟 20 支以上、职业接触致癌物者),定期筛查。

4.加强营养,适当活动,避免与烟雾化学刺激物的接触,若发生呼吸道感染,应及早返院治。

5.定期随访,坚持后续治疗。

第六节　肺癌

肺癌大多数起源于支气管黏膜上皮,因此也称为支气管肺癌。近50年来,全世界肺癌的发病率明显增高,发病年龄大多在40岁以上,以男性多见,男女之比(3～5)∶1,但近年来,女性肺癌的发病率明显增加。

一、病因

肺癌的病因尚未完全明确。据流行病学调查发现,肺癌与个人生活史(如吸烟)、职业史及某些疾病史、家族史等关系密切。

(一)吸烟史

大量资料表明,长期大量吸烟是肺癌的一个重要致病因素。多年每日吸烟40支以上者,肺鳞癌和小细胞癌的发病率比不吸烟者高4～10倍。

(二)致癌物质接触史

某些工业部门和矿区职工,肺癌的发病率较高,这可能与长期接触石棉、铬镍、铜、锡、砷、放射性物质等致癌物质有关。城市居民的肺癌发病率比农村高,这可能与大气污染和烟尘中致癌物有关。此外,家庭炊烟的污染也是致癌因素之一。

(三)其他相关病史及家庭史

肺部慢性感染病史、遗传因素以及人体免疫状态、代谢活动等,也可能对肺癌的发病有影响。

近来在肺癌分子生物学方面的研究表明,某些基因表达的变化及基因突变与肺癌的发病有密切的关系。

二、病理

肺癌的分布情况,右肺肺癌多于左肺,上叶多于下叶。起源于主支气管、肺叶支气管的肺癌,位置靠近肺门者称为中心型肺癌,较为多见;起源于肺段支气管以远的肺癌,位于肺的周围部分者称为周围型肺癌。

(一)分类

肺癌主要分为两类:非小细胞肺癌和小细胞肺癌。非小细胞肺癌又分为三种主要组织学类型:鳞状细胞癌、腺癌和大细胞癌。

1.非小细胞肺癌

(1)鳞状细胞癌(鳞癌):患者年龄大多在50岁以上,以男性多见。一般起源于较大的支气管,常为中心型肺癌。鳞癌生长缓慢,病程较长。通常经淋巴转移,血行转移发生较晚,对放射、化学疗法较敏感。

(2)腺癌:发病年龄较小,女性相对多见。多数起源于较小的支气管上皮,多为周围型肺癌。一般生长较慢,但有时在早期即发生血行转移,淋巴转移则较晚发生。早期无明显症状,往往在胸部X线检查时被发现。近年来肺腺癌的发病率明显升高。

(3)大细胞癌:此型肺癌少见。约半数起源于大支气管。分化程度低,预后很差,常在发生脑转移后才被发现。

2.小细胞癌(未分化小细胞癌)

发病年龄轻,多见于男性。细胞形态与小淋巴细胞相似,形如燕麦穗粒,因而又称燕麦细胞癌。一般起源于较大支气管,恶性程度高,生长快,转移较早,在各型肺癌中预后最差。对放射、化学疗法敏感。

此外,少数肺癌病例同时存在不同类型的癌肿组织,称为混合型肺癌。

(二)转移途径

肺癌的扩散和转移主要有直接扩散、淋巴转移、血行转移3个途径,以淋巴转移最为常见。

三、临床表现

肺癌的临床表现与肿瘤的部位、大小、是否压迫或侵犯邻近器官、有无转移等情况有着密切关系。早期肺癌,特别是周围型肺癌往往没有任何症状,大多在胸部X线检查时被发现。肿瘤增大后,常出现的症状是刺激性咳嗽,继发肺部感染时,可有脓性痰液,痰量也较前增多。另一个常见症状是血痰,通常为痰中带血点、血丝或断续地少量咯血,大量咯血很少见。部分肺癌患者,由于肿瘤造成较大支气管的不同程度的阻塞,可以在临床上出现胸闷、哮鸣、气促、发热和胸痛等症状。晚期肺癌压迫、侵犯邻近器官及组织或发生远处转移时,可出现相应的征象,如声音嘶哑、吞咽困难、胸痛、上肢静脉怒张及水肿、疼痛和上肢运动障碍、颈交感神经综合征等。

少数肺癌病例,由于癌肿产生了内分泌物质,临床上会呈现非转移性的全身症状,如骨关节病综合征、库欣综合征、重症肌无力、男性乳腺增大、多发性肌肉神经痛等。这些症状在切除肺癌后可能消失。

四、辅助检查

(一)影像学检查

中心型肺癌早期X线胸片检查可无异常,当癌肿阻塞支气管时,可见肺不张。当癌肿发展到一定大小,可出现肺门阴影。周围型肺癌最常见的X线表现为肺野周围孤立性圆形或椭圆形块影,边缘不清或呈分叶状,周围有毛刺。CT检查可发现早期的中心型或周围型肺癌,还可显示局部淋巴结转移情况和邻近器官受侵情况。

(二)痰细胞学检查

若痰细胞学检查找到癌细胞,可明确诊断。起源于较大支气管的中心型肺癌,特别是伴有血痰的病例,痰中找到癌细胞的机会更多。

(三)支气管镜检查

对中心型肺癌诊断的阳性率较高,可在支气管腔内直接看到肿瘤,并可取小块组织做病理切片检查,亦可经支气管刷取肿瘤表面组织或吸取支气管内分泌物进行细胞学检查。

(四)其他检查

纵隔镜、放射性核素肺扫描、经胸壁穿刺活组织检查、胸腔积液检查、剖胸探查等。

五、处理原则

肺癌的治疗以手术治疗为主,可辅以放射治疗、化学药物治疗、中医中药治疗以及免疫治疗等。尽管80%的肺癌患者在明确诊断时已失去了手术机会,但手术治疗仍然是肺癌最重要和最有效的治疗手段。具体的治疗方案应根据肺癌的分期、细胞病理类型、患者的心肺功能和全身情况以及其他因素来决定。

(一)手术治疗

手术治疗的目的是彻底切除肺部原发癌肿病灶和局部及纵隔淋巴结,并尽可能保留健康的肺组织。

肺切除术的范围,决定于病变的部位和大小。对周围型肺癌,一般施行肺叶切除术;对中心型肺癌,一般施行肺叶或一侧全肺切除术。据统计,我国目前肺癌手术的切除率为85%~97%,手术后30天病死率在2%以下,总的5年生存率为30%~40%。

手术禁忌证:①远处转移。②心、肺、肝、肾功能不全,全身情况差的患者。③广泛肺门、纵隔淋巴结转移。④严重侵犯周围器官及组织。⑤胸外淋巴结转移。

(二)放射治疗

在各种类型的肺癌中,小细胞癌对此最敏感,鳞癌次之,腺癌最低。一般在术后1个月左右患者健康情况改善后开始放射疗法,剂量为40~60Gy,疗程约6周。晚期肺癌病例可行姑息性放射疗法以减轻症状。

下列情况一般不宜行放射治疗:①健康状况不佳,呈恶病质者。②高度肺气肿,放射治疗后将引起呼吸功能代偿不全者。③全身或胸膜、肺广泛转移者。④癌变范围广泛,放射治疗后将引起广泛、肺纤维化和呼吸功能代偿不全者。⑤癌性空洞或巨大肿瘤。

(三)化学治疗

有些分化程度低的肺癌,特别是小细胞癌,疗效较好。临床上可单独应用于晚期肺癌病例,或与手术、放射等疗法综合应用。

(四)中医中药治疗与免疫治疗

可缓解部分患者的症状。

六、护理

(一)护理评估

1.术前评估

(1)健康史及相关因素:①一般情况:年龄、性别、婚姻和职业、有无吸烟史、吸烟的时间和数量等。②家庭史:家族中有无肺部疾患、肺癌或其他肿瘤患者。③既往史:有无其他部位肿瘤病史或手术治疗史;有无其他伴随疾病,如糖尿病、高血压、冠心病、心律失常、慢性肺部疾病等。

(2)身体状况:了解患者的主要症状、营养状况以及辅助检查结果。包括:①局部状况:有无咳嗽及咳嗽的性质;有无咳痰及痰的量和性状;有无咯血,咯血的量、次数;有无疼痛及疼痛的部位和性质;有无呼吸困难等。②全身状况:营养状况,有无发绀、贫血,有无杵状指(趾)。③辅助检查:了解实验室及影像学、内镜检查结果;评估手术耐受性。

(3)心理和社会支持状况:患者和家属对疾病的认知程度及思想负担;家属对患者的关心程度、支持力度;家庭的经济承受能力。

2.术后评估

(1)术中情况:手术、麻醉方式与效果、术中出血、补液、输血情况和术后诊断。

(2)术后恢复情况:生命体征的观察以及伤口与各引流管的情况,患者的呼吸音及咳痰情况。

(3)术后并发症情况:有无大出血、感染、肺不张、支气管胸膜瘘等并发症。

(4)心理状态与认知程度。

(二)常见护理诊断

1.气体交换受损

气体交换受损与肺组织病变、肺叶切除术后肺组织减少、肺弥散面积减少、麻醉、肺膨胀不全等有关。

2.疼痛

疼痛与手术所致组织损伤有关。

3.潜在并发症

肺不张、支气管胸膜瘘、胸腔内出血、心律失常、肺部感染等。

(三)护理目标

1.患者恢复正常的气体交换功能。

2.患者疼痛缓解或消失。

3.患者的并发症得到及时发现、控制或未发生并发症。

(四)护理措施

1.术前护理

(1)防治呼吸道感染:①患者术前应戒烟2周以上,因为吸烟可刺激气管、支气管发生炎性反应,引起呼吸道分泌物增多。②口腔是细菌进入下呼吸道的门户,故应加强口腔卫生。③对伴有慢性支气管炎、肺内感染、肺气肿的患者,应遵医嘱应用抗生素。

(2)术前指导

腹式呼吸训练:腹式呼吸是以膈肌运动为主的呼吸。胸部手术后,要以有效的腹式呼吸来代偿胸式呼吸。指导患者用鼻吸气,吸气时将腹部膨起,随即屏气1～2秒,呼气时让气体从口中慢慢呼出。手术前每天均应坚持训练数次。

有效咳嗽的训练:对保持手术后呼吸道通畅有重要意义。咳嗽训练时,患者尽可能坐直,进行深而慢的腹式呼吸;吸气后屏气3～5秒,口型呈半开状态,用力从胸部深处咳嗽,不要从口腔后面或咽喉部咳嗽,用两次短而有力的咳嗽将痰咳出。有效的咳嗽声音应是低音调、深沉的。练习使用深呼吸训练器训练,预防术后并发症的发生。

(3)心理护理:提供安静舒适的环境,减少不必要的压力刺激。以热情的态度、温和的语言与患者沟通,鼓励患者及家属说出他们内心的感受和最关心的事物,关注他们提出的每一个问题和采取的行动,由此判断患者焦虑、恐惧和其他心理反应的原因和程度,对患者表现出的各种心理和行为表示理解。同时给予患者提供更多的有关疾病的信息,让患者及家属了解手术前、手术后的注意事项,使他们减轻焦虑和不安。

2.术后护理

(1)监测生命体征:手术后每15～30分钟测生命体征1次;麻醉苏醒后,且脉搏和血压平稳后改为0.5～1小时测量1次。术后24～36小时,血压常有波动现象,需严密观察。

(2)呼吸道护理:①肺切除术后24～36小时,常规给予鼻导管吸氧。②对于手术前心肺功能差、全麻清醒较迟或呼吸运动度过浅、动脉血氧饱和度过低者,手术后早期可短时间使用呼吸机辅助呼吸。③观察呼吸频率、幅度及节律,双肺呼吸音;有无气促、发绀等缺氧征象以及经皮血氧饱和度情况。④鼓励并协助患者深呼吸及咳嗽。患者咳痰时固定其胸部,避免或减轻由于胸廓震动而引起的疼痛。具体做法是:护士站在患者手术侧,一手放在手术侧肩膀上并向下压,另一手置于伤口下支托胸部,当患者咳嗽时,护士的头应在患者身后;或护士站在患者健侧,双手抱在伤口部位以支托固定胸部伤口。固定胸部时,手张开,手指并拢,教导患者慢慢轻咳,将痰咳出。⑤痰液黏稠不易咳出时,可采用雾化吸入,以利于痰液排出。⑥对于咳痰无力,呼吸道分泌物潴留的患者,可行鼻导管深部吸痰的方法,必要时协助医生行纤维支气管镜下吸痰或气管切开术。

(3)减轻疼痛:肺手术切口较大,引流管穿过肋间使肋间神经受压,故手术后切口疼痛较剧。手术后适当应用止痛剂,给药后20～30分钟时镇痛效果最佳,患者作深呼吸、咳嗽及其他护理操作应尽可能安排在此阶段进行。

(4)合适体位:①患者未清醒前取平卧位,头偏向一侧,以免呕吐物、分泌物吸入而导致窒息或并发吸入性肺炎。②患者清醒、血压平稳后改为半卧位,以利于肺通气及胸部引流。③一般应每1～2小时给患者变换体位1次,有利于皮肤保护及预防呼吸系统并发症。

(5)胸膜腔闭式引流的护理:维持胸膜腔引流通畅、避免引流管受压、折曲、滑脱及阻塞。观察引流液的量、色、性状的变化,如胸膜腔闭式引流引出血性液体每小时大于200ml,持续2～3小时以上,考虑有活动性出血,应立即通知医生。全肺切除术后引流管护理见一侧全肺切除术后护理。

(6)手术后活动与锻炼:效预防呼吸、循环系统并发症,最大可能地恢复肢体运动功能,在麻醉清醒后,即可指导患者开始躯干和四肢的适度活动与锻炼,并逐渐适应肺切除后余肺的呼吸功能。患侧肩与臂的活动和锻炼须及早进行,当患者完全清醒后先开始患侧肩、臂的被动活动,每3～4小时活动1次。手术后第1天鼓励患者做主动活动,以患肩的前屈、后伸、外展、内收、内旋、外旋活动为主。随着术后时间的延长,为患者编排床上或床下体操运动,综合进行患侧肩、肘、前臂、肩胛区及健侧肢体活动,并逐渐增大运动量和范围。对于全肺切除术后或胸廓成形术后的患者,在坐、立、行走或卧床时,都应保持脊柱的直立功能姿势,重视躯干部胸、背肌的功能锻炼,以预防脊柱侧弯畸形的发生。

术后早期就应活动下肢关节,协助患者坐起。鼓励患者逐步下床活动,根据患者的情况逐渐增加活动量,如出现头晕、气促、心动过速、心悸和出汗等症状时,应立即停止活动。

(7)一侧全肺切除术后的护理:①全肺切除术后胸腔引流管一般呈钳闭状态,保持手术后患侧胸腔内有一定的积气积液,维持胸腔内一定压力,以减轻或纠正明显的纵隔移位。但要注意胸腔内压力的改变,经常检查颈部气管的位置。如气管偏向健侧,可酌情放出适量的气体或积液,以维持气管、纵隔于中间位置。每次放液时,速度宜慢,放液量不宜过多,否则快速多量放液可引起纵隔突然移位,使患者出现胸闷、呼吸困难、心动过速,甚至心搏骤停。②一侧全肺切除术后,肺泡-毛细血管床明显减少,应严格掌握输液的速度和量,否则易发生急性肺水肿。全肺切除术后24小时补液量宜控制在2000ml内,速度以20～30滴/分为宜。③全肺切除术后的患者，其支气管残端缝合处就在气管隆嵴下方，行鼻导管深部吸痰时易被戳破，操作时吸痰管进入气管长度以不超过气管的1/2为宜，以免造成支气管残端瘘。④一侧全肺切除术后，肺组织明显减少，加之麻醉后遗效应使气道分泌物增多以及疼痛刺激等，使呼吸功能急剧下降，潮气量和有效通气量明显减少。由于病侧主支气管阙如，一旦健侧主支气管被痰阻塞，将很快导致呼吸衰竭。因此术后特别强调保持呼吸道通畅，协助患者有效地咳嗽、咳痰，以防止发生肺炎、肺不张。

(8)术后并发症的预防及护理

肺不张与肺部感染：开胸术后伤口疼痛剧烈，咳痰无力，支气管内分泌物排出不畅，易导致分泌物堵塞支气管，引起肺不张。该并发症大多发生于手术后48小时内。患者出现烦躁不安、不能平卧、心动过速、体温增高、哮鸣、发绀、呼吸困难等症状；肺部听诊可闻及管状呼吸音。肺不张的护理应着眼于预防，术前力劝患者戒烟。术前术后要加强口腔卫生，加强深呼吸和咳嗽动作的训练，以增加其肺活量及呼吸肌的强度。及时清除呼吸道分泌物，经常鼓励患者自行咳嗽排痰或协助其咳嗽排痰，必要时行鼻导管深部吸痰或支气管镜下吸痰。遵医嘱合理应用抗生素。

支气管胸膜瘘：支气管胸膜瘘是肺切除术后严重的并发症之一。多发生于术后1周，患者可出现发热、呼吸短促、胸闷、刺激性咳嗽，在健侧卧位时咳嗽加剧，伴有多量血性痰液。空气经瘘管进入胸膜腔，可造成张力性气胸、皮下气肿。X线胸片可见液气胸及余肺膨胀不全的表现。胸膜腔内注入亚甲蓝液1～2ml后，患者咳出蓝色痰液即可确诊。早期支气管胸膜瘘可及早再次手术修补瘘口。并发感染性脓胸者，应行闭式胸腔引流术，排出脓液、控制感染，以利于肺复张。有的小瘘口经以上处理可自行愈合。如引流4～6周瘘口仍不闭合，需按慢性脓胸处理。护理上应注意：①有效的胸腔闭式引流，可使小的瘘口愈合，但引流管要保持较长时间。②患者取患侧卧位，以防瘘出液流向健侧。③注意观察有无张力性气胸的发生。④当胸腔闭式引流改为开放时，应随时更换敷料，保护创口周围皮肤不被脓液浸泡腐蚀。⑤遵医嘱给予抗生素。⑥加强营养，改善全身状况，多次少量输血或给予人血清蛋白、氨基酸等。

(9)健康指导：①对40岁以上者应定期进行胸部X线检查，对于久咳不愈或出现血痰者，应提高警惕，做进一步检查。②让患者了解吸烟的危害性，力劝患者戒烟。③出院指导：一侧全肺切除术后应保持大便通畅，必要时可应用缓泻剂，防止便秘时用力排便而增加心脏负担。化疗药物可抑制骨髓造血功能并引起肝肾功能损害，治疗过程中应注意复查血常规和肝肾功能。保持良好的口腔卫生，避免与上呼吸道感染者接近，避免在有灰尘、烟雾、刺激性气体的环境中长时间停留。如出现伤口疼痛、剧烈咳嗽、咯血等症状，或有进行性倦怠情形，应立即就医。

(五)护理评价

1.患者呼吸功能改善程度，有无气促、发绀、胸闷等症状。

2.患者疼痛是否缓解或消失。

3.患者是否发生并发症，并发症能否及时被发现、控制。

第七节　食管癌

食管癌是一种常见的消化道肿瘤,其发病率和病死率各国差异很大,我国是世界上食管癌高发地区之一,男性多于女性,发病年龄多在40岁以上。

食管癌的发病率在消化道恶性肿瘤中仅次于胃癌。全世界每年约有30万人死于食管癌。国外以中亚一带,非洲、法国北部和中南美为高发。而欧洲、北美和大洋洲地区的居民,发生率很低。我国以太行山地区、秦岭东部地区、大别山区、四川北部地区、闽南和广东潮汕地区、苏北地区为高发区,其中以河南省林县食管癌的发病率最高,且病死率居各种恶性肿瘤的首位。

一、解剖和生理概要

食管:是一输送饮食的肌性管道,成人食管长为25～28cm,门齿距食管起点约15cm,食管上连咽部,前在环状软骨下缘水平,后相当于第6颈椎平面,在气管后面向下进入后纵隔,在相当于第11胸椎水平穿过膈肌的食管裂孔下连胃贲门部。

食管分为:①颈段:自食管入口至胸骨柄上缘的胸廓入口处。②胸段:又分上、中、下三段。胸上段自胸廓上口至气管分叉平面;胸中段自气管分叉平面至贲门口全长度的上一半;胸下段自气管分叉平面至贲门口全长的下一半。通常将食管腹段包括在胸下段内。胸中段与胸下段食管的交接处接近肺下静脉水平。

食管有3处生理性狭窄:第一处在环状软骨下缘平面,即食管入口处;第二处在主动脉弓水平位,由主动脉和左支气管横跨食管;最后一处在食管下端,即食管穿过膈肌裂孔处。该三处狭窄虽属于生理性但常为肿瘤、憩室、瘢痕性狭窄等病变所在区域。

食管由黏膜层、黏膜下层、肌层和外膜层构成。食管无浆膜层,是术后易发生吻合口瘘的因素之一。食管的血液供应来自不同的动脉,上端有甲状腺下动脉的降支,气管分叉处有支气管动脉的分支。尽管这些动脉间有交通支,但不丰富,特别是主动脉弓以上的部位血液供应差,故食管手术后愈合能力较差。

胸导管起于腹主动脉右侧的乳糜池,向上经主动脉裂孔进入胸腔的后纵隔,位于椎骨和食管之间。胸导管接受膈以下所有器官和组织的淋巴液;左上肢、头和颈的左半及胸壁、纵隔器官、左肺和左纵隔的一部分淋巴液也流入胸导管。胸导管较粗,接受乳糜,其破裂后将损失血液中大量的血浆蛋白等营养物质。

食管的横纹肌由喉返神经支配,食管的平滑肌由迷走神经和交感神经支配。食管黏膜对机械性刺激敏感,对不同的食物有不同的运动反应,食物越粗糙,其蠕动越有力。

常见的食管外科疾病包括食管肿瘤、腐蚀性食管灼伤、贲门失弛症等,其中最常见的为食管癌。

二、病因

至今尚未明确,可能与下列因素有关。

(一)化学物质

如长期进食亚硝胺含量较高的食物。

(二)生物因素

如真菌,某些真菌能促使亚硝胺及其前体的形成。

(三)缺乏某些微量元素

如钯、铁、锌、氟、硒等。

(四)缺乏维生素

如维生素 A、维生素 B_1、维生素 C。

(五)饮食习惯

嗜好烟、酒,过烫和过硬的饮食,口腔不洁、炎症或创伤等慢性刺激。

(六)遗传

遗传易感因素等。

(七)环境

地理环境、气候、土质等。

三、病理和分型

以胸中段食管癌较多见,下段其次,上段较少,大多为鳞癌。贲门部腺癌可向上延伸累及食管下段。

(一)分型

按病理形态,食管癌可分为四型。

1.髓质型

管壁明显增厚,并向腔内外扩展,使癌瘤的上下边缘呈坡状隆起。多数累及食管周径的全部或大部分,恶性程度高。切面呈灰白色,为均匀致密的实体肿块。

2.蕈伞型

瘤体呈卵圆形扁平肿块状,向腔内呈蘑菇样突起。

3.溃疡型

瘤体的黏膜面呈深陷而边缘清楚的溃疡,溃疡大小形状不一,深入肌层。

4.缩窄型(硬化型)

瘤体形成明显的环状狭窄,累及食管全部周径,较早出现阻塞症状。

(二)转移途径

主要通过淋巴转移,血行转移发生较晚。

1.直接扩散

癌肿最先向黏膜下层扩散,继而向上、下及全层浸润,很容易穿过疏松的外膜侵入邻近器官。

2.淋巴转移

首先进入黏膜下淋巴管,通过肌层到达肿瘤部位相关的区域淋巴结。颈段癌可转移至喉后、颈深和锁骨上淋巴结;胸段癌转移至食管旁淋巴结后可向上转移至胸、颈、纵隔淋巴结,向下累及贲门周围的隔下及胃周淋巴结,或沿气管、支气管至气管分叉及肺门;中、下段癌亦可向远处转移至锁骨上淋巴结、腹主动脉旁和腹腔丛淋巴结。

3.血行转移

通过血液循环向远处转移。

四、临床表现

(一)症状

1.早期

常无明显症状,在吞咽粗糙食物时有不同程度的不适感觉,包括哽噎感,胸骨后烧灼样、针刺样或牵拉摩擦样疼痛。食物通过缓慢,并有停滞感。哽噎、停滞感常通过饮水而缓解消失。症状时轻时重,进展缓慢。

2.中晚期

进行性吞咽困难为典型症状。先是难咽干硬食物,继而只能进半流质、流质,最后滴水难进。患者逐渐消瘦、贫血、无力及营养不良。癌肿侵犯喉返神经者,可发生声音嘶哑;侵入主动脉、溃烂破裂时,可引起大量呕血;侵入气管,可形成食管气管瘘;食管梗阻时可致食物反流入呼吸道,引起进食时呛咳及肺部感染。持续胸痛或背痛为晚期症状,最后出现恶病质。

(二)体征

中晚期患者可有锁骨上淋巴结肿大,肝转移者可触及肝肿块,严重者有腹腔积液症。

五、辅助检查

(一)影像学检查

1.食管吞钡剂X线双重对比造影检查:可见食管黏膜皱襞紊乱、粗糙或有中断现象;充盈缺损;局限性管壁僵硬,蠕动中断;龛影;食管有明显的不规则狭窄,狭窄以上食管有不同程度的扩张。

2.CT、超声内镜检查(EUS)等可用于判断食管癌的浸润层次、向外扩展深度以及有无纵隔、淋巴结或腹内脏器转移等。

(二)脱落细胞学检查

我国创用的带网气囊食管细胞采集器作食管拉网检查脱落细胞,其早期病变阳性率可达90%~95%,是一种简便易行的普查筛选方法。

(三)纤维食管镜检查

可直视肿块部位、大小和取活体组织作病理组织检查。

六、处理原则

以手术为主,辅以放射、化学药物等综合治疗。

(一)手术治疗

全身情况和心肺功能储备良好、无明显远处转移征象者,可考虑采用手术治疗。对估计切除可能性不大的较大的鳞癌而全身情况良好的患者,可先做术前放疗,待瘤体缩小后再手术。

对晚期食管癌、不能根治或放疗治疗、进食有困难者,可作姑息性减状手术,如食管腔内置管术、食管胃转流吻合术、食管结肠转流吻合术或胃造瘘术等,以达到改善营养、延长生命的目的。

食管下段癌切除后与代食管器官的吻合多在主动脉弓水平以上；而食管中段或上段癌切除后吻合口多在颈部。代食管的器官大多为胃，有时为结肠或空肠。

(二)放射治疗

1.放射和手术综合治疗

可增加手术切除率，也能提高远期生存率。术前放疗后，间隔 2～3 周再作手术较合适。对手术中切除不完全的残留癌组织处作金属标记，一般在手术后 3～6 周开始术后放疗。

2.单纯放疗法

适用于食管颈段、胸上段癌或晚期癌。

(三)化学药物治疗

作为术后辅助治疗。

七、护理评估

(一)术前评估

1.健康史及相关因素

(1)一般情况：患者的年龄、性别、婚姻、职业、居住地和饮食习惯等。

(2)疾病史：患者有无吞咽困难、呕吐；能否正常进食，饮食的性质等；患者有无疼痛，疼痛的部位和性质；是否因疼痛而影响睡眠。

(3)既往史：患者有无糖尿病、冠心病、高血压等病史。

(4)家族史：家族中有无肿瘤患者等。

2.身体状况

(1)全身：患者有无体重减轻；有无消瘦、贫血、脱水或神经衰弱。

(2)有无触及锁骨上淋巴结和肝肿块。

(3)辅助检查：了解食管吞钡 X 线双重对比造影、脱落细胞学检查、纤维食管镜检查、CT、超声内镜检查(EUS)等结果，以判断肿瘤的位置、有无扩散或转移。

3.心理和社会状况

(1)患者对该疾病的认知程度，有无心理问题。

(2)患者家属对患者的关心程度、支持力度、家庭经济承受能力等。

(二)术后评估

有无吻合口瘘、乳糜胸、出血、感染等并发症。

八、护理问题

(一)营养失调低于机体需要量

与进食量减少或不能进食、消耗增加等有关。

(二)体液不足

与吞咽困难、水分摄入不足有关。

(三)焦虑

与对癌症的恐惧和担心疾病预后等有关。

(四)潜在并发症

如肺不张、肺炎、吻合口瘘、出血、乳糜胸等。

九、护理措施

(一)营养支持和维持水、电解质平衡

1.手术前

大多数食管癌患者因不同程度吞咽困难而出现摄入不足,营养不良,水、电解质失衡,使机体对手术的耐受力下降。故手术前应保证患者的营养素摄入。

(1)口服:能口服者,进食高热量、高蛋白、丰富维生素的流质或半流质饮食;若患者进食时感食管黏膜有刺痛,可给予清淡无刺激的饮食;若不易进食较大、较硬的食物,可食半流质或水分多的软食。

(2)若患者仅能进食流质而营养状况较差,可补充液体、电解质或提供肠内、外营养。

2.手术后饮食护理

(1)术后吻合口处于充血水肿期,需禁食禁饮 3～4d。

(2)禁食期间持续胃肠减压,注意经静脉补充营养。

(3)术后 3～4d 待肛门排气、胃肠减压引流量减少后,拔除胃管。

(4)停止胃肠减压 24h 后,若无呼吸困难、胸内剧痛、患侧呼吸音减弱及高热等吻合口瘘的症状时,可开始进食。先试饮少量水,术后 5～6d 可给全清流质,每 2h 给 100ml,每日 6 次。术后 3 周后患者若无特殊不适可进普食,但仍应注意少食多餐,细嚼慢咽,进食量不宜过多、速度过快。

(5)避免进食生、冷、硬食物(包括质硬的药片和带骨刺的鱼肉类、花生、豆类等),以免导致后期吻合口瘘。

(6)因吻合口水肿导致进食时呕吐者应禁食,给予静脉营养,待 3～4d 水肿消退后再继续进食。

(7)食管癌贲门癌切除术后,可发生胃液反流至食管,患者可有反酸、呕吐等症状,平卧时加重,嘱患者饭后 2h 内勿平卧,睡眠时将床头抬高。

(8)食管胃吻合术后患者,可由于胃拉入胸腔、肺受压而出现胸闷、进食后呼吸困难,应建议患者少食多餐,经 1～2 个月后,症状多可缓解。

(二)术中护理

1.麻醉

全身麻醉。

2.体位

90°侧卧位。

(1)中下段食管癌采取右侧卧位,左进胸。

(2)中上段食管癌采取颈胸腹三切口,先左侧卧位右进胸,再平卧行颈腹手术。

3.术中配合

(1)食管、胃打开后污染的器械,应放于弯盘内,以免污染无菌区域。

(2)关闭膈肌前后要清点纱布、缝针、关闭胸腔前后及肌肉后需再次清点器械、纱布、缝针。

(3)三切口手术如需2次消毒铺巾,前台手术的纱布应清理出手术房间。当侧卧翻至平卧时,注意各种管道尤其是胸管需放置妥当。

(4)正确传递各类吻合器、关闭器,要求两人核对无误后方可拆开。

(三)心理护理

食管癌患者往往对进行性加重的进食困难、日渐减轻的体重焦虑不安;对所患疾病有部分认识,求生的欲望十分强烈,迫切希望能早日手术,恢复进食。但对手术能否彻底切除病灶、今后的生活质量、麻醉和手术意外,术后伤口疼痛及可能出现的术后并发症等表现出日益紧张、恐惧,甚至明显的情绪低落、失眠和食欲下降。护理时应注意以下几方面:

1.加强与患者及家属的沟通,仔细了解患者及家属对疾病和手术的认知程度,了解患者的心理状况。根据患者的具体情况,实施耐心的心理疏导。讲解手术和各种治疗与护理的意义、方法、大致过程、配合与注意事项,尽可能减轻其不良心理反应。

2.为患者营造安静舒适的环境,以促进睡眠。

3.必要时使用安眠、镇静、镇痛类药物,以保证患者充分休息。

4.争取亲属在心理、经济上的积极支持和配合,解除患者的后顾之忧。

(四)并发症的预防和护理

1.呼吸道护理

预防肺部并发症。

(1)术前呼吸道准备:对吸烟者,术前劝其严格戒烟。指导并训练患者有效咳嗽和腹式深呼吸,以利减少术后呼吸道分泌物、有利排痰、增加肺部通气量、改善缺氧、预防术后肺炎和肺不张。

(2)术后呼吸道护理:食管癌术后患者易发生呼吸困难、缺氧,并发肺不张、肺炎,甚至呼吸衰竭的主要原因有:老年患者伴有慢性支气管炎、肺气肿,肺功能低下;开胸手术破坏了胸廓的完整性;肋间肌和膈肌的切开,使肺的通气泵作用严重受损;术中对肺较长时间的挤压牵拉所造成的损伤;术后迷走神经功能亢进,引起气管、支气管黏膜腺体分泌增多;食管-胃吻合术后,胃拉入胸腔,使肺受压,肺扩张受限;术后切口疼痛、虚弱致咳痰无力,尤其是颈、胸、腹三切口患者。对此类患者的护理措施包括:

1)密切观察呼吸形态、频率和节律,听诊双肺呼吸音是否清晰,有无缺氧征兆。

2)气管插管者,及时吸痰,保持气道通畅。

3)术后第一天每1～2h鼓励患者深呼吸、吹气球,使用深呼吸训练器,促进肺膨胀。

4)痰多咳嗽无力的患者若出现呼吸浅快、发绀、呼吸音减弱等痰阻塞现象时,应立即行鼻导管深部吸痰,必要时行纤维支气管镜吸痰或气管切开吸痰。

5)胸腔闭式引流者,注意维持引流通畅,观察引流液量、形状并记录。

2.胃肠道护理

避免吻合口瘘和出血。吻合口瘘是食管癌手术后极为严重的并发症,病死率高达50%。发生吻合口瘘的原因有:食管的解剖特点,如无浆膜覆盖、肌纤维呈纵行走向,容易发生撕裂;食管血液供应呈节段性,容易造成吻合口缺血;吻合口张力太大;感染、营养不良、贫血、低蛋白血症等,应积极预防。

(1)术前胃肠道准备:①食管癌出现梗阻和炎症者,术前1周遵医嘱给予患者分次口服抗菌药溶液可起局部抗感染作用。②术前3d改流质饮食,术前1d禁食。③对进食后有滞留或反流者,术前1d晚遵医嘱给予生理盐水100ml加抗菌药物经鼻胃管冲洗食管及胃,可减轻局部充血水肿、减少术中污染、防止吻合口瘘。④拟行结肠代食管手术患者,术前3～5d口服肠道抗生素,如甲硝唑、庆大霉素或新霉素等;术前2d进无渣流质,术前晚行清洁灌肠或全肠道灌洗后禁食禁饮。⑤手术日晨常规置胃管,胃管通过梗阻部位时不能强行进入,以免穿破食管,可置于梗阻部位上端,待术中直视下再置于胃中。

(2)术后胃肠减压的护理:①术后3～4d内持续胃肠减压,妥善固定胃管,防止脱出。②严密观察引流量、形状、气味并准确记录,术后6～12h内可从胃管内抽吸出少量血性液或咖啡色液,以后引流液颜色将逐渐变浅。若引流出大量鲜血或血性液,患者出现烦躁、血压下降、脉搏增快、尿量减少等,应考虑吻合口出血,需立即通知医生并配合处理。③经常挤压胃管,勿使管腔堵塞。胃管不通畅者,可用少量生理盐水冲洗且及时回抽,避免胃扩张使吻合口张力增加而并发吻合口瘘。④胃管脱出后应严密观察病情,不应盲目再插入,以免戳穿吻合口,造成吻合口瘘。

(3)结肠代食管(食管重建)术后护理:①保持置于结肠襻内的减压管通畅;②注意观察腹部体征,发现异常及时通知医生;③若从减压管内吸出大量血性液或呕吐大量咖啡样液伴全身中毒症状,应考虑代食管的结肠襻坏死,应立即通知医生并配合抢救;④结肠代食管后,因结肠逆蠕动,患者常嗅到粪便气味,需向患者解释原因,并指导其注意口腔卫生,一般此情况于半年后能逐步缓解。

(4)胃肠造瘘术后的护理:①观察造瘘管周围有无渗出液或者胃液漏出。由于胃液对皮肤刺激性较大,应及时更换渗湿的敷料并在造瘘口周围涂氧化锌软膏或置凡士林纱布保护皮肤,防止发生皮炎。②妥善固定用于管饲的暂时性或永久性胃造瘘管,防止脱出或阻塞。

3.严密观察病情

(1)吻合口瘘:多发生于术后5～10d,应注意观察患者有无吻合口瘘的临床表现:呼吸困难、胸腔积液和全身中毒症状,如高热、寒战,甚至休克等。一旦出现上述症状,应立即通知医生并配合处理。包括:①嘱患者立即禁食;②协助行胸腔闭式引流并常规护理;③遵医嘱予以抗感染治疗及营养支持;④严密观察生命体征,若出现休克症状,应积极抗休克治疗;⑤需要再次手术患者,应积极配合医生完善术前准备。

(2)乳糜胸:食管、贲门癌术后并发乳糜胸是比较严重的并发症,多因为伤及胸导管所致。乳糜胸多发生于术后2～10d,少数患者可在2～3周后出现。术后早期由于禁食、乳糜液含脂肪较少,胸腔闭式引流可为淡血性或淡黄色液,但量较多;恢复进食后,乳糜液漏出量增多,大量积聚在胸腔内,可压迫肺及纵隔并使之向健侧移位。由于乳糜液中95%以上是水,并含有大量脂肪、蛋白质、胆固醇、酶、抗体和电解质,若未及时治疗,可在短时间内造成全身消耗、衰竭而死亡,故需要积极预防和及时处理:①加强观察:注意患者有无胸闷、气急、心悸,甚至血压下降。②协助处理:若诊断成立,迅速处理,即置胸腔闭式引流,及时引流胸腔内乳糜液,并使肺膨胀。可用负压持续吸引,以利胸膜形成粘连。③给予肠外营养支持治疗。

十、护理评价

1.患者的营养状况是否得到改善,体重是否增加。

2.患者的水、电解质是否维持平衡,尿量是否正常,有无脱水或电解质紊乱的表现。

3.患者的焦虑是否减轻或缓解,睡眠是否充足,能否配合治疗和护理。

4.患者有无并发症发生,且是否得到及时的处理。

十一、健康教育

(一)饮食

1.少量多餐,由稀到干,逐渐增加食量,并注意进食后的反应。

2.避免进食刺激性食物与碳酸饮料,避免进食过快、过量及硬质食物;质硬的药片可碾碎后,服用,避免进食花生、豆类等,以免导致吻合口瘘。

3.患者餐后取半卧位,防止进食后反流、呕吐,利于肺膨胀和引流。

(二)活动与休息

保证充分睡眠,劳逸结合,逐渐增加活动量。活动时应注意掌握活动量,术后早期不宜下蹲大小便,以免引起直立性低血压或发生意外。

(三)加强自我观察

若术后3～4周再次出现吞咽困难时,可能为吻合口狭窄,应及时就诊。

(四)定期复查

复查后,根据情况坚持后续治疗。

第八节　风湿性瓣膜病

一、概述

(一)二尖瓣狭窄

二尖瓣狭窄是由于各种因素致心脏二尖瓣瓣叶及瓣环等结构出现异常,造成功能障碍,造成二尖瓣开放受限,引起血流动力学发生改变(如左心室回心血量减少、左心房压力增高等),从而影响正常心脏功能而出现一系列症状。其中,由风湿热所致的二尖瓣狭窄最为常见。风湿性心瓣膜病中大约有40%为不合并其他类型的单纯性二尖瓣狭窄。在我国以北方地区较常见,女性发病率较高,二尖瓣狭窄多在发病2～10年出现明显临床症状。根据瓣膜病变的程度和形态,将二尖瓣狭窄分为隔膜型和漏斗型两类。正常二尖瓣口面积为4～6cm^2,当瓣口狭窄至2cm^2时,左房压升高,导致左心房增大、肌束肥厚,患者首先出现劳累后呼吸困难、心悸,休息时症状不明显,当瓣膜病变进一步加重致狭窄至1cm^2左右时,左房扩大超过代偿极限,导致肺循环淤血。患者低于正常活动即感到明显的呼吸困难、心悸、咳嗽。可出现咯血、表现为痰中带血或大量咯血。当瓣口狭窄至0.8cm^2左右时长期肺循环压力增高。超过右心室可代偿能力,继发右心衰竭,表现为肝大、腹腔积液、颈静脉怒张、下肢水肿等。此时患者除典型二尖瓣面容(口唇发绀、面颊潮红)外,面部、乳晕等部位也可出现色素沉着。

瓣膜狭窄病变不明显且症状轻、心功能受损轻者可暂时不手术,随诊观察。症状明显,瓣膜病变造成明显血流动力学改变致症状明显者宜及早手术,伴心衰者在治疗控制后方可手术。单纯狭窄,瓣膜成分好者可行闭式二尖瓣交界分离术或球囊扩张术。伴左房血栓、瓣膜钙化等,需在直视下行血栓清除及人工心脏瓣膜置换术。

(二)二尖瓣关闭不全

二尖瓣关闭不全是任何二尖瓣装置自身各组成结构异常或功能障碍致瓣膜在心室射血期闭合不完全,主要病因包括风湿性病变、退行性病变和缺血性病变等较为多见,50%以上病例合并二尖瓣狭窄。左心室收缩时,由于二尖瓣两个瓣叶闭合不完全,一部分血液由心室通过二尖瓣逆向流入左心房,使排入体循环的血流量减少,左心房血流量增多,压力升高,左心房前负荷增加,左心房扩大,左心室也逐渐扩大和肥厚。同时二尖瓣环也相应扩大,使二尖瓣关闭不全加重,左心室长期负荷加重,最终产生左心衰竭。表现为咳嗽频繁,端坐呼吸,咳白色或粉红色泡沫样痰。同时导致肺循环压力增高,最后可引起右心衰竭。表现为颈静脉怒张、肝大、腹腔积液、下肢水肿。

二尖瓣关闭不全症状明显,心功能受影响,心脏扩大时应及时行手术治疗。手术方法分为两种:第一,二尖瓣成形术,包括瓣环重建或缩小,腱索和乳头肌修复及人工腱索和人工瓣环植入。这种术式可以最大限度地保存自身瓣膜功能,对患者术后恢复及远期预后有较大意义,但要求患者二尖瓣瓣环、腱索、乳头肌等结构和功能病变较轻。近些年来,随着手术技术及介入技术的飞速发展,经皮介入二尖瓣成形术也逐渐成为治疗二尖瓣关闭不全的一种方法。第二,二尖瓣置换术。若二尖瓣结构和功能严重损坏,如瓣膜严重增厚、钙化,腱索,乳头肌严重粘连,伴或不伴二尖瓣狭窄,不适于实施瓣膜成形的患者需行二尖瓣置换术。二尖瓣置换术后效果较好,但需严格抗凝及保护心脏功能治疗。临床常使用的人工心脏瓣膜有机械瓣膜、生物瓣膜两大类。各有其优缺点,根据实际情况选用。

(三)主动脉瓣狭窄

主动脉瓣狭窄指由于各种因素所致主动脉瓣膜及其附属结构病变,致使主动脉瓣开放受限。主动脉瓣狭窄。单纯主动脉瓣狭窄的病例较少,常伴有主动脉瓣关闭不全及二尖瓣病变等。

正常成人主动脉瓣口面积约为 $3.0cm^2$,按照狭窄的程度可将主动脉瓣狭窄分为轻度狭窄、中度狭窄和重度狭窄。由于左心室收缩力强,代偿功能好,轻度狭窄并不产生明显的血流动力学改变。当瓣膜口面积 $<1.0cm^2$ 时,左心室射血受阻,左室后负荷增加,长期病变的结果是左心室代偿性肥厚,单纯的狭窄左室腔常呈向心性肥厚。早期临床表现常不明显,病情加重后常出现心悸、气短、头晕、心绞痛等。心肌肥厚劳损后心肌供血不足更加明显,常呈劳力性心绞痛。心力衰竭后左室扩大,舒张末压增高,导致左心房和肺毛细血管的压力也明显升高,患者出现咳嗽、呼吸困难等症状。在主动脉区可闻及3～4级粗糙的收缩期杂音,向颈部传导,伴或不伴有震颤。严重狭窄时,由于心排出量减低,导致收缩压降低,脉压缩小。继而病情发展累及右心功能致右心衰竭时,出现肝大、腹腔积液、全身水肿表现。重症患者可因心肌供血不足发生猝死。

主动脉瓣狭窄早期常没有临床症状,有的重度主动脉瓣狭窄的患者也没有明显的症状,但有猝死和昏厥等潜在的风险,因此把握手术时机很关键,临床上呈现心绞痛、昏厥和心力衰竭的患者,病情往往迅速恶化,故应尽早实施手术治疗,切除病变的瓣膜,进行瓣膜置换术,也有少数报道用球囊扩张术,但远期效果很差,易造成瓣膜关闭不全和钙化赘生物脱落,导致栓塞并发症,因此已基本不使用此方法。

(四)主动脉瓣关闭不全

主动脉瓣关闭不全是指瓣叶变形、增厚、钙化、活动受限不能严密闭合,主动脉瓣关闭不全不常单独存在,常合并主动脉瓣狭窄。一般可由风湿热、细菌性心内膜炎、马方综合征、先天性动脉畸形、主动脉夹层动脉瘤等引起。

主动脉瓣关闭不全时左心室在舒张期同时接受来自左心房和经主动脉瓣逆向回流的血液,收缩力相应增强,并逐渐扩大、肥厚。当病变过重,超过了左室代偿能力,则出现左室舒张末压逐渐升高,心排出量减少,左心房和肺毛细血管的压力升高,出现心慌、呼吸困难、心脏跳动剧烈、颈动脉搏动加强等症状。由于舒张压降低,冠脉供血减少,加上左心室高度肥厚,耗氧量加大,心肌缺血明显,心前区疼痛也逐渐加重,最后出现心力衰竭。听诊时可在胸骨左缘第3肋间闻及舒张期泼水样杂音,脉压增大。

人工瓣膜置换术是治疗主动脉瓣关闭不全的主要手段,应在心力衰竭症状出现前实施。风湿热和绝大多数其他病因引起的主动脉瓣关闭不全均宜施行膜置换术,常用瓣膜机械瓣和生物瓣均可使用。瓣膜修复术较少用,通常不能完全消除主动脉瓣反流。由于升主动脉动脉瘤使瓣环扩张所致的主动脉瓣关闭不全,可行瓣环紧缩成形术。

二、术前护理

(一)一般准备

1.入院相关准备

护士应热情接待患者,介绍病区周围环境,负责医生、护士及入院须知,遵医嘱给予患者相应的护理及处置。

2.完善术前检查

向患者讲解相关检查的意义及注意事项,并协助其完成。如心尖区有隆隆样舒张期杂音伴X线或心电图显示左心房增大,一般可诊断为二尖瓣狭窄;心尖区典型的吹风样收缩期杂音伴有左心房和左心室扩大,可诊断二尖瓣关闭不全,超声心动图检查均可明确诊断。

3.心功能准备

根据心功能情况分级,严密观察病情,注意有无发热、关节痛等风湿活动症状,心律、心率的变化,如心律不齐,脉搏短绌,应及时记录并报告医生给予患者强心、利尿药物治疗,调整心功能,并检查血钾、钠等,发现电解质失衡应及时纠正。

4.呼吸功能准备

避免受凉,防止呼吸道感染的发生。做好口腔清洁。并检查全身有无感染病灶,如有应治愈后方能手术,术前一周遵医嘱给予抗生素治疗。合并气管痉挛、肺气肿及咳痰者,使用支气管扩张剂及祛痰药,必要时给予间断吸氧。对于并发急性左心衰的患者吸氧时湿化瓶里加入适量的30%乙醇,目的是降低肺泡表面张力,改善通气,改善缺氧。做深呼吸及咳嗽训练:指导患者将两手分别放于身体两侧,上腹部、肩、臂及腹部放松,使胸廓下陷,用口逐渐深呼气,每天3次,每次做5～6遍。有效咳嗽咳痰可预防呼吸道并发症的发生。尤其是对肺炎、肺不张有预防作用。可在深呼吸后,利用腹肌动作用力咳嗽,将痰液排出。

5.练习床上大小便

患者术后拔除导尿管后仍不能下床者,要在床上进行排便。因此,术前1周应开始练习在床上排尿。成年人床上排尿比较困难,可指导患者用手掌轻压腹部,增加腹压,以利排尿。

6.消化系统准备

告知患者于术前12小时起禁食,4小时起禁水,以防因麻醉或手术引起呕吐导致窒息或吸入性肺炎。

7.术区备皮准备

目的是清除皮肤上的微生物,预防切口感染。充分清洁术野皮肤并剃除毛发,范围大于预定切口范围。

8.其他准备

备血、抗生素过敏试验。术前量身高、体重,为术中、术后用药和呼吸机潮气量的调节提供依据。

9.活动与休息

适当进行活动,增强心肺功能,嗜烟者必须戒烟。术前晚上督促患者及时休息,充分的休息对于疾病的康复起着不容忽视的作用。

(二)心理准备

患者入院时,应主动热情迎接,护士应耐心听取患者的意见,向患者及家属讲解疾病的相关知识及手术治疗的重要性和必要性,介绍手术相关注意事项。告知患者心脏瓣膜手术是在全麻的情况下进行的。另外,医院麻醉科的学术地位、临床经验都处于领先水平。针对文化程度不同的患者,负责医生应用恰当的语言交代手术情况及治疗方案,使患者深感医护人员对其病情十分了解,对手术是极为负责的。另外做过同类手术患者的信息,对术前患者的情绪影响较大,护士可有针对性地组织交流。护士还应介绍手术医生和护士情况,在患者面前树立手术医生的威信,以增加患者的安全感。并可使患者正视现实,稳定情绪,配合医疗和护理。对术后如需用深静脉置管、引流管、鼻饲管、留置尿管、呼吸机气管插管等,术前也应向患者说明,使患者醒来后不会惧怕。如需做气管插管的患者,耐心向患者解释由于个体的差异性,预后情况也各不相同,如保持良好的情绪、合理的饮食、充足的睡眠、适当的活动等,都能有利于术后早日恢复。经常与患者交流与沟通,及时发现引起情绪或心理变化的诱因,对症实施心理疏导,建立良好的护患关系,以缓解和消除患者及家属的焦虑和恐惧。

(三)术前访视

开展术前访视,让患者及家属了解手术治疗的基本情况、围手术期注意事项及手术室环境和监护室环境,手术方法.麻醉方式、术后监护期间可能发生的问题,术后可能留置的各类导管、约束用具及其目的、重要性,满足患者适应需要。可在一定程度上缓解患者的压力,减轻手术所带来的应激反应,使患者主动配合麻醉和手术。

说明来访的目的,向患者介绍自己,建立良好的护患关系。告知患者进入手术室的注意事项及术中有关情况,并详细介绍手术的重要性及安全性。向患者讲解手术前的注意事项:①术前1天洗澡更衣，注意保暖，成人术前6～8小时禁食，术前4小时禁饮；小儿术前4小时禁奶制品，术前2小时禁饮。②术晨洗脸刷牙，但不能饮水，将义齿、手表、首饰项链等贵重物品取下。③不化妆、不涂口红，以免掩盖病情变化，影响观察。④术日晨排空大小便，身着病号服，卧床静候，手术室人员将在7:30～8:00左右到床旁接患者。⑤患者告知手术室护士是否打了术前针，对药物及消毒液有无过敏史，如患者本身发热或来月经请告诉手术室护士。⑥因手术床较窄，在床上时不要随意翻身，以免坠床。⑦手术间各种手术仪器、麻醉机、监护仪发出声响时，不要紧张。⑧在手术过程中，如果有任何不适，请及时告诉医师、护士。⑨在病情及条件允许的情况下，可带领患者参观重症监护室，了解其环境，以消除术后回室后的紧张恐惧感，以防ICU综合征的发生。

三、术中护理

(一)手术体位

仰卧位。

(二)手术切口

一般常用胸骨正中切口。

(三)特殊用物

测瓣器、人工瓣膜、持瓣器、长无损伤镊、长持针器、55号换瓣线、冠脉灌注器。

(四)配合要点

1.巡回护士

(1)患者进入手术间后，尚未麻醉前与之交谈，分散其注意力并鼓励其树立手术成功的信心。

(2)体外循环建立后，可降低室温，复温后升高室温。

(3)摆好患者手术体位(取平卧位)，在患者右侧放一骨盆架，右上肢固定于手术床中单下，协助麻醉师行颈内静脉和桡动脉穿刺。

(4)与器械护士共同清点器械，准备好胸骨锯，配制肝素盐水和鱼精蛋白。

(5)与器械护士共同核对术中所需的瓣膜大小，密切观察转机前、中、后尿量的多少、颜色，并记录及报告医生。

(6)正确控制手术床，行二尖瓣替换时，手术床向左倾斜，开放主动脉前手术床呈头低脚高位。

2.器械护士

(1)开胸体外循环的建立：正中切口锯开胸骨，开胸器牵开胸骨，切开心包显露心脏。缝合主动脉插管荷包，插主动脉管，依次缝上腔荷包插上腔管，缝下腔荷包，插下腔管，与体外循环机管道连接，开始体外循环，再插左房吸引管。

(2)心肌保护：在阻断和切开主动脉后，向冠状动脉口内直接插入冠状动脉灌注管，左右冠状动脉灌注4∶1的冷氧合血心肌麻痹液，心包腔内放冰屑，间歇向心腔内注入4℃的冷盐水，以维持心肌的均匀深低温状态(15℃左右)。

(3)手术程序：一般先替换二尖瓣，后替换主动脉瓣，但是切开左房探查二尖瓣后，必须探查主动脉瓣的病变程度和瓣环大小，再切除、缝合二尖瓣。

(4)缝瓣配合:①二尖瓣置换:切开左房,瓣膜剪下后测量瓣环大小,放置二尖瓣自动拉钩,缝合四点定点线,用 2-0 的 20mm 换瓣线,选用 2 种颜色交替缝合,一般缝 14～16 针,每缝好一象限后用蚊式钳夹住把针剪下,瓣膜缝合完毕用试瓣器检验瓣膜的开放和关闭功能。②主动脉替换:显露主动脉瓣后切除瓣膜,缝合三点定点线,用 2-0 的 17mm 换瓣线,选用 2 种颜色交替缝合,一般缝 10～12 针。如效果满意用 4-0 带垫片的 prolene 缝合主动脉切口,再用 3-0 带垫片的 prolene 缝合左房切口。

(5)排气方法:主动脉根部插入 Y 型排气管,然后取头低脚高位再缓慢松开主动脉阻断钳,闭合左房切口前挤肺排气后再打结。

(6)复跳和辅助循环:备好除颤板,心脏复跳后应保持心脏表面的湿润,如心率较慢应放置起搏导线,检查心脏切口有无漏血,辅助循环效果满意时,撤离体外循环。

(7)关胸:准备好纱布、骨蜡、电刀行伤口止血,放置心包和纵隔引流管,清点器械纱布无误后,逐层缝合伤口。

四、术后护理

(一)术后常规护理

1.置监护病房加强护理

完善呼吸机、心电监护仪、有创动脉血压监测、中心静脉压及肺动脉压监测。连接好胸腔引流瓶、导尿管、起搏导线和肛温探头等,保持各项监测处于良好工作状态。约束四肢至患者清醒,能合作者可解除约束。向麻醉医生和术者了解术中情况,如有无意外,如何处理,术中出入量(含胶体和晶体)、输血量、尿量、电解质平衡、血气分析和肝素中和情况等,目前特殊用药的用法和用量。

2.循环功能的维护

注意监测动态血流动力学的变化,根据病情变化调整血管活性药物如正性肌力药(洋地黄类、米力农、多巴胺、多巴酚丁胺等)和扩张血管药物的用量并注意药物的不良反应。术后护理应注意维护心功能,控制输液速度和量,以防发生肺水肿和左心衰竭,对于单独二尖瓣狭窄的患者尤为重要。

3.监测心率和心律的变化

术后应严密监测有无期前收缩、房颤、房扑及心动过缓等心律失常的发生。如有异常变化应及时通知医生,及时处理。

4.补充血容量,维持有效循环血量

患者因术中失血、体外循环稀释血液、术后尿量多及血管扩张药物的应用,往往会造成术后血容量不足,应及时补充有效循环血量。

5.呼吸道管理

术后常规应用呼吸机治疗,根据患者的性别、年龄及体重设定呼吸机参数,对于术前有肺动脉高压或反复肺部感染者,应延长机械通气时间,加强呼吸道管理,保证供氧。加强人工气道的湿化、温化,保持呼吸道内湿润通畅,避免气道黏膜损伤。

拔管指征:停机 24～48 小时患者未出现呼吸窘迫,患者主观上舒适,HR<120 次/分或增加<20 次/分,呼吸<35 次/分,血气分析中无酸中毒或低氧血症。

6.引流管的护理

水封瓶装置要密闭,胸管长度适宜,保持管内通畅,经常挤压,同时注意观察引流液的量、颜色、性质,如每小时引流液＞100mL,持续达3小时,可能有活动性出血,应立即报告医生。

7.泌尿系统护理

记录每小时尿量,注意观察尿的颜色、比重、酸碱度等变化。当尿量减少至每小时20mL,持续2小时以上,可用利尿剂。若尿量仍不增加,应警惕急性肾衰竭的发生。若尿色为血红蛋白尿,应加强利尿。留置尿管的患者保持管道通畅,每日进行会阴护理两次,以防尿路感染的发生。

8.加强口腔护理

因应用机械通气24h内88%的吸气管路被来自患者口腔部的细菌寄殖,并随某些操作(如吸痰)进入下呼吸道,成为肺部感染的原因之一,因此要加强口腔护理。建立人工气道前加强口、鼻腔的清洁,插管后每日检查口腔情况,用生理盐水棉球擦拭,每日2次。口腔护理液要根据口腔pH选择,pH高时应选用2%~3%硼酸溶液;pH低时选用2%碳酸氢钠溶液,pH中性选用1%~3%的过氧化氢溶液。对长期应用机械通气患者,应对口腔分泌物进行常规细菌培养(每周1次),根据培养结果适当选择口腔冲洗液和抗生素,及时清除呼吸道的分泌物。必要时行气管切开者,按气管切开护理常规护理。

9.持续监测深部温度

低于36.0℃采取保暖复温措施,一般肛温达38.0℃,要积极作降温处理。术后常规预防感染治疗5~7天,连续监测体温3天,无发热后可改为每日一次测量。如有发热症状改换抗生素,必要时联合用药,发热时每日三次测量体温。待体温正常后,再监测3天,如无异常,3天后可改为每日一次测量。

10.维持电解质平衡

瓣膜置换术后的患者对电解质特别是血钾的变化要求很严格,低钾易诱发心律失常,一般血清钾宜维持在4~5mmol/L,为防止低血钾造成的室性心律失常,术后需高浓度补钾,注意补钾的原则,并及时复查血钾,以便为下一步诊疗提供依据。

11.定期测凝血酶原时间

要求凝血酶原时间维持在正常值1.5~2倍。置换机械瓣膜患者必须终身服用抗凝药物,注意观察患者有无出,血倾向,如有血尿、鼻、牙龈出血、皮肤黏膜瘀斑以及女患者月经量增多或栓塞偏瘫等症状出现,及时通报医生。口服华法林要掌握定时定量,药量准确原则。

12.饮食护理

患者清醒后,拔除气管插管后4~6小时无恶心呕吐者,可分次少量饮水。术后18~24小时,如无腹胀、肠鸣音恢复可进流质饮食,并逐渐增加进食量和更改品种。

13.疼痛护理

(1)切口疼痛影响呼吸的深度和幅度,不利于肺扩张,不利于患者休息,增加体力消耗。遵医嘱适当给予止痛镇静等处理,减轻患者病痛。

(2)鼓励患者早期适度活动。

(3)抗风湿治疗。

(二)术后并发症护理

1.出血

出血是心脏瓣膜置换术后最常见的并发症之一,多发生在术后36小时内。主要原因有两点:一是凝血机制紊乱,二是止血不彻底。

对于此类患者,由于凝血机制差,术前应给予肌内注射维生素K,并检查凝血酶原时间及活动度。术后通过有创监测仪,监测血压,脉搏、中心静脉压、左房压的变化,注意尿量的变化,观察心包及纵隔引流的情况,计算和比较每0.5～1小时内引流量,若每小时大于100mL,连续3～4小时,则考虑有胸内出血。若出血较多或大量出血后突然中止,应警惕并发心脏压塞,注意心脏压塞的症状和体征,如胸闷气急、心搏过速、颈静脉怒张、中心静脉压逐渐上升、动脉血压和脉压逐渐下降、面色灰白、周围发绀、尿量减少等,后期会出现奇脉。另外,注意观察有无切口渗血,鼻腔出血,气管吸引时的血痰、血尿或皮下出血等。

2.心律失常

心房纤颤最为常见。早期有室上性心动过速,房性或室性期前收缩,可因创伤、应激、水、电解质紊乱所致。因此一旦出现心律失常,应首先明确病因并协助医生进行处理。可进行临时起搏或电复律等,包括给抗心律失常药如利多卡因、维拉帕米、毛花苷丙等,根据检验结果,及时补钾。

术后早期监测内容包括心率、心律、血压、脉搏、中心静脉压、尿量的变化,随时观测电解质的变化,动脉血气的分析,完善呼吸循环恢复。进入普通病房后仍然需注意病情的观察,保证饮食及睡眠良好,提供舒适安静的环境,稳定患者的情绪。

3.低心排综合征

低心排综合征是心脏瓣膜置换术后常见严重并发症之一,也是术后造成死亡的最常见因素。心排出量的下降,需低至心指数2.5L/(min·m^2)时才出现一些临床症状,如心率增快,脉压变小,血压下降(收缩压低于12kPa),足背动脉脉搏细弱,中心静脉压上升,四肢末梢血管收缩,四肢末梢发冷苍白或发绀等。尿量每小时可减少至0.5～1mL/kg以下。发生原因一般有心包压塞、有效血容量不足、心功能不全所致。术后严密监测患者各项生命体征,严格血管活性药物应用。保持心包、纵隔、胸腔引流管通畅。保证桡动脉及中心静脉置管通路通畅,根据病情合理安排晶体、胶体输液。纠正水、电解质、酸碱失调。

4.心包压塞

一旦确诊,需紧急再次开胸手术,清除血肿或血凝块,手术准备过程中,应继续反复挤压引流管,尽可能引:流出部分积血。

5.有效血容量不足

根据血细胞比容(HCT)、CVP合理搭配晶体液和胶体液比例,积极合理补液,维持水、电解质、酸碱平衡,必要时应用止血药物减少血容量丧失,参照激活全血凝固时间(ACT)值,合理应用鱼精蛋白。

6.心功能不全

合理应用血管活性药物,如多巴胺、肾上腺素等,可提高心肌收缩力,增加心排出量;硝普钠、酚安拉明等,可降低后负荷,减少心肌耗氧,增加心排出量,改善冠脉血供。并同时严格记录并控制液体出入量,必要时做主动脉球囊反搏术(IABP)辅助循环。

7.感染

感染是心脏瓣膜置换术后较少见的并发症。术前有潜在性的感染来源或菌血症,如皮肤或鼻咽部的金葡菌感染、牙龈炎或尿路感染等应认真评估,查明并进行处理。术中牢固地对合胸骨,缩短手术时间,是预防继发纵隔感染最重要的环节。术后患者有创性插管很多,需严格遵守无菌操作原则,按规程做好管道护理。加强口腔护理,注意监测体温的变化。定时的心脏听诊,以便及时发现新的杂音。当患者咳嗽时,应尽量加强胸骨,避免发生感染的机会。对术后长期、大量使用广谱抗生素的患者,常同时服用抗真菌药物如酮康唑等,以预防真菌引起的二重感染。

(三)术后康复护理

术后康复护理根据心外科手术治疗护理常规,密切观察患者体温、心率、呼吸和血压,进行心电监护,并观察胸管及心包引流管的通畅情况和引流液颜色等,术后需记录尿量,观察尿液颜色,持续心电监护,若心率＞100次/分以上,给予对症处理,若心率＜60次/分,可按医嘱给阿托品或异丙肾上腺素等,必要时用体外临时起搏器调控,适当补充血容量,尿量每小时维持在＞1mL/kg。

患者从复苏室转入病房后开始进行床边康复护理,勤翻身,鼓励患者深呼吸及做有效的咳嗽,拍背排痰,当患者咳嗽时,用双手或枕头按着伤口深吸气后,用力咳痰。痰多伴黏稠不能咳出时,采用吸痰管将痰液吸出,保持呼吸道通畅。协助患者进行各关节屈伸运动,直至离床活动。在病情稳定情况下,鼓励并协助患者早期离床活动,教会患者测量脉搏。先平台慢步行走后再走阶梯,每次从60m增至300m,每天2次,每次20～30分钟,以休息状态心率为基础值,运动强度保持在基础值心率加20次/分,运动应该循序渐进,指导患者纠正术后不正确姿势。

五、健康指导

(一)生活指导

(1)术后早期是恢复手术及其造成的创伤,改善体质,稳定各系统和器官平衡的重要阶段。原则上患者应充分休息和静养,可适当进行室内和室外活动,但要量力而行,以不引起心慌气促为度。

(2)预防感冒及肺部感染,同时要保证充足的睡眠,防过度劳累。

(3)出院后,一般不限制饮食,饮食注意多样化、少量多餐,进食清淡易消化的食物,保证蛋白质、维生素的摄入。

(4)瓣膜置换术后患者存在不同程度的心理压力,指导患者要保持精神愉快,心情舒畅,生活乐观,尽量消除来自于生理、心理的压力,正确认识、对待抗凝治疗,有利于病情的稳定和康复。

(5)生活要规律,早睡早起,不要过度劳累,避免酗酒与吸烟。

(二)用药指导

抗凝治疗将终生伴随心脏机械瓣膜置换术后的患者,而抗凝治疗的不足或过量都会引发严重的并发症。因此要将坚持按时按量服用抗凝药的重要性及必要性告诉患者及家属,不能擅自更改抗凝药的剂量。同时告知患者增加抗凝作用的药物,如氯霉素、阿司匹林等;减弱抗凝作用的药物，如维生素 K1、雌激素、口服避孕药等，必须在医生指导下服用上述药物，尽量避免盲目服用活血化瘀类中药，教会患者自我监测出血征象，如有不适，及时来院就诊及监测 PT 值，以免抗凝过量引起出血或抗凝不足引起血栓形成。

(三)病情观察指导

指导患者有下述情况应尽快就医复查：身体任何部位有感染，不明原因的发热、呕吐、腹泻；有明显心慌气短，并出现水肿；咯泡沫血痰；有皮下出血、血尿、鼻血及牙龈出血、大便带血或暗黑色柏油状等出血倾向；巩膜及周身皮肤出现黄染；发生新的心律不齐、突然昏厥、偏瘫或下肢疼痛、发凉、苍白现象发生；女性怀孕或计划怀孕经血或阴道流血量增加或不规则；严重摔伤或遭受严重创伤；某部位疼痛、红肿不适或任何其他不正常症状或体征。

(四)复查指导

心脏手术患者出院时应保管好出院诊断证明书以及相关病历，复查时应携带出院通知书和其他医院所做的各项检查结果，如心电图、X 线胸片，化验检查等为参考。华法林抗凝治疗时 PT 值早期波动较大，出院后定期定点检查 PT，开始每周 1 次，逐渐延长至每个月 1 次，6 个月后病情稳定者延长至 3 个月 1 次，1 年后 3～6 个月 1 次，正确记录 PT 的测定值。

第九节　主动脉夹层动脉瘤

一、概述

主动脉夹层动脉瘤的准确定义是：主动脉壁中层内裂开，并且在这裂开间隙有流动或凝固的血液。中层裂开通常是在中层内 1/3 和外 2/3 交界面。夹层将完整的主动脉壁一分为二：即由主动脉壁内膜层和中层的内 1/3 组成的夹层内壁和由中层外 2/3 和外膜层组成的夹层外壁。夹层内、外壁间隙为夹层腔，或称为假腔，主动脉腔称为真腔。主动脉夹层的病因尚不明确，但其基本病变为含有弹力纤维的中膜的破坏或坏死，常与以下情况有关：高血压、遗传性结缔组织病(如马方综合征、Turner 和 Ehlers-Danlos 综合征)、多囊肾病、主动脉中膜变性、主动脉缩窄、先天性主动脉瓣病、妊娠、动脉硬化、主动脉炎性疾病、钝性或医源性创伤或肾上腺诱导性病变有关。

在夹层形成和发展过程中，主动脉壁中层撕裂导致的疼痛和主动脉夹层动脉瘤三个常见并发症相应的表现是急性主动脉夹层动脉瘤常见的症状和体征。慢性主动脉夹层动脉瘤患者，主动脉扩大但常无症状。当扩大的主动脉侵犯邻近结构，则表现为相应部位的疼痛。扩大的主动脉压迫邻近组织也产生症状，如声音嘶哑、Hornor 综合征、反复肺炎。近端主动脉发生慢性夹层时，多合并主动脉瓣的关闭不全，严重者产生急性左心衰竭症状。慢性主动脉夹层患者也可出现组织灌注不良，如慢性肾衰竭、跛行等。慢性夹层患者出现低血压，多是由于主动脉破裂或严重的主动脉瓣关闭不全、心力衰竭所致。慢性病症外周脉搏消失较急性常见。主动脉瓣关闭不全时，除典型的舒张期泼水样杂音外，多有外周血管征，如毛细血管搏动、枪击音、脉压增大，腹部体检可发现扩大的主动脉。

未经治疗的主动脉夹层动脉瘤预后很差。急性主动脉夹层动脉瘤患者，50％在夹层发生后48小时内死亡,75%的患者在2周内死亡。慢性夹层患者,5年生存率低于15%。主动脉夹层动脉瘤患者绝大多数死于主动脉破裂。临床实践结果表明,人造血管置换术是主动脉夹层动脉瘤外科治疗的最有效方法。理想的置换术是在一次手术中能用人工血管置换所有夹层病变累及的主动脉段,即所谓完全治愈。然而这是难以达到的,因为大范围的替换手术创伤大,术后并发症多,病死率高。因此,绝大多数仅置换破裂的、危险性很高的主动脉段,而通常是近端主动脉应尽可能大范围的替换。

二、术前护理

(一)一般准备

1.休息

绝对卧床休息,减少不必要的刺激,限制探视的人数。护理措施要相对集中,避免搬动患者,操作时动作要轻柔,避免发出噪声,尽量在患者床边完成相关的检查。

2.术前常规准备

术前停止吸烟,术前8小时禁食水,以免麻醉或手术过程中引起误吸。术前晚应常规清洁灌肠,术前一日备皮,剃去手术区及其附近的毛发,术前一晚按照医嘱给镇静药物。完善各项血、尿标本的化验,包括血常规、血型、凝血常规、生化系列、血气分析、尿常规。辅助检查包括18导联心电图、胸部X线片、超声心动图、CT或MRI、主动脉造影等。

3.疼痛

主动脉夹层动脉瘤难以忍受的剧烈疼痛本身引起血压的升高,因此要做好疼痛护理。可以适当应用镇静和镇痛药物,止痛药物要选择对呼吸功能影响小的药物,通常是10mg吗啡皮下或肌内注射,必要时4～6小时后可重复给药,年老体弱者要减量。如果疼痛症状不明显,但是患者烦躁不安可给地西泮等镇静药物。在使用镇静药物后要观察患者的呼吸状况,如有异常立即通知医生。

4.吸氧

患者持续低流量吸氧,增加血氧含量。吸氧也可以改善心肌缺氧及应用血管扩张药物而引起的循环血容量减少导致的氧供应不足。另外,疼痛也会增加机体的耗氧量,吸氧后可增加患者的氧供应量,改善患者的不良情绪。

5.防止发生便秘

对于主动脉夹层动脉瘤的患者来说绝对卧床休息和心理的焦虑和抑郁是导致便秘发生的主要原因,另外患者的饮食结构和生活习惯也是造成便秘的原因,还有一部分患者因为怕用力排便造成动脉瘤破裂而不愿排便。患者要多食素食少食荤,多吃蔬菜水果软化粪便,给胃肠道休息的时间,减少胃肠道的负担,保持胃肠的正常蠕动。多饮水,促进新陈代谢,缩短粪便在胃肠道停留的时间,减少毒素的吸收。安排合理科学的饮食结构,粗细搭配,避免以猪肉、鸡肉等动物性食物为主食。每日睡前或晨起喝一杯温蜂蜜水或淡盐水以保持大便通畅。一旦发生便秘,给予开塞露灌肠,此方法作用迅速有效。服用麻仁软胶囊、蜂蜜水及香蕉虽然有效但作用较慢。禁忌做腹部按摩及运动疗法,以免诱发夹层动脉瘤破裂。因患者绝对卧床,要求床上排便,嘱患者建立定时排便的习惯,每日早餐后排便,早餐后易引起胃一结肠反射,此时锻炼排便,以建立条件反射。另外,患者排便时要注意环境隐私,用屏风遮挡,便后要帮患者做好清洁工作,病室通风,保持空气清新。

6.其他疾病治疗

(1)心血管系统的常见疾病。

1)缺血性心脏病:动脉瘤手术对患者心脏供血、供氧和氧耗影响都很大,术前如有缺血性心脏病,术中、术后易并发心肌梗死,一旦发生心肌梗死则病死率极高。术前应了解患者有无心绞痛症状或者有无心电图的异常改变。但约半数以上的冠心病患者无任何症状,因此对有冠状动脉疾病的患者,可做冠状动脉造影检查。

2)高血压:轻度高血压并不构成动脉瘤手术的危险因素,中度以上的高血压除非必须做急诊手术外,术前应控制好血压再行择期手术。长期服用降压药物的,要一直服药到术前,术后也要尽早恢复服药。术中要特别注意防止血压忽高忽低,术后要口服降压药维持血压平稳。

3)心律失常:房性期前收缩一般不需要特别处理。房颤者术中及术后应控制心率,偶发单源性室性期前收缩不需特殊处理,但频发或多源期前收缩需要用利多卡因或胺碘酮等有效药物治疗。新出现的恶性心律失常则应检查有无血生化异常、酸中毒、低氧血症,贫血等。

4)心脏瓣膜疾病:升主动脉瘤时常伴有主动脉半环扩大或瓣膜附着缘撕脱,一旦因此而出现主动脉瓣关闭不全,常出现急性左心功能不全的表现,因此应尽早进行手术治疗。这种患者不能平卧、心功能Ⅲ级或Ⅳ级,药物控制效果不佳的也应尽早手术或急诊手术,而不必等待心功能改善后再手术治疗。合并轻度主动脉瓣狭窄或轻度二尖瓣脱垂,术中可不处理,如中度以,上的病症,术中应同时处理。

(2)呼吸系统疾病。

1)急性呼吸道、肺部炎症:呼吸系统急性炎症,气管分泌物或痰液增多,再加上麻醉和手术的侵袭,术后感染易扩散,发生肺不张和肺炎并发症的危险性增大。所以,除急诊手术外,术前应先治疗呼吸系统急性炎症,待炎症完全治愈后1～2周再行择期手术。

2)慢性支气管炎:慢性支气管炎要去除诱因,其次慢性支气管炎时气管内黏液分泌过多和易引起气管支气管痉挛,因此术前准备应以祛痰、排痰和解痉为中心,使用祛痰药物及雾化吸入。

3)慢性肺气肿:术前应锻炼呼吸以促进呼气,通常采用吹口哨及锻炼腹式呼吸改善肺内气体交换。其次术前也要口服祛痰解痉药物,合并感染要选用敏感抗生素。

(3)糖尿病:合并糖尿病的患者术后易发生感染,主要是因为机体免疫力下降,微血管病的血液循环障碍以及白细胞功能降低等原因。术前要正确调节葡萄糖和胰岛素的用量,使血糖值在允许的范围内波动,防止发生酮症酸中毒。通常要求控制空腹血糖在正常范围或7.5mmol/L以内。但要注意防止发生低血糖。另外还要纠正患者的营养状态,特别是低蛋白现象,并消除潜在感染灶。

7.用药护理

目前临床上常用的药物有三类:血管扩张剂、β肾上腺素受体阻滞剂和钙离子阻滞剂。主动脉夹层动脉瘤的急性阶段(发病初48小时),主动脉破裂的危险性最大,应选择静脉途径给药方法,待病情控制后再改为口服长期维持量。慢性主动脉夹层动脉瘤而无症状的则可提倡口服药物治疗。硝普钠应用输液泵准确输入体内。从小剂量[0.5μg/(kg·min)]开始,然后根据血压的高低逐渐增加用量，但一般不超过[10μg/(kg·min)]。当用大剂量硝普钠仍达不到满意的效果时，改用其他血管扩张剂。应用硝普钠时要现用现配，避光泵入，输液泵控制速度。应用硝普钠同时可应用β肾上腺素受体阻滞剂，如艾司洛尔，注射时要稀释并使用输液泵控制速度。值得注意的是艾司洛尔有很强的降压作用，如患者仅应用艾司洛尔就能维持满意的血压和心率，则不需要同时使用硝普钠。在应用艾司洛尔的过程中要密切观察患者的心率。普萘洛尔有很强的心肌收缩功能抑制作用，需要急诊手术的患者应避免使用或用量应小。临床中常用的钙离子阻滞剂是乌拉地尔，应用输液泵泵入，也可稀释后静脉注射。

8.预防瘤体破裂

夹层动脉瘤破裂引起失血性休克是导致患者死亡的常见原因。预防主动脉夹层破裂，及时发现病情变化是术前护理的重要内容。尤其是患者主诉突然发生的剧烈腰背部疼痛，常常是夹层动脉瘤破裂的前兆。高血压是夹层分离的常见原因，导致夹层撕裂和血肿形成的常见原因与收缩压和射血速率的大小有关。因此术前要将血压控制在100～130/60～90mmHg，心率70～100次/分。血压下降后疼痛会明显减轻或消失，是主动脉夹层停止进展的临床指征，而一旦发现血压大幅度下降，要高度怀疑夹层动脉瘤破裂。

9.周围动脉搏动的观察和护理

当主动脉夹层累及分支血管会引起相应脏器的缺血症状，主动脉分支急性闭塞可导致器官的缺血坏死，要预见性的观察双侧桡动脉、足背动脉的搏动情况，要注意观察末梢的皮肤温度及皮肤颜色。要勤巡视，勤观察，严格交班，做到早发现，早报告，早救治。

10.胃肠道及泌尿系统

观察动脉瘤向远端发展，可延伸到腹主动脉下端，累及肠系膜上动脉或肾动脉，引起器官缺血和供血不足症状，夹层累及肾动脉会出现腰疼、血尿、急性肾衰竭、尿量减少。夹层累及肠系膜上动脉时会出现恶心、呕吐、腹胀、腹泻等症状。每小时记录尿量，尿色，记录24小时出入量。

11.休克的观察

患者因刀割样疼痛而表现为烦躁不安、焦虑、恐惧和濒死感，且为持续性，一般镇痛药物难以缓解，患者会伴有皮肤苍白、四肢末梢湿冷、脉搏细速、呼吸急促等休克症状。护士要迅速建立静脉通路，抗休克治疗，观察患者尿量、皮肤温度、血压及心率变化。

12.其他并发症的观察

主动脉分支闭塞会引起器官的缺血坏死，如颈动脉闭塞表现为昏厥，冠状动脉缺血表现为急性心肌梗死，累及骶髂神经可出现下肢瘫痪。累及交感神经节可出现疼痛，累及喉返神经可以发生声音嘶哑，因此护士要严格观察有无呼吸困难、咳嗽、咯血、头痛、偏瘫、失语、昏厥、视力模糊、肢体麻木无力、大小便失禁、意识丧失等征象。

(二)心理护理

绝大部分患者在住院时可以了解自已的病情，对手术和疾病充满了紧张和恐惧，同时夹层动脉瘤的首发症状是胸背部剧烈的疼痛，难以忍受的撕裂样。刀割样疼痛伴有濒死感，严重者伴有短暂的昏厥，因此患者会有烦躁和焦虑，但是患者期盼着手术治疗以减轻痛苦，顾虑重重，同时也担心手术是否成功，这些心理问题会影响患者的休息，同时会使交感神经兴奋，血液中儿茶酚胺含量增加,使血压升高、心率加快,加重病情。不良的心理问题还会降低机体的免疫力,抵抗力下降,对手术治疗不利。首先我们要倾听患者的主诉,鼓励患者说出自己内心的不快、顾虑以及身体的不适,与患者建立信任关系。向患者讲述成功病例,组织经验交流会,观看图片讲解疾病相关知识,增强患者战胜疾病的信心。与家属配合鼓励患者增强战胜疾病的信心。

(三)术前访视

术前一日1CU护士到病房对拟进行手术者进行访视,术前访视采用视频和发放宣传册以及一对一咨询的方式进行,以确保患者及家属能够理解,并且在访视过程中一定要注意询问他们是否能听懂。护士除了常规介绍ICU工作环境,还需要向患者及家属解释患者在这里的这段时间内可能会发生什么,他们可能会有什么样的感受以及会听到什么并看到什么;气管内插管的存在会对他们产生什么影响,以及如何用另一种方式进行交流;重症监护室护士的角色,重症监护设备,以及重症监护室的探视制度。所有这些信息都应记录细节备份,以便患者回顾需要说明或提醒的要点。护士需要评价患者心理生理状况,确定可能影响术后恢复的问题。

(四)急诊手术术前准备

急诊的主动脉夹层动脉瘤患者,绝大多数是主动脉瘤濒临破裂危险或已发生破裂、有严重的组织、器官灌注不良,病情危重。为了挽救患者的生命,应在密切的监护和药物治疗的同时,在最短的时间内进行必要的术前检查和做出明确的诊断,以便及早接受手术治疗。

1.监测

所有夹层动脉瘤或可能急诊手术的患者,都必须送至重症监护室或直接到手术室,进行血流动力学连续监测。为了方便静脉应用药物治疗,快速输液和监测中心静脉压,要求建立中心静脉通路。建立动脉连续直接测压,达到实时监测血压的目的。放置尿管,便于对尿量进行监测,这是对液体的补充,抗高血压治疗效果判断的一个很好的观察指标,在双侧肾无灌注时常产生无尿症。定时触摸并对比四肢动脉脉搏的强弱,在监护过程中,护士用这种简单的方法判断有无组织灌注不良。有条件者还可放置Swan-Ganz漂浮导管,进行肺动脉、压肺毛细血管楔压,心排出量等进行监测。除上述监测外还要观察患者的神经系统功能及腹部状况,同时还要密切观察患者的动脉血气分析结果。

2.药物治疗

临床实践中,仅有极少数主动脉夹层动脉瘤患者需要急诊手术。假如已在其他医院确定了主动脉夹层动脉瘤的诊断和明确了夹层累及的范围和有无并发症,来院就诊时可直接送入手术室进行治疗。药物治疗主要是静脉给药,普萘洛尔有很强的心肌收缩功能抑制作用,需急诊手术的患者应避免使用。需要急诊手术而又出现组织灌注不良的患者,术前是否进行降血压治疗仍存在分歧,反对者认为降低血压加重组织缺血,赞成者认为组织灌注不良是由于夹层所致,降低血压是可以防止夹层发展、预防夹层破裂的有力措施。在术前准备过程中,有些患者仍出现难以忍受的疼痛则应肌内或静脉注射止痛药和镇静药。

三、术中护理

由于夹层动脉瘤起病急骤,加上剧烈的疼痛,往往使患者出现恐惧、焦虑的情绪,在拟定手术方案后,手术室护士应当尽快到病房做好术前访视,以亲切的态度介绍手术成员及手术的成功经验,鼓励患者以放松的心态准备手术。洗手护士在术前准备好常规心脏大血管手术器械和敷料包,准备各种类型的人造血管及心血管补片、特殊血管缝线和可吸收缝线,大银夹钳和特殊鼻式针持,胸骨锯、骨蜡、无菌冰泥、除颤器、生物胶、止血粉、止血纱布,特细神经拉钩等。检查各种备用插管、手术器材的有效期,准备好充足的手术器械、用物、药品,保障术中及时准确地配合。

患者进入手术室后,巡回护士要热情接待,仔细核对患者姓名、床号、手术部位及术前用药。安慰关怀患者,减轻其紧张情绪。迅速建立两条良好的静脉通路。麻醉完成后,将患者放置平卧位,头下垫软头圈,胸后垫胸枕。肩胛骨、髂尾部、足跟处分别贴减压贴,减少因手术时间长和深低温体外循环导致皮肤压疮。由于手术位置在主动脉,而且是深低温环境条件下,会引起血流动力学和内环境的变化,术中密切配合麻醉师、体外循环灌注师工作、观察血压、血氧饱和度、尿量及体温的变化。遇异常情况,及遵医嘱做好相应的处理。

心脏大血管手术器械种类繁多,要求器械护士提前30分钟刷手,与巡回护士一起仔细清点缝线、敷料和器械等物品。考虑到手术大,影响术式的不确定因素较多,皮肤消毒范围要足够大。消毒范围原则上同冠状动脉旁路移植手术,但双耳郭、乳突和双上肢也应充分消毒。铺单还是应预留双侧锁骨下动静脉和股动脉切口位置。暴露右侧腋动脉备体外循环插管用。大血管手术开胸时的风险较大,尤以二次开胸行大血管手术为甚。从开胸到完成心脏血管游离的过程中应做好随时应对大出血、心律失常和启动体外循环的准备。

四、术后护理

(一)常规护理

1.ICU常规护理

准备好麻醉床、心电监护仪、呼吸机、简易呼吸器、吸痰器、除颤仪等急救监测设备。患者回ICU后立即给予患者心电、血压、血氧饱和度监测。连接呼吸机进行机械辅助通气。与麻醉师进行交接包括患者使用药物如何配制、血气分析结果以及术中是否出现异常情况。同时还要交接患者的衣物,带回的血制品及药物,血制品要严格交接,双人核对。病情允许可与手术室护士共同为患者翻身查看皮肤情况,出现异常要记录在重症护理记录单上,并填写压疮评估表,并且要把情况告知家属。

2.体位

麻醉未醒时采取平卧位,尽量减少搬动患者,如生命体征不稳定患者要禁止翻身。麻醉清醒后生命体征稳定的患者可将床头抬高30°。

3.管道护理

与麻醉师一起确定气管插管的位置,听诊呼吸音,观察双侧是否对称,常规进行X线检查,了解气管插管的位置及双肺的情况。交接深静脉及动脉压管路的位置,检查管路是否通畅。妥善固定尿管、引流管,在引流瓶上贴好标记,以便观察患者的引流量。保持各管路通畅,避免打折、扭曲、脱出、受压,每班需要确定各种管路的位置,每个小时记录深静脉及气管插管的位置。

4.保证外出检查安全

患者外出做检查时要备好抢救设备及药物,准备简易呼吸器、氧气袋、负压吸引器、吸痰管、除颤仪、肾上腺素，以保证患者发生意外情况能够给予及时的救治。

5.血糖监测

术后监测血糖每小时 1 次，连续 3 小时，如有异常立即应用胰岛素，以控制血糖在正常范围。

6.心理护理

患者进入 ICU 后要掌握患者的心理动态，及早告知患者手术成功，现在正在 ICU 接受治疗，对患者实施周到的护理及热情的鼓励。积极指导自我放松训练，转移注意力，使其配合治疗，促进康复。对患者提出的问题，要耐心细心解答，让患者信任 ICU 护士。

(二)并发症的观察与护理

1.控制血压

维持理想的血压，减少血压的波动是大血管术后护理的难点。术后难以控制的持续高血压可增加脑出血、吻合口出血及冠状动脉痉挛，有心肌缺血的危险。术后要给予患者镇痛、镇静，加强心理护理，使患者有安全感，防止由于过度的焦虑和烦躁而引起的血压升高。术后要给予缓慢复温，防止由于体温过低引起的外周血管收缩而导致血压的升高。当患者麻醉苏醒时，可应用丙泊酚镇静，同时血压有升高趋势时，要遵医嘱给硝普钠、亚宁定、利喜定等降压药物，使血压缓慢降低，收缩压维持在 120mmHg 左右。术后早期血压低多是因为渗血多、术中出血、失液，血容量不足引起的，应用药物血压仍控制不理想时，要警惕是否发生低心排。所有患者均采用有创血压监测，妥善固定穿刺针的位置，每班都要校对零点，保证测量血压的真实可靠。使用血管扩张药物要单路给药，使用微量注射泵是避免应用“快进”键，以免血压骤然降低。

2.心电监测

全主动脉置换涉及主动脉根部的置换及头臂干血管的再造，术前主动脉瓣关闭不全，冠状动脉病变，长时间的体外循环及心肌阻断，都会导致术后的心律失常、心肌缺血，低心排甚至心搏骤停。术后立即给予多参数的生理监测及血流动力学监测，定时观察心率、中心静脉压及心电图的变化。高龄患者中心功能较差、心排量降低，易发生充血性心力衰竭，对于这样的患者术后可以给予 IABP 辅助心脏功能，增加心脏射血、心脏灌注，改善肾脏的血液灌注。

3.纠正电解质紊乱、酸碱平衡失调及出入量失衡

术中血液稀释、利尿剂的应用、低流量灌注、应用呼吸机等都会引起酸碱平衡失调及电解质的紊乱。术后也要参照多方面的因素心率、血压、中心静脉压、尿量、引流量、血气分析结果以及心肺功能。血容量不足时要以补充胶体为主，维持血红蛋白＞100g/L，血浆可以预防由于凝血因子减少而造成的引流多，补充胶体还可以防止由于胶体渗透压降低而造成的肺内液体增多，护理过程中不能机械的控制入量小于出量。

4.意识的监测

脑部的并发症是人工血管置换常见的并发症之一。临床表现为苏醒过缓、偏瘫、昏迷、抽搐等。护士在患者未清醒前要观察并记录患者双侧瞳孔是否等大等圆，是否有对光反射及程度如何，清醒后要记录清醒的时间及程度，密切观察患者的认知情况、精神状态及有无脑缺氧。患者清醒后护士要观察和记录四肢的活动情况，皮肤的温度，感觉动脉搏动情况。

5.胃肠道的护理

留置胃管持续胃肠减压是术后常见的护理措施，留置胃管禁食水的患者常有口渴、咽部疼痛等不适，每天要给予两次口腔护理，以促进患者舒适。每班听诊肠鸣音，观察腹部体征，有无腹胀、腹痛，定时测腹围，观察有无腹腔脏器缺血表现。患者肠道功能恢复后可给予胃肠道营养，以促进患者体力的恢复。

6.呼吸道的护理

(1)术后呼吸机辅助呼吸：根据血气分析结果及时调整呼吸机参数。术后带管时间长，不宜长时间持续镇静的患者易出现呼吸机对抗，随时监测呼吸频率、潮气量、气道压及患者的呼吸状态。调整呼吸机模式为SIMV＋PS(压力支持)或者压力控制通气(PC)，在PC情况下要注意观察患者的潮气量变化，及时调整压力。

(2)预防呼吸机相关性肺炎(VAP)：呼吸机相关性肺炎是指经气管插管行机械通气48小时以后发生的肺部感染，或原有肺部感染发生新的病情变化，临床上高度提示是一次新的感染，并经病原学证实者。机械通气是ICU常用的一种治疗方法，由于人工气道的建立破坏了呼吸道正常的生理防御机制，使机械通气并发的呼吸机相关性肺炎发生率增加4～12倍。呼吸机相关性肺炎的发生使得患者治疗时间延长，住院费用增加，病死率增高，影响疾病的预后。

1)ICU环境管理：严格限制探视，减少人员流动，同时也要减少可移动设备的使用。必要探视时家属需要穿隔离服.戴口罩帽子、更换拖鞋后才能进入。每日要进行通风，地面每天用含氯消毒液拖擦，监护仪等设备定期消毒液擦拭，患者转出后对所用物品进行终末消毒处理。ICU应设立隔离病房，以收治特殊感染患者。使用空气层流装置时要定期清理排风口出的污物，以免影响空气质量。定期对ICU工作人员进行手消毒效果监测，洗手后细菌数小于$5cfu/cm^2$，并以未检出致病菌为合格。此外，还要进行定期体检，尤其要进行口咽部细菌培养，带有致病菌株者应停止治疗工作或更换工作岗位。

2)保持人工气道的通畅：保持人工气道通畅最有效的方法是根据分泌物的颜色、量和黏稠度等情况，按需进行气管内吸痰。吸痰是利用机械吸引的方法，将呼吸道分泌物经口、鼻或人工气道吸除，以保持呼吸道通畅的一种治疗方法。

吸痰手法：可按照送、提、转手法进行操作。①送：在左手不阻塞负压控制孔的前提下，或先反折吸痰管以阻断负压，右手持吸痰管，以轻柔的动作送至气道深部，最好送至左右支气管处，以吸取更深部的痰液。②提：在吸痰管逐渐退出的过程中，再打开负压吸痰，或左手阻塞吸痰管负压控制孔产生负压，右手向上提拉吸痰管，切忌反复上下提插。③转：注意右手边向上提拉时，边螺旋转动吸痰管，能更彻底地充分吸引各方向的痰液，抽吸时间断使用负压，可减少黏膜损伤，而且抽吸更为有效。

吸痰后护理：与呼吸机连接，吸入纯氧。生理盐水冲洗吸痰管后关闭负压。检查气管套管和气囊。听诊。安慰患者取舒适体位，擦净面部，必要时行口腔护理。观察血氧饱和度变化，调节吸入氧浓度(FiO_2)。整理用物、洗手和记录；吸痰前后面色、呼吸频率的改善情况，痰液的颜色、性质、黏稠度、痰量及口鼻黏膜有无损伤。

3)保持人工气道的湿化：人工气道的建立使患者丧失了，上呼吸道对气体的加温和加湿的作用，吸入干燥低温的气体未经过鼻咽腔易引起气管黏膜干燥和分泌物黏稠，造成分泌物潴留，发生肺不张，增加了肺部感染的机会。所以，必须保证人工气道充分的湿化。

4)雾化吸入治疗：有些呼吸机本身有雾化装置，使药液雾化成 3～5μm 的微粒，可达小支气管和肺泡发挥其药理作用。昏迷患者也可将雾化吸入的面罩直接置于气管切开造口处或固定于其口鼻部，每日 4～6 次，每次 10～20 分钟，患者清醒时嘱其深呼吸，尽量将气雾吸入下呼吸道。常用的药物有 Br 受体激动剂和糖皮质激素等，以扩张支气管。更换药液前要清洗雾化罐，以免药液混淆。使用激素类药物雾化后，及时清洁口腔及面部。

7.并发症的观察及护理

(1)观察有无截瘫：密切观察患者的下肢肌力及感觉，一旦发现异常立即通知医生。胸降主动脉和胸腹主动脉远端的血管置换术，脊髓缺血时间长或者供给脊髓血液的肋间动脉和腰动脉没有重建等因素导致的偏瘫、截瘫等是主动脉夹层动脉瘤术后常见的严重并发症，迄今为止尚未有解决的方法。

(2)观察有无栓塞征象：主动脉人工血管置换术后，在重建血管吻合口、动静脉腔内易发生血栓和栓塞。为防止人工血管内发生血栓，术后 3 个月内给予抗凝治疗，抗凝药物的应用通常在术后 6～12 小时，如果引流多要推迟使用。

(3)预防出血和渗血：主动脉人工血管置换的创伤大，吻合技术难，吻合处多，术中和术后发生出血和弥散性渗血往往能够致命。术后对出血的观察和早期发现尤为重要。勤挤引流，保持引流通畅，观察记录引流的色、质和量，如果发现术后 1 小时引流量＞10mL/kg，或者任何 1 小时的引流量＞200mL，或 2 小时内达 400mL，都提示有活动性出血，一旦发现要立即报告医生，给予开胸止血。同时术后控制血压也是预防出血的关键，主动脉人工血管置换手术复杂，技术难度大，吻合口多，吻合口出血是术后致死的首要原因。控制血压在 90～120/50～80mmHg，以保证组织灌注，皮肤温度正常，以尿量为准，保证每小时尿量＞1mL/kg，避免血压过低导致的组织灌注不足。早期引流偏多要排除血液稀释、鱼精蛋白不足、凝血功能障碍等原因，及时给鱼精蛋白，新鲜血浆、血小板、纤维蛋白等，有效地减少术后渗血。

(4)肾脏功能监测；肾脏是对缺血最敏感的腹腔脏器，肾衰竭是主动脉术后常见的并发症之一，发生率 10%～20%，常在术后 48 小时内发生。防止血容量不足引起的少尿、无尿，每小时观察并记录尿量、颜色及性质，查肌酐、尿素氮，出现出入量失衡时及时汇报医生。补足血容量，血细胞比容低于 35%时适当输血，维持血压稳定，必要时应用硝普钠降压，必须保持稳定的肾动脉灌注压，舒张压不低于 60mmHg。血压过低者可应用小剂量多巴胺、肾上腺素以提高血压，扩张肾动脉，起到强心利尿作用。发生血红蛋白尿时要给予碱化尿液，防止管型尿形成，保持水电解质酸碱平衡，控制氮质血症，当尿量连续 2 小时＜1mL/kg 时，及时报告医生，应用利尿剂，必要时应用肾脏替代疗法。

8.预防感染

主动脉夹层人工血管置换手术时间长、创伤大，人工血管植入和术后带有引流管，中心静脉导管等侵入性导管多，易发生感染。术后各项操作要严格遵循无菌操作原则，应用广谱抗生素，严格按医嘱时间给药，以维持最佳的血药浓度。有发热的患者要根据血培养的结果选择应用抗生素。要密切观察体温，痰液的色、量及性质。观察皮肤有无红肿、疼痛，尿液有无混浊，一旦发现上述症状，要及时找到原因并及时处理。

(三)康复护理

患者病情平稳后可进行各关节的被动运动,清醒脱机后指导患者进行主动关节运动,练习床上坐起进食,为下床活动做准备。从术后第一天起按摩双下肢,每日两次,每次半小时。翻身叩背促进患者痰液排出,防止呼吸道感染的发生。鼓励患者早期下床活动,促进体力的恢复,初次下床时要注意保护患者安全以免发生摔伤。

五、健康指导

(一)生活指导

减少家庭生活中的不安全因素,防止跌倒,避免体力活动,从事比较轻松的职业。指导患者养成良好的饮食习惯,给予低盐、低胆固醇、富含粗纤维素且清淡易消化饮食,少量多餐,不食刺激性以及易引起腹胀的食物,如饮料和咖啡等,以免加重心脏负担。限制摄盐量,限制高胆固醇、高脂肪食物,并适量摄取蛋白质饮食,多吃新鲜的蔬菜和水果,戒烟限酒,保持大便通畅,防止发生便秘而引起腹内压增高。根据天气增减衣物,避免发生感冒。

(二)用药指导

按医嘱服药,漏服后不能补服,缓释片不可掰开服用。控制血压,定期监测血压是药物治疗的关键。合理降低血压,保持血压平稳,防止动脉破裂。每日定时、定部位、定血压计、定体位测量血压并记录数值,以便调整药物用量。

(三)卫生保健

急性期或恢复期患者都有可能因便秘而诱发夹层范围扩大或破裂。应指导患者养成床上排便习惯,必要时给予缓泻剂。加强腹部按摩,减轻患者精神上和心理上的不安,避免排便时用力屏气,可嘱患者食用蜂蜜、香蕉等,每1～2天排便1次,同时注意及时记录排便情况,排便时应在旁密切观察血压和心电图变化。

(四)病情观察

一旦出现心前区或胸部、腹部等疼痛立即来医院就诊。

(五)复查指导

术后半年内每三个月门诊随访1次,半年复查增强螺旋CT,了解夹层愈合情况,如有不适随时就诊。

第十章　骨科疾病的护理

第一节　肱骨远端骨折

一、概述

肱骨远端骨折是肘部常见骨折之一，约占全身骨折的11.1%，占肘部骨折的50%～60%，多见于5岁～12岁儿童。在成人中约占全身骨折的2%，占肱骨骨折的1/3，是临床上相对难处理的骨折之一。

(一)应用解剖学

肱骨远端是指肱骨髁上部至远端关节面之间。肱骨远端呈前后扁平状，前有冠状窝，后有鹰嘴窝，两窝之间仅有一薄层骨质，此处容易发生骨折。

(二)病因

老年患者多由低能量的摔伤所致，年轻患者多为高能量的交通伤和坠落伤所致。肱骨远端骨折类型复杂，常见的有肱骨髁上骨折、肱骨髁间骨折、肱骨内外髁骨折等，骨折的原因也各有不同。

1.肱骨髁上骨折

(1)伸展型：此型占9%，由于跌倒时手着地，同时肘关节过伸及前臂旋前致伤。由于骨折端的严重移位，可造成正中神经、桡神经(偶有尺神经)及肱动脉的挫伤、压迫及裂伤。

(2)屈曲型：约占5%，由于跌倒时肘关节屈曲，导致远骨折端向前移位、近骨折端向后移位，远骨折端前侧的骨膜及近骨折端后部骨膜剥离，合并神经血管等软组织损伤较少。

2.肱骨髁间骨折

大多认为因尺骨的滑车切迹撞击肱骨髁所致，屈肘和伸肘位都可发生，可分为屈曲和伸直型两种损伤。

3.肱骨外髁骨折

指肱骨干与肱骨髁交界处发生的骨折。肱骨干肘线与肱骨髁肘线之间有30°～50°的前倾角，这是容易发生肱骨髁上骨折的解剖因素。多发于10岁以下儿童。肱骨髁上骨折多发生于运动伤、生活伤和交通事故，系间接暴力所致。

4.肱骨内上髁骨折

儿童比成年人多见。跌倒时前臂屈肌腱的猛烈收缩牵拉或肘部受外翻应力作用而引起肱骨内上踝骨折或骨骺分离骨折。

(三)分类

1.肱骨髁上骨折

(1)伸展型：此型占9%，骨折线斜向后上方，远骨折端向后，上方移位，并可表现尺偏或桡偏及旋转。严重者骨折近端向前方穿透骨膜，穿入肱前肌及肱二头肌，骨折远端前部及骨折近端后部骨膜剥离。由于骨折端的严重移位，可造成正中神经、桡神经（偶有尺神经）及肱动脉的挫伤、压迫及裂伤。

（2）屈曲型：约占5%，由于跌倒时肘关节屈曲，导致远骨折端向前移位、近骨折端向后移位，远骨折端前侧的骨膜及近骨折端后部骨膜剥离，合并神经血管等软组织损伤较少。

2.肱骨髁间骨折

可分为屈曲和伸直型两种损伤。

（1）屈曲型损伤：外力直接作用于肘后方鹰嘴部位，加上同时存在的前臂肌肉收缩，造成骨折所需的暴力比预期的要小。

（2）伸直型损伤：外力沿尺骨传导至肘部，尺骨鹰嘴半月切迹像楔子一样嵌入滑车而将肱骨髁劈裂，使肱骨髁及髁上发生骨折。肱骨髁常在肱骨干后方，常合并皮肤等软组织损伤，并呈明显移位和粉碎。

3.肱骨外髁骨折

指肱骨干与肱骨髁交界处发生的骨折。肱骨干肘线与肱骨髁肘线之间有30°～50°的前倾角，这是容易发生肱骨髁上骨折的解剖因素。可分为伸直型和屈曲型。

4.肱骨内上髁骨折

儿童比成年人多见。分为：

（1）Ⅰ型损伤：仅有骨折或骨骺分离，移位甚微。

（2）Ⅱ型损伤：骨块向下有移位，并向前旋转移位，可达关节水平。

（3）Ⅲ型损伤：骨折块嵌夹在关节内，并有肘关节半脱位。

（4）Ⅳ型损伤：肘关节后脱位或后外侧脱位，骨块夹在关节内。

（四）临床表现

1.肱骨髁上骨折

（1）伤后局部迅速肿胀，疼痛，功能丧失，压痛点明显，完全骨折者很易察觉骨折摩擦征。

（2）肘部畸形，伸直型者，肘后突畸形，但仔细触摸肘三点之正常关系未变。屈曲型者，肘后平坦，肘前饱满。有侧方移位者，肘尖偏向一侧。

（3）有血管损伤者，桡动脉，尺动脉搏动减弱或消失，末梢循环障碍。正中神经损伤时，拇、食二指不能屈曲，拇指不能对掌，腕不能桡屈。桡侧3个半手指及手掌桡侧皮肤感觉障碍。尺神经损伤时，小指与环指的指间关节屈曲，掌指关节过伸，腕不能尺侧屈，各指不能分开及并拢。拇指内收障碍，小指与环指的尺侧半皮肤感觉障碍；桡神经损伤症状与体征见肱骨干骨折。

2.肱骨髁间骨折

局部肿胀，疼痛。因髁间移位、分离致肱骨髁变宽，尺骨向近端移位使前臂变短。可出现骨擦音，肘后三角关系改变。明显移位者，肘部在所有方向均呈现不稳定。鹰嘴部突出，畸形，肘后浅表解剖关系改变，肘关节呈半屈位，前臂旋前，剧烈疼痛，压痛及活动时有骨擦音声响。

3.肱骨外髁骨折或外上髁骨骺骨折

外侧肿胀，并逐渐扩散，可以达整个关节，骨折脱位型肿胀最严重。肘外侧出现瘀斑，逐渐扩散可达腕部。伤后2日～3日皮肤出现水泡。肘外侧明显压痛，甚至可发生肱骨下端周围压痛。移位型骨折，可能触到骨擦音及活动骨块。可发生肘外翻畸形，肘部增宽，肘后3点关系改变，肘关节活动丧失。被动活动时疼痛加重，旋转功能一般不受限。肘关节呈半伸展位，早期肿胀及压痛局限于肘关节外侧，有时可叩到巨大骨块移位，或骨擦音感。

4.肱骨内上髁骨折

受伤后肘关节呈半屈位，肘内侧和内上踝周围软组织肿胀，或有较大血肿形成，临床检查肘关节的等腰三角形关系存在。

二、治疗

（一）非手术治疗

1.适应证

(1)无明显移位的各类型骨折。

(2)髁上骨折多采用手法闭合复位。

(3)无翻转的外髁骨折。

(4)Ⅱ°以内的内上髁骨折。

(5)难以进行有效内固定的C型骨折。

2.复位和固定方式

(1)手法整复(应配合局麻或臂丛麻醉)。

(2)尺骨鹰嘴牵引辅以手法复位：当复位后不能取得良好复位者，为手术前争取正常骨长度和对线。

(3)克氏针固定后石膏夹板固定：适用于肱骨远端非关节面骨折，多用于儿童骨折患者。克氏针固定4周～6周，取针后影像学证实骨折牢固后可进行康复锻炼。

(4)外固定架：伤口开放严重污染时。

(5)石膏固定：无明显移位或复位后较稳定者。

(6)小夹板固定：复位后不稳定或有残余移位者。

(7)鹰嘴牵引加小夹板固定：适用于极不稳定者，复位后不能取得良好复位者，为手术前争取正常骨长度和对线。

（二）手术治疗

手术治疗分为切开复位内固定和全肘关节置换两种方式，两种手术方式各有不同的适应证。

1.切开复位内固定

肱骨远端骨折切开复位内固定术仍是治疗肱骨远端骨折的主要方法。适应证：①年轻患者的明显移位骨折；②老年患者的简单骨折，如A、B、C1型骨折，以及骨质疏松不严重的复杂骨折，如C2、C3型骨折；③关节面完整，或通过切开复位可达到解剖复位；④骨质良好，内固定能够达到牢固固定；⑤皮肤软组织条件允许的开放性骨折，如彻底清创后的GustiloⅠ、Ⅱ、ⅢA型骨折。

2.全肘关节置换术

行全肘关节置换术患者最初3个月内不提重量超过0.5kg的东西，以后患肢所提重量也不超过2.5kg。因此对于那些从事体力劳动的年轻患者，只追求活动度而让其丧失工作能力显然是不合适的，一个僵硬但能从事重体力劳动的肘关节可能更有用。对于经历过一次内固定手术而又并发严重的创伤性关节炎的年轻患者，间隔性肘关节成形术也可能比全肘关节置换更有用。

三、肱骨远端骨折的康复

(一)康复评定

1.肌力检查

了解患侧肌群及健侧肌群的肌力情况，肌力检查多以徒手肌力检查法(MMT)为主(注：检查时引起肱骨远端骨折断端发生运动的动作禁止)。做旋转上臂动作，查肱骨周围肌群肌力，主要有肱三头肌、肱二头肌、肱桡肌等(可与健侧做对比)；做肩肘关节前屈、后伸、外展、旋转等动作，可查肱三头肌、肱二头肌、肱桡肌等肌群肌力。

2.关节活动度测量

肩关节活动角度，正常为：前屈(180°)、后伸(60°)、外展(180°)、内旋(90°)、外旋(90)、水平内收(130°)、水平外展(50°)(注：伤后至4周～6周内不应做全关节活动范围的运动及禁止造成肱骨骨折断端发生运动的动作)。

3.骨折处疼痛和肿胀程度

骨折处为运动后疼痛还是静止状态时疼痛。

4.是否伴有神经和血管损伤

若伴有神经损伤时会造成肩关节及肩以下部位感觉减退或消失(包括浅感觉、深感觉、位置觉等)；运动功能完全或不完全丧失(包括肩关节部分运动及肘关节、腕关节和指关节屈伸运动)；若伴有血管损伤时局部可能出现青紫、瘀斑或肿胀。

5.肩关节稳定性

6.局部肌肉是否有萎缩

受伤早期肌肉萎缩不明显，后期可能会出现失用性肌萎缩，关节周围软组织挛缩等。

7.骨质疏松情况

老年人常伴有骨质疏松，X线片或骨密度检测可确诊。

8.是否伴有心理障碍。

(二)康复计划

1.预防或消除肿胀。

2.加强肌力训练，防止失用性肌萎缩，关节周围软组织挛缩等。

3.保持肘、腕、指各关节活动度，扩大肩关节的活动范围。

4.改善局部血液循环，促进血肿吸收和炎性渗出物吸收。

5.若伴有神经损伤，给予神经康复治疗(如肌皮电神经刺激，中频治疗等)。

6.促进骨折愈合，防止骨质疏松。

(三)康复治疗

1.第一阶段(伤后或术后1周)

伤后或术后48小时内局部用冷敷。术后当日：患者回病房清醒后，即可进行康复干预，首先要检查伤肢的运动情况、关节屈伸功能,以排除有无神经损伤,并嘱患者握拳松拳,2 次 7 日,5～10 分/次,以促进血液循环,减轻肿胀。神经损伤者,被动活动患肢为主,并鼓励患者活动患肢;肿胀明显者,向心方向按摩(挤压)患手,2 次/日,5～10min/次。术后第 1 日～2 日:局部麻醉作用完全消失,此时即可做张手握拳练习,以使上肢肌力得到锻炼,张手与握拳各停留 10s,10 次/组,4～6 组/日。术后第三天,做肩关节活动度练习,患者平卧位,锻炼之前患者可口服止痛药,以防止伤口疼痛,让患者握拳屈肘 90°置于胸前,前屈肩关节:患肢慢慢离开床面上举,有的患者感到困难吃力,这时嘱患者深呼一口气,屏气 2s～3s,抬高患侧上肢,并逐渐上举,完成第一次肩关节前屈;若患者不能上举,可先帮助患者练习。上臂肌力,医护人员助其做被动肩关节上举。对于患肢能主动前屈并上举的患者,胸前悬挂三角巾悬挂患肢,同时可做肩后伸、肩外展及内收等各个方向的运动。术后 3 日后:可做肘关节屈曲练习:患者平卧位,患肢平放,这时,患肢充分放松,在患侧疼痛可耐受范围内逐渐得肘关节屈曲角度,直到屈 90°,手心向上。肘关节伸直练习:拳心向上,逐渐加大伸直角度直到 180°。若在伸直过程中,患者诉伤口疼痛,可休息片刻,不可强行伸直,以主动活动为主,尽力屈伸,待软组织适应疼痛后再加大角度,一屈一伸为 1 次,一般 10 次/组,2～3 组/日,以后逐渐增加组数。

2.第二阶段(伤后或术后 1 周～2 周)

增加肩部主动练习,包括肩屈伸内收、外展与耸肩,并逐渐增加运动幅度。注意疼痛肿胀、感觉异常、手指活动、防止骨筋膜室综合征;避免负重,手指和掌指关节主动活动,肩部钟摆运动;避免肩内外旋,手指的屈伸外展、内收肌力练习,上肢悬吊,健侧手负责日常生活;避免 PROM 以防止骨化性肌炎。石膏夹板固定/克氏针固定:避免肘关节活动,手指主动活动,肩部钟摆,避免肩内外旋;切开复位内固定:3 日～5 日后,各关节主动活动(固定牢固),锻炼后支具和后侧石膏加以保护,避免肩内外旋,如骨质不好,需固定,但易发关节僵直。

3.第三阶段(伤后或术后 2 周～3 周)

注意疼痛、肿胀、感觉异常、手指活动,持续的肿胀易发压迫性神经肿胀手指和掌指关节主动活动,肩部钟摆运动,避免肩内外旋,如手指肿胀增加向心性按摩,增加手指肌力练习,避免负重,避免 PROM 以防止骨化性肌炎;石膏夹板固定/克氏针固定:如稳定骨折,肘关节可耐受 AROM(2 周～3 周),如复位骨折,肘后保护下练习大于 90°屈肘,避免肩膀与前臂旋转,伸型的髁上骨折需绝对制动;切开复位内固定:增加 AROM 避免关节僵直,避免 PROM 以防止骨化性肌炎。

4.第四阶段(伤后或术后 3 周～4 周)

去除外固定,主动进行肘关节屈伸练习或前臂旋前、旋后练习。伸展型骨折着重恢复屈伸活动度,屈曲型骨折增加伸展活动度,防治骨折端承受不利的活动力而引起二次骨折。做前臂外旋活动(小云手、大云手),2 次 1 日,5～10 分/次。

5.第五阶段(伤后或术后 5 周～7 周)

检查肘关节 ROM 和关节僵硬程度,前臂的等长运动,肩部钟摆运动,避免肩内外旋,增加抓握肌力练习,指导患者回家后继续锻炼,避免负重,避免 PROM 以防止骨化性肌炎;石膏夹板固定/克氏针固定:X 线片显示骨折复位牢固,开始监护下 ROM 练习,克氏针去除,除锻炼外需佩戴护具;切开复位内固定:各关节主动活动(固定牢固),锻炼前热疗改善关节僵硬,增加屈伸练习避免关节僵直。

6.第六阶段(伤后或术后8周～12周)

检查肘关节ROM和关节僵硬程度，开始部分负重，3个月后可全部负重，PROM结合AROM，PROM引起骨化性肌炎的可能性减小，关节僵硬可增加热疗，ADL功能性锻炼，当X线片显示骨折愈合，去除支具。

(四)康复评价

优：骨折正常愈合，达到或接近解剖复位，无局部畸形，X线片示对位良好，肩关节活动功能正常。

良：骨折正常愈合，术后骨折略有移位，对线良好，肩关节活动功能正常。

差：骨折明显畸形愈合，或有骨不连和再次骨折，肩关节活动功能受限。

四、肱骨近端骨折的护理

(一)护理评估

1.一般情况评估

一般入院患者评估。

2.风险因素评估

患者的日常生活活动能力(ADL)评估(Barthel指数)，Braden评估，患者跌倒、坠床风险评估。

3.评估患者对疾病的心理反应

骨折患者的应激性心理反应包括疼痛、焦虑或恐惧、陌生感、自我形象紊乱、疾病预后的担忧和失落感。

4.评估患者是否有外伤史。

5.评估患者是否有骨折专有的体征

(1)症状：局部肿胀、疼痛、成角畸形。(2)体征：异常活动、骨擦感、骨折合并桡神经损伤可出现垂腕，手掌指关节不能伸直，拇指不能伸展和手背、虎口区感觉减退或消失。

6.评估患者有无软组织损伤和上肢神经功能及肱动脉有无损伤。

7.X线摄片及CT检查结果

以明确骨折的部位、类型和移动情况。

8.评估患者既往健康状况

患者是否存在影响活动和康复的慢性疾病。

9.评估患者生活自理能力和心理社会状况。

(二)护理诊断

1.自理能力缺陷

与骨折肢体固定后活动或功能受限有关。

2.疼痛

与创伤有关。

3.焦虑

与疼痛、疾病预后等因素有关。

4.知识缺乏

缺乏骨折后预防并发症和康复锻炼的相关知识。

5.恐惧

与担心疾病的预后可能致残有关。

6.肢体肿胀

与骨折有关。

7.关节僵硬

与长期制动有关。

8.潜在并发症

有骨筋膜室综合征的危险。

9.潜在并发症

有肘内翻畸形或肘关节僵直的危险。

10.潜在并发症

有周围血管神经功能障碍的危险。

11.潜在并发症

有感染的危险。

(三)护理措施

1.术前护理及非手术治疗

(1)心理护理:患者肱骨骨折后,因剧烈疼痛,活动障碍,常使患者产生焦虑、紧张、恐惧心理,及时观察患者心理状况,关心安慰患者,并教会其松弛疗法,减轻不舒适感,了解患者及家属对疾病治疗及预后的认识程度,介绍疾病相关知识及成功病例,消除不良情绪,积极配合治疗和护理。

(2)饮食护理:术前训练患者床上大小便,指导患者进高蛋白、高维生素、高钙及粗纤维饮食,多吃新鲜蔬菜水果,饮适量水,以增强体质,提高组织修复和抗感染能力。

(3)休息与体位:行长石膏托固定后,平卧时患肢垫软枕与躯干平行,离床活动时,用三角巾悬吊前臂于胸前。行尺骨鹰嘴持续骨牵引治疗时,应取平卧位适当支撑患肢,减少疲劳感。

(4)症状护理:肿胀:①用物理疗法改善血液循环,促进渗出液的吸收。损失早期(伤后3日～5日)局部冷敷,以降低毛细血管的通透性,减少渗出,减轻肿胀,晚期(5日后)热敷可以促进血肿、水肿的吸收。②如肢体肿胀伴有血液障碍,应检查石膏固定是否过紧,必要时拆开固定物,解除压迫。

(5)保持有效的固定。

(6)完善术前的各种化验和检查:包括常规的X线胸片、心电图、肝肾功能、出凝血时间等检查。

(7)皮肤及胃肠护理:按骨科手术常规皮肤准备,术前禁食12小时,禁饮4小时。

(8)功能锻炼:骨折固定后立即指导患者进行上臂肌的早期舒缩活动,可加强两骨折端在纵轴上的压力,有利于愈合。

2.术后护理

(1)休息与体位:行尺骨鹰嘴持续骨牵引治疗时,应取平卧位适当支撑患肢,减少疲劳感。

(2)术后观察:①与麻醉医生交接班,予以心电监护、吸氧,监测T、P、R、BP、SpO_2变化,每小时记录一次;②查看伤口敷料包扎情况,观察有无渗血、渗液;③注意伤口负压引流管是否通畅,防止扭曲、折叠、脱落,记录引流液的量、性质;④密切观察肢体远端动脉搏动及手指的血供感觉活动、肤色、皮温,注意有无压迫神经和血管的现象,如出现皮肤发冷、发紫、静脉回流差,感觉麻木的症状,立即报告医生查找原因及时对症处理;⑤夹板或石膏固定者,术后应维持有效的固定,经常查看固定位置有无变动,观察患肢手指的血运,有无局部压迫症状,如出现患肢青紫、肿胀、剧痛等,应立即报告医生处理。保持患肢于功能位置,如果肘关节屈曲角度过大,影响桡动脉正常搏动,应适当将肘关节伸直后再固定。

(3)症状护理

①疼痛:评估疼痛的原因,向患者解释手术后疼痛的规律,指导缓解疼痛的方法,如听音乐、看报纸与家属聊天等分散对疼痛的注意力;给予伤口周围及肘、腕关节的按摩,缓解肌紧张;正确评估患者疼痛的程度,对疼痛明显者可适当给予止痛剂;采用止痛泵止痛法,利用止痛泵缓慢从静脉内给药,减轻疼痛;②肿胀:伤口局部肿胀,术后1日可用冷敷,术后24小时后可用热敷,或周林频谱仪、红外线灯照射;③患肢血液循环障碍:观察患者末梢循环,注意观察患肢皮肤温度和颜色、动脉搏动、毛细血管充盈时间及被动活动手指时的反应;④出血:注意观察伤口出血量和速度,因为是微创手术,一般出血少,如出血较多,可更换敷料,必要时可给予止血药物;⑤发热:因异物植入引起的吸收热,多于术后第2天出现,经冰敷、温水擦浴或药物降温等处理,一般可于1日～3日恢复正常;⑥关节僵硬:为了预防关节僵硬,应鼓励患者尽早进行患肢功能锻炼。

(4)并发症的护理

①骨筋膜室综合征:是由于固定过紧或肢体高度肿胀而致骨筋膜室内高压,前臂组织血液灌流不足引起。当患儿啼哭时,应引起高度重视,密切观察是否有“5P”征的征象;剧烈疼痛继之无痛:一般止痛剂不能缓解。如至晚期,缺血严重,神经麻痹即转为无痛;苍白或发绀;肌肉麻痹:患肢进行性肿胀,肌腹处发硬,压痛明显;手指处于屈曲位,主动或被动牵伸手指时疼痛加剧;感觉异常:患肢出现套状感觉减退或消失;无脉:桡动脉搏动减弱或消失。如出现上述表现,应立即松开所有包扎的石膏、绑带和敷料,并立即报告医生,紧急手术切开减压。②肘内翻畸形:是由于骨折固定不良、远折端内旋、两断端形成交叉、远端受力影响向内倾斜而形成。在护理上应保持有效的固定,如伸直尺偏型骨折,应维持屈肘90°、前臂旋前位固定,动态观察,若发现有尺偏时,立即纠正。③肘关节僵直:是由于过度的被动牵拉和反复被动活动引起的。因此,在行尺骨鹰嘴牵引时,不要随意增加牵引重量,严格把握牵引时限;肘关节功能锻炼时,以主动活动为主,被动活动以患者不感疼痛为宜。

(5)饮食护理:术后患者因疼痛、体位不适等原因,食欲下降,讲解饮食对促进机体恢复的重要性,鼓励患者进食,给予高蛋白、高维生素、含钙丰富的食物,如瘦肉、鱼、鸡蛋、牛奶,宜清淡易消化,多食蔬菜、水果。

(6)一般护理:协助洗漱、进食,并鼓励指导患者做些力所能及的自理活动。

(7)功能锻炼:根据骨折类型、是否脱位及手术固定方法、牢固程度决定功能锻炼方法。功能锻炼的方法力求简单,使患者易于学习和坚持。①复位及固定当日开始做握拳、屈伸手指练习。第2日增加腕关节屈伸练习,患肢三角巾胸前悬挂位,做肩前后左右摆动练习。一周后增加肩部主动练习,包括肩、屈、伸、内收、外展与耸肩,并逐渐增加其运动幅度;②3周后去除固定,主动进行肘关节屈、伸练习,前臂旋前和旋后练习。伸展骨折着重恢复屈曲活动度,屈曲型骨折则增加伸展活动度。禁止被动反复粗暴屈、伸肘关节,以避免形成骨化性肌炎。

3.出院指导

(1)心理指导:讲述疾病相关知识及介绍成功病例,帮助患者树立战胜病魔的信心。

(2)休息与体位:保持活动与休息时的体位要求。长臂石膏托固定后,卧床时头肩部抬高,患肢垫枕与躯干平行,离床活动时,患肘用三角巾悬吊于胸前。半年内不要剧烈活动,避免再次骨折。

(3)用药:出院带药时,应将药物的名称、剂量、用法、注意事项告诉患者,按时用药。

(4)饮食:骨折早期(术后1周～2周),由于创伤对胃肠道的刺激,短期内出现肠蠕动减慢、腹胀、食欲缺乏等,因此饮食应以清淡可口,易消化的半流质或软食为主;第二阶段(术后3周～5周),为骨痂形成期,饮食宜富有营养,鼓励患者多食高蛋白、高热量食物;第三阶段(术后6周～8周),为骨痂成熟期,此阶段饮食应以滋补为主,增加钙质、胶质和滋补肝肾的食品。并且一直要多食蔬菜、水果,避免辛辣刺激食物,预防便秘。

(5)固定:注意维护外展架固定的位置,观察患肢手指的血运。保持患肢于功能位置。如果肘关节屈曲角度过大,影响桡动脉正常搏动,应适当将肘关节伸直后再固定。

(6)功能锻炼:向患者讲明术后功能锻炼的重要性,出院后继续功能锻炼,最大限度的恢复患肢功能,督促患者在日常生活中使用患肢。注意外展性骨折禁忌患肩外展,内收型骨折禁忌肩内收。外固定解除后,逐步达到生活自理。

(7)复查时间及指征:定期到医院复查,查看外固定架及骨折愈合情况。石膏固定期间,如患肢皮肤发绀、发凉、剧烈疼痛或感觉异常、麻木,应立即就诊。自石膏固定之日算起,2周后复诊,将肘关节有屈曲60°～90°固定的石膏托改为肘关节钝角位长臂石膏托固定,再过3周来院拆除石膏。分别在骨折后1个月、3个月、6个月复查X线片,了解骨折的愈合情况,以便及时调整固定,防止畸形。

(四)护理评价

1.疼痛能耐受。

2.心理状态良好,配合治疗。

3.肢体肿胀减轻。

4.切口无感染。

5.无周围神经损伤,无并发症发生。

6.X显示:骨折端对位、对线佳。

7.患者及家属掌握功能锻炼知识,并按计划进行,肩肘关节无僵直。

第二节　尺骨近端骨折

一、概述

(一)应用解剖学

尺骨位于前臂内侧,属长骨,有近端远端及尺骨体。近端大,远端小。尺骨近端前方有滑车切迹,与肱骨滑车相关节。滑车切迹的上、下方均有突起分别称为鹰嘴(可于皮下触及)和冠突。冠突下方有粗糙的骨面,称为尺骨粗隆。冠突外侧有一凹陷的关节面,称为桡切迹。

(二)病因

尺骨近端骨折通常为直接或间接暴力作用于肘关节所致,多为低能量损伤,约占所有前臂近端骨折的21%。

(三)分类

1.鹰嘴骨折

Morrey根据肘关节的稳定性、骨折移位以及粉碎的程度提出了鹰嘴骨折的Mayo分型。

(1)Ⅰ型:无移位或轻度移位的骨折。

(2)Ⅱ型:骨折移位但肘关节稳定性良好。

(3)Ⅲ型:鹰嘴关节面存在较大的骨折块,肘关节不稳。

每一型又进一步分为A、B两个亚型,分别代表非粉碎性和粉碎性骨折。

2.冠突骨折

冠突骨折主要有两种分型方法。

Regan和Morrey主要从侧位片上将冠突骨折分为三型:

(1)Ⅰ型:冠突尖端的撕脱骨折。

(2)Ⅱ型:累及冠突的高度≤50%。。

(3)Ⅲ型:累及冠突的高度>50%,Ⅲ型骨折又分为A型(无肘关节脱位)和B型(伴有肘关节脱位)。

3.Monteggia骨折

Monteggia骨折是指伴有桡骨头脱位的尺骨近端骨折。Monteggia损伤会破坏上尺桡关节,从而使桡骨头从肱骨小头及尺骨脱位。

Bado根据桡骨头脱位的方向对

Monteggia骨折进行了分类。

(1)Ⅰ型:桡骨头向前脱位,尺骨近端骨折向前成角。

(2)Ⅱ型:桡骨头后脱位,尺骨近端骨折向后成角。

(3)Ⅲ型:桡骨头向外侧或前外侧脱位伴有尺骨近端骨折。

(4)Ⅳ型:桡骨头前脱位,伴有尺骨近端和桡骨近端骨折。

(四)临床表现

局部疼痛、肿胀,外观上有明显的畸形。

二、治疗

尺骨近端骨折的治疗方法有非手术和手术治疗两大类，由于尺骨的解剖较为复杂，尺骨近端骨折的治疗有时也会比较困难。

（一）非手术治疗

1.鹰嘴骨折

鹰嘴骨折很少选择保守治疗，但如果患者不适合进行手术治疗，或患者要求不高，且骨折无移位、伸肘装置完整，也可进行非手术治疗。对于这些患者而言，密切观察是非常重要的，以明确骨折的解剖位置是否得以维持，愈合过程是否顺利。

肘关节固定在最大屈曲度，以防止骨折端出现缝隙，通常在45°～90°之间缝隙比较大。在确认完全骨性愈合之前，任何上肢负重以及活动性的伸肘活动都应该避免。

2.冠突骨折

冠突骨折的非手术治疗适应于肘关节稳定，单纯冠突尖端≤2mm的骨折，或累及冠突高度＜15％的小块骨折。

经过短期的肘关节制动后，尽早开始关节活动度练习。单纯的冠突骨折常伴有韧带损伤，因此，在康复的早期，应常规评价肘关节的关节关系是否协调一致，确定是否存在不稳。

（二）手术治疗

1.鹰嘴骨折

孤立的、简单非粉碎性横型鹰嘴骨折通常可选择后路张力带钢丝（TBW）固定。TBW对骨折端可形成动态加压的作用力，但是，对于粉碎性骨折和某些斜型骨折，TBW是禁忌。如果鹰嘴骨折位于裸区以远，累及冠突基底部，一般也不适宜应用TBW。

2.冠突骨折

冠突骨折可通过后侧、内侧或外侧入路进行显露和固定。后方皮肤切口，分离外侧皮瓣可同时处理外侧副韧带损伤。通常可从桡骨头前方显露冠突，也可在桡骨头切除后置入假体之前处理冠突骨折。术中前臂置于旋前位，以保护骨间后神经。

较大的冠突尖端骨折可用加压螺钉或螺纹克氏针进行固定。在X线透视或关节镜监视下，固定方向可从前向后，亦可从后向前。如果骨折粉碎，或骨折块太小没有足够的空间置入螺钉，应考虑缝合固定技术，将冠突附近的前关节囊与骨折块一起缝合固定可获得较好的稳定性。

3.复杂骨折

冠突合并鹰嘴骨折的治疗富有挑战性。患者取侧卧位或俯卧位，手术采用后侧入路。鹰嘴近端骨折块联合肱三头肌止点翻向近侧，暴露冠突骨折块。屈肘位复位冠突骨折块。适当剥离鹰嘴内外侧面的软组织，直视下确认骨折块达成解剖复位。术中必须保留侧副韧带或手术结束前修补韧带，以维持肘关节的稳定性。在显露内侧任何骨折块时都应特别注意保护尺神经。关节内骨折块应用折块间螺钉或螺纹克氏针进行固定。最后复位鹰嘴骨折块，在鹰嘴的后方用钢板进行固定。如果怀疑肱桡关节存在对线不良，应测量对侧肘关节X线片上的

PUDA,恢复尺骨近端正常的角度。

三、尺骨近端骨折的康复

(一)康复评定

1.肌力检查

了解患侧肌群及健侧肌群的肌力情况,肌力检查多以徒手肌力检查法(MMT)为主(注:检查时引起尺骨近端骨折断端发生运动的动作禁止)。做旋转上臂动作,查尺骨周围肌群肌力,主要有肱桡肌、桡侧腕屈肌、肘肌、掌长肌、尺侧腕屈肌、尺侧腕伸肌指伸肌等(可与健侧做对比);做肘、腕关节前屈、后伸、外展、旋转等动作,可查肱桡肌、桡侧腕屈肌、肘肌、掌长肌、尺侧腕屈肌、尺侧腕伸肌、指伸肌等肌群肌力。

2.关节活动度测量

肘关节活动角度,正常为:屈曲:0°～150°;伸展:150°～0°;过伸:从0°起测量,一般为5°～15°(注:伤后至4周～6周内不应做全关节活动范围的运动及禁止造成尺骨骨折断端发生运动的动作)。

3.骨折处疼痛和肿胀程度

骨折处为运动后疼痛还是静止状态时疼痛。

4.是否伴有神经和血管损伤

若伴有神经损伤时会造成肘关节及肘以下部位感觉减退或消失(包括浅感觉、深感觉、位置觉等);运动功能完全或不完全丧失(包括肘关节、腕关节和指关节屈伸运动);若伴有血管损伤时局部可能出现青紫、瘀斑或肿胀。

5.肘关节稳定性。

6.局部肌肉是否有萎缩

受伤早期肌肉萎缩不明显,后期可能会出现失用性肌萎缩,关节周围软组织挛缩等。

7.骨质疏松情况

老年人常伴有骨质疏松,X线片或骨密度检测可确诊。

8.是否伴有心理障碍。

(二)康复计划

1.预防或消除肿胀。

2.加强肌力训练,防止失用性肌萎缩,关节周围软组织挛缩等。

3.保持肘、腕、指各关节活动度,扩大肩关节的活动范围。

4.改善局部血液循环,促进血肿吸收和炎性渗出物吸收。

5.若伴有神经损伤,给予神经康复治疗(如肌皮电神经刺激,中频治疗等)。

6.促进骨折愈合,防止骨质疏松。

(三)康复治疗

1.第一阶段(术后2周内)

伤后或术后48小时内局部用冷敷。术后当日:患者回病房清醒后,即可进行康复干预,首先要检查伤肢的运动情况、关节屈伸功能,以排除有无神经损伤,并嘱患者握拳松拳,2次/日,5～10分/次,以促进血液循环,减轻肿胀。神经损伤者,被动活动患肢为主,并鼓励患者活动患肢;肿胀明显者,向心方向按摩(挤压)患手,2 次/日,5～10min/次。术后第 1 天～2 天:手术麻醉作用消失后,此时即可主动进行肌肉等长收缩锻炼及肘腕关节、手指诸关节练习,肘关节功能锻炼包括:屈曲伸展、外展、内旋的活动;腕关节活动包括主动屈、伸腕练习;手部练习包括最大限度的握拳及伸指练习,每次活动用力至最大程度,坚持 5s～10s 后放松,3～4 次/日,3～5 分/次。术后第 5 日后:患者主动进行肘关节的屈伸及前臂的旋转活动,锻炼时注意缓慢而持续用力,每次用力需在屈伸、旋转的最大程度上持续 5s～10s,2 次/组,2 组/日,经 3 日～5 日活动,肘关节屈伸幅度多能至 80°～90°,旋前、旋后各 40%。然后行石膏外固定,固定后继续行肌肉的主动收缩活动,此时可增加活动时间,每间隔 2 小时一次,以不疲劳为度。此后每周患者间断主动活动肘关节,锻炼方式同上,每 2 次/组,1 组/日。练习前解除石膏外固定,练习后再行石膏外固定。

2.第二阶段(伤后或术后 3 周～4 周)

解除石膏外固定,主动进行肘关节屈伸练习或前臂旋前旋后练习。伸展型骨折着重恢复屈伸活动度,屈曲型骨折增加伸展活动度,禁止被动反复粗暴屈、伸肘关节,以避免形成骨化性肌炎。防治骨折端承受不利的活动力而引起二次骨折。做前臂外旋活动(小云手、大云手),2 次/日,5～10 分/次。

3.第三阶段(伤后或术后 5 周～6 周)

主动活动肘关节,锻炼方式同上,进行肘关节屈、伸练习,前臂旋前、旋后练习。伸展骨折着重恢复屈曲活动度,屈曲型骨折则增加伸展活动度。

4.第四阶段(伤后或术后 6 周后)

检查肘关节 ROM 和关节僵硬程度,开始部分负重,3 个月后可全部负重,PROM 结合 AROM,PROM 引起骨化性肌炎的可能性减小,关节僵硬可增加热疗,ADL 功能性锻炼。当 X-线片显示骨折愈合,去除支具,开始负重活动。

(四)康复评价

优:骨折正常愈合,达到或接近解剖复位,无局部畸形,X 线片示对位良好,肩关节活动功能正常。

良:骨折正常愈合,术后骨折略有移位,对线良好,肩关节活动功能正常。

差:骨折明显畸形愈合,或有骨不连和再次骨折,肩关节活动功能受限。

四、尺骨近端骨折的护理

(一)护理评估

1.一般情况评估

一般入院患者评估。

2.风险因素评估

患者的日常生活活动能力(ADL)评估(Barthel 指数),Braden 评估,患者跌倒、坠床风险评估。

3.评估患者对疾病的心理反应

骨折患者的应激性心理反应包括疼痛、焦虑或恐惧、陌生感、自我形象紊乱、疾病预后的担忧和失落感。

4.评估患者是否有外伤史。

5.评估患者是否有骨折专有的体征：

(1)症状：局部肿胀、疼痛、成角畸形；

(2)体征：异常活动、骨擦感、骨折合并桡神经损伤可出现垂腕，手掌指关节不能伸直，拇指不能伸展和手背、虎口区感觉减退或消失。

6.评估患者有无软组织损伤和上肢神经功能及肱动脉有无损伤。

7.X线摄片及CT检查结果

以明确骨折的部位、类型和移动情况。

8.评估患者既往健康状况

患者是否存在影响活动和康复的慢性疾病。

9.评估患者生活自理能力和心理社会状况。

(二)护理诊断

1.自理能力缺陷

与骨折肢体固定后活动或功能受限有关。

2.疼痛

与创伤有关。

3.焦虑

与疼痛、疾病预后等因素有关。

4.知识缺乏

缺乏骨折后预防并发症和康复锻炼的相关知识。

5.恐惧

与担心疾病的预后可能致残有关。

6.肢体肿胀

与骨折有关。

7.关节僵硬

与长期制动有关。

8.潜在并发症

有骨筋膜室综合征的危险，有肘内翻畸形或肘关节僵直的危险，有创伤后关节炎的危险，有周围血管神经功能障碍的危险，有感染的危险。

(三)护理措施

1.术前护理及非手术治疗

(1)心理护理：患者尺骨近端骨折后，因剧烈疼痛，活动障碍，常产生焦虑、紧张、恐惧心理，及时观察患者心理状况，关心安慰患者，并教会其松弛疗法，减轻不舒适感，了解患者及家属对疾病治疗及预后的认识程度，介绍疾病相关知识及成功病例，消除不良情绪，积极配合治疗和护理。

(2)饮食护理：术前训练患者床上大小便，指导患者进高蛋白、高维生素、高钙及粗纤维饮食，多吃新鲜蔬菜水果，饮适量水，以增强体质，提高组织修复和抗感染能力。

(3)休息与体位:行长石膏托固定后,平卧时患肢垫软枕与躯干平行,离床活动时,用三角巾悬吊前臂于胸前。

(4)症状护理:肿胀:①用物理疗法改善血液循环,促进渗出液的吸收。损伤早期(伤后3～5日)局部冷敷,以降低毛细血管的通透性,减少渗出,减轻肿胀,晚期(5日后)热敷可以促进血肿、水肿的吸收;②如肢体肿胀伴有血液障碍,应检查石膏固定是否过紧,必要时拆开固定物,解除压迫。

(5)保持有效的固定

(6)完善术前的各种化验和检查:包括常规的X线胸片、心电图、肝肾功能、出凝血时间等检查。

(7)皮肤及胃肠护理:按骨科手术常规皮肤准备,术前禁食12小时,禁饮4小时。

(8)功能锻炼:骨折固定后立即指导患者进行上臂肌的早期舒缩活动,可加强两骨折端在纵轴上的压力,有利于愈合。

2.术后护理

(1)休息与体位:平卧时患肢垫软枕与躯干平行,离床活动时,用三角巾悬吊前臂于胸前。

(2)术后观察:①与麻醉医生交接班,予以心电监护、吸氧,监测T、P、R、BP、SpO_2变化,并记录;②查看伤口敷料包扎情况,观察有无渗血、渗液;③注意伤口负压引流管是否通畅,防止扭曲、折叠、脱落,记录引流液的量、性质;④密切观察肢体远端动脉搏动及手指的血供感觉、活动、肤色、皮温,注意有无压迫神经和血管的现象,如出现皮肤发冷、发紫、静脉回流差,感觉麻木的症状,立即报告医生查找原因及时对症处理;⑤夹板或石膏固定者,术后应维持有效的固定,经常观察患者,查看固定位置有无变动,观察患肢手指的血运,有无局部压迫症状,如出现患肢青紫、肿胀、剧痛等,应立即报告医生处理。保持患肢于功能位置,如果肘关节屈曲角度过大,影响桡动脉正常搏动,应适当将肘关节伸直后再固定。

(3)症状护理

①疼痛:评估疼痛的原因,向患者解释手术后疼痛的规律,指导缓解疼痛的方法,如听音乐、看报纸与家属聊天等分散对疼痛的注意力;给予伤口周围及肘、腕关节的按摩,缓解肌紧张;正确评估患者疼痛的程度,对疼痛明显者可适当给予止痛剂;采用止痛泵止痛法,利用止痛泵缓慢从静脉内给药,减轻疼痛;②肿胀:伤口局部肿胀,术后一日可用冷敷,术后24小时后可用热敷,或周林频谱仪、红外线灯照射;③患肢血液循环障碍:观察患者末梢循环,注意观察患肢皮肤温度和颜色、动脉搏动、毛细血管充盈时间及被动活动手指时的反应;④出血:注意观察伤口出血量和速度,因为是微创手术,一般出血少,如出血较多,可更换敷料,必要时可给予止血药物;⑤发热:因异物植入引起的吸收热,多于术后第2天出现,经冰敷、温水擦浴或药物降温等处理,一般可于1～3天恢复正常;⑥关节僵硬:为了预防关节僵硬,应鼓励患者尽早进行患肢功能锻炼。

(4)并发症的护理

①骨筋膜室综合征:是由于固定过紧或肢体高度肿胀而致骨筋膜室内高压,前臂组织血液灌流不足引起。当患儿啼哭时,应引起高度重视,密切观察是否有"5P"征的征象。剧烈疼痛继之无痛:一般止痛剂不能缓解。如至晚期,缺血严重,神经麻痹即转为无痛;苍白或发绀;肌

肉麻痹:患肢进行性肿胀,肌腹处发硬,压痛明显;手指处于屈曲位,主动或被动牵伸手指时疼痛加剧;感觉异常:患肢出现套状感觉减退或消失;无脉:桡动脉搏动减弱或消失。如出现上述表现,应立即松开所有包扎的石膏、绑带和敷料,并立即报告医生,紧急手术切开减压;②肘内翻畸形:是由于骨折固定不良、远折端内旋两断端形成交叉、远端受力影响向内倾斜而形成。在护理上应保持有效的固定,如伸直尺偏型骨折,应维持屈肘90°、前臂旋前位固定,动态观察,若发现有尺偏时,立即纠正;③肘关节僵直:是由于过度的被动牵拉和反复被动活动引起的。因此,在行尺骨鹰嘴牵引时,不要随意增加牵引重量,严格把握牵引时限;肘关节功能锻炼时,以主动活动为主,被动活动以患者不感疼痛为宜。

(5)饮食护理:术后患者因疼痛、体位不适等原因,食欲下降,讲解饮食对促进机体恢复的重要性,鼓励患者进食,给予高蛋白、高维生素、含钙丰富的食物,如瘦肉、鱼、鸡蛋、牛奶,宜清淡易消化,多食蔬菜、水果。

(6)一般护理:协助洗漱、进食,并鼓励指导患者做些力所能及的自理活动。

(7)功能锻炼:根据骨折类型、是否脱位及手术固定方法、牢固程度决定功能锻炼方法。功能锻炼的方法力求简单,使患者易于学习和坚持。①复位及固定当日开始做握拳、屈伸手指练习。第2日增加腕关节屈伸练习,患肢三角巾胸前悬挂位,做肩前后左右摆动练习。1周后增加肩部主动练习,包括肩屈、伸、内收、外展与耸肩,并逐渐增加其运动幅度;②6周后去除固定,主动进行肘关节屈、伸练习,前臂旋前、旋后练习。伸展骨折着重恢复屈曲活动度,屈曲型骨折则增加伸展活动度。禁止被动反复粗暴屈、伸肘关节,以避免形成骨化性肌炎。

3.出院指导

(1)心理指导:讲述疾病相关知识及介绍成功病例,帮助患者树立战胜病魔的信心。

(2)休息与体位:保持活动与休息时的体位要求。长臂石膏托固定后,卧床时头肩部抬高,患肢垫枕与躯干平行,离床活动时,患肘用三角巾悬吊于胸前。半年内不要剧烈活动,避免再次骨折。

(3)用药:出院带药时,应将药物的名称、剂量、用法、注意事项告诉患者,按时用药。

(4)饮食:骨折早期(术后1周～2周),由于创伤对胃肠道的刺激,短期内出现肠蠕动减慢、腹胀、食欲缺乏等,因此饮食应以清淡可口,易消化的半流质或软食为主。第二阶段(术后3周～5周),为骨痂形成期,饮食宜富有营养,鼓励患者多食高蛋白、高热量食物。第三阶段(术后6周～8周),为骨痂成熟期,此阶段饮食应以滋补为主,增加钙质、胶质和滋补肝肾的食品。并且一直要多食蔬菜、水果,避免辛辣刺激食物,预防便秘。

(5)固定:注意维护外展架固定的位置,观察患肢手指的血运。保持患肢于功能位置。如果肘关节屈曲角度过大,影响桡动脉正常搏动,应适当将肘关节伸直后再固定。

(6)功能锻炼:向患者讲明术后功能锻炼的重要性,出院后继续功能锻炼,最大限度的恢复患肢功能,督促患者在日常生活中使用患肢。注意外展性骨折禁忌患肩外展,内收型骨折禁忌肩内收。外固定解除后,逐步达到生活自理。

(7)复查时间及指征:定期到医院复查,查看外固定架及骨折愈合情况。石膏固定期间,如患肢皮肤发绀、发凉、剧烈疼痛或感觉异常、麻木,应立即就诊。自石膏固定之日算起,2周后复诊,将肘关节由屈曲60°～90°固定的石膏托改为肘关节钝角位长臂石膏托固定,再过3周来院拆除石膏。分别在骨折后1个月、3个月、6个月复查X线片，了解骨折的愈合情况，以便及时调整固定，防止畸形。

(四)护理评价

1.疼痛能耐受。

2.心理状态良好，配合治疗。

3.肢体肿胀减轻。

4.切口无感染。

5.无周围神经损伤，无并发症发生。

6.X线片显示：骨折端对位、对线佳。

7.患者及家属掌握功能锻炼知识，并按计划进行，肩肘关节无僵直。

第三节　桡骨近端骨折

一、概述

桡骨近端骨折占儿童骨折1%，多发生在骨骺接近闭合的儿童，即9岁～14岁。性别及左右侧无明显差异。

(一)应用解剖学

桡骨位于前臂外侧，属长骨，有近端、远端及桡骨体。近端小，远端大。桡骨近端有圆柱状的桡骨头(可于皮下触及)，其上有桡骨头凹，与肱骨小头相关节。侧面有环状关节面，与尺骨桡切迹相关节。桡骨头下方较细，称为桡骨颈，其内下方有桡骨粗隆。

(二)病因

桡骨近端骨折通常为直接或间接暴力作用于肘关节所致。

(三)分类

目前最普遍采用的分型为Jeffrey分型。

Ⅰ型：桡骨小头移位的骨折。A型，外翻型骨折；B型，继发于肘关节脱位。

Ⅱ型：桡骨颈移位的骨折。A型，成角损伤；B型，扭转损伤。

Ⅲ型：挤压伤。A型，桡骨小头骨软骨炎；B型，桡骨颈成角骺损伤。

(四)临床表现

患者伤后，前臂肿胀、疼痛、畸形，前臂和手的活动受限，可有缩短和成角畸形，侧方移位，远近桡尺关节半脱位或脱位。局部压痛，骨擦感和异常活动。有时会损伤正中神经。

二、治疗

决定治疗方法的因素很多，包括骨折移位的程度、与其他损伤的关系、患儿的年龄和损伤后的时间。

(一)非手术治疗

桡骨近端骨折的非手术治疗方法主要为手法复位、石膏和夹板外固定。

桡骨近端骨折闭合复位的效果优于手术，可以接受的复位是：骨折成角＜45°，没有横向移位，临床检查前臂旋前和旋后在50°～60°范围，除非必要，尽量不采用内固定。

(二)手术治疗

桡骨近端骨折的手术治疗方法主要为切开复位内固定术。桡骨近端骨折切开复位术适用于：骨折后桡骨小头完全移位者和骨折后桡骨小头向内移位者。手术最好在伤后24小时～48小时内进行。

三、桡骨近端骨折的康复

(一)康复评定

可通过一般性检查、局部情况功能及功能及运动障碍的程度，应用手法及物理的手段进行功能的测量，必要时需与健侧进行比较测量及检查。

(二)康复计划

1.肌力检查

了解患侧肌群及健侧肌群的肌力情况，肌力检查多以徒手肌力检查法(MMT)为主(注：检查时引起桡骨近端骨折断端发生运动的动作禁止)。做旋转上臂动作，查桡骨周围肌群肌力，主要有肱桡肌、桡侧腕屈肌、桡侧腕长伸肌、肘肌、掌长肌、指伸肌、拇长展肌、拇短伸肌等(可与健侧做对比)；做肘、腕关节前屈、后伸、外展、旋转等动作，可查肱桡肌、桡侧腕屈肌、桡侧腕长伸肌、肘肌、掌长肌、指伸肌等肌群肌力。

2.关节活动度测量

肘关节活动角度，正常为：屈曲：0°～150°；伸展：150°～0°；过伸：从0°起测量，一般为5°～15°。(注：伤后至4周～6周内不应做全关节活动范围的运动及禁止造成尺骨骨折断端发生运动的动作)。

3.日常生活活动能力评定。

4.骨折处疼痛和肿胀程度

骨折处为运动后疼痛还是静止状态时疼痛。

5.是否伴有神经和血管损伤

若伴有神经损伤时会造成肘关节及肘以下部位感觉减退或消失(包括浅感觉、深感觉、位置觉等)；运动功能完全或不完全丧失(包括肘关节、腕关节和指关节屈伸运动)；若伴有血管损伤时局部可能出现青紫、瘀斑或肿胀。

6.肘关节稳定性

7.局部肌肉是否有萎缩

受伤早期肌肉萎缩不明显，后期可能会出现失用性肌萎缩，关节周围软组织挛缩等。

8.骨质疏松情况

老年人常伴有骨质疏松，X线片或骨密度检测可确诊。

9.是否伴有心理障碍。

(三)康复治疗

1.第一阶段(伤后或术后0～2周)

伤后或术后48小时内局部用冷敷。术后当日：患者回病房清醒后，即可进行康复干预，首先要检查伤肢的运动情况、关节屈伸功能，以排除有无神经损伤，并嘱患者握拳松拳，2次/日，

5～10 分/次，以促进血液循环，减轻肿胀。神经损伤者，被动活动患肢为主，并鼓励患者活动患肢；肿胀明显者，向心方向按摩(挤压)患手，2 次/日，5～10 分/次。术后第 1 日～2 日：手术麻醉作用消失后，此时即可主动进行肱二头肌、肱三头肌等长收缩锻炼及肩关节、腕关节及手指诸关节练习，肩关节功能锻炼包括：前屈、后伸、内收、外展、内旋、外旋的活动：腕关节活动包括主动屈、伸腕练习；手部练习包括最大限度的握拳及伸指练习，每次活动用力至最大程度，坚持 5s～10s 后放松，3～4 次/日，3～5 分/次。术后第 5 日后：患者主动进行肘关节的屈伸及前臂的旋转活动，锻炼时注意缓慢而持续用力，每次用力需在屈伸、旋转的最大程度上持续 5s～10s，2 次/组，2 组/日，经 3 日～5 日活动，肘关节屈伸幅度多能至 80°～90°，旋前、旋后各 40%。然后行石膏外固定，固定后继续行肌肉的主动收缩活动，此时可增加活动时间，每间隔 2 小时一次，以不疲劳为度。此后每周患者间断主动活动肘关节，锻炼方式同上，2 次/组，1 组/周。练习前解除石膏外固定，练习后在行石膏外固定。

2.第二阶段(伤后或术后 3 周～4 周)

解除石膏外固定，主动进行肘关节屈伸练习或前臂旋前旋后练习。伸展型骨折着重恢复屈伸活动度，屈曲型骨折增加伸展活动度，禁止被动反复粗暴屈、伸肘关节，以避免形成骨化性肌炎。防治骨折端承受不利的活动力而引起二次骨折。做前臂外旋活动(小云手、大云手)，2 次/日，5～10 分/次。

3.第三阶段(伤后或术后 5 周～6 周)

主动活动肘关节，锻炼方式同上，进行肘关节屈、伸练习，前臂旋前和旋后练习。伸展骨折着重恢复屈曲活动度，屈曲型骨折则增加伸展活动度。

4.第四阶段(伤后或术后 6 周～10 周)

解除石膏外固定，可做各关节面的功能锻炼。主动活动肘关节，锻炼方式同上，进行肘关节屈、伸练习，前臂旋前和旋后练习。伸展骨折着重恢复屈曲活动度，屈曲型骨折则增加伸展活动度。禁止被动反复粗暴屈、伸肘关节，以避免形成骨化性肌炎。5 次～10 次/组，2 组/日。

5.第五阶段(伤后或术后 10 周后)

当 X 线片显示骨折愈合，开始负重活动。

(四)康复评价

优：骨折正常愈合，达到或接近解剖复位，无局部畸形，X 线片示对位良好，肩关节活动功能正常。

良：骨折正常愈合，术后骨折略有移位，对线良好，肩关节活动功能正常。

差：骨折明显畸形愈合，或有骨不连和再次骨折，肩关节活动功能受限。

四、桡骨近端骨折的护理

(一)护理评估

1.一般情况评估

一般入院患者评估。

2.风险因素评估

患者的日常生活活动能力(ADL)评估(Barthel 指数)，Braden 评估，患者跌倒、坠床风险评估。

3.评估患者对疾病的心理反应

骨折患者的应激性心理反应包括疼痛、焦虑或恐惧陌生感、自我形象紊乱、疾病预后的担忧和失落感。

4.评估患者是否有外伤史。

5.评估患者是否有骨折专有的体征

(1)症状：局部肿胀、疼痛、成角畸形；

(2)体征：异常活动、骨擦感。

6.评估患者有无软组织损伤和上肢神经功能及肱动脉有无损伤。

7.X线摄片及CT检查结果

以明确骨折的部位、类型和移动情况。

8.既往健康状况

是否存在影响活动和康复的慢性疾病。

9.生活自理能力和心理社会状况。

(二)护理诊断

1.自理能力缺陷

与骨折肢体固定后活动或功能受限有关。

2.疼痛

与创伤有关。

3.焦虑

与疼痛、疾病预后等因素有关。

4.知识缺乏

缺乏骨折后预防并发症和康复锻炼的相关知识。

5.恐惧

与担心疾病的预后可能致残有关。

6.肢体肿胀

与骨折有关。

7.关节僵硬

与长期制动有关。

8.潜在并发症

有骨筋膜室综合征的危险，有肘内翻畸形或肘关节僵直的危险，有创伤后关节炎的危险，有周围血管神经功能障碍的危险，有感染的危险。

(三)护理措施

1.术前护理及非手术治疗

(1)心理护理：患者尺骨近端骨折后，因剧烈疼痛，活动障碍，常产生焦虑、紧张、恐惧心理，及时观察患者心理状况，关心安慰患者，并教会其松弛疗法，减轻不舒适感，了解患者及家属对疾病治疗及预后的认识程度，介绍疾病相关知识及成功病例，消除不良情绪，积极配合治疗护理。

(2)饮食护理:术前训练患者床上大小便,指导患者进高蛋白、高维生素、高钙及粗纤维饮食,多吃新鲜蔬菜水果和适量的水,以增强体质,提高组织修复和抗感染能力。

(3)体位:平卧时患肢抬高位,以利于静脉和淋巴的回流减轻肿胀。离床活动时,用三角巾悬吊前臂于胸前。无论是石膏固定还是夹板固定,患肢必须保持在肘关节屈曲 90°,前臂中立位。

(4)症状护理肿胀:患肢抬高位,以利于静脉和淋巴的回流减轻肿胀,①用物理疗法改善血液循环,促进渗出液的吸收。损伤早期(伤后 3 日～5 日)局部冷敷,以降低毛细血管的通透性,减少渗出,减轻肿胀,晚期(5 日后)热敷可以促进血肿、水肿的吸收;②如肢体肿胀伴有血液障碍,应检查石膏固定是否过紧,必要时拆开固定物,解除压迫。

(5)保持有效的固定。

(6)完善术前的各种化验和检查:包括常规的 X 线胸片、心电图、肝肾功能、出凝血时间等检查。

(7)皮肤及胃肠护理:按骨科手术常规皮肤准备,术前禁食 12 小时,禁饮 4 小时。

(8)功能锻炼:骨折固定后立即指导患者进行上臂肌的早期舒缩活动,可加强两骨折端在纵轴上的压力,有利于愈合。

2.术后护理

(1)休息与体位:平卧时抬高患肢,有利于静脉回流,减轻肿胀,离床活动时,用三角巾悬吊前臂于胸前。患肢必须保持在肘关节屈曲 90°,前臂中立位。

(2)术后观察:①与麻醉医生交接班,予以心电监护、吸氧,监测 T、P、R、BP、SpO_2 变化,并记录;②查看伤口敷料包扎情况,观察有无渗血渗液;③注意伤口负压引流管是否通畅,防止扭曲、折叠、脱落,记录引流液的量、性质;④密切观察肢体远端动脉搏动及手指的血供感觉、活动、肤色、皮温,注意有无压迫神经和血管的现象,如出现皮肤发冷、发紫、静脉回流差,感觉麻木的症状,立即报告医生查找原因及时对症处理;⑤夹板或石膏固定者,术后应维持有效的固定,经常观察患者,查看固定位置有无变动,观察患肢手指的血运,有无局部压迫症状,如出现患肢青紫、肿胀、剧痛等,应立即报告医生处理。保持患肢于功能位置,如果肘关节屈曲角度过大,影响桡动脉正常搏动,应适当将肘关节伸直后再固定。

(3)症状护理

①疼痛:评估疼痛的原因,向患者解释手术后疼痛的规律,指导缓解疼痛的方法,如听音乐、看报纸与家属聊天等分散对疼痛的注意力;给予伤口周围及肘、腕关节的按摩,缓解肌紧张;正确评估患者疼痛的程度,对疼痛明显者可适当给予止痛剂;采用止痛泵止痛法,利用止痛泵缓慢从静脉内给药,减轻疼痛;②肿胀:伤口局部肿胀,术后 1 日可用冷敷,术后 24 小时后可用热敷,或周林频谱仪、红外线灯照射;③患肢血液循环障碍:观察患者末梢循环,注意观察患肢皮肤温度和颜色、动脉搏动、毛细血管充盈时间及被动活动手指时的反应;④出血:注意观察伤口出血量和速度,因为是微创手术,一般出血少,如出血较多,可更换敷料,必要时可给予止血药物;⑤发热:因异物植入引起的吸收热,多于术后第 2 日出现,经冰敷、温水擦浴或药物降温等处理,一般可于 1 日～3 日恢复正常:⑥关节僵硬:为了预防关节僵硬,应鼓励患者尽早进行患肢功能锻炼。

(4)并发症的护理：

①骨筋膜室综合征：是由于固定过紧或肢体高度肿胀而致骨筋膜室内高压，前臂组织血液灌流不足引起。当患儿啼哭时，应引起高度重视，密切观察是否有“5P”征的征象。剧烈疼痛继之无痛：一般止痛剂不能缓解。如至晚期，缺血严重，神经麻痹即转为无痛；苍白或发绀；肌肉麻痹：患肢进行性肿胀，肌腹处发硬，压痛明显；手指处于屈曲位，主动或被动牵伸手指时疼痛加剧；感觉异常：患肢出现套状感觉减退或消失；无脉：桡动脉搏动减弱或消失。如出现上述表现，应立即松开所有包扎的石膏、绑带和敷料，并立即报告医生，紧急手术切开减压；②肘内翻畸形：是由于骨折固定不良、远折端内旋、两断端形成交叉、远端受力影响向内倾斜而形成。在护理上应保持有效的固定，如伸直尺偏型骨折，应维持屈肘90°、前臂旋前位固定，动态观察，若发现有尺偏时，立即纠正；③肘关节僵直：是由于过度的被动牵拉和反复被动活动引起的。因此，在行尺骨鹰嘴牵引时，不要随意增加牵引重量，严格把握牵引时限；肘关节功能锻炼时，以主动活动为主，被动活动以患者不感疼痛为宜。

(5)饮食护理：术后患者因疼痛、体位不适等原因，食欲下降，讲解饮食对促进机体恢复的重要性，鼓励患者进食，给予高蛋白、高维生素、含钙丰富的食物，如瘦肉、鱼、鸡蛋、牛奶，宜清淡易消化，多食蔬菜、水果。

(6)一般护理：协助洗漱、进食，并鼓励指导患者做些力所能及的自理活动。

(7)功能锻炼：根据骨折类型、是否脱位及手术固定方法、牢固程度决定功能锻炼方法。功能锻炼的方法力求简单，使患者易于学习和坚持。

3.出院指导

(1)心理指导：讲述疾病相关知识及介绍成功病例，帮助患者树立战胜病魔的信心。

(2)休息与体位：保持活动与休息时的体位要求。长臂石膏托固定后，卧床时头肩部抬高，患肢垫枕与躯干平行，离床活动时，患肘用三角巾悬吊于胸前。半年内不要剧烈活动，避免再次骨折。

(3)用药：出院带药时，应将药物的名称、剂量、用法、注意事项告诉患者，按时用药。

(4)饮食：骨折早期(伤后1周～2周)，由于创伤对胃肠道的刺激，短期内出现肠蠕动减慢、腹胀、食欲缺乏等，因此饮食应以清淡可口，易消化的半流质或软食为主。第二阶段(伤后3周～5周)，为骨痂形成期，饮食宜富有营养，鼓励患者多食高蛋白、高热量食物。第三阶段(伤后6周～8周)，为骨痂成熟期，此阶段饮食应以滋补为主，增加钙质、胶质和滋补肝肾的食品。并且一直要多食蔬菜、水果，避免辛辣刺激食物，预防便秘。

(5)固定：保持有效的固定，注意维护外展架固定的位置，观察患肢手指的血运。保持患肢于功能位置。如果肘关节屈曲角度过大，影响桡动脉正常搏动，应适当将肘关节伸直后在固定。

(6)功能锻炼：向患者讲明术后功能锻炼的重要性，出院后继续功能锻炼，最大限度的恢复患肢功能，督促患者在日常生活中使用患肢。注意外展性骨折禁忌患肩外展，内收型骨折禁忌肩内收。外固定解除后，逐步达到生活自理。

(7)复查时间及指征：定期到医院复查，查看外固定架及骨折愈合情况。石膏固定期间，如患肢皮肤发绀、发凉、剧烈疼痛或感觉异常、麻木，应立即就诊。分别在骨折后1个月、3个月、

6 个月复查 X 线片，了解骨折的愈合情况，以便及时调整固定，防止畸形。

(四)护理评价

1.疼痛能耐受。

2.心理状态良好，配合治疗。

3.肢体肿胀减轻。

4.切口无感染。

5.无周围神经损伤，无并发症发生。

6.X 显示：骨折端对位、对线佳。

7.患者及家属掌握功能锻炼知识，并按计划进行，肩肘关节无僵直。

第四节　髌骨骨折

一、概述

(一)髌骨的解剖学

髌骨位于膝关节前方，股骨的下端前面，是人体内最大的籽骨，包埋于股四头肌腱内，为三角形的扁平骨。底朝上，尖向下，前面粗糙，后面为光滑的关节面，与股骨的髌面相关节，参与膝关节的构成。可在体表摸到。

(二)病因

直接暴力和间接暴力均可引起髌骨骨折。导致髌骨骨折的原因主要有：

1.直接暴力

由于髌骨位置表浅，且处于膝关节的最前方，因此而极易受到直接暴力的损伤，如撞击伤、踢伤等。直接暴力导致的髌骨骨折有时会合并同侧的髋关节后脱位。骨折多为粉碎性，移位较少，伸肌支持带很少损伤。因此，患者尚能主动伸直膝关节。

2.间接暴力

股四头肌突然猛力收缩，超过髌骨的内在的应力时，则引起髌骨骨折。骨折多为横形，移位明显，但很少呈粉碎性，伸肌支持带损伤严重，不能主动伸直膝关节。

(三)分类

1.根据骨折线的方向和骨折机制分

(1)横行骨折包括斜行骨折：约占所有髌骨骨折的 2/3。为膝关节屈曲位，股四头肌强力收缩所致。

(2)粉碎骨折：约占所有髌骨骨折的 1/3。主要为直接暴力所致。

(3)纵行骨折：少见。骨折线多在外侧，当屈膝位同时有外翻动作时，髌骨被拉向外侧，在股骨外髁上形成支点而造成。

(4)撕脱骨折：较少见。多在髌骨下极，不涉及关节面。

2.根据骨折是否有移位分

(1)无移位型：骨折端无移位，可有纵行、横行、斜行、边缘星状及粉碎等多种形态的骨折线出现。

(2)移位型:以髌骨的中 1/3 骨折为多见,骨折端分离,骨折远端可向前下方翻转。髌骨骨折的治疗应最大限度地恢复关节面的平滑,给予较牢固内固定,早期活动膝关节,防止创伤性关节炎的发生。

(四)临床表现

髌骨骨折的发生年龄一般在 20 岁～50 岁之间,男性多于女性,约为 2:1。髌骨骨折后关节内大量积血,髌前皮下淤血、肿胀,严重者皮肤可发生水疱。活动时膝关节剧痛,有时可感觉到骨擦感。有移位的骨折,可触及骨折线间隙。

二、治疗

(一)非手术治疗

非手术治疗主要是手法复位加外固定。具有创伤小,操作简单、安全等优点。石膏托或管型固定适用于无移位髌骨骨折,不需手法复位,抽出关节内积血,包扎,用长腿石膏托或管型固定患肢于伸直位 3 周～4 周。在石膏固定期间练习股四头肌收缩,去除石膏托后练习膝关节伸屈活动。

(二)手术治疗

髌骨骨折超过 2mm～3mm 移位,关节面不平整超过 2mm,合并伸肌支持带撕裂骨折,最好采用手术治疗。

1.手术适应证

髌骨骨折超过 2mm～3mm 移位,关节面不平整超过 2mm,合并伸肌支持带撕裂骨折,最好采用手术治疗。其治疗目的是:恢复关节面形状,修复伸膝装置并牢固内固定,以允许早期活动。

2.手术方式

(1)石膏托或管形固定:此法适用于无移位髌骨骨折,不需手法复位,抽出关节内积血后包扎。用长腿石膏托或石膏管形固定患肢于伸直位 3 周～4 周,在此期间练习股四头肌收缩,去除石膏后练习膝关节屈伸活动。

(2)抱膝圈固定:无移位或移位不多(分离移位不超过 0.5cm)者可用此法。因骨折容易整复,比较稳定,用绷带量好髌骨轮廓大小、作成圆圈,缠好棉花,用绷带缠好外层,另加布带四条,各长 60cm。后侧垫一托板,长度由大腿中部到小腿中部,宽 13cm、厚 1cm,板中部两侧加上固定用的螺丝钉。骨折经整复满意,置患膝于托板上,膝关节后侧及髌骨周围衬好棉垫。将抱膝圈套于髌骨周围。固定带分别捆扎在后侧托板上。若肿胀消退,则根据消肿后髌骨轮廓大小、缩小抱膝圈。继续固定至骨折愈合。

(3)髌骨爪固定:分离移位较明显的髌骨骨折,可采用髌骨爪(抓髌器)固定,疗效颇为满意。

(4)髌骨全切除:适用于不能复位,不能部分切除的严重粉碎性骨折。

三、髌骨骨折的康复

(一)康复评定

可通过一般性检查、局部情况功能及功能及运动障碍的程度,应用手法及物理的手段进行功能的测量,必要时需与健侧进行比较测量及检查。

(二)康复计划

1.肌力检查

了解患侧肌群及健侧肌群的肌力情况,肌力检查多以徒手肌力检查法(MMT)为主(注:检查时引起髌骨骨折膝关节发生运动的动作禁止)。做直腿抬高动作及屈膝动作,查膝关节周围肌群肌力、韧带损伤。主要有髌上韧带、股四头肌及股三头肌和缝匠肌近膝关节端等(可与健侧做对比);做膝关节屈曲、过伸、内外旋转等动作,可查股四头肌、股内侧肌、骨外侧肌等肌群肌力。

2.关节活动度测量

膝关节关节活动角度,正常为:屈曲(120°～135°)、过伸(5°～10°)(注:髌骨骨折伤后至4周～6周内不应做全关节活动范围的运动及禁止膝关节过度活动造成髌骨骨折断端发生疼痛及损伤加重)重点了解膝关节的活动范围及受限程度。

3.日常生活活动能力评定。

4.骨折处疼痛和肿胀程度

骨折处为运动后疼痛还是静止状态时疼痛。

5.是否伴有神经和血管损伤

若伴有神经损伤时会造成膝关节及股骨远端以下部位感觉减退或消失(包括浅感觉、深感觉),局部情况功能及运动障碍的程度,(注:若伴有血管损伤时局部可能出现青紫、瘀斑或肿胀。)

6.局部肌肉是否有萎缩

受伤早期肌肉萎缩不明显,后期可能会出现失用性肌萎缩,关节周围软组织挛缩等。

7.骨质疏松情况

老年人常伴有骨质疏松,X线片或骨密度检测可确诊。

8.是否伴有心理障碍。

(三)康复治疗

1.需外固定患者

(1)第一阶段(伤后或术后1周内):注意事项:保守治疗。康复:伤侧不应负重,禁止活动膝关节,无膝关节周围肌肉力量锻炼。若伴有青紫、瘀斑或肿胀出现,应进行物理因子消炎、消肿治疗,①超短波治疗:双极对置,无热或微热,10～15分/次,1次1日,10日为一个疗程;②红外偏振光治疗:垂直照射患部,以有温热感为宜,15～20/次,1～2次/日,10日为一个疗程。术后6日～8日做直腿抬高练习,9日～11日天进行抱大腿膝关节屈伸关节活动。(主要进行膝关节的,屈伸及髋关节的内外旋功能练习,被动活动每个动作15次～20次,主动运动每个动作5次～7次,3～6次日。③红外线治疗仪促进血液循环及肿胀消退。)若术后2日～3日可开始压膝练习。也可采取如上物理因子治疗。

(2)第二阶段(伤后或术后2周～3周):注意事项:膝关节保持伸展位,避免过度屈曲造成二次拉伤。康复:伤侧不应负重,在疼痛范围内适度活动膝关节,可做屈膝、内外旋活动,开始时轻轻活动,活动度数不宜过大,预防股四头肌等肌肉的失用性萎缩。

(3)第三阶段(伤后或术后4周～6周):注意事项:约6周时移除外固定,患者主动屈伸练习、坐卧抱膝运动。仰卧垂腿运动坐位加压垂腿运动等。后期钩腿练习、前后、侧向跨步练习等。日常生活:可在患肢辅助下,健侧完成一些负重动作。

(4)第四阶段(伤后或术后7周～12周):注意事项:此时如无延期愈合、不愈合等并发症,无特别注意事项。负重:逐渐加至全负重。关节活动:各关节最大限度主动活动,适当增加被动活动,以最大限度恢复膝关节活动范围。肌肉力量:腿部肌肉等长锻炼及阻力锻炼。日常生活:正常愈合者可用患肢正常生活。

2.无须外固定患者

(1)手术当天:麻醉过后开始膝关节运动及股四头肌等长训练。

(2)术后1周:扶助行器不负重行走,5日～7日开始膝关节屈伸功能锻炼,先CPM被动运动,再开始主动运动,如坐位加压垂腿、仰卧垂腿练习等。

(3)术后6周～3月:随屈曲角度的增大开始抱膝练习,伸膝练习、屈膝练习、前后及侧向跨步练习。

(4)术后3月:进行静蹲、全蹲练习、患侧单腿蹲起练习,台阶前向下练习等。

(四)康复评价

优:骨折正常愈合,达到或接近解剖复位,无局部畸形,X线片示对位良好,膝关节活动功能正常。

良:骨折正常愈合,术后骨折略有移位,对线良好,膝关节活动功能正常。

差:骨折明显畸形愈合,或有骨不连和再次骨折,膝关节活动功能受限。

四、髌骨骨折的护理

(一)护理评估

1.一般情况评估

一般入院患者评估。

2.风险因素评估

患者的日常生活活动能力(ADL)评估(Barthel指数),Braden评估,患者跌倒、坠床风险评估。

3.评估患者对疾病的心理反应

骨折患者的应激性心理反应包括疼痛、焦虑或恐惧陌生感、自我形象紊乱、疾病预后的担忧和失落感。

4.评估患者受伤史

患者是否有撞伤、跌倒且膝部着地史,从而估计伤情。

5.髌骨、下肢及着部情况

(1)髌骨及相关部位:望诊:髌骨区是否明显肿胀或有无皮下瘀斑,髌骨是否有隆起畸形,患侧膝部是否向内倾斜;触诊:在患处是否可摸到移位的骨折端,患肢的外展是否受限;量诊:双下肢是否等长。

(2)部位血液循环:观察甲床的颜色毛细血管回流时间是否迟缓以判断是否有髌骨下血管受压、损伤等并发症。

(3)下肢感觉:是否正常,以判断是否伴有髌骨下的胫神经及腓总神经损伤。

6.X线摄片及CT检查结果

以明确骨折的部位、类型和移动情况。

7.既往健康状况

是否存在影响活动和康复的慢性疾病。

8.生活自理能力和心理社会状况。

(二)护理诊断

1.自理能力缺陷

与骨折肢体固定后活动或功能受限有关。

2.疼痛

与创伤有关。

3.知识缺乏

缺乏骨折后预防并发症和康复锻炼的相关知识。

4.焦虑

与疼痛、疾病预后因素有关。

5.肢体肿胀

与骨折有关。

6.潜在并发症

有周围血管神经功能障碍的危险,有感染的危险。

(三)护理措施

1.术前护理及非手术治疗

(1)心理护理:胫骨平台骨折后,因担心腿部畸形,影响美观和功能,会有焦虑、烦躁心理。告知患者胫骨平台骨折治疗效果较好,以消除患者心理障碍。

(2)饮食护理:应予高蛋白、高维生素、高钙及粗纤维饮食。

(3)休息与体位:局部固定后,宜取半卧位或平卧位,避免患侧侧卧位,以防外固定松动、挤压患膝;应适时坐位,预防压疮及坠积性肺炎等不良并发症。日间活动不宜过多,尽量卧床休息。

(4)功能锻炼:早中期:骨折急性损伤处理后2日～3日,损伤反应开始消退,肿胀和疼痛开始消退,即可开始功能锻炼。如屈踝、伸踝等主动练习,并逐渐增加幅度;晚期:骨折基本愈合,外固定去除后,锻炼目的为恢复膝关节活动,常用方法为主动运动、被动运动、助力运动和关节牵伸运动。

2.术后护理

(1)休息与体位术后平卧。72小时后可取坐位。

(2)症状护理

①疼痛:向患者解释手术后疼痛的规律,指导缓解疼痛的方法,如听音乐、看报纸与家属聊天等分散对疼痛的注意力。给予伤口周围的按摩,缓解肌紧张。正确评估患者疼痛的程度,对疼痛明显者可适当给予止痛剂。采用止痛泵止痛法,利用止痛泵缓慢从静脉内给药,减轻疼

痛。②肿胀：伤口局部肿胀：术后用冰袋冷敷。患肢肢体的肿胀如患有血液循环障碍时应检查外固定物是否过紧。患肢给予抬高。③伤口：观察有无渗血渗液情况。

(3)一般护理：鼓励指导患者做些力所能及的自理活动。

(4)功能锻炼：在术后固定期间，主动进行踝关节运动。

3.出院指导

(1)心理指导：讲述疾病相关知识及介绍成功病例，帮助患者树立战胜病魔的信心。

(2)休息与体位：早期卧床休息为主，不可下床患肢负重活动。

(3)用药：出院带药时，应将药物的名称、剂量、用法、注意事项告诉患者，按时用药。

(4)饮食：早期以清淡饮食为主，如小米、大米、黑米等粥类饮食。待胃肠功能恢复正常后，可进食高蛋白、高热量、高维生素的饮食，以维持正氮平衡，蛋白质在热量的总量中占20%～30%，才能达到营养效果。蛋白质摄入增加，有利于白细胞和抗体的增加，加速创面愈合，减少瘢痕形成。除此之外，因为糖类能参加蛋白质内源性代谢，能防止蛋白质转化为糖类。所以在补充蛋白质的同时应补给足够的糖类。还要鼓励患者多吃新鲜蔬菜水果，多饮水，保持大便通畅。

(5)固定：保持患侧膝部及下肢有效固定位，并维持3周。

(6)功能锻炼：出院后指导患者患肢保持功能位，不宜过早下床，防止骨间隙增大，引起骨不连。外固定者，避免前屈、内收动作。解除外固定后，加强功能锻炼，着重练习膝的屈伸活动，力度需适中，以防过猛而再次损伤。

(7)复查时间及指征：定期到医院复查，术后1个月、3个月、6个月需行X片复查，了解骨折愈合情况。手法复位外固定者如出现骨折处疼痛加剧、患肢麻木、脚趾颜色改变，温度低于或高于正常等情况须随时复查。

(四)护理评价

1.疼痛能耐受。

2.心理状态良好，配合治疗。

3.肢体肿胀减轻。

4.切口无感染。

5.无周围神经损伤，无并发症发生。

6.X线片显示：骨折端对位、对线佳。

7.患者及家属掌握功能锻炼知识，并按计划进行，膝关节无僵直。

第五节　胫骨平台骨折

一、概述

(一)胫骨平台的解剖学

胫骨平台胫骨的近端的干骺端及关节面，骨科上称此解剖位置之为胫骨平台。胫骨上端与股骨下端形成膝关节。胫骨与股骨下端接触的面为胫骨平台。胫骨平台是膝关节的重要负荷结构,一旦发生骨折,使内外平台受力不均,将产生骨关节炎改变。由于胫骨平台内外侧分别有内、外侧副韧带,平台中央有胫骨粗隆,其上有交叉韧带附着,当胫骨平台骨折时常发生韧带及半月板的损伤。

(二)病因

胫骨平台骨折可由间接暴力或直接暴力引起。高处坠落伤时足先着地,再向侧方倒下,力的传导由足沿胫骨向上,坠落的加速度使体重的力向下传导,共同作用于膝部,由于侧方倒地产生的扭转力,导致胫骨内侧或外侧平台塌陷骨折。当暴力直接打击膝内侧或外测时,使膝关节发生外翻或内翻,导致外侧或内侧平台骨折或韧带损伤。

(三)分类

Schatzker 将胫骨平台骨折分为 6 型。

Ⅰ型:外侧平台的单纯楔形骨折或劈裂骨折。

Ⅱ型:外侧平台的劈裂压缩性骨折。

Ⅲ型:外侧平台单纯压缩性骨折。

Ⅳ型:内侧平台骨折。其可以是劈裂性或劈裂压缩性。

Ⅴ型:包括内侧平台与外侧平台劈裂的双髁骨折。

Ⅵ型:同时有关节面骨折和干骺端骨折。

(四)临床表现

外伤后膝关节肿胀疼痛、活动障碍,因系关节内骨折均有关节内积血,应注意询问受伤史,是外翻或内翻损伤,注意检查有无侧副韧带损伤。关节稳定性检查常受到疼痛、肌肉紧张的限制,特别是在双髁粉碎骨折者。在单髁骨折者,其侧副韧带损伤在对侧该侧副韧带的压痛点即为其损伤的部位;在断裂者,侧方稳定性试验为阳性,清晰的膝正侧位 X 线片,可显示骨折情况,特别对于无移位骨折。

二、治疗

(一)非手术治疗

1.适应证

胫骨平台骨折无移位或者骨折塌陷<2mm,劈裂移位<5mm,粉碎骨折或不易手术切开复位骨折。

2.牵引方法

跟骨牵引,重量 3kg～3.5kg,并做关节穿刺,抽吸关节血肿,牵引期 4～6 周。依靠牵引力使膝关节韧带及关节紧张,间接牵拉整复部分骨折移位纠正膝内翻或外翻成角,在牵引期间积极锻炼膝关节活动,能使膝屈曲活动达 90°,并使关节塑型。

3.关节镜下辅助复位及固定

关节镜下辅助复位及固定技术正在开始使用,关节镜下手术的软组织损伤少,提供较好关节面显露并能诊断及治疗并发的半月板损伤。治疗后早期开始 CPM 被动活动锻炼功能。胫骨平台骨折的关节面塌陷超过 2 毫米,侧向移位超过 5 毫米;合并有膝关节韧带损伤及有膝内翻或膝外翻超过 5°时应采取手术治疗。

（二）手术治疗

1.手术治疗适应证

胫骨平台骨折的关节面塌陷超过2mm，侧向移位超过5mm；合并有膝关节韧带损伤及有膝内翻或膝外翻超过5°时应采取手术治疗。患者符合以下8条中任意一条时可选择手术治疗：

①严重的成交角畸形以致威胁皮肤完整性，采用非手术方法无法获得良好的骨折复位；②严重移位、粉碎、不稳定的关节面骨折和干骺端骨折；③合并有神经、血管损伤；④骨折端较宽分离并有软组织嵌入阻碍骨折的复位；⑤骨不连、开放性骨折或陈旧性骨折不愈合；⑥胫骨平台粉碎骨折，骨块间夹有软组织影响骨愈合；⑦并发有神经系统或神经血管病变，如帕金森病等，不能长期忍受非手术制动时；⑧患者不能接受畸形外观，出于美观的原因，要求手术的患者等。

2.手术治疗的方式

手术内固定种类及选择：髌骨骨折的内固定有多种，总的可分为两类，一类行内固定后仍需一定时间的外固定；另一类内固定比较坚固，不需外固定。两根钢丝分别单个上下针端固定。在粉碎骨折，还可加用横行或斜克氏针加钢丝固定。

三、胫骨平台骨折的康复

（一）康复评定

可通过一般性检查、局部情况功能及功能及运动障碍的程度，应用手法及物理的手段进行功能的测量，必要时需与健侧进行比较测量及检查。

（二）康复计划

恢复膝关节活动度，保持肌肉力量，主要有：股二头肌、半腱肌、半膜肌（屈膝），股四头肌（伸膝）；恢复膝关节日常生活工作功能。

（三）康复治疗

1.伤后或术后早期（3日内）

伤后或术后早期功能锻炼的目的主要是保持肌肉的张力和减轻局部肿胀，防止出现关节僵硬和肌肉萎缩，术后置患肢于舒适位置，保持外展中立位，抬高患肢20°～30°以利于血液回流及肢体消肿，术后4h～6h即可开始进行踝关节背伸跖屈锻炼，并轻轻按摩伤口以外的肌肉以促进下肢静脉回流，减少深静脉血栓发生的机会，又能加速肿胀的消退。

2.伤后或术后2周～3周

指导患者在床上进行患肢不负重活动，进行膝关节、踝关节以及足的小关节主动屈伸锻炼，髋关节的内收外展练习，股四头肌的等长收缩，利用牵引床以进行上臂的活动锻炼，训练臂力，以便下地时用拐。对于术前牵引或石膏固定时间较长，关节有一定程度僵硬的患者，应采取CPM机辅助锻炼再逐渐过渡到关节的主动功能锻炼，进而增加锻炼强度和活动范围增加膝与踝的主动运动。

3.伤后或术后4周～3月

继续加强原来的功能锻炼并鼓励患者从床边扶床，拄双拐患肢不负重活动向部分负重活动逐步过渡。可用双拐开始扶助行走，从足趾着地开始负重，逐渐增加负重最后完全负重。此

过程应逐渐进行

（四）康复评价

优：骨折正常愈合，达到或接近解剖复位，无局部畸形，X线片示对位良好，肩关节活动功能正常。

良：骨折正常愈合，术后骨折略有移位，对线良好，膝关节活动功能正

差：骨折明显畸形愈合，或有骨不连和再次骨折，膝关节活动功能受限。

四、胫骨平台骨折的护理

（一）护理评估

1.一般情况评估

一般入院患者评估。

2.风险因素评估

患者的日常生活活动能力（ADL）评估（Barthel指数），Braden评估，患者跌倒、坠床风险评估。

3.评估患者对疾病的心理反应

骨折患者的应激性心理反应包括疼痛、焦虑或恐惧、陌生感、自我形象紊乱、疾病预后的担忧和失落感。

4.评估患者受伤史

青壮年、是否有撞伤、跌倒且膝部着地史，从而估计伤情。

5.胫骨平台、下肢及脚部情况

（1）胫骨平台及相关部位：望诊：胫骨平台区是否明显肿胀或有无皮下瘀斑，胫骨平台是否有隆起畸形，患侧膝部是否向内倾斜，是否用健足托住患侧膝部，以减轻因下肢重量牵拉所引起的疼痛；触诊：在患处是否可摸到移位的骨折端，患肢的外展和内收是否受限；量诊：两侧下肢的长度是否等长。

（2）腿部血液循环：密切观察患肢末梢血液循环、感觉运动、足背动脉及胫后动脉搏动情况，观察患肢皮肤颜色、温度、肿胀情况，警惕本骨折并发腘动脉损伤、腓总神经损伤、筋膜间区综合征和韧带损伤。

（3）下肢感觉：是否正常，以判断是否伴有胫骨平台下的腓总神经损伤。

6.X线摄片及CT检查结果

以明确骨折的部位、类型和移动情况。

7.既往健康状况

是否存在影响活动和康复的慢性疾病。

8.生活自理能力和心理社会状况。

（二）护理诊断

1.自理能力缺陷

与骨折肢体固定后活动或功能受限有关。

2.疼痛

与创伤有关。

3.知识缺乏

缺乏骨折后预防并发症和康复锻炼的相关知识。

4.焦虑

与疼痛、疾病预后因素有关。

5.肢体肿胀

与骨折有关。

6.潜在并发症

有周围血管神经功能障碍的危险,有感染的危险。

(三)护理措施

1.术前护理及非手术治疗

(1)心理护理:胫骨平台骨折后,因担心腿部畸形,影响美观和功能,会有焦虑、烦躁心理。告知患者胫骨平台骨折治疗效果较好,以消除患者心理障碍。

(2)饮食护理:术前训练患者床上大小便,指导患者进高蛋白、高维生素、高钙及粗纤维饮食,多吃新鲜蔬菜、水果饮适量的水,以增强体质,提高组织修复和抗感染能力。

(3)休息与体位:局部固定后,宜卧硬板床,取半卧位或平卧位,避免侧卧位,以防外固定松动。日间活动不宜过多,尽量卧床休息。

(4)功能锻炼:早中期:骨折急性损伤处理后 2 日～3 日,损伤反应开始消退,肿胀和疼痛开始消退,即可开始功能锻炼。如屈踝、伸踝等主动练习,并逐渐增加幅度;晚期:骨折基本愈合,外固定去除后,锻炼目的为恢复膝关节活动,常用方法为主动运动、被动运动、助力运动和关节牵伸运动。

2.术后护理

(1)体位:术后平卧。

(2)术后观察:①与麻醉医生交接班,予以心电监护、吸氧,监测 T、P、R、BP、SpO_2 变化,每小时记录一次;②查看伤口敷料包扎情况,观察有无渗血、渗液;③注意伤口负压引流管是否通畅,防止扭曲、折叠、脱落,记录引流液的量、性质;④密切观察肢体远端动脉搏动及手指的血供感觉、活动、肤色、皮温,注意有无压迫神经和血管的现象,如出现皮肤发冷、发紫、静脉回流差,感觉麻木的症状,立即报告医生查找原因及时对症处理。

(3)症状护理:①疼痛:评估疼痛的原因,向患者解释手术后疼痛的规律,指导缓解疼痛的方法,如听音乐、看报纸与家属聊天等分散对疼痛的注意力。②给予伤口周围的按摩,缓解肌紧张。正确评估患者疼痛的程度,对疼痛明显者可适当给予止痛剂。采用止痛泵止痛法,利用止痛泵缓慢从静脉内给药,减轻疼痛;②患肢血液循环障碍:观察患者末梢循环,注意观察患肢皮肤温度和颜色、动脉搏动、毛细血管充盈时间及被动活动手指时的反应。③肿胀:伤口局部肿胀:术后 1 日可用冷敷,术后 24 小时后可用热敷,或周林频谱仪、红外线灯照射。让患者平卧木板床,肩胛部垫以小枕头,使肩部后伸,予三角巾悬吊患侧上肢,保持功能位,以利静脉回流和减少肿胀。④患肢肢体的肿胀如患有血液循环障碍时应检查外固定物是否过紧。⑤出血:注意观察伤口出血量和速度,因为是微创手术,一般出血少,如出血较多,可更换敷料,必要时可给予止血药物。⑥发热:因异物植入引起的吸收热,多于术后第 2 日出现,经冰敷、温水擦浴或药物降温等处理，一般可于1日～3日恢复正常。⑦关节僵硬：为了预防关节僵硬，应鼓励患者尽早进行患肢功能锻炼。

(4)一般护理：协助洗漱、进食，并鼓励指导患者做些力所能及的自理活动。

(5)饮食护理：加强饮食护理，鼓励患者进食，宜进营养丰富、高纤维素的饮食，防止便秘的发生。

(6)功能锻炼：在术后固定期间，主动进行踝关节运动。

3.出院指导

(1)心理指导：讲述疾病相关知识及介绍成功病例，帮助患者树立战胜病魔的信心。

(2)休息与体位：保持活动与休息时的体位要求。早期卧床休息为主，可间断下床活动。半年内不要剧烈活动，避免再次骨折。

(3)用药：出院带药时，应将药物的名称、剂量、用法、注意事项告诉患者，按时用药。

(4)饮食：骨折早期(术后1周～2周)，由于创伤对胃肠道的刺激，短期内出现肠蠕动减慢、腹胀、食欲缺乏等，因此饮食应以清淡可口，易消化的半流质或软食为主；第二阶段(术后3周～5周)，为骨痂形成期，饮食宜富有营养，鼓励患者多食高蛋白、高热量食物；第三阶段(伤后6周～8周)，为骨痂成熟期，此阶段饮食应以滋补为主，增加钙质、胶质和滋补肝肾的食品。并且一直要多食蔬菜水果，避免辛辣刺激食物，预防便秘。

(5)固定：保持患侧膝部及下肢有效固定位，并维持3周。

(6)功能锻炼：出院后指导患者患肢保持功能位，不宜过早下床，防止骨间隙增大，引起骨不连。外固定者，避免前屈、内收动作。解除外固定后，加强功能锻炼，着重练习膝的屈伸活动，力度需适中，以防过猛而再次损伤。

(7)复查时间及指征：定期到医院复查，术后1个月、3个月、6个月需行X片复查，了解骨折愈合情况。手法复位外固定者如出现骨折处疼痛加剧、患肢麻木、脚趾颜色改变，温度低于或高于正常等情况须随时复查。

(五)护理评价

1.疼痛能耐受。

2.心理状态良好，配合治疗。

3.肢体肿胀减轻。

4.切口无感染。

5.无周围神经损伤，无并发症发生。

6.X线片显示：骨折端对位、对线佳。

7.患者及家属掌握功能锻炼知识，并按计划进行，膝关节无僵直。

第六节　胫腓骨干骨折

一、概述

(一)应用解剖学

胫腓骨是长管状骨中最常发生骨折的部位，约占全身骨折的13.7%。10岁以下儿童尤为多见,其中以胫腓骨双骨折最多,胫骨骨折次之,单纯腓骨骨折最少。胫腓骨由于部位的关系,遭受直接暴力打击、压轧的机会较多。又因胫骨前内侧紧贴皮肤,所以开放性骨折较多见。严重外伤、创口面积大、骨折粉碎、污染严重、组织遭受挫伤为本症的特点。

(二)病因

1.直接暴力

胫腓骨干骨折以重物打击,踢伤,撞击伤或车轮碾轧伤等多见,暴力多来自小腿的外前侧。骨折线多呈横断型或短斜行。巨大暴力或交通事故伤多为粉碎性骨折。骨折部位以中下1/3较多见,由于营养血管损伤,软组织覆盖少,血运较差等特点。延迟愈合及不愈合的发生率较高。

2.间接暴力

为由高处坠下旋转、暴力、扭伤或滑倒等所致的骨折,特别是骨折线多呈斜行或螺旋形。腓骨骨折线较胫骨骨折线高,软组织损伤小,但骨折移位、骨折尖端穿破皮肤形成穿刺性、开放伤的机会较多。

儿童胫腓骨骨折遭受外力一般较小,加上儿童骨皮质韧性较大,多为青枝骨折。

(三)分类

胫骨骨折可分为三种类型:

1.单纯骨折

包括斜行骨折横行骨折及螺旋骨折。

2.蝶形骨折

蝶形骨块的大小和形状有所不同,因扭转应力致成的蝶形骨折块较长,直接打击的蝶形骨折块上可再有骨折线。

3.粉碎骨折

一处骨折粉碎、还有多段骨折。

(四)临床表现

1.症状

胫腓骨骨折多为外伤所致,如撞伤、压伤、扭伤或高处坠落伤等。伤肢疼痛并出现肿胀、畸形等。胫骨的位置表浅,局部症状明显,胫腓骨骨折引起的局部和全身并发症较多,所产生的后果也往往比骨折本身更严重。要注意有无重要血管神经的损伤。当胫骨上端骨折时,尤其要注意有无胫前动脉、胫后动脉以及腓总神经的损伤。还要注意小腿软组织的肿胀程度,有无剧烈疼痛等小腿筋膜间隙综合征的表现。

2.体征

正常情况下,足趾内缘、内踝和髌骨内缘应在同一直线上,胫腓骨折如发生移位,则此正常关系丧失。对小儿骨折,由于胫骨骨膜较厚,骨折后常仍能站立,卧位时膝关节也能活动,局部可能肿胀不明显,即临床体征不明显。如小腿局部有明显压痛时,要拍摄X线片,注意不能漏诊。

二、治疗

胫腓骨骨折的治疗目的是恢复小腿的承重功能。因此骨折端的成角畸形与旋转移位应该予以完全纠正,以免影响膝踝关节的负重功能和发生关节劳损。除儿童病例外,虽可不强调恢复患肢与对侧等长,但成年病例仍应注意使患肢缩短不多于1cm,畸形弧度不超过10°,两骨折端对位至少应在2/3以上。治疗方法应根据骨折类型和软组织损伤程度选择外固定或开放复位内固定。

(一)手法复位外固定

适用于稳定性骨折,或不稳性骨折牵引3周左右,待有纤维愈合后,再用石膏进行外固定。石膏固定的优点是可以按肢体的轮廓进行塑型,固定确实。但如包扎过紧,可造成肢体缺血甚至发生坏死;包扎过松或肿胀消退,肌肉萎缩可使石膏松动,骨折必将发生移位。因此固定期中要随时观察,包扎过紧应及时剖开,发生松动应及时更换。一般胫腓骨骨折急诊固定后,常需于3周左右更换一次石膏。更换后包扎良好的石膏不再随意更换,以免影响骨折愈合。但仍应定期随访,观察石膏有无松动及指导患者进行功能锻炼。长腿石膏固定的缺点是固定范围超越关节,胫骨骨折愈合时间长,常可影响膝、踝关节活动功能。为此,可在石膏固定6周～8周已有骨痂形成时,改用小夹板固定,开始关节活动。

(二)开放复位内固定

胫腓骨骨折一般骨性愈合期较长,长时间的石膏外固定,对膝、踝关节的功能必然造成影响。另外,由于肌肉萎缩和患肢负重等因素,固定期可能发生骨折移位。因此,对不稳定性骨折采用开放复位内固定者日渐增多,并可根据不同类型的骨折采用不同的方式和内固定方法。

1.螺丝钉内固定

斜行或螺旋形骨折,可采用螺丝钉内固定,于开放复位后,用1或2枚螺丝钉在骨折部固定,用以维持骨折对位,然后包扎有衬垫石膏,2周～3周后改用无垫石膏固定10周～12周。但1或2枚螺丝钉仅能维持骨折对位,只起到所谓骨缝合的作用,固定不够坚固。整个治疗期内必须有坚强的石膏外固定。

2.钢板螺丝钉固定

斜行、横断或粉碎性骨折均可应用。由于胫骨前内侧皮肤及皮下组织较薄,因此钢板最好放在胫骨外侧、胫前肌的深面。

3.髓内钉固定

胫骨干的解剖特点是骨髓腔较宽,上下两端均为关节面。一般髓内钉打入受到限制,且不易控制旋转外力;又因胫骨骨折手法复位比较容易,不稳定骨折需要卧床牵引的时间较短,因此以往胫骨髓内钉的应用不如股骨髓内钉普遍。

4.外固定架

有皮肤严重损伤的胫腓骨骨折,外固定架可使骨折得到确实固定,并便于观察和处理软组织损伤,尤其适用于肢体有烧伤或脱套伤的创面处理。粉碎性骨折或骨缺损时,外固定架可以维持肢体的长度,有利于晚期植骨。外固定架的另一优点是膝、踝关节运动不受影响,甚至可带支架起床行走,因此近年来应用较多。

(三)开放性胫腓骨骨折的处理方法

小腿开放性骨折的软组织伤轻重不等,可发生大面积皮肤剥脱伤、组织缺损、肌肉绞轧挫灭伤、粉碎性骨折和严重污染等。早期处理时,创口开放或是闭合,采用什么固定方法均必须根据不同伤因和损伤程度做出正确的判断。小腿的特点是前侧皮肤紧贴胫骨，清创后勉强缝合，常因牵拉过紧造成缺血、坏死或感染。因此，对 GustiloⅠ型或较清洁的Ⅱ型伤口，预计清创后一期愈合无大张力者可行一期缝合；对污染严重，皮肤缺损或缝合后张力较大者，均应清创后令其开放。如果骨折需要内固定，也可在内固定后用健康肌肉覆盖骨折部，令皮肤创口开放，等炎症局限后，延迟一期闭合创面或二期处理。大量临床资料证实，延迟一期闭合创口较一期缝合的成功率高。

(四)骨折的固定

预计创口能够一期愈合或延迟一期闭合创面的伤例，可按闭合性骨折处理原则进行治疗；如果需要内固定，可以在手术同时进行。对于污染严重或失去清创时机，感染可能性大的伤例，单纯外固定不能维持骨折对位时，可行跟骨牵引或用外固定架固定，一般不应一期内固定。

1.髓内锁钉

已于前文中述及胫骨髓腔中间细，两端粗，单纯髓内钉，难于控制两端，自 20 世纪 90 年代初，髓内锁钉出现，积极扩大了髓内锁钉在胫骨骨折的应用。开始为了加大髓内钉的直径，以便固定后，不用外固定，用于治疗各类型胫骨骨折，取得良好效果，但扩髓破坏了髓腔血供。

2.髓内扩张自锁

钉直径 8mm 的髓针，对绝大多数成年病例，可不扩髓，加以内针直径可达 9～11mm，以固定髓腔，不需锁钉。治疗胫骨骨折，可适于上、中下 1/3 各型骨折、多段骨折及开放骨折。

三、胫腓骨骨干骨折的康复

(一)康复评定

1.运动功能评定。

2.心肺功能评定。

3.感知功能评定。

4.日常生活活动能力和生存质量的评定。

5.神经肌肉电生理检查。

(二)康复计划

康复训练表格。

(三)康复治疗

1.术后早期(0～3 日)术后早期功能锻炼的目的主要是保持肌肉的张力和减轻局部肿胀，防止出现关节僵硬和肌肉萎缩。术后置患肢于舒适的位置，保持外展中立位，抬高患肢 20°～30°以利于血液回流及肢体消肿，术后 4h～6h 即可开始进行踝关节背伸跖屈锻炼，并轻轻按摩伤口以外的患肢肌肉，这样可促进下肢静脉回流，减少深静脉血栓发生的机会，又能加速肿胀的消退。术后第 1 日鼓励其深呼吸，有效咳嗽，同时上肢外展，扩胸增进体力，以维持上肢关节的活动范围，增加心肺功能。

2.术后中期(3 周～2 周)指导患者在床上患肢不负重活动，进行肢体膝关节踝关节。以及足的小关节主动伸屈锻炼，髋关节的内收外展练习，股四头肌的等长收缩，利用牵引床以进行上臂活动锻炼，训练臂力，以便下地时用拐。对于术前牵引或石膏固定时间较长，关节有一定程度僵硬的患者，应采取 CPM 机辅助锻炼，再逐渐过渡到关节的主动功能锻炼。逐渐增加锻炼强度和活动范围，增加膝与踝的主动运动。

3.术后晚期(术后2周～3月)继续加强原来的功能锻炼并鼓励患者从床边扶床，拄双拐患肢不负重活动向部分负重活动逐步过渡。可用双拐开始扶助行走，从足趾着地开始负重，逐渐增加负重最后完全负重。此过程应逐渐进行。

四、胫腓骨骨折的护理

(一)护理评估

1.一般情况评估：一般入院患者评估。

2.风险因素评估：患者的日常生活活动能力(ADL)评估(Barthel 指数)，Braden 评估，和患者跌倒、坠床风险评估。

3.评估患者对疾病的心理反应。

4.评估患者有无外伤史。

5.评估患者是否有骨折专有的体征。

6.评估患者有无软组织损伤和下肢神经功能及动脉有无损伤。

7.X线摄片及CT检查结果：以明确骨折的部位、类型和移动情况。

8.评估既往健康状况：患者是否存在影响活动和康复的慢性疾病。

9.评估患者生活自理能力和心理社会状况。

(二)护理诊断

1.疼痛

与骨折有关。

2.焦虑/恐惧

与疼痛、长期卧床及担忧预后有关。

3.有感染的危险

与皮肤受损、开放性骨折及内固定有关。

4.皮肤完整性受损的危险

与骨折后躯体活动受限有关。

5.潜在并发症

脂肪栓塞、骨筋膜室综合征、坠积性肺炎、骨化性肌炎、创伤性关血性骨坏死、缺血性肌痉挛。

(三)护理措施

1.非手术治疗及术前护理

(1)休息与体位：抬高患肢，促进静脉血液回流。保持外固定松紧适度，防止因伤后肢体肿胀使外固定过紧，造成压迫而引起血液循环障碍。

(2)石膏固定的护理：密切观察患肢的疼痛程度，有无麻木感，石膏固定24小时内要经常检查足趾的背伸和跖屈情况，以判断腓总神经是否受压。只要怀疑神经受压，就应立即刨开石膏减压。

(3)小夹板固定的护理：随时查看小夹板的松紧度及肢体有无麻木，疼痛等。严防局部压疮，肢体坏死等严重并发症。

2.术后护理

(1)同骨科常规术后护理。

(2)外固定器护理:同骨外固定术护理。

(3)密切观察患肢远端血液循环、感觉运动、足背动脉及胫后动脉搏动情况,观察患肢皮肤颜色、温度、肿胀情况,警惕骨折合并腘动脉损伤、腓总神经损伤及小腿骨筋膜间区综合征,发现肢体远端动脉搏动触及不清、肢端发凉,感觉迟钝、肿胀严重、皮肤颜色改变,应立即通知医生,做出紧急处理。

(4)骨筋膜室综合征:切开术后须密切观察生命体征和出入水量变化,维持水电解质平衡,注意有无肾功能损害。

(5)抬高患肢,促进静脉血液回流,以减轻水肿和疼痛,促进伤口愈合。取髂骨植骨的患者,术后第2日半卧位,放松髂肌减轻压痛。

(6)患肢功能锻炼应尽早开始,防止膝、踝关节强直和肌肉萎缩。同时,在外固定坚强牢固的情况下,早期下床,适当给骨折端以应力刺激,促进骨折愈合。

3.出院指导

(1)心理指导:由于胫腓骨骨折术后并发症较多尤其是开放骨折延迟愈合,给患者带来较重的思想负担,表现为悲观、焦虑情绪,应多关心体贴患者,促进康复。

(2)饮食指导:向患者宣教加强营养的重要性,注意食物的色香味,增加食欲。给予高热量,高蛋白,高维生素饮食。多食动物内脏如心、肝、肾、排骨汤以及新鲜瓜果蔬菜,以促进骨折愈合。

4.出院指导

(1)同骨科出院指导。

(2)定期到医院复查:术后1个月、3个月、6个月需行X片复查,了解骨折愈合情况。手法复位外固定者如出现骨折处疼痛加剧、患肢麻木、脚趾颜色改变,温度低于或高于正常等情况须随时复查。

(3)扶拐下床活动患侧肢体全脚着地,防止摔倒,加强患肢膝踝关节伸屈锻炼,如有踝关节功能障碍可做踝部旋转,斜坡练步等功能锻炼,踝关节僵硬者,可做踝关节的下蹲背伸和站立屈膝背伸等。

(4)保持心情愉快,劳逸适度。

(四)护理评价

1.疼痛能耐受。

2.心理状态良好,配合治疗。

3.肢体肿胀减轻。

4.切口无感染。

5.无周围神经损伤,无并发症发生。

6.X线片显示:骨折端对位、对线佳。

7.患者及家属掌握功能锻炼知识,并按计划进行。

第七节　距骨骨折

一、概述

距骨骨折是以局部肿胀、疼痛、皮下瘀斑、不能站立行走等为主要表现的距骨部骨折。距骨骨折较少见，多由直接暴力压伤或由高处坠落间接挤压所伤，后者常合并跟骨骨折。距骨骨折预后并不十分理想，易引起不愈合或缺血性坏死，应及早诊治。

（一）病因

距骨体骨折多为高处跌下，暴力直接冲击所致。距骨体可在横的平面发生骨折，也可形成纵的劈裂骨折。骨折可呈线状、星状或粉碎性。距骨体骨折往往波及踝关节及距下关节，虽然移位很轻，但可导致上述关节的阶梯状畸形，最终产生创伤性关节炎，因此距骨体骨折预后比距骨颈骨折更差。

1.距骨颈部及体部骨折

多由高处坠地，足跟着地，暴力沿胫骨向下，反作用力从足跟向上，足前部强力背屈，使胫骨下端前缘插入距骨的颈、体之间，造成距骨体或距骨颈骨折，后者较多。如足强力内翻或外翻，可使距骨发生骨折脱位。距骨颈骨折后，距骨体因循环障碍，可发生缺血性坏死。

2.距骨后突骨折

足强力跖屈被胫骨后缘或跟骨结节上缘冲击所致。

（二）临床表现

伤后踝关节下部肿胀、疼痛、不能站立和负重行走。功能障碍都十分显著，易与单纯踝关节扭伤混淆。距骨颈Ⅱ度骨折，踝关节前下部有压痛和足的纵轴冲挤痛。距骨体脱出踝穴者，踝关节内后部肿胀严重，局部有明显突起，拇趾多有屈曲挛缩，足外翻、外展。可在内踝后部触到骨性突起，局部皮色可出现苍白缺血或发绀。

若为距骨后突骨折，除踝关节后部压痛外，足呈跖屈状，踝关节背伸跖屈均可使疼痛加重；若为纵形劈裂骨折，踝关节肿胀严重或有大片淤血斑，呈内翻状畸形；可在踝关节内侧或外下侧触到移位的骨块突起。

二、治疗

距骨除颈部有较多的韧带附着，血循环稍好，上、下、前几个方向都是与邻骨相接的关节面，缺乏充分的血循供给，故应注意准确复位和严格固定，否则骨无菌性坏死和不连接发生率较高。根据骨折的类型及具体情况不同，采取相应的治疗措施。

（一）无移位的骨折

应以石膏靴固定6周～8周，在骨折未坚实愈合前，尽量不要强迫支持体重。

（二）有移位的骨折

距骨头骨折多向背侧移位，可用手法复位，注意固定姿势于足跖屈位使远断端对近断端，石膏靴固定6周～8周。待骨折基本连接后再逐渐矫正至踝关节90°功能位，再固定4周～6周，可能达到更坚实的愈合。尽量不要强迫过早支重。距骨体的骨折如有较大的分离，手法复位虽能成功，但要求严格固定10～12周。如手法复位失败，可以采用跟骨牵引3周～4周，再手法复位。然后改用石膏靴严格固定10周～12周。但因距骨体粉碎或劈裂骨折时，上下关节软骨面多在损伤，愈合后发生创伤性关节炎的比例较高，恢复常不十分满意。距骨后突骨折如移位，骨折片不大者可以切除，骨折片较大影响关节面较多时，可用克氏针固定，石膏靴固定8周。

(三)闭合复位失败多需手术切开整复和用螺丝钉内固定

距骨颈骨折约占距骨骨折的30%。自高处坠落时，足与踝同时背屈，距骨颈撞在胫骨远端的前缘，发生垂直方向的骨折。可分为三型：

1.Ⅰ型

距骨颈垂直骨折，很少或无移位。

2.Ⅱ型

距骨颈骨折合并距下关节脱位。距骨颈发生骨折后足继续背屈，距骨体被固定在踝穴内，足的其余部分过度背屈导致距下关节脱位。

3.Ⅲ型

距骨颈骨折合并距骨体脱位。距骨颈骨折后，背屈外力继续作用，距骨体向内后方旋转而脱位，并交锁于载距突的后方，常同时合并内踝骨折。常为开放性损伤。

三、距骨骨折的护理

(一)护理评估

1.一般情况评估：一般入院患者评估。

2.风险因素评估：患者的日常生活活动能力(ADL)评估(Barthel 指数)，Braden 评估，和患者跌倒、坠床风险评估。

3.评估患者对疾病的心理反应。

4.评估患者是否有外伤史。

5.评估患者有骨折专有的体征。

6.评估患者有无软组织损伤。

7.X 线摄片及 CT 检查结果：以明确骨折的部位、类型和移动情况。

8.评估既往健康状况：患者是否存在影响活动和康复的慢性疾病。

9.评估患者生活自理能力和心理社会状况。

(二)护理诊断

1.自理能力缺陷

与骨折肢体固定后活动或功能受限有关。

2.疼痛

与创伤有关。

3.焦虑

与疼痛、疾病预后等因素有关。

4.知识缺乏

缺乏骨折后预防并发症和康复锻炼的相关知识。

5.肢体肿胀

与骨折有关。

6.潜在并发症

有周围血管神经功能障碍的危险,有感染的危险。

(三)护理措施

1.非手术治疗及术前护理

(1)心理护理:由于担心疾病预后,害怕患肢残废,患者会产生焦虑、担心等心理问题。针对患者的心态采取不同的措施,讲解有关疾病的知识治疗过程及可能出现的情况,介绍成功病例,缓解患者心理担忧,稳定情绪。允许家人陪伴,增强患者战胜疾病的信心。

(2)饮食护理:给患者宣教加强营养的重要性,术前给予高热量、高蛋白、高维生素饮食,适当食肉类、鱼类及新鲜水果蔬菜。

(3)体位:抬高患肢,促进静脉血液回流,减轻肢体肿胀,减少疼痛和不适。观察患者患肢的末梢血运循环及运动、感觉、皮肤温度等。

(4)完善术前的各种化验和检查。

2.术后护理

(1)休息与体位:患者平卧时去枕,在两肩胛间垫窄枕,使两肩后伸外展,同时患肢抬高,促进血液回流,减轻肿胀。

(2)术后观察

①与麻醉医生交接班,予以心电监护、吸氧,监测 T、P、R、BP、SpO_2 变化,每小时记录一次。②查看伤口敷料包扎情况,观察有无渗血、渗液。③注意伤口引流管是否通畅,防止扭曲、折叠、脱落,记录引流液的量、性质。④密切观察肢体远端动脉搏动及足部的血供感觉活动、肤色、皮温,注意有无压迫神经和血管的现象,如出现皮肤发冷、发紫、静脉回流差,感觉麻木的症状,立即报告医生查找原因及时对症处理。

(3)引流管的护理:告知患者保持引流管通畅的重要性,嘱其在翻身、活动、功能锻炼时避免引流管折叠、扭曲、脱落,引流袋放置应低于切口 30cm~50cm,如为负压引流器,指导家属保持引流器负压状态,确保引流效能。有异常时应及时向医护人员反映,以便及时处理。

(4)症状护理

1)疼痛:①向患者解释手术后疼痛的规律,指导缓解疼痛的方法,如听音乐、看报纸与家属聊天等分散对疼痛的注意力;②给予伤口周围的按摩,缓解肌紧张;③正确评估患者疼痛的程度,对疼痛明显者可适当给予止痛剂;④采用止痛泵止痛法,利用止痛泵缓慢从静脉内给药,减轻疼痛。

2)肿胀:①伤口局部肿胀:可给予患肢轻度抬高,冰敷;②患肢肢体的肿胀如患有血液循环障碍时应检查外固定物是否过紧。

(5)一般护理:协助洗漱、进食,并鼓励指导患者做些力所能及的自理活动。

(6)饮食护理:早期以清淡饮食为主,如小米、大米、黑米等粥类饮食。待胃肠功能恢复正常后,可进食高蛋白、高热量、高维生素的饮食,以维持正氮平衡,蛋白质在热量的总量中占20%~30%,才能达到营养效果。蛋白质摄入增加,有利于白细胞和抗体的增加,加速创面愈合，减少瘢痕形成。除此之外，因为糖类能参加蛋白质内源性代谢，能防止蛋白质转化为糖类。所以，在补充蛋白质的同时应补给足够的糖类。还要鼓励患者多吃新鲜蔬菜、水果，多饮水，保持大便通畅。

(7)并发症的护理

切口感染：术前应严格备皮；加强营养；进行全身检查并积极治疗糖尿病等感染灶；遵医嘱预防性使用抗生素。术中应严格遵守无菌操作原则。术后保持引流通畅，保持伤口清洁干燥，防止局部血液瘀滞，引起感染。

出血：了解术中情况，尤其出血量。术后24小时内患肢局部制动，以免加重出血。严密观察伤口出血量，注意伤口敷料有无渗血以及引流液的颜色、性状、量。观察患者瞳孔神智、血压、脉搏、呼吸、尿量，警惕失血性休克。

(8)功能锻炼：在术后固定的早中期：骨折急性损伤处理后2日～3日，损伤反应开始消退，肿胀和疼痛开始消退，即可开始功能锻炼。如股四头肌静力收缩，并逐渐增加幅度。晚期：骨折基本愈合，锻炼目的为恢复踝关节活动。

3.出院指导

(1)心理指导：讲述疾病相关知识及介绍成功病例，帮助患者树立战胜病魔的信心。保持心情愉快，加强营养，促使骨折愈合。

(2)休息与体位：保持活动与休息时的体位要求。半年内不要剧烈活动，避免再次骨折。

(3)用药：出院带药时，应将药物的名称、剂量、用法、注意事项告诉患者，按时用药。

(4)饮食：鼓励患者多食高蛋白、高热量、高维生素、含钙丰富、刺激性小的易消化食物，多食蔬菜、水果，避免辛辣刺激食物，预防便秘。

(5)复查时间及指征：定期到医院复查，术后1个月、3个月、6个月需行X片复查，了解骨折愈合情况。手法复位外固定者如出现骨折处疼痛加剧、患肢麻木、足部颜色改变，温度低于或高于正常等情况须随时复查。

第八节　跟骨骨折

一、概述

跟骨骨折以足跟部剧烈疼痛，肿胀和瘀斑明显，足跟不能着地行走，跟骨压痛为主要表现。本病成年人较多发生，常由高处坠下或挤压致伤。经常伴有脊椎骨折，骨盆骨折，头、胸、腹伤。跟骨为松质骨，血循供应比较丰富，骨不连者少见。但如骨折线进入关节面或复位不良，后遗创伤性关节炎及跟骨负重时疼痛者很常见。

(一)病因

跟骨骨折在跗骨骨折中最常见，约占全部跗骨骨折的60%。多由高处跌下，足部着地，足跟遭受垂直撞击所致。

(二)分类

1.跟骨结节纵行骨折

多为高处跌下时,足跟外翻位结节底部着地,结节的内侧隆起部受剪切外力所致。很少移位,一般不需处理。

2.跟骨结节水平(鸟嘴形)骨折

为跟腱撕脱骨折的一种。如撕脱骨块小,不致影响跟腱功能。如骨折片超过结节的1/3,且有旋转及严重倾斜,或向上牵拉严重者,可手术复位,螺丝钉固定。

3.跟骨载距突骨折

为足内翻位时,载距突受到距骨内下方冲击而引起,极少见。一般移位不多,如有移位可用拇指将其推归原位,用短腿石膏固定4周～6周。

4.跟骨前端骨折

较少见。损伤机制为前足强烈内收加上跖屈。应拍X线斜位片,以排除跟骨前上突撕裂骨折,短腿石膏固定4周～6周即可。

5.接近跟距关节的骨折

为跟骨体的骨折,损伤机制亦为高处跌下跟骨着地,或足跟受到从下面向上的反冲击力量而引起。骨折线为斜行。X线片正面看,骨折线由内后斜向前外,但不通过跟距关节面。因跟骨为骨松质,因此轴线位观,跟骨体两侧增宽;侧位像,跟骨体后一半连同跟骨结节向后上移位,使跟骨腹部向足心凸出成摇椅状。

(三)临床表现

本病患者主要有以下的表现:

1.外伤后足跟疼痛,不能站立、行走。

2.局部肿胀、压痛、畸形或摸到骨擦音。

二、临床治疗

(一)非手术治疗

1.无移位的跟骨骨折包括骨折线通向关节者,用小腿石膏托制动4周～6周,待临床愈合后即拆除石膏,用弹性绷带包扎,促进肿胀消退。同时作功能锻炼。但下地行走不宜过早,一般在伤后12周以后下地行走。

2.有移位的骨折如跟骨纵行裂开,跟骨结节撕脱骨折和跟骨载距突骨折等。可在麻醉下行手法复位,然后用小腿石膏固定于功能位4周～6周,后结节骨折需固定于跖屈位。

3.60岁以上老年人的严重压缩粉碎性骨折采用功能疗法。即休息3日～5日后用弹性绷带包扎局部,再作功能锻炼,同时辅以理疗按摩等。

(二)手术治疗

1.跟骨舌状骨折、跟骨体横形骨折波及关节并有移位者可在麻醉下用骨圆针撬拨复位,再用小腿石膏固定于轻度跖屈位4周～6周。

2.有移位的跟骨横形骨折、舌状骨折以及跟骨后结节骨折应行切开复位,加压螺丝钉内固定。术后石膏固定于功能位4周～6周。

3.青壮年的跟骨压缩骨折甚至粉碎性骨折有人主张早期即行切开复位并植骨,以恢复跟骨的大体形态及足纵弓。视情况用或不用内固定，术后用小腿石膏固定6周～8周。

4.跟骨严重粉碎性骨折有人主张早期行关节融合术，包括跟距、跟骰关节。但多数人主张先行功能疗法，以促进水肿消退，预防肌腱、关节粘连。待后期出现并发症时，再行足三关节融合术。

5.手术方式

(1)骨圆针撬拨复位及固定。

(2)切开复位加压螺丝钉内固定。

(3)切开复位和骨移植术。

(4)关节融合术。

(5)跟骨截骨术。

三、跟骨骨折的康复

1.术后第1日跟骨骨折的康复锻炼可行足趾关节等张运动，下肢肌肉等张静力性收缩，3～4次/日 15～30分/次。随时间延长，可适当增加运动量。

2.术后4周～6周，可行踝关节被动跖屈、背伸运动，禁止内外翻运动。

3.术后8周跟骨骨折康复训练可逐渐负重训练。

4.术后8周～12周跟骨骨折康复训练可行踝关节主动运动训练，术后12周跟骨骨折康复训练可行步态训练。踝关节僵硬者可行理疗，必要时手术可分解，亦可中药熏蒸。

5.非手术和手术治疗骨折均要按医生要求，定期复查。

四、跟骨骨折的护理

(一)护理评估

1.局部情况：足跟是否疼痛肿胀及瘀斑，有无足内外翻功能障碍，足底是否扁平，增宽。

2.全身情况。

3.既往健康状况。

4.X线检查：明确骨折部位及类型。

(二)护理诊断

1.疼痛

与骨折及软组织损伤有关。

2.知识缺乏

与不了解疾病相关知识有关。

3.生活自理能力缺陷

与患者下肢制动有关。

(三)护理措施

1.非手术治疗及术前护理

(1)心理护理：由于担心疾病预后，害怕患肢残废，患者会产生焦虑、担心等心理问题。针对患者的心态采取不同的措施，讲解有关疾病的知识、治疗过程及可能出现的情况，介绍成功病例，缓解患者心理担忧，稳定情绪。允许家人陪伴，增强患者战胜疾病的信心。

(2)饮食护理：给患者宣教加强营养的重要性，术前给予高热量、高蛋白、高维生素饮食，适当食肉类、鱼类及新鲜水果蔬菜。

(3)体位:抬高患肢,促进静脉血液回流,减轻肢体肿胀,减少疼痛和不适。观察患者患肢的末梢血运循环及运动、感觉、皮肤温度等。

(4)完善术前的各种化验和检查。

2.术后护理

(1)休息与体位:患者平卧时去枕,在两肩胛间垫窄枕,使两肩后伸外展,同时患肢抬高,促进血液回流,减轻肿胀。

(2)术后观察

1)与麻醉医生交接班,予以心电监护、吸氧,监测T、P、R、BP、SpO_2变化,每小时记录一次。

2)查看伤口敷料包扎情况,观察有无渗血、渗液。

3)注意伤口引流管是否通畅,防止扭曲、折叠、脱落,记录引流液的量、性质。

4)密切观察肢体远端动脉搏动及足部的血供感觉、活动、肤色、皮温,注意有无压迫神经和血管的现象,如出现皮肤发冷、发紫、静脉回流差,感觉麻木的症状,立即报告医生查找原因及时对症处理。

(3)引流管的护理:告知患者保持引流管通畅的重要性,嘱其在翻身、活动、功能锻炼时避免引流管折叠、扭曲、脱落,引流袋放置应低于切口30cm～50cm,如为负压引流器,指导家属保持引流器负压状态,确保引流效能。有异常时应及时向医护人员反映,以便及时处理。

(4)症状护理

1)疼痛:①向患者解释手术后疼痛的规律,指导缓解疼痛的方法,如听音乐、看报纸与家属聊天等分散对疼痛的注意力;②给予伤口周围的按摩,缓解肌紧张;③正确评估患者疼痛的程度,对疼痛明显者可适当给予止痛剂;④采:用止痛泵止痛法,利用止痛泵缓慢从静脉内给药,减轻疼痛。

2)肿胀:①伤口局部肿胀:可给予患肢轻度抬高,冰敷。②患肢肢体的肿胀如患有血液循环障碍时应检查外固定物是否过紧。

(5)石膏护理

1)促进石膏干燥,保持石膏清洁。冬季注意保持患肢的保暖。

2)密切观察患肢末梢血运循环、皮肤颜色、温度、肿胀情况、运动及感觉等。

3)观察患肢足背动脉是否可触及,有无麻木、疼痛等,警惕骨筋膜室综合征的发生,发现异常及时告知主管医生,并协助处理。

(6)一般护理:协助洗漱、进食,并鼓励指导患者做些力所能及的自理活动。

(7)饮食护理:早期以清淡饮食为主,如小米、大米、黑米等粥类饮食。待胃肠功能恢复正常后,可进食高蛋白、高热量、高维生素的饮食,以维持正氮平衡。蛋白质摄入增加,有利于白细胞和抗体的增加,加速创面愈合,减少瘢痕形成。还要鼓励患者多吃新鲜蔬菜、水果,多饮水,保持大便通畅。

(8)并发症的护理

切口感染:跟骨骨折术后感染较为常见。术前应严格备皮;加强营养;进行全身检查并积极治疗糖尿病等感染灶;遵医嘱预防性使用抗生素。术中应严格遵守无菌操作原则。术后保持引流通畅,保持伤口清洁干燥,防止局部血液瘀滞,引起感染。

出血:了解术中情况,尤其出血量。术后 24 小时内患肢局部制动,以免加重出血。严密观察伤口出血量,注意伤口敷料有无渗血以及引流液的颜色、性状、量。观察患者瞳孔、神智、血压、脉搏呼吸、尿量,警惕失血性休克。

(9)功能锻炼:在术后固定的早中期:骨折急性损伤处理后 2 日～3 日,损伤反应开始消退,肿胀和疼痛开始消退,即可开始功能锻炼。如股四头肌静力收缩,并逐渐增加幅度;晚期:骨折基本愈合,锻炼目的为恢复踝关节活动。

3.出院指导

(1)心理指导:保持心情愉快,加强营养,促使骨折愈合。

(2)休息与体位:保持活动与休息时的体位要求。半年内不要剧烈活动,避免再次骨折。

(3)用药:出院带药时,应将药物的名称、剂量、用法、注意事项告诉患者,按时用药。

(4)饮食:鼓励患者多食高蛋白、高热量、高维生素、含钙丰富、刺激性小的易消化食物,多食蔬菜、水果,避免辛辣刺激食物,预防便秘。

(5)复查时间及指征:定期到医院复查,术后 1 个月、3 个月、6 个月需行 X 片复查,了解骨折愈合情况。

(四)护理评价

1.疼痛能耐受。

2.心理状态良好,配合治疗。

3.肢体肿胀减轻。

4.切口无感染。

5.无周围神经损伤,无并发症发生。

6.X 显示:骨折端对位、对线佳。

7.患者及家属掌握功能锻炼知识,并按计划进行。

第九节　足部骨折

一、概述

足部骨折是指发生于足部距骨、跟骨、跖骨及趾骨部位的骨折。距骨骨折后局部肿胀、疼痛、活动功能障碍,被动活动踝关节时距骨疼痛剧烈,明显移位或脱位时则出现畸形。跟骨骨折时除足跟疼痛、肿胀、功能障碍外,可出现瘀血斑,多见于跟骨内侧及足底。严重者足跟部横径增宽,足弓变平,足部变长。从高处坠下时,若冲击力量大,足跟部先着地,脊柱前屈,引起脊椎压缩性骨折或脱位,甚至冲击力沿脊柱上传,引起颅底骨折和颅脑损伤,所以诊断跟骨骨折时,应常规询问和检查脊柱和颅脑的情况。跖骨、趾骨骨折时前半足或趾骨部位肿胀、疼痛明显。第 5 跖骨基底部撕脱骨折的诊断应与跖骨基底骨骺未闭合、腓骨长肌腱的籽骨相鉴别,后两者压痛肿胀不明显,骨片光滑规则,且为双侧性。跖骨颈疲劳骨折最初为前足痛,劳累后加剧，休息后减轻，2 周～3 周后在局部可摸到有骨隆凸。由于没有明显的暴力外伤史，易被误诊。

踝部与跗骨正侧位 X 线照片，跟骨 X 线侧位、轴位照片，跖、趾前半足正、斜位 X 线片可以明确距骨、跟骨、跖骨及趾骨骨折的移位程度、类型以及有无合并其他骨折脱位。

二、跖趾骨骨折的康复

1.锻炼需循序渐进原则。随着骨折稳定程度的增加和患者全身情况的改善，功能锻炼活动范围由小到大，次数由少到多。

2.严格控制不利于骨折端稳定的活动，如胫腓骨骨折的小腿内外旋活动以及踝部骨折的足跖屈活动等都不利于骨折的稳定。

3.进行功能锻炼时，不应急于施行手法牵拉和对骨折部位的被动按摩，任何练习都不应引起剧痛。有时练习可产生轻微疼痛，但在停止活动后，疼痛应消失。锻炼不应让患者感到疲劳，不应在骨折部位发生疼痛。如运动后疼痛剧烈，甚至出现水肿，表示运动过量。

4.有以下情况者不宜到体疗室进行功能锻炼：骨折延期愈合，关节内有骨折片及损伤性关节炎。

四、跖骨趾骨骨折的护理

（一）护理评估

1.一般情况评估：一般入院患者评估。

2.风险因素评估：患者的日常生活活动能力（ADL）评估（Barthel 指数），Braden 评估，和患者跌倒、坠床风险评估。

3.评估患者对疾病的心理反应。

4.评估患者是否有外伤史。

5.评估患者有骨折专有的体征。

6.评估患者有无软组织损伤。

7.X 线摄片及 CT 检查结果：以明确骨折的部位、类型和移动情况。

8.评估患者既往健康状况：患者是否存在影响活动和康复的慢性疾病。

9.评估患者生活自理能力和心理社会状况。

（二）护理诊断

1.自理能力缺陷

与骨折肢体固定后活动或功能受限有关。

2.疼痛

与创伤有关。

3.焦虑

与疼痛、疾病预后因素有关。

4.知识缺乏

缺乏骨折后预防并发症和康复锻炼的相关知识。

5.肢体肿胀

与骨折有关。

6.潜在并发症

有周围血管神经功能障碍的危险,有感染的危险。

(三)护理措施

1.非手术治疗及术前护理

(1)心理护理:由于担心疾病预后,害怕患肢残废,患者会产生焦虑、担心等心理问题。针对患者的心态采取不同的措施,讲解有关疾病的知识、治疗过程及可能出现的情况,介绍成功病例,缓解患者心理担忧,稳定情绪。允许家人陪伴,增强患者战胜疾病的信心。

(2)饮食护理:给患者宣教加强营养的重要性,术前给予高热量、高蛋白、高维生素饮食,适当食肉类、鱼类及新鲜水果蔬菜。

(3)休息与体位:抬高患肢,促进静脉血液回流,减轻肢体肿胀,减少疼痛和不适。观察患者患肢的末梢血运循环及运动、感觉、皮肤温度等。

(4)完善术前的各种化验和检查

2.术后护理

(1)休息和体位:患平卧时去枕,在两肩胛间垫窄枕,使两肩后伸外展,同时患肢抬高,促进血液回流,减轻肿胀。

(2)术后观察

1)与麻醉医生交接班,予以心电监护、吸氧,监测 T、P、R、BP、SpO_2 变化,每小时记录一次。

2)查看伤口敷料包扎情况,观察有无渗血、渗液。

3)密切观察肢体远端动脉搏动及足部的血供感觉活动、肤色、皮温,注意有无压迫神经和血管的现象,如出现皮肤发冷、发紫、静脉回流差,感觉麻木的症状,立即报告医生查找原因及时对症处理。

(3)症状护理

1)疼痛:①向患者解释手术后疼痛的规律,指导缓解疼痛的方法,如听音乐、看报纸与家属聊天等分散对疼痛的注意力。②给予伤口周围的按摩,缓解肌紧张。③正确评估患者疼痛的程度,对疼痛明显者可适当给予止痛剂。④采用止痛泵止痛法,利用止痛泵缓慢从静脉内给药,减轻疼痛。

2)肿胀:①伤口局部肿胀:可给予患肢轻度抬高,冰敷。②患肢肢体的肿胀如患有血液循环障碍时应检查外固定物是否过紧。

(4)石膏护理

1)促进石膏干燥,保持石膏清洁。冬季注意保持患肢的保暖。

2)密切观察患肢末梢血运循环、皮肤颜色、温度、肿胀情况、运动及感觉等。

3)观察患肢足背动脉是否可触及,有无麻木、疼痛等,警惕骨筋膜室综合征的发生,发现异常及时告知主管医生,并协助处理。

(5)一般护理:协助洗漱、进食,并鼓励指导患者做些力所能及的自理活动。

(6)饮食护理:早期以清淡饮食为主,如小米、大米、黑米等粥类饮食。待胃肠功能恢复正常后,可进食高蛋白、高热量、高维生素的饮食,以维持正氮平衡。蛋白质摄入增加,有利于白细胞和抗体的增加,加速创面愈合,减少瘢痕形成。还要鼓励患者多吃新鲜蔬菜、水果,多饮水,保持大便通畅。

(7)并发症的护理

切口感染:跟骨骨折术后感染较为常见。术前应严格备皮;加强营养;进行全身检查并积极治疗糖尿病等感染灶;遵医嘱预防性使用抗生素。术中应严格遵守无菌操作原则。术后保持引流通畅,保持伤口清洁干燥,防止局部血液瘀滞,引起感染。

出血:了解术中情况,尤其出血量。术后24小时内患肢局部制动,以免加重出血。严密观察伤口出血量,注意伤口敷料有无渗血以及引流液的颜色、性状、量。观察患者瞳孔神智、血压、脉搏呼吸、尿量,警惕失血性休克。

(8)功能锻炼:在术后固定的早中期:骨折急性损伤处理后2日～3日,损伤反应开始消退,肿胀和疼痛开始消退,即可开始功能锻炼。如股四头肌静力收缩,足趾活动,并逐渐增加幅度。指导患者做摇足旋转和趾屈提跟操练,特别加强足和趾的蹠屈锻炼,增强足的屈肌力量,恢复和维持足的纵弓形态,并可做搓滚舒筋活动以增强对足弓的磨造。在做好自主锻炼的同时,可给患者做足的摇摆松筋、牵扯抖动等各项理筋和按压趾屈、推足背伸、牵拉旋足、牵扯伸屈等各种活筋手法,以促使足部功能的恢复。晚期:骨折基本愈合,锻炼目的为恢复踝关节活动。

3.出院指导

(1)心理指导:保持心情愉快,加强营养,促使骨折愈合。

(2)休息与体位:保持活动与休息时的体位要求。半年内不要剧烈活动,避免再次骨折。

(3)用药:出院带药时,应将药物的名称、剂量、用法、注意事项告诉患者,按时用药。

(4)饮食:鼓励患者多食高蛋白、高热量、高维生素、含钙丰富、刺激性小的易消化食物,多食蔬菜、水果,避免辛辣刺激食物,预防便秘。

(5)复查时间及指征:定期到医院复查,术后1个月、3个月、6个月需行X片复查,了解骨折愈合情况。

(四)护理评价

1.疼痛能耐受。

2.心理状态良好,配合治疗。

3.肢体肿胀减轻。

4.切口无感染。

5.无周围神经损伤,无并发症发生。

6.X线片显示:骨折端对位、对线佳。

7.患者及家属掌握功能锻炼知识,并按计划进行。

第十节　脊柱骨折和脊髓损伤

一、脊柱骨折

脊柱骨折又称脊椎骨折，是临床上较常见的伤情严重而又复杂的创伤，其发病率约占全身骨折的5%～6%，骨折部位以胸腰段为多见。脊柱骨折后常合并脊髓、脊神经根、马尾神经损伤，使患者丧失或部分丧失运动、感觉、排便功能，尤其是颈椎骨折伴脱位致残更严重，甚至危及生命。

(一)病因

1.间接暴力

多见，常见的损伤方式是高处坠落，头、肩或臀、足部着地，或弯腰工作时，重物落下打击头、肩、背部。这样，暴力使脊柱猛烈屈曲，一方面的垂直分力使脊柱压缩而骨折，另一方面的剪切分力使脊柱骨折处移位。

2.直接暴力

战伤、爆炸伤、车外伤等暴力直接作用于脊柱引起，较少见，

(二)分类

1.根据受伤时暴力作用的方向分类

(1)屈曲型损伤:最常见，多发生在胸腰段脊柱，如单纯椎体挤压性骨折、椎体粉碎性挤压性骨折，骨折合并椎体向前脱位。

(2)伸直型损伤:极少见，高空仰面落下，背部中途受阻，椎体横裂伴棘突骨折(Chance骨折)，上一椎体可向后移位。

(3)屈曲旋转型损伤:暴力使脊柱屈曲的同时并发生旋转，引起椎间小关节脱位。

(4)垂直压缩型:暴力与脊柱的纵轴方向完全一致，可致胸腰椎压缩粉碎性骨折或寰椎裂开骨折。

2.按骨折程度和部位分

(1)颈椎骨折与脱位:①颈椎半脱位;②椎体骨折;③颈椎脱位;④寰枢椎骨折与脱位。

(2)胸腰椎骨折与脱位:①椎体单纯压缩骨折;②椎体粉碎压缩骨折;③椎体骨折脱位。

(3)附件骨折与脱位:常与椎体压缩骨折合并发生，如关节突骨折、椎间小关节脱位、椎弓根骨折、椎板骨折、横突和棘突骨折等。椎弓峡部骨折多见于下部腰椎，横突骨折以腰2、3.4多见。

3.按骨折的稳定程度分

(1)稳定性骨折:此型较单纯，无韧带损伤和移位倾向，指单纯压缩骨折，压缩不超过椎体原厚度的1/3。

(2)不稳定性骨折:损伤常较严重而复杂，复位后容易移位。如椎体粉碎骨折，压缩超过椎

体原厚度 1/3 以上。

(三)临床表现

1.有严重外伤史,可伴复合损伤。

2.外伤后,局部疼痛、肿胀、活动受限或不能活动,颈椎骨折出现头颈部不敢活动。胸腰椎损伤时,患者站立时腰背部无力或不能站立,疼痛加剧,翻身困难。骨折形成的腹膜后血肿压迫自主神经,可有腹胀、腹痛、肠蠕动减弱等肠麻痹征象。

3.损伤部位的棘突压痛明显。在胸、腰段损伤时,常伴有局部肿胀和后突畸形。

4.当合并有脊髓损伤时,有脊髓损伤的症状和体征。应检查四肢的感觉、运动、肌张力和腱反射有无异常,询问大小便能否自行控制等。

(四)辅助检查

1.X 线

首选的检查方法,一般包括正侧位片,显示椎体损伤的部位、类型和移位情况,有助于进一步明确诊断。

2.CT 检查

明确椎体骨折的诊断,同时还可了解有无骨折片突入椎管内并可测定椎管的横径和前后径。但不能了解脊髓及脊神经根的受损情况。

3.MRI 检查

除可了解骨折情况外,还可了解骨折出血积聚压迫及脊髓损伤情况。

(五)治疗原则

患者伴有多发伤,如胸腹部损伤、颅脑损伤,活动性大出血以及休克等危及生命的急症应优先抢救。

1.急救搬运

(1)脊柱骨折伴有休克的患者就地抢救,待休克纠正后再搬动。

(2)搬运工具最好选用硬板担架或木板。搬运中必须保持脊柱伸直位。将患者双上肢贴于躯干两侧,双下肢伸直并拢,三人一齐平托(一人托头肩部,一人托腰髋部,一人托双下肢)搬至硬板担架或木板上,或使患者躯干及四肢成一整体滚动移至硬板担架或木板土。常见的错误搬运方法有一人搂抱或一人抬脚、一人抬头的方法,这些方法会促进骨折移位,加重脊髓的损伤。

(3)颈椎骨折的患者要有专人托扶头部并略加牵引,使头、颈、躯干呈轴线搬运,搬运到木板上后颈部两侧用砂带或衣物固定,防止颈部活动移位,严禁强行搬动头部,切记不要扭曲或旋转患者的头颈,以免加重神经损伤引起呼吸肌麻痹而死亡。

2.胸腰椎骨折

(1)单纯压缩性性骨折:①椎体压缩不超过 1/5 者,可采取仰卧于硬板床上,在骨折部位加枕垫,保持脊柱过伸位,同时嘱患者 3 日后按照循序渐进的原则进行腰背肌功能锻炼,方法有俯卧位和仰卧位。3～6 周达到功能锻炼的要求(一方面可促进骨折复位,同时又可使脊柱的稳定性得以加强,避免远期腰痛后遗症的出现)。2 月后骨折基本愈合,3 月后可考虑稍许下床活动,但仍以卧床休息为主。对于一些不能进行主动锻炼的患者,在病情允许的情况下,为促进血液循环，防止肌肉萎缩，关节僵直，可由医护人员或家属帮助患者按摩肌肉，活动各关节。②椎体压缩超过 1/5 的青中年胸腰椎，可用两桌法过仰复位或双踝悬吊法。复位后石膏背心固定 3 月。在固定期间，坚持每天进行腰背肌功能锻炼，并逐日增加锻炼时间。

(2)爆破性骨折：有神经症状和有骨折片进入椎管内的，需要手术治疗。

3.颈椎骨折

(1)稳定性骨折：牵引复位后石膏固定。

1)枕颌带牵引：单纯的压缩性骨折或移位较轻者，卧位枕颌带牵引，牵引重量 3～5kg，复位后头颈胸石膏固定 3 个月，石膏干后可起床活动。

2)颅骨牵引：骨折较重或移位明显者，颅骨牵引，牵引重量 3～5kg，必要时可加至 6～10kg，复查 X 线，复位后再牵引 2～3 周，头颈胸石膏固定 3 个月。

(2)爆破性骨折：原则上手术治疗，一般经前路手术，祛除骨片、减压、植骨融合及内固定。

二、脊髓损伤

(一)病因

脊髓损伤是脊柱骨折、脱位的严重并发症，移位的椎体或骨折片突入椎管，压迫脊髓或马尾神经，产生不同程度的损伤。受伤平面以下感觉、运动、反射及括约肌功能完全丧失称完全性截瘫，部分功能丧失称不完全性截瘫。胸腰椎骨折引起脊髓损伤出现下肢瘫痪，称为截瘫；颈段脊髓损伤后引起高位瘫痪，称为四肢瘫痪，简称“四瘫”。

脊髓损伤后常用截瘫指数来判断损伤的程度、进展，以助了解治疗效果和判断预后。根据患者的运动、感觉、二便的功能障碍情况：“0”表示功能正常或接近正常，“1”表示功能部分丧失，“2"表示功能完全或接近完全丧失。截瘫指数是将这些评估数字相加得出的结果，三种功能完全正常，截瘫指数为“0”，若三种功能完全丧失，截瘫指数则为”6”。

(二)病理

按损伤程度和部位，可分为四种类型：

1.脊髓震荡

又称脊髓休克，脊髓受到强烈的震荡，暂时性传导障碍，出现弛缓性瘫痪，受损平面以下感觉、运动、反射和括约肌完全性或不完全性丧失，常在数小时或数日内逐渐恢复，最后可完全恢复。

2.脊髓损伤

包括脊髓受压和脊髓实质性破坏。

(1)脊髓受压：血肿、骨折片或碎裂的椎间盘碎片突入椎管，骨折移位等压迫脊髓，及时解除压迫后脊髓功能可部分或全部恢复；但若脊髓压迫时间过久，瘫痪则不能恢复。

(2)脊髓实质性破坏：可为挫伤、裂伤，有时外观虽完整，但脊髓内部有出血，神经细胞破坏和神经纤维束撕裂。脊髓裂伤可分为部分或完全横断，完全性断裂预后极差。

3.脊神经根损伤

胸 10 至腰 1 之间的脊柱骨折脱位，脊髓损伤可合并部分或全部脊神经根损伤，若神经根损伤不严重，通过神经的再生而得到修复。

4.马尾神经损伤

腰2以下骨折脱位可造成马尾神经损伤，多为部分断裂，完全断裂者少见，表现为损伤平面以下感觉、运动、反射消失。若马尾神经未完全断裂或断裂后进行缝合，经过神经细胞的再生，可完全或大部分恢复功能。

(三)临床表现

脊髓损伤的临床表现因受伤部位、程度及伤因的不同而出现不同的体征。

1.脊髓损伤

脊髓休克期为受伤平面以下弛缓性瘫痪，感觉(温、痛、触、位置、震荡感)、运动、反射、括约肌功能丧失，大小便失禁。一般2～4周后逐渐转变为痉挛性瘫痪，肌张力增高，腱反射亢进，锥体束征阳性。

(1)脊髓半切征：又名Brown-Sequard征。损伤平面以下同侧肢体运动和深感觉丧失，对侧肢体痛、温觉消失。

(2)脊髓前综合征：颈髓前方受损或前中央动脉闭塞引起，表现为四肢瘫，下肢瘫痪虽然重于上肢，但下肢、会阴部的位置觉、深感觉，甚至浅感觉存在。

(3)脊髓中央管综合征：颈部过伸性损伤后，颈髓中央管周围的传导束受损，表现为四肢瘫，上肢瘫痪重于下肢瘫痪，无感觉分离，预后差。

2.脊髓圆锥损伤

多为腰1骨折脱位损伤，表现为会阴部和鞍区感觉、括约肌功能障碍，大小便失禁，性功能障碍。双下肢感觉、运动正常。

3.马尾神经损伤

多为不完全性的损伤。表现为损伤平面以下弛缓性瘫痪，感觉、运动、括约肌功能障碍，肌张力降低，腱反射消失，无锥体束征。

(四)辅助检查

脊髓损伤后主要进行较系统的神经检查，包括感觉、运动、反射等功能检查，进行X线和CT可发现骨折部位、类型、移位等。MRI可较清楚地显示脊髓受压、脊髓实质损伤平面及程度。

(五)治疗原则

1.解除脊髓压迫

是保证脊髓功能恢复的首要问题。具体方法有脊柱骨折脱位的复位；取出骨折片；清除血肿等。

2.稳定脊柱

根据骨折的具体情况选择合适的固定方法，防止骨折的再移位损伤。

3.减轻脊髓水肿和继发性损害

应用糖皮质激素、脱水剂、神经性营养药、高压氧舱等治疗方法，保护脊髓神经细胞，改善微循环，减少组织坏死，促进脊髓功能恢复。

4.防止并发症发生

如压疮、肺部并发症、泌尿系并发症。

(六)护理评估

1.健康史

(1)外伤史:外伤的性质、作用部位、作用方式、受伤的环境、体位;患者的反应、急救处理、搬运、运送方法等的评估。

(2)既往健康状况:年龄、性别、疾病情况;脊柱的疾病、手术、外伤史;有无药物过敏史等。

2.身体状况

(1)局部:①局部疼痛、肿胀、活动受限或不能活动,局部畸形、棘突压痛、叩痛;②痛、温觉、触觉、位置觉的消失平面及程度,进展演变情况;③躯体运动功能的丧失部位及范围、演变,腱反射的改变情况。

(2)全身:①意识和生命体征,重点注意呼吸的型态、通畅度,有无低血压和心律失常的存在;②排尿和排便情况,有无大、小便失禁,尿潴留等;③腹痛、腹胀、肠鸣音减弱情况;④肺部感染、呼吸衰竭、泌尿系感染和结石、压疮等并发症的发生情况。

(3)辅助检查:X 线、CT、MRI 的检查结果及动态监测,截瘫指数和神经功能的动态监测。

3.心理和社会支持状况

患者及家属对骨折及脊髓损伤的诊治认识情况,对功能障碍的承受能力,对功能锻炼的知识掌握情况。

(七)常见护理诊断/问题

1.躯体移动障碍

与神经肌肉损伤、肌无力及制动等有关。

2.低效性呼吸型态

与呼吸肌神经损伤活动受限有关。

3.有皮肤完整性受损的危险

与损伤、卧床、瘫痪有关。

4.体温调节无效

与自主神经系统功能紊乱有关。

5.潜在并发症

窒息、呼吸道感染、泌尿系感染和压疮等。

(八)护理措施

1.保证有效的气体交换

保持呼吸道通畅,防止呼吸骤停。当呼吸微弱甚至自主呼吸停止要及时行气管切开、呼吸机维持呼吸;吸氧;定时翻身、拍背;呼吸训练;协助咳嗽排痰。

2.维持正常体温

脊髓损伤患者,自主神经功能障碍,丧失了对周围环境温度变化的调节和适应能力,体温可高达 40℃或低于 35℃。因此体温异常是病情恶化的征兆。高热时,常用物理降温法如乙醇擦浴、冷敷、冰水灌肠,同时还需要调节环境温度,降低室温,通风散热等;低温时,注意保温,如加盖毛毯、关闭门窗、升高室温。

3.保护脊髓,减轻脊髓水肿、缺氧

①早期(不迟于8h)应用地塞米松10～20mg,静脉滴注,5～7d后改为口服,每次0.75mg,每日3次,维持2周左右。②用20%甘露醇脱水治疗5～7d。③尽早进行高压氧舱治疗,争取在脊髓损伤后4～6h进行,用2个大气压,每次2h,每天2～3次,间隔6h,连用1～3d。

4.保持皮肤的完整性,预防压疮发生

脊髓损伤的患者皮肤感觉减弱或消失,自主神经功能紊乱导致局部缺血,加之长期卧床,容易发生压疮,好发部位为身体的骨隆突处。一旦发生压疮,极难愈合,甚至导致感染死亡,故预防压疮是护理工作的主要任务。

(1)轴式翻身:损伤早期应每2～3h翻身一次,分别采用仰卧位和左、右侧卧位。侧卧时两腿之间应垫软枕。每2h检查皮肤一次。

(2)保持病床清洁干燥和舒适,有条件的可使用特制翻身床、明胶床垫、波纹气垫等,特别注意保护骨隆突处,使用气垫或棉圈使隆突部位悬空,定时对受压的隆突部位进行按摩。

(3)避免营养不良,提高机体抵抗力。

5.泌尿系统的护理

(1)留置导尿:脊髓损伤的患者因膀胱功能障碍,易致尿潴留。应在严格无菌条件下留置导尿管,2～3周后改为定时开放引流,每4～6h开放1次,使膀胱充盈,训练膀胱的舒缩功能,避免膀胱萎缩。

(2)认真观察:观察尿量、尿颜色及性质并记录。保持尿管引流通畅,避免扭曲、受压、阻塞等。

(3)预防泌尿系感染:长期留置导尿的患者,可用1/5000呋喃西林或生理盐水进行膀胱冲洗,把膀胱内积存的沉渣冲洗出来,预防尿路感染;鼓励患者多饮水,每日达3000ml,稀释尿液,预防泌尿系感染及结石形成。

6.手术前后的护理

执行外科手术前的常规护理及骨科手术前的一般护理,颈椎前路手术术前注意进行气管和食管的推移训练,以适应术中的要求。同时,注意床上排大小便的训练和有效咳嗽、咳痰、深呼吸的训练。术后除进行外科手术后常规护理之外,还重点指导进行功能锻炼,以促进脊柱功能的恢复。

7.指导进行功能锻炼、理疗

①指导并协助患者进行腰背肌功能锻炼,促进骨折的愈合,增加脊柱的稳定性,练习使用轮椅、助行器,防止关节僵硬、骨质疏松、肌肉萎缩、废用综合征的发生。②瘫痪肢体定时进行被动活动、电刺激按摩等治疗。

(九)健康指导

1.向患者及家属宣传有关脊柱骨折、脊髓损伤的相关治疗、护理及康复的方法和意义,以取得配合。

2.教会患者及家属皮肤护理及预防压疮的方法。

参考文献

[1]张翠华,张婷,王静,等.现代常见疾病护理精要[M].青岛:中国海洋大学出版社.2021.

[2]黄涛,王丹凤作.新编护理教育[M].郑州:郑州大学出版社.2021.

[3]孙丽博.现代临床护理精要[M].北京:中国纺织出版社.2020.

[4]郑菲主编.新编临床专科护理技能[M].长春:吉林科学技术出版社.2020.

[5]田淳主编.临床专科疾病护理精要[M].南昌:江西科学技术出版社.2020.

[6]夏侯洪文主编.现代临床护理基础[M].北京:科学技术文献出版社.2020.

[7]王辰囡主编.临床护理基础理论与实践[M].西安:西安交通大学出版社.2020.

[8]叶秋莲主编.临床常见疾病的护理与预防[M].南昌:江西科学技术出版社.2020.

[9]崔海燕主编.常见疾病临床护理[M].北京:科学技术文献出版社.2020.

[10]赵岳,闫贵明.临床应用护理教程　第2版[M].北京:人民卫生出版社.2020.

[11]孔祥燕主编.创伤骨科护理学[M].北京:北京大学医学出版社.2020.

[12]高淑平编;樊雅莉责编.专科护理技术操作规范[M].北京:中国纺织出版社.2021.

[13]李娜著.内科护理技术规范[M].长春:吉林科学技术出版社.2020.

[14]任潇勤主编.临床实用护理技术与常见病护理[M].云南科学技术出版社.2020.

[15]罗婷主编.临床护理基本知识与技术[M].天津:天津科学技术出版社.2020.

[16]张爱成主编.护理学研究与实践[M].昆明:云南科技出版社.2020.

[17]张凤英编.实用护理学常规[M].昆明:云南科技出版社.2020.

[18]张俊红主编.现代临床护理学[M].天津:天津科学技术出版社.2020.